# 珍本古医籍版本叙录

ZHENBEN GUYIJI BANBEN XULU

程新 著

合肥工業大學出版社

HEFEI UNIVERSITY OF TECHNOLOGY PRESS

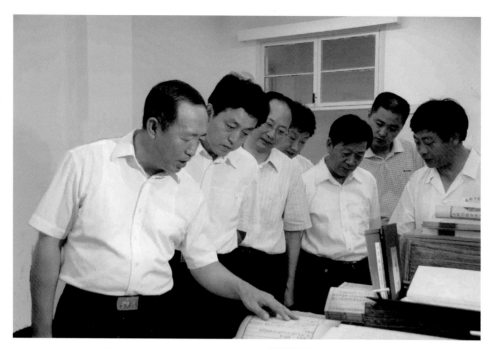

2008 年 7 月中共安徽省委副书记王明方、安徽省副省长谢广祥
一行调研指导我馆古籍工作

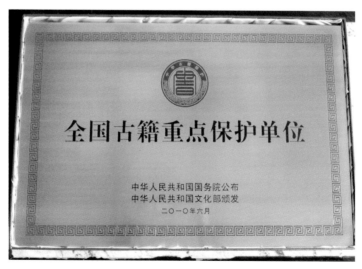

2010 年 6 月我馆获国务院批准为第三批"全
国古籍重点保护单位"

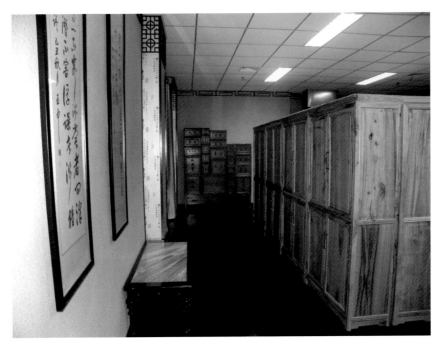

古籍善本书库

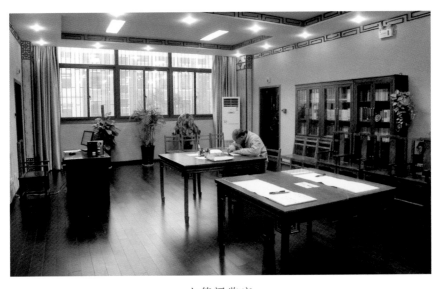

古籍阅览室

经国务院批准，安徽中医学院图书馆藏明嘉靖二十三年顾定芳刻本《医说十卷》，入选第一批《国家珍贵古籍名录》（编号01805）。

特颁此证。

二〇〇八年四月二十八日

经国务院批准，安徽中医学院图书馆藏明万历二十四年孙泰来、孙朋来刻本《赤水玄珠三十卷医案五卷医旨绪余二卷》，入选第三批《国家珍贵古籍名录》（编号08403）。

特颁此证。

二〇一〇年六月十二日

国家珍贵古籍名录证书
（第一批《医说》）

国家珍贵古籍名录证书
（第三批《赤水玄珠》）

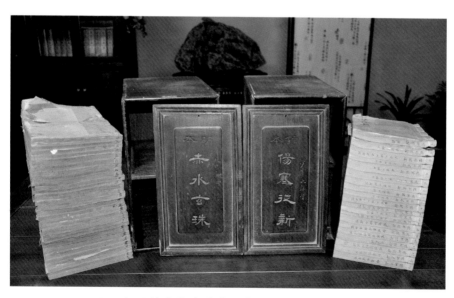

2010年元月我馆在皖南征集购得的古医籍两种

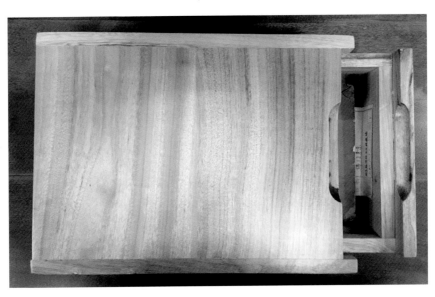

定制的樟木书匣

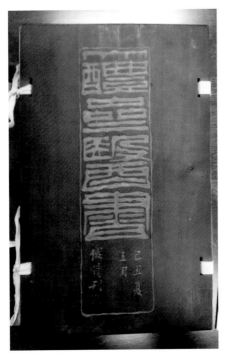

《六醴斋医书》原装夹板

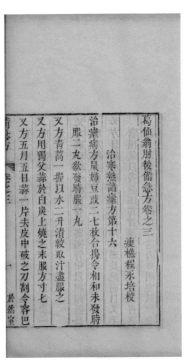

《肘后备急方》（属《六醴斋医书》十种之一）卷之三首页

# 前　言

国家历来高度重视古籍保护和文化传承工作。《国务院办公厅关于进一步加强古籍保护工作的意见》（国办发〔2007〕6号）中指出："我国古代文献典籍是中华民族在数千年历史发展过程中创造的重要文明成果,蕴含着中华民族特有的精神价值、思维方式和想象力、创造力,是中华文明绵延数千年,一脉相承的历史见证,也是人类文明的瑰宝。"2011年《文化部关于进一步加强古籍保护工作的通知》明确要求"积极开展中华医药典籍"等特色古籍的保护工作,"推进古籍的开发利用,提高全社会的古籍保护意识"。2016年国家十三五规划纲要提出实施100个大项目,中华古籍保护计划是其中之一。

中医药是我国独具特色的卫生资源,大量的中医药古籍承载着中医药学数千年来积累的丰富理论知识和临床经验,具有学术和历史文化的双重价值。中医药古籍不仅是文物、文化遗产和历史文献,更具有独特的现实使用价值。《国务院关于扶持和促进中医药事业发展的若干意见》（国发〔2009〕22号）提出"做好中医药继承工作",要"加强（中医药古籍的）整理、出版、研究和利用"。惠及全球数亿人的青蒿素的创制就是从中医药古籍的吉光片羽中获得启发和灵感的一个鲜明例证。2015年"诺贝尔生理学或医学奖"获得者屠呦呦在瑞典发表了题为"青蒿素——中医药给世界的一份礼物"的演讲,其中专门总结了"关键的文献启示"（详见本书《六醴斋医书》及彩插）,这也进一步增强了发展中医药的自觉性与自信心。《中医药发展战略规划纲要（2016—2030年）》明确要求"实施中医药传承工程""大力弘扬中医药文化"。2016年底《中华人民共和国中医药法》获正式通过。

对中医药古籍既要有效保护,又要充分利用;既要重视宣传,又要加强管理;既要保持优良传统,又要适应信息时代的发展潮流。珍善本中医药古籍,因其价值巨大,保护的要求更高,利用的需要亦更迫切。古籍原生保护有多种方法,最重要最有效的一种就是创造良好的保存条件并减少原典翻阅,减少因利用的盲目性而造成无谓的破坏,因而往往深藏高阁,多数读者难以接近,更遑论利用。古籍利用的方法多种多样,但其前提是尽可能充分地了解古籍,这就需要对其进行详细描述与深入揭示。在古籍保护与利用二者矛盾中架起一座桥梁正是本书撰著的首要目的。

安徽中医药大学的前身安徽中医学院建立于1959年,同年学院图书馆正式成立。

本馆现收藏各类古籍三万四千余册，其中古医籍二万五千余册，位居全国中医药院校前列。馆藏古医籍的质量较高，珍善本比例大。2007年，"中华古籍保护计划"启动，笔者自此全面深入地参与了我校图书馆古籍相关各项工作，我馆在古籍收藏与保护、征集与收购、开发与利用、整理与修复等方面均取得了显著成绩。2008年，按文化部标准建成了条件一流的古籍特藏书库。2010年，以优异成绩获国务院批准为"全国古籍重点保护单位"，成为继南京中医药大学图书馆、上海中医药大学图书信息中心之后的全国中医药高校的第三家。2008年，我馆收藏的明嘉靖二十三年顾定芳刻本《医说》、明嘉靖二十三年陈与音刻本《婴童百问》、明嘉靖二十二年小丘山房乔世定刻本《备急千金要方》等三部古医籍，入选首批《国家珍贵古籍名录》。2015年，我馆收藏的明刻本《东垣十书》、明嘉靖刻崇祯祁门朴墅精舍增刻石山医案八种印本《外科理例》、明万历刻本《医学正传》、清式好堂刻本《伤寒论后条辨》附《读伤寒论赘余》、清刘祉纯抄本《婺源余先生医案》等五部古医籍，入选首批《安徽省珍贵古籍名录》。在上级领导高度重视（参见本书彩插）和学校领导及相关部门的大力支持下，我馆自2009至2011年间，先后征集收购各类古籍（以医籍为主，含部分民国图书）1670部4303册，成为校图书馆自1959年建馆以来新增古籍的绝对主体，也是本馆全部馆藏古籍三大来源之一（本馆原有古籍来源有二：一是安徽中医学院建院前各单位旧藏，参见本书附录古籍相关藏书章；二是建院前后安徽省图书馆与安徽省博物馆的调拨，含上述两馆早期在北京及江浙等地书店购入者，详见各售书标签。在学校与原安徽医学院分合过程中，馆藏古籍有所损失，殊为可惜），其中不乏珍本、善本，如2010年初购入的明万历二十四年孙泰来孙朋来刻本《赤水玄珠》，在当年即入选第三批《国家珍贵古籍名录》。笔者有幸亲历了以上所有征集收购的全过程，见证了原拥有者对古籍的精心保护，也深切感受到他们对中医药的热爱与中医药古籍保护工作的支持，这也成为笔者撰写此书的动因之一。此类古籍在笔者此书中约占五分之一。

随着我馆的古医籍收藏、保护工作不断进步，古医籍的整理与研究工作也提上了日程。我馆的古医籍整理与研究工作大致与国内兄弟中医药院校图书馆同时起步，20世纪80年代、90年代，先后两次编印了《安徽中医学院图书馆馆藏图书目录(线装书)》。这两部目录为本馆全部线装书简明目录，按《中图法》分类排列，著录内容包括序号(流水号)、书名、著者、版本及索书号，笔者曾参与了第二部目录的分类编撰工作。

进入新世纪以来，国内中医药院校图书馆的古医籍整理研究工作又与时俱进，不断有新成果出现。2006年，上海中医药大学图书馆编印了《上海中医药大学中医药古籍善本提要目录》，其著录依《中国机读目录格式使用手册》，与该馆研制的机读目录并行出版，收录该馆善本特藏1110部，为提要式目录，按《中图法》分类排列，著录较为详细，并于全书前附书影数幅。2012 年，江苏科学技术出版社出版了南京中医药大学图书馆编撰的《中医古籍善本书目提要》，收录该馆最具特色的中医善本205 种，按书名字顺排列，每书首为提要、次序录、再次附录、最后为杂录，后三者分别为序跋、四库提要、方志及其他书目文献的全文引录。有鉴于此，笔者立志编撰安徽中医药大学《珍本古医籍版本叙录》，以填补我馆古医籍整理与研究方面的一个空白。

本书所收录以清乾隆及其以前的重要版本为主体，适当兼收清嘉庆乃至民国间有特色或珍稀版本，收录的范围超出一般意义上的"善本"。如，《经史证类大观本草》虽刻于清末，但为影宋刻本，图文刻印质量很高，保存十分完整；又如，清末王少峰所撰《伤寒从新》清稿本，属于新安医籍，又特别珍贵，因此本书均予收录。基于此类原因，本书名为"珍本古医籍"，而非"中医药古籍善本"。

本书的收录数量，按分类统计种数（括号内为部数）为：医经 11，基础理论 2，伤寒金匮 17（18），诊法 5，针灸推拿 3，本草 12（13），方书 10（11），临证综合 16（18），温病 5，内科 2，外科与伤科 6，女科 5，儿科 17（18），眼喉齿 4，养生 6，医案医话医论 13，合刻丛书 12，医史综合 6，合计 152 种（158 部）。包括了中医古籍的各个大类，其中临证各科小计 55 种 58 部，由于涉及内科各书多分入了临证综合，故纯内科著作最少。

以上种数与部数均指本书全文著录者（即主条目），其中丛书、合刻等均按一部计数。若按《中国中医古籍总目》（以下简称《总目》）标准，即丛书合刻分别计其子目、部分可视为独立著作的附录附刻也按单种计算，则本书收录部数增加一倍以上（345 部），如《古今医统正脉全书》一部即含有子目 44 种（部）。除以上全文著录者外，还对另一部分古籍详细著录其版本特征（相当于全文著录中的"版本特征描述"等），如《温疫论》除"清乾隆六十年（1795）刻本同善堂藏板"外，另著录有"清康熙三十三年（1694）刻本葆真堂藏板"（刘敞校梓本）、"清道光十三年（1833）谦益堂刻医门普度本"（孔毓礼评注本）、"清嘉庆四年（1799）刻本本衙藏版"《瘟疫论类编》（刘奎订正本）、"清同治三年（1864）刻本樊川文成堂藏板"《温疫论补注》（郑重光补注本）等四种版本详细特征；又如，《增订本草备要》除本书外，还包括附刻的《汤头歌括》《经络歌诀》，除全文著录此"清康熙程士任成裕堂刻本"外，并另著录有"清光绪二十四年（1898）刻本京都泰山堂藏板"详细特征（此版本内又包括子目五种）。

本书收录的古医籍从版本形成时间上看，以明代及清代乾隆以前为主，也包括少数清代中后期乃至民国本；从版本类别上看，以刻本为主，还包括抄本、稿本以及活字本、石印本；从版本形成地点看，以国内刻本为主，也包括日本刻本（和刻本）与朝鲜刻本（高丽本）；从著作标识符号上看，以文字为主，也有图文并重或以图为主者；从编印形式上看，以单行本为主，也包括合刻本、丛书本、甚至合刻丛书本；从卷帙篇幅上看，有十数页为一种者，也有数十册为一种者，有单卷者，也有合计达 200 卷以上者。

## 著录依据

本书以国家标准 GB/T 3792.7—2008《古籍著录规则》为基本依据，以《全国古籍普查登记手册（暂行）》规定的登记内容及其所附《汉文古籍著录规则》为主要参考（二者异同比较见后记），同时参考文化部制定的《国家珍贵古籍名录申报书》中的"古籍基本情况"表，并结合馆藏古籍与工作实际进行著录。

## 著录用文字

本书正文依据《古籍著录规则》"一般根据古籍本身的文字照录"，即依照原文原字，同时尽可能按原版式录入。对于电脑字库中无法录入的"原字"，采用造字方法补入；对原文内缺字或模糊不清，以及印章内少数难以辨识的文字，每字以一个方围"□"表示；对于"存疑待考者"，除"照录"外，同时做出说明。

## 主要内容与撰述体例

对于入选古籍尽可能进行全方位多层次的版本著录与研究，既包括一部古籍的原有外在形式（即单页版式与由若干单页组成的全书外在结构），又包括该书各部分内容及其组合，乃至记录手段与记录符号等，同时还包括在流传过程中形成的各种标记等；既有客观详细描述，又有重点考证补充。本书各篇均由以下五个部分组成：

**一是题录：**为一书的概貌，包括著录编号、书名、版本、本馆索书号四项内容。

（1）著录编号：各条目按自然部数著录，每部均有一个单独编号（分类及编号方法附后）。丛书或合刻均按一部编号，个别散出的丛书零种按单部编号。

（2）书名：含卷次及附录附刻，以国家语言文字工作委员会 1986 年重新发表的《简化字总表》为依据著录。若为丛书则不计卷次而计种数；若为残本此处亦依著录规则按全本著录并在"版本特色与考证说明"项中注明所缺部分。

（3）版本项：版刻年代中不加干支，中国帝王纪年用中文数字并在其后加括号用阿拉伯数字公元纪年，外国所刊古籍除在其原有纪年后增加公元纪年外，并加注中国帝王纪年。

（4）本馆索书号：以《中图法》分类号为基础，加上种次号构成。

**二是书影：**为版本特征的直观展示。一般以正卷首卷之卷端页为主，必要时适当增加书影数量。如明嘉靖二十三年顾定芳刻本《医说》，有多家单位收藏，但仅我馆藏本有顾定芳跋，因此增加了该书影；又如，清康熙式好堂刻本《伤寒论后条辨》，仅本馆藏本附有《读伤寒论赘余》，故增加了此书影。为节省篇幅，合刻、丛书一般只选首种书卷端页。

**三是分册（卷）版本叙录：**依次详细著录每册自书衣起至后书衣各相对独立的组成部分，包括序、跋、凡例、目录、各卷（篇）、正文卷端页等，并对于各处（含版心）出现的错误、问题或有异常者随时加以说明或提示，包括页面缺损、装订错乱、刻印错误、流传与保存过程中出现的问题及其他特别之处（或不符合全书体例者）等。

（1）序、跋：名称（无标题者加以说明）、行款与字体（均指不同于正文时）、落款（含时间；若无落款亦加以说明）。

（2）凡例、目录：名称、目录所含的卷篇、落款（若无则不再提及）。

（3）各卷（篇）：名称、内容（各卷内容一般以首篇名后加"等"字表示，便于读者按单册或分卷查找使用）、尾题。

（4）正文首卷卷端页加以提示（即"为正文，首页首行"），并著录至首篇标题的各行内容。

说明：①各钤印依其首次出现位置加以说明（书衣钤印在版本特征项内说明），同一页内有多枚，一般按自下而上顺序分别说明，必要时（如正文首页）加以编号说明；②售书标签及其他零星标识等一般亦随文而出。

**四是版本特征描述：**全面详细描述版本基本特征，包括八个基本项。对于丛书或合刻内所含各书也按单书形式详细著录，一书之附刻附录亦按单书详细著录。

（1）基本版式：正文半叶行数与每行字数，小字行数与字数，边栏，无行格线与有分栏的说明，书口，鱼尾，版框与开本尺寸。

说明：①书口：凡属黑口者，注明其阔细、版心上下位置及朱墨等情况；②鱼尾：《古籍著录规则》与《汉文古籍著录规则》均未明确提及鱼尾。本书根据收录实际，将其分为无鱼尾、白鱼尾、黑鱼尾、花鱼尾四种情况，其中后三者又再细分为"单、双""对、顺"等（也有个别朱鱼尾及三鱼尾）。

（2）版心文字：分别著录版心上方、鱼尾下方、版心下方、版心最末所刻内容。

说明：①各书首末等非正文部分的版心内容按邻近原则录入各书之版心文字；②版心相同文字内容不重复著录且文字后序号省去（如"序一 // 四"，著录为"序"）。

（3）刻印特点：即原书刻版与刷印过程中形成的版面（而非页面）特征，包括：原刻（或抄本）有无句读、圈点或其他标记符号，有无墨钉，有无图表，天头或版框外有无刻字（眉批等）；所用其他字体（指非宋体字）；有无套印；版框有无断裂或破损痕迹，文字有无残损模糊或印刷不清（或版面模糊），原版有无挖改等。

说明：①此处"有圈点"，默认包括有句读及其他圈点符号；若圈点不含句读则另作说明，若有其他既非圈点又非句读的符号亦作说明；②图表、天头或版框外刻字，一般均举例说明；③以上均指古籍本身原来所具备的特征，即付印之前和印制过程中所形成的初始版面状况，这与印成之后在流传过程中所形成的文字记录、印记标注等相区别，如下列的（4）、（7）、（8）。

（4）流传印记：指在流传过程中，以阅读者、收藏者为主体在书内形成的批校题跋及圈点画线等标记，包括圈点或画线等（分朱墨等色），文字校改（朱墨等色描改），校语、批语、题识、跋语及四者位置（天头、地脚、正文或版框内，又各分朱墨等色）；亦包括页面（指纸张载体而非刻印之版面）有无挖改等。

说明：①批校题跋一般均分别举例并说明性质、位置、朱墨色等；②批校题跋，若属与原书同时形成（即原刻印或原抄）而非成书后及流传中他人添加者，则列入"刻印特点"，句读、圈点等亦如此；③流传印记在文字内容（或学术资料）上，成为原书内容不可分割的一部分，故其排列位置靠前；而以下的外观标记与本馆藏记，纯属流传过程中后来添加的外在标识，与原书内容及形式无直接关系，故列于最末。

（5）保存状况：包括（整体）外观完好程度即品相，如页面是否完整，有无破损、虫蛀及其他污损情况，是否需修复或订线，有无修补；也包括（全书）内容完整性，如有无缺卷缺页，有无补配等。

说明：①此处的破损缺失等为概述，不同于"分册（卷）版本叙录"；②无修复，指未有过修补，保持较为原始（原印制）的状态；无补配，指除已作缺损说明外，原本卷帙与内容均完整无缺。

（6）装帧装具：包括装帧形式（如四眼线装），单册保护措施（如包角），册数与函数，装具等。

说明：①有改装为"金镶玉"者，或一书原装订册数不同者，均在此说明；②本馆古籍均藏于恒温恒湿专用书库，保存于樟木书柜内，并另有函套保护（极少数暂无）；③本馆古籍函套分三种：一是量身定制的全樟木全封闭抽屉式书匣（本书简称全樟木抽屉式定制书匣），用于特别珍贵古籍；二是量身定制的樟木夹板（上下各一块），用于一般善本和大多数普本古籍；三是原有的蓝色外皮黄板纸（俗称马粪纸）书盒（本书简称蓝皮硬纸板书盒）。

（7）外观标记：指一书在流传中形成于其外部的各种标记或印记，包括书衣、书根、书脊的标记文字，以及钤印（藏章）、分册序列号、日期印等。

说明：①此处钤印（藏章）一般指出现于书衣者，且藏章指非本馆藏章；②分册序列号多位于书衣右上角，日期印多位于后书衣；③摹刻原印随文（序跋等）而出并详细描述，即列入"分册（卷）版本叙录"中。

（8）本馆藏记：主要指馆藏章，财产登录号。

说明：①馆藏章一般盖印于各册书衣、首末页、后书衣，其代号详见附录；财产登录号一般印于各册首末页、前后扉页及后书衣；②部分书内有原(早期)财产登录号(多数已涂去)，现已作废，不再单独说明；各书首册内一般有铅笔书写的本馆索书号，亦一并省去。

**五是版本特色及考证说明：**在版本叙录与特征描述的基础上，概述版本背景，揭示版本特色，考证版本著录，补充相关资料，即分别按"版本背景"（前四项）、"版本特色"（中三项）、"版本考证"（第八项）、"版本补充"（末四项）四个层面展开为十二个基本项。

（1）书名及编撰主旨：重点对未能直接或明确反映其内容的书名做出释义或说明来源，适当兼述编纂缘起（或写作主旨）、著作或学术源流等。

（2）又名（异名）：所见或文献所载的其他名称。

（3）著者：若"分册（卷）版本叙录"中无著者姓名，则在此加以补充说明。

（4）图书荣誉：参考善本书的"三性原则"，此处指入选《四库全书》(主要体现"学术资料性"，按整部计)、国家与省级《珍贵古籍名录》(主要体现"历史文物性"与"艺术代表性"，引录其全文)，其中《四库》在前，《名录》在后，分别衔接背景与特色。

（5）版本特色：包括刻印之早晚，版面之视觉特征，他本所无或不同者（概括），其他非木刻形式，以及是否有残缺（概括），或属丛书零种等。

（6）版本来源：此处指2009—2011三年间本馆征集收购所获（详上）；其他来源及获得时间可参见馆藏章、日期印、售书标签，以及财产登录号（按入馆先后为序）。

（7）存藏状况：指该书或该版本《总目》无载或所载藏馆甚少（两部及以下，并说明具体馆名）。

（8）版本及相关考证：包括该版本的确定与著录，他本所无或不同之处（详细），对《总目》著录中的个别问题加以补充说明（必要时，对其他文献中关于此书版本的记载亦酌提及）。初撰与成书时间，版本各项（出版地、出版者、出版年），初刻、翻刻与增补，依据的原本与影响的后本，内容及版式的差异，版本流传，版本系统等，以及书名、卷次、各类编撰者均在此考证。对于《总目》依据国家标准未著录卷次者，在此以《汉文古籍著录规则》有关规定对其卷次加以补充说明。

（9）本馆所藏该书其他版本（注意与《总目》所载比较），并对其中重要或有特色的版本做出版本特征描述，适当兼顾其版本特色及相关考证。

（10）对笔者所见非本馆所藏的重要版本古籍实物或影印本（含电子扫描本），

以及文献记载的其他重要版本，做出版本特征描述（记录），并适当兼顾版本特色及相关考证。

（11）《总目》所收录的同名或相似相关图书的说明。

（12）其他必要的补充说明及罕见或少数关键的原文附录（如序跋等）。

本书正文在形式上是由一个个的单篇组成，看似联系较为松散，但每篇（部）古籍根据上述著录内容，严格按照统一的撰述体例与编排细则，从形式到内容进行著录，并在后三个主要部分内又形成各自子系统的（逻辑）排列体系，此为微观联系（即单篇内）。从宏观联系即全书整体来看，将所收录各篇按内容分类编号并按编年体例排列，从内容及形成时间两方面将各篇紧密组织起来，形成统一整体。至于各单篇（部）之间即中观联系，编写过程中亦特别注意，分别通过著者与参校者、刊刻者与刻书商（堂号）、版本（与印本）、丛书、序跋、书名、内容等联系（或关联），如本书著录《本草纲目》两部，均具鲜明特色，又可分别代表官刻本与坊刻本，代表本馆原收藏本与后期购入本；《本草纲目》与《大观本草》在内容上的继承关系，与《本草万方针线》的附刻与编撰联系，与《食物本草会纂》刊刻时间及书坊的联系，与《濒湖脉学》的著者及版本附刻联系等；又如，《针灸大成》与《痘疹定论》之联系（李月桂），《医门法律》的三种（部）版本之间关系，《伤寒分经》《本草从新》《成方切用》三书间关联（《吴氏医学述十种》）及其与新安医籍之联系；再如，《类经》与《内经知要》的体例相似，并通过森氏题跋与藏印进一步联系《韩氏医通》乃至《六醴斋医书》等。

总之，本书力求内容编排合理，内在联系紧密。撰述体例上注重有总（版本综合）有分（分卷册），图（书影）文（叙录考）并茂，详而不繁，简而有要。从总体上做到有叙（整体与分卷册）有录（原文照录），有考（考证）有释（释义），有研究有补正。至于具体到每一部医籍，则根据不同情况灵活处理。笔者以为，如果国内兄弟中医药院校图书馆都逐步将馆藏古医籍版本面貌加以详细叙述，那对于理清各种古医籍的版本源流将有极大的价值，对于从事其他古籍的研究与整理工作者也将有较大的借鉴意义，这也是本书撰著的目的之一。

本书的撰著，既是探索与创新古籍研究著述的一种新体例，又是尝试与实践古籍整理工作的一种新思路与新方法，在撰写过程中注重体现以下几点：

**1. 著录详细全面**

本书以全国古籍普查规定的著录项目（包括基本项目与扩展项目）为基础，参考《国家珍贵古籍名录申报书》中的"古籍基本情况"表（九大项四十一小项），并结合馆藏古籍实际，以及笔者古籍整理工作体会与古籍研究利用的经验，分别加以调整、补充、扩展，从外在形式到内容结构，从初始版本到后世流传，从古籍本身到装帧装具，从古籍形式到各卷册内容，均予著录；同时，注重版本特色与考证补充，形成以版本为中心的结构体系。

## 2. 采用原文照录

本书属以馆藏为主体的古籍版本叙录，文中的所有引录资料全部按古籍本身文字原样照录并尽可能依照原有版式，即努力做到"原文原字原版式"，而不是简单地文字转换。不仅是对所著录的古籍本身如此，亦包括其中的批校题跋乃至售书标签等，对考证说明中引用的其他文献亦如此，以最大程度忠实于原著，力求让读者获得真实可靠的第一手资料，这对于文献研究，尤其是版本鉴定十分有益。

## 3. 全部附有书影

本书全文著录的每一部古籍均附有书影（正文内各篇合计附书影 179 幅），以最大限度地保存和展示古籍原貌，提供更加直观、准确、全面的信息，做到有图有真相，一图胜千言。

## 4. 突出馆藏特色

本书初稿收录了 248 种（312 部）古籍，限于篇幅进行了大幅度精简及合并，最终保留的种数约为原稿 60%（按部数则为 50%），除个别作为版本类型（或考证）代表外，均为本馆最具特色的珍本古医籍，通过对其全面详细著录、原文照录、附加书影，以及版本特色的提示与考证补充，进行了全方位展示，从而达到揭示珍本秘籍，传承优秀文化的又一撰著目的。

## 5. 版本考证补充

对存疑或文献著录明显有误的版本重点进行了考证，以正本清源，为古医籍利用提供文献及版本保障；通过版本鉴定与考证分析，起到举一反三的作用；对于非本馆所藏的重要古医籍版本也适当加以补充，以提供更多的参考资料。

总之，本书既可为中医药教学、科研与临床提供文献参考，作为中医医史和中医文献研究的重要参考书，又可为古籍文献研究者拓展思路与视野参考，作为版本研究的学术专著；既可为图书馆古籍整理工作者提供实践参考，又可作为传统文化研究与爱好者的参考资料。

我的老师王旭光先生从本书的撰著设想到书稿审定始终给予了宝贵指导，合肥工业大学出版社张择瑞主任为本书的出版付出了大量心血，在此表示衷心感谢！本书形成过程中，得到了我校领导和有关部门的关心与支持，合肥工业大学出版社领导与专家的高度重视，我校中医临床学院李董男博士对钤印识别给予了重要帮助，我馆古籍部汪沪双、邓勇、茆可人及其他诸同事给予大力支持与帮助，安徽省图书馆及南京、上海、北京等地图书馆为文献查阅提供了方便，合肥中旭制版公司葛茂春为本书的排版做了大量工作；同时，本书引用了大量的文献研究成果，对他们的作者在此一并表示感谢！最后，还要感谢一直以来家人的支持与理解。

经过两年半的夙兴夜寐，笔者终于完成了此书的撰写。在欣慰的同时，也深感由于学识不足及时间与条件所限，其中的缺憾在所难免。同时，限于篇幅，馆藏部分珍本也未能收录。今后拟对此进行增补并进一步修订完善。笔者还希望能有机会为本馆所有古籍编撰出详细的版本叙录，并在笔者已基本完成的《馆藏新安古医籍版本提要》基础上，为存世的全部新安医籍编撰版本叙录（或提要），以了却自己多年的心愿。

## 附：分类编号

以《总目》分类为基础，将所收录各书按《总目》的分类编年方式排列，并对各书分别单独编号。

本书分类结合收录古籍实际对《总目》原有大类稍加调整，即《总目》第一至第七类及第九、第十类均不变，将原第十一类医史并入第十二类，同时将原第十二类的主要部分（即"合刻、合抄""中医丛书""汇编类丛书中的中医著作"）作为新的第十一类（定名为"合刻丛书"），原第十二类的剩余部分（即"通论""教材"）与医史，加上调入的祝由科（本书定稿时未收录），作为新的第十二类，拟名为"综合及其他"，但由于该类最终实际收录者为原有的医史与综合两类，故定名为"医史综合"。各书编号以该类序号（即01—12）后加两位数字（以成书时间为序的流水号）表示。

鉴于第八类"临证各科"文献数量大，分类较多，使用稍感不便，故在分类与编号时酌加调整，即该类下原有十个二级类目中，祝由科调入第十二大类，外科与伤科合并后列于内科与女科之间，眼科与咽喉口齿合并，从而形成新的七个二级类目。除按上述规则编号外，该类在分类号与流水号之间分别插入大写字母A—G表示二级类目，即临证各科所有图书均为带有字母的五位编号，这也便于对该类图书的识别与查找。

至于同一种书的各部，则于该种编号后加括号，在括号内以数字表示区别。

# 凡　例

1. 本书所用术语，以 1985 年中华书局出版的《图书馆古籍编目》（北京大学图书馆学系、武汉大学图书馆学系合编）为基本依据。

2. 本书所称的书名页（明清时多为三行，中间大字书名，右题著者名，左署出版者或藏版处，栏上横题刻版年月），文献多称为"封面（内封面）"或"扉页"。"书名页"为一整页时，本书分别称为"前半叶""后半叶"。

3. 扉页，指在书名页后面所加的一张空白纸，也叫护页；后书衣之前的空白页，本书称作"后扉页"。

4. 书皮、封皮及现代所称"封面"等，本书统一称"书衣"；若需区分前后时，前者不变，后者称"后书衣"（相当于现代"封四"；其"封三"，本书称为"后书衣内侧"）；若书衣不止一页时，另加序号说明（如第二书衣，数字越大越靠内侧）。

5. 本书正文以《中国中医古籍总目》分类编年排列为基础，对所收录各书按分类编号（见前言）顺序排列。

6. 各条目内容编排次序为：题录，书影，分册（卷）版本叙录，版本特征描述，版本特色及考证说明。

7. 古籍版本的存藏状况以《中国中医古籍总目》（本书内简称《总目》；仅在易与《中国古籍善本总目》或《四库全书总目》等混淆时称为《中医总目》）著录为基本依据；在涉及比较现存部数时，《总目》所列各藏馆默认各按一部计算。

8. 各书所附书影一般以其正卷首卷之卷端页为据；为避免篇幅过大，丛书与合刻一般仅附首种书影，附刻附录一般不再附书影。

9. 版式著录以上述书影页为基本依据；版心文字一般按在全书出现的顺序著录，但为节约篇幅也适当合并著录，如"卷之一 // 五"表示"卷之一"至"卷之五"，"卷上 / 下"表示"卷上"与"卷下"。

10. 版框尺寸以上述书影页的右、上边栏为测量依据（含版框本身），按《古籍著录规则》著录；开本尺寸以该版框页所在册次的右、上幅面为据。

11. 书衣、书根、书脊、书名题签等处的分册序列号，分别合并叙述。

12. "馆藏章"与"登录号"指本馆不同时期所用各章（见附录）及现行财产登录号。

13. 本书所有引录内容（引号内）均为原文原字照录，引录古籍刻本时并最大程度保持原有版式。

14.本书引录内容中的空格，分为三种情况：（1）各卷首末文字间原有空格者，统一作空一格处理；（2）各卷端跨行起作用的文字，以括号括起并与其后或其前空一格；（3）原紧接于大字之后的小字（一般为双行），改为正常字号，但与其前大字间加一空格以示区别。至于少量夹杂于大字之间的单行小字，改为正常字号并以括号括之，但括号前后均不加空格。

15.以"｜"作为换行（硬回行）标记；若需表示文字自然回行（如书名页内）或其他必要的文字分隔，一般以"/"表示。

16.本书引录的古籍原文（含批校题跋等）多数原无标点，笔者为方便阅读而酌加标点。

17.本书内标点符号的使用，以国家标准 GB/T 15834—2011《标点符号用法》为基本依据。

18.部分古籍因卷末半页（或更少幅面，多无文字内容）纸张被取作他用，故致尾题缺失，或不能确定是否有尾题。

19.本书凡全文著录者均编列索引；索引分为三种，即书名音序索引、著者音序索引、中图法分类索引，以书名索引为主，所有索引均指引至各书著录编号，可据此在目录中查出正文页码。

20.书名索引包括本书著录的正书名、丛书子目、合刻书名、各书附录附刻的独立著作（依《总目》为据）等，亦包括通行书名，但一般不含异名；书名中的冠词有括号者不参与排序，无括号者亦排序。

21.著者索引标目为著者姓名，一般以正名为准，字、号、别号均加括号著录于后，少数以字或号行者亦列入标目；著者依上述列入书名索引者确定，一般为主要著作方式者。

22.分类索引依本馆分类号排列，相同者再按种次号顺序排列，故实际为索书号索引。

23.本书参考文献著录，以国家标准 GB/T 7714—2015《信息与文献　参考文献著录规则》为基本依据。

# 目 录

## 08 临证各科（一）临证综合

## 08 临证各科（二）温病

## 08 临证各科（三）内科

## 08 临证各科（七）眼科与咽喉口齿

## 09 养生

## 10 医案医话医论

## 11 合刻丛书

# 01 医经

## 0101　重广补注黄帝内经素问 二十四卷

明嘉靖十二九年（1550）武陵顾从德影宋刻本　索书号 R221.1/m1-1

### 一、分册（卷）版本叙录

1 册：首为"重廣補注黄帝内經素問序"，首页钤印五枚，其中版框内自下而上三枚，分别为朱文长方印"安樂堂藏書記"、朱文方印"怡府世寶"、白文长方印"明善堂覽書画印记"，地脚与天头两枚分别为朱文方印"成都李氏收藏故籍"（印 1）与白文方印"無是樓藏書"，末署"國子博士（臣）高保衡光禄卿直秘閣（臣）林億等謹上"；

次为"重廣補註黄帝内經素問序"（首行），二行"啓玄（按，此字缺末笔）子王冰撰"等，末有"時大唐寶應元年歲次壬寅序」將仕郎守殿中丞孫　兆　重改誤"等，最末行有"朝散大夫……林　億"；

次为"黄帝内經目錄"，包括"第一卷"至"第二十四卷"各篇目；

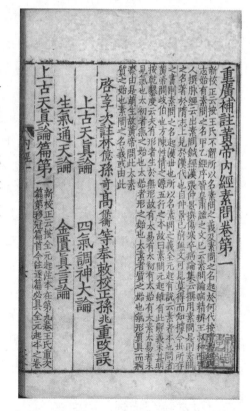

次为正文，首页首行"重廣補註黄帝内經素問卷第一"，二至六行为小字，七行"啓玄（按，此字缺末笔）子次註林億孫奇高保衡等奉敕校正孫兆重改誤"，十行"上古天真論篇第一"等，首页钤印一枚同印 1，卷末有"重廣補註黄帝内經素問卷第一"及音释。

2 册：首为"重廣補注黄帝内經素問卷第二"，内容包括"陰陽應象大論篇第五"等；

次为"重廣補注黄帝内經素問卷第三"，内容包括"靈蘭秘典論篇第八"等，本卷缺最末一页。

3 册：首为"重廣補注黄帝内經素問卷第四"（以下各卷正文卷端分别有"重廣補注黄帝内經素問卷第五∥二十四"），内容包括"異法方冝論篇第十二"等，卷末有"重廣補注黄帝内經素問卷第四"及音释（以下各卷末分别有"重廣補注黄帝内經素問卷第五∥二十四"及音释，其中第二十四卷音释部分有标题"釋音"）；

次为卷五，内容包括"脉要精微論篇第十七"等。

4 册：首为卷六，内容包括"玉機真藏論篇第十九"等；

次为卷七，内容包括"經脉别論篇第二十一"等。

5 册：首为卷八，内容包括"寶命全形論篇第二十五"等；

次为卷九，内容包括"熱論篇第三十一"等。

6 册：首为卷十，内容包括"瘧論篇第三十五"等；

次为卷十一，内容包括"舉痛論篇第三十九"等。

7 册：首为卷十二，内容包括"風論篇第四十二"等；

次为卷十三，内容包括"病能論篇第四十六"等。

8 册：首为卷十四，内容包括"刺要論篇第五十"等；

次为卷十五，内容包括"皮部論篇第五十六"等。

9 册：首为卷十六，内容包括"骨空論篇第六十"等；

次为卷十七，内容为"調經論篇第六十二"；

次为卷十八，内容包括"繆刺論篇第六十三"等。

10 册：为卷十九，内容包括"天元紀大論篇第六十六"等。

11 册：为卷二十，内容包括"氣交變大論篇第六十九"等。

12 册：为卷二十一，内容包括"六元正紀大論篇第七十一"等。

13 册：首为卷二十二，内容为"至真要大論篇第七十四"；

次为卷二十三，内容包括"著至教論篇第七十五"等；

末为卷二十四，内容包括"陰陽類論篇第七十九"等。

## 二、版本特征描述

正文每半叶十行，行二十字，小字双行三十字，左右双边，白口，单花鱼尾，版框 21.8×15.5 ㎝，开本 27.5×18.1 ㎝；

版心上方无刻字，鱼尾下方分别刻"内經序""内經一""目録""内經一∥

二十四"，版心下方刻页码，版心最末分别刻有"王文""郑保""張询""程保""椿""王椿"等刻工姓名（部分为阴文，如"付益"）；

原刻无句读；

无圈点，无批校题跋；

品相良好，无修复，最末两卷（卷二十三、二十四）为别版补配；

四眼线装；十三册（一函，樟木夹板）；

各册书根分别有墨书序号"一"至"十三"，书衣右上角分别印有序号"壹"至"拾叁"；

各册均有馆藏1号章，并分别有财产登录号00043~00055。

## 三、版本特色及考证说明

此本属早期刻本。

钤印表明此部曾经名家收藏。康熙十三子怡贤亲王允祥曾收藏此书，收藏印为"怡府世宝""明善堂览书画印记""安乐堂藏书记"。又经李一氓收藏，收藏印为"无是楼藏书""成都李氏收藏故籍"。李一氓（1903—1990），出生于四川彭县（今为彭州市），老一辈无产阶级革命家，又为诗人和书法家。曾任新四军秘书长，中纪委副书记，中顾委常委，国务院古籍整理出版规划小组组长等职务。"无是楼"是李一氓藏书室名，所藏古籍图书后捐献给国家。

本书内"玄"字均缺末笔避讳。孙国中在《〈内经〉避讳字初探[1]》一文（附载于《黄帝内经素问集注》末）称，"明代刻本的《内经》也有避'玄'者，如顾从德翻刻宋本之《内经》，这是因为宋代始祖名玄朗，故讳'玄'，顾氏翻刻时，以样照旧而刻，故其中避讳字全部保留。今人若不察此，常误认为顾氏本为清代翻刻"。

徐钢城《明代上海顾从德刻书述略[2]》一文载，本书末册卷后刻"明修职郎直圣济殿太医院御医上海顾定芳校"，又有明嘉靖二十九年顾从德撰《后序》（"家大人未供奉内药院时，见从德少喜医方术，为语曰'世无长桑君指授，不得饮池上水，尽见人五脏。必从黄帝之脉书，五色诊候，始知逆顺阴阳……'"），且称"安徽中医大图书馆本有清同治九年（1870年）薛福辰跋"。从该文所附书影可见，此书二十四卷末页"释音"之后有朱笔所书一整行文字"同治九年岁在庚午夏四月无锡薛福辰校阅点句於武昌节署"，并可见此页钤有朱印七枚，但均与本馆此部五枚朱印（印文）不同，且本馆最末二册为别版补配，未见有上述跋及朱印，不详何故，或是作者误记了藏馆名称。

本馆另藏有此书多种刻本。

① 张隐庵. 黄帝内经素问集注 [M]. 孙国中，方向红，点校. 北京：学苑出版社，2002：826-827.
② 徐钢城. 明代上海顾从德刻书述略 [J]. 收藏家，2015，（5）：41-50.

## 0102 重广补注黄帝内经素问 二十四卷 黄帝内经灵枢 十二卷

清光绪十年（1884）京口文成堂摹宋刻本　索书号 R221.2/m3-6

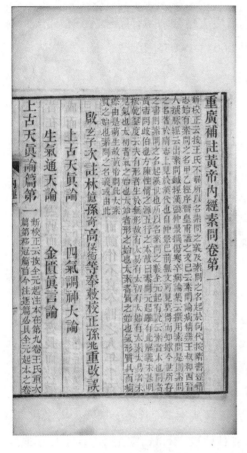

### 一、分册（卷）版本叙录

1册：书衣与第二书衣间夹有书签，书签上印有单行大字（篆字）"宋本内经"，下印有三行小字"王太僕註　二册」光緒甲申孟穐重摹」李若愚題籖"；（此为原第二册题签）

首为书名页，前半叶版框以界行分三列，中列刻大字（篆字）"内經"，右列上首小字"按對無訛"，左列下首小字"京口文成堂摹刻宋本"，后半叶版框中刻"光緒甲申年 / 孟穐開雕"，并有摹刻方形篆字阴文原印"文成"；

次为"摹刻宋本素问序"，七行行十二至十三字不等，行书，末署"道光乙酉八月丹徒趙楫序"，并有摹刻方形篆字原印二枚，一为阴文"趙楫之印"，一为阳文"子舟"，末页末行有"金陵宋仁甫刊刻"；

次为"重廣補註黄帝内經素問序"（首行），二行"啟玄（按，此字缺末笔）子王氷撰"等，末有"時大唐寶應元年歲次壬寅序」將仕郎守殿中丞孫　兆　重改誤"等，最末行有"朝散大夫……林　億"；

次为"重廣補注黄帝内經素問序"，末署"國子博士臣高保衡光祿卿直秘閣臣林億等謹上"；

次为"黄帝内經目錄"，包括"第一卷"至"第二十四卷"各篇目；

次为正文，首页首行"重廣補註黄帝内經素問卷第一"，七行"啟玄（按，此字缺末笔）子次註林億孫奇高保衡等奉敕校正孫兆重改誤"，十行"上古天眞論篇第一"等，卷末有"重廣補註黄帝内經素問卷第一"，后有释音部分；

次为"重廣補注黄帝内經素問卷第二"（以下各卷正文卷端分别有"重廣補註黄帝

内經素問卷第三∥二十四"),内容包括"陰陽應象大論篇第五"等,卷末有"重廣補註黃帝内經素問卷第二",后有释音部分(以下各卷末分别有"重廣補註黃帝内經素問卷第三∥二十四",并均有释音部分,惟第二十四卷"補註"作"補注");

次为卷三,内容包括"靈蘭秘典論篇第八"等;

次为卷四,内容包括"異法方宜論篇第十二"等;

次为卷五,内容包括"脉要精微論篇第十七"等;

次为卷六,内容包括"玉機眞藏論篇第十九"等;

次为卷七,内容包括"經脉別論篇第二十一"等;

次为卷八,内容包括"寶命全形論篇第二十五"等;

后书衣内侧贴有售书标签"編號 08407　册數 5　售价 6.00";

书中夹有书签(应属第五册所有),上题有"内經鍼刺　三册　光緒甲申仲龝重摹　李若愚題籤"。

2 册:书衣题签"宋本内經　王太僕註　三册　光緒甲申孟龝重摹　李若愚題籤";(此为原第三册书衣题签)

首为卷九,内容包括"熱論篇第三十一"等;

次为卷十,内容包括"瘧論篇第三十五"等;

次为卷十一,内容包括"舉痛論篇第三十九"等;

次为卷十二,内容包括"風論篇第四十二"等;

次为卷十三,内容包括"病能論篇第四十六"等;

次为卷十四,内容包括"刺要論篇第五十"等;

次为卷十五,内容包括"皮部論篇第五十六"等;

次为卷十六,内容包括"骨空論篇第六十"等;

次为卷十七,内容为"調經論篇第六十二";

次为卷十八,内容包括"繆刺論篇第六十三"等;

次为卷十九,内容包括"天元紀大論篇第六十六"等。

3 册:书衣题签"宋本内經　王太僕註　六册　光緒甲申孟龝重摹　李若愚題籤";

首为卷二十,内容包括"氣交變大論篇第六十九"等;

次为卷二十一,内容包括"六元正紀大論篇第七十一"等;

次为卷二十二,内容为"至眞要大論篇第七十四";

次为卷二十三,内容包括"著至教論篇第七十五"等;

次为卷二十四,内容包括"陰陽類論篇第七十九"等。

4 册:首为书名页,前半叶以界行分三列,中列刻大字(篆字)"内經鍼刺",右列上首小字"重摹古本",左列下首小字"後附素問遺編",后半叶版框内为题跋,署名"光緒甲申仲龝月」枵腹子李若愚跋",并有摹刻长方形篆字阳文原印"枵腹子";

次为"黃帝内經靈樞目錄",包括"第一卷"至"第十二卷"各篇目,末有"黃帝内經靈樞目錄終";

次为正文,首页首行"黃帝内經靈樞卷一",二行"九鍼十二原第一　法天",卷末有"黃帝内經靈樞卷一",并有"(總校黃以周分校)　馮一梅」吳鳳堦　(校)";

次为"黃帝内經靈樞卷二"(以下各卷正文卷端分别有"黃帝内經靈樞卷三//十二"),内容包括"根結第五　法音"等,卷末有"黃帝内經靈樞卷二",并有"(總校黃以周分校)　馮一梅」吳鳳堦　(校)"[以下各卷末分别有"黃帝内經靈樞卷三//十二",后均有"總校黃以周",且卷一至卷三、卷四至卷六、卷七至卷九、卷十至卷十二分别有"(分校)　馮一梅」吳鳳堦　(校)""(分校)　陳銛」朱昌壽　(校)""(分校)　朱昌壽」馮一梅　(校)""(分校)　馮一梅」孫瑛　(校)"];

次为卷三,内容包括"經脈第十"等;

次为卷四,内容包括"經筋第十三"等;

次为卷五,内容包括"正邪第二十"等;

次为卷六,内容包括"師傳第二十九"等;

次为卷七,内容包括"陰陽擊日月第四十一"等;

次为卷八,内容包括"禁服第四十八"等。

5 册:书衣题签"内經鍼刺　二册　光緒甲申仲龝重摹　李若愚題籤";

首为卷九,内容包括"水脹第五十七"等;

次为卷十,内容包括"五音五味第六十五"等;

次为卷十一,内容包括"官能第七十三"等;

次为卷十二,内容包括"九鍼論第七十八"等;

次为另一书名页:前半叶以界行分三列,中列刻大字(篆字)"素問遺編",右列上首小字"挍對無訛",左列下首小字"文成堂藏板",后半叶版框中刻"光緒甲申龝/月重鐫",并有摹刻方形篆字阳文原印"殷氏";

末为正文,首页首行"黃帝内經素問遺篇"(此行末有双行小字"宋朝散郎太醫學/司業劉溫舒原本"),内容包括"刺法論第七十二"与"本病論篇第七十三",末为第 29页,据中医古籍出版社 2003 年影印本,知最后一页为 33 页,计缺 30 至 33 页共 4 页。

## 二、版本特征描述

(内经素问)正文每半叶十行,行二十字,小字双行三十字,左右双边,白口(另涂有黑色保护漆），单黑鱼尾，版框 21.0×15.5 ㎝，开本 29.9×18.0 ㎝；

版心上方无刻字，鱼尾下方分别刻"內經序""內經目錄""內經一∥二十四"，版心下方刻页码。

（内经灵枢）正文每半叶十行，行二十字，小字双行同，左右双边，白口（另涂有黑色保护漆），单黑鱼尾，版框 20.5×14.6 ㎝，开本 29.9×18.0 ㎝；

版心上方无刻字，鱼尾下方分别刻"靈樞目錄""靈樞卷一∥十二"，版心下方刻页码；

正文有图如"合八風虛實邪正"。

（素问遗篇）正文每半叶十行，行二十字，小字双行同，左右双边，白口（另涂有黑色保护漆），单黑鱼尾，版框 20.4×14.4 ㎝，开本 29.9×18.0 ㎝；

版心上方无刻字，鱼尾下方刻"素問遺篇"，版心下方刻页码。

（全书）原刻无句读；无圈点（但《素问》有朱色圈点），无批校题跋；品相良好，无修复，无补配；四眼线装；五册（一函，樟木夹板）；各册为绫质书衣，有包角保护，书衣右上角分别印有序号"壹"至"伍"；各册均有馆藏 6 号章，并分别有财产登录号 02000~02004。

## 三、版本特色及考证说明

《四库全书》收录有王冰注《黄帝内经素问》二十四卷、史崧音释《灵枢经》十二卷。

此部内《素问》原装订为六册（即卷一至四、五至八、九至十四、十五至十九、二十至二十一、二十二至二十四各为一册），《灵枢》原装订为三册（即卷一至四、五至八、九至十二各为一册），《素问遗篇》原为一册。

此本版刻精美。书中《素问》的摹刻底本为宋本。《灵枢》及《素问遗篇》由黄以周总校，系名家校勘。黄氏是清末著名学者，撰有《黄帝内经集注》九卷。

本书的《素问》一编由丹徒名医蒋宝素提供家藏宋本为摹刻底本，道光己酉年（1849）由赵楫撰写《摹刻宋本素问序》，拟付刊行，但不详何因，一直未能刊行。光绪甲申年（1884），京口文成堂在蒋宝素提供的宋本《素问》基础上，增加了由黄以周总校的《灵枢》和《素问遗篇》，由李若愚作跋及题签，刊行于世。

《四库提要著录丛书》子部第 132 册收有《黄帝素问灵枢经》十二卷，宋史崧音释，底本为明赵府居敬堂刻本。

中医古籍出版社 2003 年影印此书，题名《黄帝内经》。

## 0103 黄帝素问宣明论方 十五卷

清程应旄校订同德堂藏板本 索书号 R24/m5-2

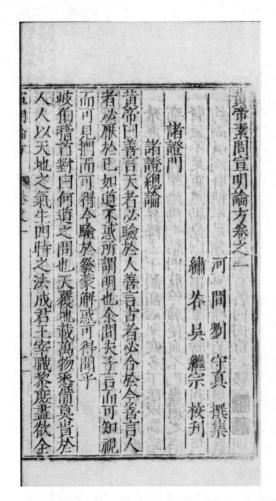

## 一、分册（卷）版本叙录

1册：首为书名页，以界行分三列，右列与中列刻大字"劉河間傷／寒三書"，左列上首小字"宣明論原病式」保命集"，左列下首小字"同德堂藏板"，书首小字横署"新安程郊倩訂"，钤有白文方印"孫鈍漢藏"；

次为"重刻劉守真先生宣明論序"，末分别署"隆慶三年黄鍾月既望保定府通判北海馮惟敏序""萬曆乙酉歲夏月穀旦金陵三山街左川吳　諫重刊"；

次为"黄帝素問宣明論方目錄"，包括"卷之一"至"卷之十五"各篇目，末有"黄帝素問宣明論方目錄　終"；

次为正文，首页首行"黄帝素問宣明論方卷之一"，二、三行"河　間　劉　守　真　撰集」繡　谷　吳　繼宗　校刊"，四行"諸證門"，首页钤印二枚，即朱文方印"禹廷"、白文方印"豐俊"，卷末有"黄帝素問宣明論方卷之一　終"；

次为"黄帝素問宣明論方卷之二"，内容属"諸證門"；

次为"黄帝素問宣明論方卷之三"（以下除卷十三外，各卷正文卷端分别有"黄帝素問宣明論方卷之四∥十五"），内容为"風論"等，卷末有"黄帝素問宣明論方卷之三終"（以下除卷五、八、十二、十三、十五外，各卷末分别有"黄帝素問宣明論方卷之四∥十四終"），并贴有售书标签"册数3　售价1.50"，且标签上加盖印记。

2册：首为卷四，内容为"熱論"等；次为卷五，内容属"傷寒門"；次为卷六，内容为

"傷寒方";次为卷七,内容为"積聚論"等;次为卷八,内容属"水濕門",卷末有"宣明論方卷之八終";次为卷九,内容属"痰飲門"。

3册:首为卷十,内容属"燥門";次为卷十一,内容属"婦人門";次为卷十二,内容属"補養門";次为"黄帝素問宣明論方卷之十二"("十二"应为"十三"),内容属"諸痛門",卷末有"終";次为卷十四,内容属"眼目門";末为卷十五,内容属"雜病門"。

## 二、版本特征描述

正文每半叶十行,行二十二字,小字双行同,四周双边,细黑口,单黑鱼尾,版框 19.5×12.6 cm,开本 24.1×14.5 cm;

版心上方刻"宣明論方",鱼尾下方分别刻"序""目錄""卷之一//十五",版心下方刻页码,版心末刻有"懷德堂"(卷四、卷十二);

原刻无句读,少数版框与文字较模糊;

有朱色圈点,有墨笔圈点,文中有朱笔校(改)字;天头有墨批如"熱氣上散致生清陽……",地脚有墨批(注音或释义)如"薄,迫也""痹音沸",地脚有朱批(校注)如"脉易腎字为妥";正文有朱笔夹批(如"此證与病能論参攷之")与墨笔夹批(如"此厥陰风木,厥逆之为病也");

品相良好,无修复,无补配;

四眼线装;三册(一函,全樟木抽屉式定制书匣);

各册书衣题签处均有墨书(篆字)"宣明論方"并分别墨书"天""地""人",书衣分别有墨书本册各篇名如"煎厥""傷寒""諸痛"等;各册书根均有墨书"宣明論"并分别有序号"一上""二中""三下";各册书衣均钤有白文方印二枚:"禹廷手□""雲間医士";

各册均有馆藏 3B 章,并分别有财产登录号 014066~014068。

## 三、版本特色及考证说明

此书是刘完素为补充《素问》只列病证不出方药之不足而作,全书有论有方,相得益彰,故名。

本书又名《黄帝素问药证宣明论方》《黄帝素问药证精要宣明论方》,简称《宣明论方》。

《四库全书》收录《宣明论方》十五卷。

此本属丛书《刘河间伤寒三书》之零种,但与《刘河间伤寒三六书》(本书另有著录)中的《宣明论方》版本不同。

本书的序言作者冯惟敏是明代著名文学家,有《海浮山堂词稿》《海浮山堂诗稿》《海浮山堂文稿》。齐鲁书社 2007 年出版的《冯惟敏全集》未收此冯氏序言,是一篇《冯惟敏全集》未收的佚文。

本馆另藏有《宣明论方》一部(索书号 R24/m5),基本特征为:

正文每半叶十行,行二十字,小字双行同,四周双边,白口,单黑鱼尾,版框 20.3 × 13.8 cm,开本 25.3 × 16.0 cm;

版心上方刻"宣明論方",鱼尾下方分别刻"序""目錄""卷之一 // 六""卷七 // 十一""卷之十二 // 十五"(亦有"卷十四"),版心下方刻页码,版心末刻有字数;

原刻无句读,少部分版面(文字与边栏)较模糊;

无圈点,无批校题跋;

品相较好,有部分虫蛀及少量破损待修复;

四眼线装;三册(与上书同函);

各册书根有墨书"論方",书衣右上角分别印有序号"壹""贰""叁";

各册均有馆藏 1 号章,并分别有财产登录号 00352~00354。

经比对,此本与馆藏《古今医统正脉全书》中的同名书版本特征(含断版痕迹)完全一致,系出自同一版片。

牛亚华[①] 介绍了中国中医科学院图书馆所藏的完整的元刊七卷本,"一函四册,四周双边,黑口、双顺黑鱼尾、赵体字,半叶 14 行,行 25 字,每方的标题为阴文,开首为大定十二年十月望日河间处士刘守真'校正素问精要宣明论方序',次为大定乙亥正月十五日古唐马□□序""卷端书名题'校正素问精要宣明论方'"。

《四库提要著录丛书》子部第 16 册收有《黄帝素问宣明论方》十五卷,底本为"明刻本"。

---

① 牛亚华. 元刊本《校正素问精要宣明论方》及其文献价值 [J]. 中医文献杂志,2008,26(5):5-7.

## 0104　类经三十二卷 类经图翼十一卷 类经附翼四卷

明天启四年（1624）刻本　索书号 R221.3/m1

### 一、分册（卷）版本叙录

1册：首为"類經序"，六行行十四字，末署"峕」皇明天啓四載歲在甲子……通家友弟葉秉敬頓首拜撰"，并有摹刻长方形篆字阴文原印二枚"葉秉敬印""敬□□"，最末有"類經序"；

次为"類經序"，六行行十四字，行书，末署"峕」大明天啓四年歲次甲子黄鍾之吉景岳子自序扵通一齋"，并有摹刻方形篆字原印二枚，一为阴文"張介賓印"，一为阳文"通一氖圖書"，最末有"類經序终"；

次为"類經目錄"，包括"一卷"至"三十二卷"各类篇目，末有"類經目錄终"；

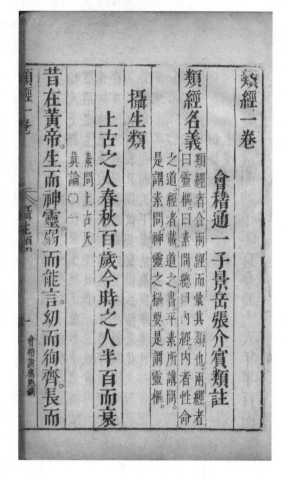

次为正文，首页首行"類經一卷"，二行"會稽通一子景岳張介賓類註"，三行"類經名義"等，五行"攝生類"；

次为"類經二卷"，内容属"陰陽類"；

卷末（末页）贴有售书标签"書名張氏類經　册數20　版別　定價24元 編號南字第733號」北京市圖書出版業同業公會印製"，标明了此书的购入价（下同）为人民币24元。

2册：首为"類經三卷"，内容属"藏象類"；

次为"類經四卷"（以下至十五册各卷正文卷端分别有"類經五∥三十二卷"），内容属"藏象類"，卷末有"類經四卷终"（以下五至十四卷末，除第九卷末外，分别有"類經五∥十四卷终"）。

3册:首为卷五,次为卷六,内容均属"脉色類"。

4册:首为卷七,次为卷八,内容均属"經絡類"。

5册:首为卷九,次为卷十,次为卷十一,次为卷十二,内容分别属"經絡類""標本類""氣味類""論治類"。

6册:首为卷十三,次为卷十四,内容均属"疾病類"。

7册:首次卷十五,次为卷十六,次为卷十七,内容均属"疾病類"。

8册:首为卷十八,次为卷十九,内容分别属"疾病類""鍼刺類"。

9册:首为卷二十,次为卷二十一(卷末有"類經二十一卷終"),内容均属"鍼刺類"。

10册:首为卷二十二,次为卷二十三,内容分别属"鍼刺類""運氣類"。

11册:首为卷二十四,次为卷二十五,内容均属"運氣類"。

12册:为卷二十六,内容属"運氣類"。

13册:首为卷二十七,次为卷二十八,内容均属"運氣類"。

14册:首为卷二十九,次为卷三十,内容均属"會通類"。

15册:首为卷三十一,次为卷三十二,内容均属"會通類"。

16册:首为"類經圖翼序",六行行十四至十五字不等,行书,末署"通一子又序",并有摹刻方形篆字阳文原印二枚,一为"張介賓印",一为"景岳□□",最末有"類經圖翼序終";

次为"類經圖翼目錄",包括"一卷"至"十一卷"各篇目;

次为正文,首页首行"類經圖翼一卷",二行"古會稽通一子景岳張介賓著",三行"運氣 上",卷末有"類經圖翼一卷終";

次为"類經圖翼二卷"(以下至十九册各卷正文卷端分别有"類經圖翼三∥十一卷"),内容为"運氣 下",卷末有"類經圖翼二卷終"(以下三至十一卷末,除第五卷末外,分别有"類經圖翼三∥十一卷終")。

17册:首为卷三,次为卷四,次为卷五,内容分别为"經絡 一""經絡 二""經絡 三"。

18册:首为卷六,次为卷七,内容分别为"經絡 四""經絡 五"。

19册:首为卷八,次为卷九,次为卷十,次为卷十一,内容分别为"經絡 六""經絡 七""經絡 八""鍼灸要覽"。

20册:首为"類經附翼目錄",包括"一卷"至"四卷"各篇目,末有"類經附翼目錄終";

次为正文,首页首行"類經附翼一卷",二行"醫易 張介賓易撰";

次为"類經附翼二卷",内容为"律原",卷末有"類經附翼二卷終";

次为"類經附翼三卷",内容为"求正錄";

末为"類經附翼四卷",内容为"附鍼灸諸賦"。

## 二、版本特征描述

(类经)正文每半叶八行,行十八字,小字双行同,四周单边,白口,单白鱼尾,板框 21.3×14.4 cm,开本 26.2×17.2 cm;

版心上方分别刻"類經""類經一 // 三十二卷",鱼尾下方分别刻"序""目錄"、类名或"會通類"及篇名,版心下方刻页码,版心末(卷一首页)刻"會稽謝應魁鐫"。

(类经图翼)正文每半叶九行,行十九字,小字双行同,四周单边,白口,单白鱼尾,版框 21.5×14.5 cm,开本 26.2×17.2 cm;

版心上方分别刻"類經圖翼""圖翼一 // 十一卷",鱼尾下方分别刻"序""目錄"、类名(或类名及篇名),版心下方刻页码,版心末(卷一首页)刻"汝光";

正文有图如"太虚圖"。

(类经附翼)正文每半叶九行,行十九字,小字双行同,四周单边,白口,单白鱼尾,版框 21.5×14.5 cm,开本 26.2×17.2 cm;

版心上方分别刻"類經附翼""附翼一 // 四卷",鱼尾下方分别刻"目錄""醫易""律原""求正錄""鍼灸賦",版心下方刻页码;

正文有图如"河圖""洛書"。

(全书)原刻有句读;无圈点,无批校题跋;品相良好,无修复,无补配;四眼线装;二十册(二函,分别为九册、十一册,全樟木抽屉式定制书匣);各册书根均有墨书"類經"并分别有本册卷名,书根末端分别墨书序号"一"至"二十",书衣右上角分别印有序号"壹"至"貳拾";各册均有馆藏 1 号章,并分别有财产登录号 00110~00129。

## 三、版本特色及考证说明

本书以《素问》《灵枢》二者的原文,根据其内容性质,分门别类加以整理而成,故名"类经"。自序曰:"徧索兩經……合兩為一,命曰《類經》。類之者,以《靈樞》啓《素問》之微,《素問》發《靈樞》之秘,相為表裏,通其義也。"本书首卷正文内容首四字"類經名義"下有双行小字:《類經》者,合兩經而彙其類也。兩經者,曰《靈樞》,曰《素問》,總曰《內經》。內者性命之道,經者載道之書。平素所講問,是謂《素問》;神靈之樞要,是謂《靈樞》。"

张氏在编写《类经》过程中,对于意义较深,言而不能尽意的地方,认为有另详以图、再加翼说的必要,故作"图翼""附翼"为《类经》的续编。自序曰:"以義有深邃而言不能该者,不拾以圖,其精莫聚;圖象雖顯而意有未達者,不翼以說,其奧難窺。"

《四库全书》收录《类经》三十二卷、《图翼》十一卷、《附翼》四卷。

此本属最早刻本之一。

赵含森[1]等研究认为,日本国立公文书馆内阁文库所藏明刻本可能为目前所知《类经》的最早版本。《类经》之版本流传有两大类型,即带有《内经》原篇目的版本和不带有《内经》原篇目的版本。金阊童涌泉本、天德堂本等明刻本为国内诸清刻本之源,日刻本源于带有《内经》原目"的明刻本。童涌泉本可能与日藏明刻本出自同一书板,而以日藏明刻本的书板删去《内经》原目"而来;或可能是日藏明刻本删去《内经》原目"后的影刻本。天德堂本可能是童涌泉本的仿刻本。

森立之认为张氏此书仿《内经知要》体例而作(参见《内经知要》),此说存疑。本书张氏自序曰:"凡歷歲者三旬,易稿者數四,方就其業。"这清楚表明《类经》始撰于三十年前,即万历甲午(1594),此时《内经知要》撰者李中梓(1588—1655年)尚为孩童。从二书分类看,《类经》分为摄生、阴阳、藏象、脉色、经络、标本、气味、论治、疾病、针刺、运气、会通,共十二类,自序对此有详解;《内经知要》分为道生、阴阳、色诊、脉诊、藏象、经络、治则、病能,共八类,未见李序或其说明,似为对上述十二类的重新整合;《类经》最早刊于天启四年(1624),《内经知要》现已知最早刊于崇祯十六年(1643),前者早于后者十八年面市;此外,二人家乡相距不远,一为今浙江绍兴,一为今上海,故李氏看到张氏之书的可能性很大。综上,此二书的关系与森氏之说可能正好相反,即《内经知要》仿《类经》体例而作,当然也不能排除二人不谋而合的可能性。

本馆另藏有民国石印本(残)。

《上海中医药大学中医药古籍善本提要目录》载该馆所藏三部明天启四年刻本,分别为天德堂刻本会稽谢应魁刻、会稽谢应魁刻、天德堂会稽谢应魁刻,行款与版框尺寸分别为"8行18字;半框21.5×13.5㎝""8行18字;半框21.5×13.5㎝""9行19字;半框21.5×14㎝"。

---

[1] 赵含森,郭玲.《类经》版本初考[J].中华医史杂志,2002,32(1):26-28.

## 0105 内经知要二卷

明崇祯十六年（1643）刻本　索书号 R221/m1

### 一、分册（卷）版本叙录

1 册：首为"内經知要序"，四行行八字，末署"崇禎癸未青章古吳李模題于存春齋"，并有摹刻方形篆字原印二枚，一为阳文"李模之印"，一为阴文"柱史章"；

次为"内經知要序"，六行行十二字，楷体，末署"古吳通家友弟王節謹譔"，并有摹刻方形篆字原印二枚，一为阴文"王節私印"，一为阳文"貞明"；

次为正文，首页首行"内經知要卷上"，二、三行"雲閒念莪李中梓士材父著""吳趨門人沈　頤朗仲父較"，四行"道生"，首页钤印二枚，一为白文方印（模糊，无法辨识），一为朱文方印"西垣氏"；

后书衣贴有售书标签"中國書店標價籤」编號　本數 2　定價 5.00"。

2 册：为"内經知要卷下"，内容包括"經絡"等篇。

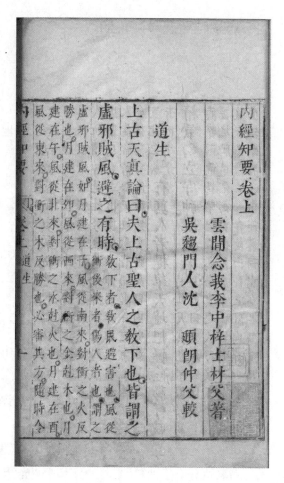

### 二、版本特征描述

正文每半叶八行，行十八字，小字双行同，左右双边，白口，单黑鱼尾，版框 19.8 × 14.6 ㎝，开本 26.3 × 16.6 ㎝；

版心上方刻"内經序""内經知要"，鱼尾下方刻"卷上 / 下"及篇名，版心下方刻页码；

原刻有句读，正文有图如"方圓二圖"；

有朱笔与墨笔圈点,有朱笔校(改)字;

品相较好,有修复但文字基本无损,仅全书最末一页有少数缺字;无补配;

四眼线装;二册(一函,全樟木抽屉式定制书匣);

各册书衣右上角分别印有序号"壹""贰";

各册均有馆藏6号章,并分别有财产登录号00015~00016。

## 三、版本特色及考证说明

关于此书名,王节序曰:"《靈樞》《素問》,深不易識,諸家所載,簡編重大,命曰《知要》,志其節也。"王节,明崇祯年间举人。

《总目》将本馆此书列于版本项第一位,为有明确时间记载的唯一最早刻本,确实如此。此部内李序与王序很珍贵,未见于其他古籍实物(含日本早稻田大学藏本)及文献记载,今将二序全文附后,以供研究参考。

王蓓蓓研究认为,该书最早"于明崇祯十五年(1642)以《李士材医书二种》形式出版,成为初学者入门读本[1]"。各家文献所载《李士材医书二种》包括《删补颐生微论》4卷和《内经知要》2卷),现存明崇祯十五年(1642)刻本,但均未标明藏于何处,《总目》亦未载该丛书;此处的"明崇祯十五年"似属估计,或是以第一种(《删补颐生微论》)作为丛书出版时间。从本馆藏本看,丛书的第二种(《内经知要》)刻于次年,即《李士材医书二种》出版时间应著录为明崇祯十六年。

新浪网的爱问共享资料上流传有日本早稻田大学藏本《内经知要》,其上册书衣内侧有日本学者森立之题跋(全文附后),称此书原名《内经类注》;森氏又称张介宾仿此书体例作《类经》(此说存疑,参见《类经》)。

本馆另藏有该书的清光绪刻本、民国刻本、民国铅印本及两种民国石印本等,其中:

馆藏清光绪九年(1883)上洋书林刻本(索书号R221/m1-2),基本特征为:

书名页分上下两栏,上栏小字横署"光绪九年孟冬重梓",下栏以界行分三列,中列刻大字"内經知要",右列上首刻小字"河東薛生白校正",左列下首刻小字"上/洋　江左書林梓",皆为楷体;书名页钤有朱文长方印"江左書林/督造書籍";

正文每半叶九行,行十八字,小字双行同,四周双边,上下分栏,(上下均为)细黑口,对黑鱼尾,版框19.1(其中上栏2.5)×12.8 cm,开本23.5×15.3 cm;

版心上鱼尾下方刻"内經知要卷上/下"及篇名,下鱼尾上方刻页码;

原刻无句读,正文有图;

---

[1] 王蓓蓓. 李中梓现存著作及版本考证[J]. 云南中医中药杂志, 2011, 32(7): 94.

有朱笔圈点，有朱笔与墨笔校字，天头有墨批，文中有墨笔夹批；

品相良好，无修复，无补配；

四眼线装；二册（一函，樟木夹板）；

各册书衣题签处分别墨书"内經知要上""内經知要下"；

各册均有馆藏 6 号章，并分别有财产登录号 04545~04546。

馆藏民国十年（1921）江阴宝文堂刻本（索书号 R221/m1-6），基本特征为：

书名页前半叶以界行分三列，中列刻大字"内經知要"，右列刻小字"河東薛生白先生校正"，左列下首刻小字"江 / 陰　寶文堂出板"，钤有朱文椭圆印"江陰寶文 / 精造書籍"；后半叶版框内刻"民國辛酉年 / 仲夏月刊行"；

开本 24.4 × 15.4 cm；

有朱笔圈点，无批校题跋；

品相良好，无修复，无补配；

四眼线装；二册（无函套）；

各册书衣题签处分别有墨书"内經知要卷上 / 下"，右上分别墨书本卷篇名"道生""經絡"等，右下分别墨书"冷菴程六如記""古歙程樂園記"；

各册均有馆藏 3A 章，并分别有财产登录号 023267~023268。

此本与上述光绪九年刻本完全一致，为同一版片的后印本；

此部为 2009 年笔者参与在皖南购得。

《上海中医药大学中医药古籍善本提要目录》载该馆所藏清乾隆二十九年（1764）扫叶山房刻本，行款与版框尺寸为"8 行 18 字；半框 19.5 × 15.5 cm"（有眉批框栏）。

附

内經知要序：劉向進《鴻寶》《苑秘》于淮南王，一時瑯嬛、宛委諸書皆不足觀。吾邑沈君朗仲少讀秘書，究心性命之學，後以陟岵，興咨護侍母夫人，遂殫精醫旨，博求師承，問閱李士材文學《頤生微論》，囗然起曰：生當吾世而覯止古人，吾願足矣。乃鼓筴泖上，立雪彈指。士材徹席契機，如伯陽得南榮趑，不覺傾心授秘。若軒皇《内經》及《黄庭》金水之旨，皆生人性命原委之學，玄牝谷神靡弗互析送難，抉籥捐闔，平生習學盡欲燔除。于是士材謂《頤生前論》中尚有掛漏，重商補義；究及《内經》，採為《知要》。昭慈筏于迷津，示寶炬于昏夜，從是知四家關鍵及諸方脉綱領，罔非遡本《内經》。是編一出，海内之同志洵皆奉為蓍龜，藉為指南，馬融禮樂皆東之嘆，朗仲足以當之矣。予向交朗仲，藉以培護一鄉，投匕輒効，因想見其師承，安知華亭鶴、茂苑花非僊人針茅徙麗地耶。他日願授一編，相與糸問，不數劉安之獨侈《苑秘》也。崇禎癸未青章古吳李模題于存春齋。

内經知要序：昔秦越人之得長桑術也，一月而知物，視見垣一方人，以之視疾，洞見五藏癥結。夫得長桑術者能知物，則長桑之知物可知也。後乎長桑者能以其術知物，則前乎長桑者能以知物先長桑，可知也。前乎長桑者知物，後乎長桑者知物，當乎長桑者亦能知物。以之視内，即以之視人之内。出乎性，侈乎情，存乎内者，罔有不知？存乎人之内者，亦罔有不知？人皆知之，胡用經？經將無所用，而胡用注乎？今人不然。美髯長大，耳目姣好，口鼻食息，手足運行，在乎外者，人皆知之。至於足不能行，目不能視，口不能言，耳不能聽，鼻不能息，病則外而病。病者非外，雖有智者，不能知也。病在腠理，在腸胃，甚者在膏肓，猶不自病，大潰漏發，不擇所出，標（按，应为“漂”）疽疥癰，内熱溲膏，而後問諸醫，何知之晚也。雲間念莪李先生加意橫目，用術活世，猶恐其手目所及不能致遠，博求英碩，用廣其傳，如吾友朗仲氏首著衞東矣。向有《頤生微論》，重加丹鉛，以行於世。兩先生之行誼與其氏族，語在九屏程老公祖序中，今復有《内經知要》授之梨，以尾論且補其不及，而後世之摻藥以羞者，可免進然之色也。《靈樞》《素問》，深不易識，諸家所載，簡編重大，命曰《知要》，志其節也。古吳通家友弟王節謹譔。

（森立之題跋）李中梓著《頤生微論》，有萬曆戊午四十六年序，總目後題云別撰《内經類註》，昭有熊之祕密，集百家之神髓，為上達者資也，容嗣布之。崇禎壬午十五年令吳趨門人沈頲朗仲父校，再付之剞劂，名曰《刪補頤生微論》，詳見序中。刪補本總目後題言改《内經類註》作《内經知要》，曰攷李氏作《内經類註》，盖在萬曆初年，張介賓仿此書體例作《類經》，故每卷題曰張介賓類註，其跡現然可尋。今本《内經知要》亦係吳趨門人沈頲朗仲父校本，則沈氏校刻時改“類註”作“知要”可知耳。刪補本為躋壽館藏，萬曆板為我家藏本，今比校二書而燦明如此矣。文久癸亥九月廿五日白駒山人森立之書。

## 0106 黄帝内经素问集注 九卷 黄帝内经灵枢集注 九卷

清康熙十一年（1672）序刻本　索书号 R221/m3

### 一、分册（卷）版本叙录

　　1 册：首为书名页，以界行分两列，左列刻双行大字"黄帝素問靈/樞經合註"，右列上首小字"張隱菴先生增註"，书首小字横署"馬元臺先生原本"；

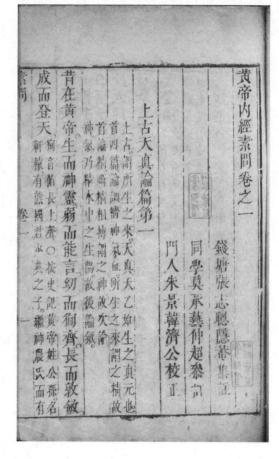

　　次为"内經集註序"，六行行十四字，楷体，末署"康熙庚戌花朝武陵張志聰書於西泠怡堂"，并有摹刻方形篆字原印二枚，一为阳文"張志聰印"，一为阴文"隱"；

　　次为"黄帝内經序"，八行行十六字，行书，末缺半页；（此为高保衡林亿等序）

　　次为启玄子王冰撰于大唐宝应元年的"黄帝内经素问序"，此序缺首末各一页；

　　次为"黄帝内經目錄"，包括"第一卷"至"第九卷"各篇目，末有"終"字；

　　次为正文，首页首行"黄帝内經素問卷之一"，二行"錢塘張志聰隱菴集註"，三、四行"同學莫承藝仲超糸訂」門人朱景韓濟公校正"，五行"上古天真論篇第一"，首页有钤印两枚均同印 1。

　　2 册：为"黄帝内經素問卷之二"（以下各卷正文卷端分别有"黄帝内經素問卷之三 // 九"），内容包括"陰陽應象大論篇第五"等。

　　3 册：为卷三，内容包括"玉版論要篇第十五"等。

　　4 册：为卷四，内容包括"三部九候論篇第二十"等。

　　5 册：为卷五，内容包括"熱論篇第三十一"等。

6册：接上册，仍属卷五，内容包括"刺腰痛篇第四十一"等。

7册：首为卷六，内容包括"刺要論篇第五十"等；

次为卷七，内容包括"皮部論篇第五十六"等。

8册：接上册，仍属卷七，内容包括"骨空論篇第六十"等。

9册：为卷八"上"，内容包括"天元紀大論篇第六十六"等。

10册：接上册，仍属卷八，内容包括"氣交變論篇第六十九"等。

11册：接上册，仍属卷八，内容包括"六元正紀大論篇第七十一"等。

12册：首为卷八"下"，内容为"至真要大論篇第七十四"；

次为卷九，内容包括"著至教論篇第七十五"等。

13册：首为"靈樞經序"，六行行十四字，楷体，序末署"康熙壬子葵夏錢塘張隱菴書于西泠怡堂"，并有摹刻方形篆字原印二枚，一为阴文"張志聰印"，一为阳文"隱菴"；

次为"黄帝内經靈樞目錄"，包括"第一卷"至"第九卷下"各篇目；

次为正文，首页首行"靈樞經卷之一"，二行"錢塘張志聰隱菴集註"三、四行"同學張文啓開之条訂」長男張兆璜玉師校正"，五行"九鍼十二原第一"。

14册：内容接上册，仍属"靈樞經卷之一"，包括"根結第五"等。

15册：为"靈樞經卷之二"（以下各卷正文卷端分别有"靈樞經卷之三∥九"），内容为"經脈第十"。

16册：接上册，仍属卷二，内容包括"經別第十一"等。

17册：为卷三，内容包括"四時氣第十九"等。

18册：首接上册，仍属卷三，内容包括"厥論第二十四"等；

次为卷四，内容包括"口問第二十八"等。

19册：为卷五，内容包括"五閲五使第三十七"等。

20册：为卷六，内容包括"五變第四十六"等。

21册：为卷七，内容包括"逆順第五十五"等。

22册：为卷八，内容包括"陰陽二十五人第六十四"等。

23册：为卷九"上"，内容包括"通天第七十二"等。

24册：为卷九"下"，内容包括"衛氣行第七十六"等。

## 二、版本特征描述

（素问集注）正文每半叶九行，行二十字，小字双行同，左右双边，白口，无鱼尾，版框 19.4×13.7 ㎝，开本 24.2×15.4 ㎝；

版心上方刻"張序""宋序""目錄""素問"，版心中部分别刻"卷一∥九""卷八下"，版心下方刻页码；

原刻有句读,天头刻有批语如"精者身之本也";有附图如"五運主歲之圖";有少数断版现象与少量缺字,有个别版面模糊；

有墨笔圈点,有朱笔与墨笔校字,如原刻"二者"朱笔改为"二陰"。

(灵枢集注)正文每半叶九行,行二十二字,小字双行同,左右双边,白口,无鱼尾,版框 19.5×13.7 cm,开本 24.2×15.4 cm；

版心上方刻"張序""靈樞",版心中部分别刻"目錄""卷一//八""卷九上/下",版心下方刻页码。

原刻有句读,天头刻有批语如"水穀所生之血氣";有少部分版面文字欠清晰。

(全书)品相较好,无修复,无补配；四眼线装；二十四册(二函,函各十二册,樟木夹板)；各册书衣题签处均有墨书"素问集註/靈樞經集註"并分别有墨书"一"至"十二"(其中"靈樞經集註"之"三"与"四"顺序颠倒),书衣右上角分别印有序号"壹"至"貳肆",书根均有墨书"内經　素問/靈樞經"并分别有墨书"一"至"十二"；各册书衣均钤有朱文长方印"仙源藥芝賓藏書"(印1),首页均钤有此印一或二枚,惟第一、第十三两册之第二枚为白文方印"陳惟彥印",第二册之第二枚为白文方印"杏林春满"；各册后书衣均有日期印(壹玖伍柒年捌月叁拾壹日),标明此书购入日期(下同)为 1957 年8 月 31 日；各册均有馆藏 2 号章,并分别有财产登录号 01728~01751。

## 三、版本特色及考证说明

关于《素问集注》的书名与编撰过程等,康熙庚戌自序曰:"今復自甲辰五載,註釋《内經素問》九卷。以晝夜之悟思,印黄岐之精義。前人咳唾,概所勿襲,古論糟粕,悉所勿存,惟與同學高良,共深糸究之秘,及門諸弟時任校正之嚴。剖劂告成,顏曰《集註》。盖以集共事糸校者,什之二三;先輩議論相符者,什之一二。非有棄置也,亦曰前所已言者,何烦余言。唯未言者,亟言之,以俟後學耳。"同时,自序也明确了此书初撰于康熙三年,至康熙八年完成,康熙九年全部刻成。

关于《灵枢集注》的编撰主旨与经过,康熙壬子自序曰:《素問》註疏告竣,復集同學諸公,舉《靈樞》而詮釋之。因知經意深微,旨趣層折,一字一理,確有指歸,以理會鍼,因針悟證,殫心研慮,雞鳴風雨,未敢少休,庶幾藉是可告無罪乎!俾後之人讀《素問》而巖(按,应为'嚴')病之所目(按,同'以')起,讀《靈樞》而識病之所以瘳。"

此本属该种最早刻本。

本馆另藏有清光绪刻本。

龚谨博士论文《〈黄帝内经素问集注〉的文献研究》(2009 年,张灿玾指导)对此书作了较为系统研究,相关要点如下:《黄帝内经素问集注》为"民间集体注经的典范",该书刊刻于康熙九年庚戌(公元 1670 年),该书最早版本佚,现存最早版本为康熙十一年壬子(公元 1672 年)本,中国科学院图书馆藏有此刻本(有残,封内首页写"钱唐张隐庵先生集注,黄帝经世素问合编,聚锦堂梓行",有黄帝内经序,宋序,目录,半页九行,行二十字,左右双边,上下黑线,版心有《素问》卷次、页码;版框高 19.3cm、宽 12.8cm,共九卷二函十册)。主要版本还有清康熙十一年故宫本,清初三多斋刻本,清光绪十六年庚寅本等。《张志聪医学全书版本源流①》一文对以上四个版本做了描述。龚氏认为该文未提及的一个重要版本是清光绪十三年仲学辂序本。《黄帝内经灵枢集注》约成书于康熙十一年壬子(公元 1672 年)。该书刊刻于当年,现存最早版本即为康熙十一年壬子(公元 1672 年)本,藏于故宫博物院及中科院图书馆。《素问》经宋·林亿等校正后,成为定本流传。其演变过程,主要分为四大系统。其一,二十四卷王、林注本系统;其二,十二卷王、林注本系统;其三,王、林注本的其他后代传本,如五十卷本、九卷本和不分卷本;其四,16 世纪以后的白文本与其他全注本,如吴悌校勘十二卷本、马莳注本、吴昆注本等。然金元及明早期所刊二十四卷本,九卷本等,后皆不详,今所见者,唯顾从德刊本,与胡氏古林书堂十二卷本,是为两大系统本。龚谨认定《集注》祖本为二十四卷顾本系统本,且就是明嘉靖顾从德二十四卷翻宋本。至于《集注》为九卷本之划分,并无九卷传本可据,亦非采用马莳注本为祖本而来,应该是张志聪为复《素问》九卷之旧貌而自行划分。

《续修四库全书》980~981 册收有张志聪集注《黄帝内经素问》九卷,"据湖北省圖書館藏清康熙九年刻本影印,原书版框高一九五毫米,宽二七四毫米"。该书 981 册收有张志聪集注《灵枢经》九卷,"据湖北省圖書館藏清康熙刻本影印,原书版框高一九七毫米,宽二七八毫米"。

---

① 陈延春,郑林,赵恩正. 张志聪医学全书版本源流 [J]. 天津中医学院学报,2003,22(3):76-78.

## 0107　灵素合抄 十五卷

清康熙刻本　索书号 R221.3/m21

### 一、分册（卷）版本叙录

1 册：扉页有墨书"洋弍元，此種已佚"；

首为"靈素合鈔序"，首页钤印二枚，即白文方印"王瀋之印"（印 2）、朱文方印"少峯"（印 3），首页约三分之一幅面有损，已修复，七行行十七字，末署"大清康熙辛酉歲次仲冬上浣之吉」賜進士出身内翰林院編修」御試特簡纂修官愚甥孫沈（筠）頓首拜題"，并有摹刻方形篆字原印二枚，一为阳文"沈筠之印"，一为阴文"己未會□"；

次为"自序"，八行行十八字，楷体，首页钤有朱文方印"王氏少峯收藏善本醫書之印"（印 4），末署"武林萊菴道人林瀾敬書時」康熙丁巳歲仲冬二十二日"，并有摹刻方形篆字原印二枚，一为阳文"萊菴"，一为阴文"林瀾之印"；

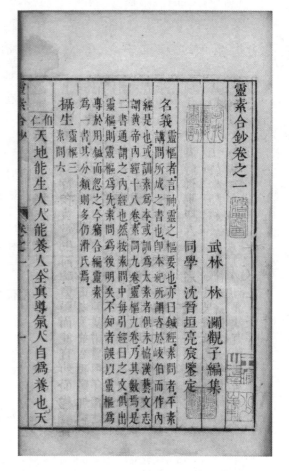

次为"靈素合鈔引用姓氏"；

次为"靈素合鈔目錄"，包括"卷一"至"卷十五"纲目，首页钤有白文方印"王氏少峰"，末有"靈素合鈔目錄終"；

次为正文，首页首行"靈素合鈔卷之一"，二行"武林　林　瀾觀子編集"，三行"同學　沈晉垣亮宸鑒定"，四行"名義"等，八行"攝生"等，首页有钤印五枚，一为朱文长方印"岐伯典醫"，另四枚分别同印 1 至印 4，卷末有"靈素合鈔卷一終"，后有"補遺"部分，并（再）有"靈素合鈔卷一　終"；

次为"靈素合鈔卷之二"（以下各卷正文卷端分别有"靈素合鈔卷之三∥十五"），

内容为"陰陽",卷末有"靈素合鈔卷之二　終",后有"補遺"部分(半页);

次为卷三,内容为"藏象",卷末有"靈素合鈔卷之三終",后有补遗部分(数页,名为"六之凡此十二節"),末(再)有"靈素合鈔卷之三終"。

2册:首为卷四,内容为"方治",卷末有"靈素合鈔卷之四終";

次为卷五,内容为"病機",卷末有"靈素合鈔卷之五終"。

3册:首为卷六,内容为"病能一",卷末有"補遺"部分,后有"靈素合鈔卷之六終";

次为卷七,内容为"病能二",卷末有"靈素合鈔卷之七　終",后有"補遺"部分(半页),并(再)有"靈素合鈔卷之七　終",另钤有朱文方印"王睿醫案"。

4册:为卷八,内容为"色脉",卷末有"補遺"部分,后有"靈素合鈔卷之八　終"。

5册:首为卷九,内容包括"氣味"等,卷末有"補遺"部分,后有"靈素合鈔卷之九終";

次为卷十,内容为"經絡",卷末有"補遺"部分,后有"靈素合鈔卷之十終"。

6册:首为卷十一,内容为"鍼刺",卷末有"靈素合鈔卷之十一　終";

次为卷十二,内容为"運氣一",卷末有"補遺"部分,后有"靈素合鈔卷之十二　終",并钤有白文方印"休甯王少峯診"。

7册:首为卷十三,内容为"運氣二",卷末有"靈素合鈔卷之十三　終",后有"補遺"部分,并(再)有"靈素合鈔卷之十三　終";

次为卷十四,内容为"運氣三",卷末有"補遺"部分,后有"靈素合鈔卷之十四　終"。

8册:为卷十五,内容包括"運氣四"等,卷末有"補遺"部分,后有"卷終"。

## 二、版本特征描述

正文每半叶九行,行二十二字,小字双行同,左右双边,白口,单黑鱼尾,版框 20.7×14.4 cm,开本 26.2×17.2 cm;

版心上方刻"沈序""序""靈素合鈔",鱼尾下方分别刻"引用姓氏""目錄""卷之一∥十五",版心下方刻页码;

原刻有圈点,有墨钉及个别墨条;

有朱笔圈点,有夹签;其中第三册卷六内并夹有墨书卷六与卷七目录半页,上题有"光緒二十八年五月",钤有白文方印"王少峰診"、白文长方印"仁壽",以及朱文长方印(无框)"診带原方""住湖城火神廟前東首",应为王氏处方用纸;

品相良好,无修复,无补配;

四眼线装;八册(一函,蓝皮硬纸板书盒);

各册书衣题签处均有墨书"靈素合鈔"并依次有墨书"一"至"八终",书根均有墨书"靈素合鈔"并依次有墨书"若臨深淵如履薄氷"之一字,书衣均钤有朱文方印"愛我廬藏書記"(印1);

各册均有馆藏 3A 章,并分别有财产登录号 023891~023898。

## 三、版本特色及考证说明

此书为林氏仿滑寿《读素问抄》体例而撰成,自序曰:"兹仍倣攖寧義例,分類十二,約文五百,冗者汰之,紛者貫之,啟玄仲化諸註,足裨發明者,悉為採入,而顏之以《靈素合鈔》焉。"书名作《灵素合抄》,是撰者认为二者成书有先后。正文首卷卷端页称《素问》与《灵枢》"是二書通謂之《內經》也,然按《素問》中每引經曰之文,俱出《靈樞》,則《靈樞》為先,《素問》為後,明矣。不知者誤以《靈樞》為專於用鍼而忽之"。

此本属最早的完整刻本。

《总目》著录此书仅有康熙二十七年一种刻本且仅两馆(中国中医科学院图书馆,天津医学高等专科学校图书馆)有藏。

此部为 2010 年笔者参与在皖南购得。

此本各卷末多刻有"补遗"部分,是对此前正文内容的补充。从版刻形式看,其"补遗"部分,可分为两种情况:一是在正文的原版片末叶续刻,版刻形式和刻字风格完全一致,当为同期刊刻,如卷二;二是另增的版片所刻,页码均与前文相接,此类又包括两种,一种同上,即版式和版刻风格完全一致,如卷八;另一种与前文十分相似,但仔细比对可以发现,似非出于同一刻工之手,如卷三。综上可知,此书的补遗部分或属与原书同时刊刻,或与原版刊刻时间相距不远。

## 0108　内经必读 二卷

清抄本　索书号 R221.3/m17

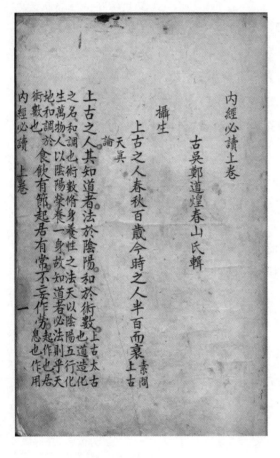

### 一、分册（卷）版本叙录

1 册：首为"内經必讀上卷目錄"（全文附后）；

次为"内經必讀序"（全文附后），九行行二十字，末署"時」康熙庚寅孟夏檪園伊文光書於筆疇之竹梧軒"；

次为"重廣補注黄帝内經素問序"，末署"國子博士（臣）髙保衡光禄卿直秘閣（臣）林億等謹上"；

次为正文，首页首行"内經必讀上卷"，二行"古吴鄭道煌春山氏輯"，三行"攝生"；

后书衣贴有售书标签"書名　版别　册数 4　紙　議价 25.00　議价章　年　月　日　編号門字第 940 号」北京市圖書業同業公會印制"，标签上并加盖有议价章。

2 册：接上册，仍属"上卷"，内容包括"經絡"等篇。

3 册：首为"内經必讀下卷目錄"（全文附后）；次为"内經必讀下卷"，内容包括"疾病"等。

4 册：接上册，仍属"下卷"，内容包括"十二經之厥"等篇。

### 二、版本特征描述

正文每半叶九行，行二十字，小字双行同，无版框、无行格线、无鱼尾，白口，开本 25.0×17.2 cm；

版心处上方写有"内經必讀",相当于鱼尾位置下方写有"上／下卷目錄","上／下卷",版心下方写有页码；

原抄本无句读；

有朱笔圈点，天头有个别朱批如"腨痟音篆渊"与墨批如"著音着"；

品相良好，无修复，无补配；

四眼线装；四册（一函，樟木夹板）；

各册书衣题签处均有墨书"内經必讀"并分别墨书"元""亨""利""貞"，书衣中部偏下均有墨书"保讀"，各册书根分别墨书"上""上""下""下"，书衣右上角分别印有序号"壹"至"肆"；

各册均有馆藏6号章，并分别有财产登录号05053~05056。

### 三、版本特色及考证说明

该本正文大小字均为楷体抄写，字体端庄隽秀，全书清晰、无涂改；除无版框、行格线、鱼尾外，与刻印本无明显差异。

本馆此部属早期抄本。

据《总目》著录，此书无刻本，仅存三部抄本（另两部分别藏于中国中医科学院图书馆与中国科学院上海生命科学信息中心生命科学图书馆）。

附

內經必讀上卷目錄：攝生（上古之人春秋百歲今時之人半百而衰，上古聖人之教下，四氣調神，天氣清靜藏德不止聖人從之故無奇病，四時陰陽從之則生逆之則死）；陰陽（陰陽應象，陰陽偏勝，天不足西北地不滿東南，天地之氣通於人，陰陽之中復有陰陽）；藏象（人身應天地，十二官，藏象，藏府有三合三焦曰孤府，五藏應四時，四時陰陽內外之應，脾不主時，本神，食飲之氣歸輸藏府，奇恆藏府藏寫不同，精氣津液血脈脫則為病，首面耐寒因於氣聚，有子無子女子七七男子八八，婦人無鬚氣血多少）；經絡（十二經脈，任衝督脈為病，蹻脈分男女，人之四海，諸脈髓筋血氣谿谷所屬，五藏之氣上通七竅陰陽不和乃成關格，營衛三焦）；脈色（診法常以平旦，持脈有道，呼吸至數，五藏之氣脈有常數，部位，七診，形氣脈氣決生死，四時藏府病有太過不及，五藏平病死脈胃氣為本，脈證診法，寸口尺脈診諸病，診尺論疾，形氣色脈，脈之緩急大小滑濇之病形，孕脈，真藏脈死期，決死生，脈至死期，精明五色，色藏部位脈病易難）。

內經必讀下卷目錄：疾病（病機，百病始生邪分三部，邪之中人陰陽有異，邪變無窮,生氣邪氣皆本於陰陽,陰陽發病,十二經病,六經病解,太陰陽明之異,邪盛則實精奪則虛,八虛以候五藏,五實五虛死,宣明五氣,風證,風厥勞風,腎風,酒風,厥逆,十二經之厥,厥逆頭痛　五有餘二不足者死,傷寒,遺證,温病暑病,陰陽交,五藏熱病見色,寒熱病　骨痺肉苛,移熱移寒,痎瘧,欬證,喘汗出於五藏,鼓脹,藏府諸脹,水脹膚脹鼓脹腸覃石瘕石水,風水黄疸之辨,消癉,脾癉膽癉,諸卒痛,痺證,痿證,伏梁,不得臥,失守失強者死,五逆緩急,胎孕,厥而為夢,十二經終);標本(病有標本取有逆順,標本逆從治有先後);氣味(天食人以五氣地食人以五味,五味之走各有所病);論治(病之中外治有先後,治有緩急方有奇偶,氣味方制治法逆從,寒之而熱取之陰熱之而寒取之陽,邪風之至治之宜早諸變不同治法亦異,有毒無毒制方有約必先歲氣無伐天和,婦人重身毒之何如);運氣(五運,司天,六氣,六氣司治　司天六淫　在泉六淫,司天主前半歲在泉主後半歲,五行相尅)。

內經必讀序:吾吳之以醫世其家者,咸推鄭氏,而内兄春山先生為首,稱其自少而壯,壯而老,於此道不啻三折肱,而聲譽四震,活人無筭,則所以枕桐君之四卷於帳中,蒐元化之一囊于火後者已久矣。一日出所製《内經必讀》二帙,皆肘後秘也,行壽之梓,以公之同志。伊子曰:此先生活人無已之心也。夫醫之一道難言之矣,予觀古今來之著名一世而號為專家者,其平日有讀書養氣之功,窮理格物之學,而仰觀于天,俯察于地,驗之物性,準之人情,察陰陽,參氣化,順四序,協五行,極深而研幾,窮類以盡變,而後著書立說,審脈辨證如承蜩,如弄丸,神變不測,得之心而應之手焉;如庖丁之奏刀砉然響然,而批郤導窾悉中肯綮,恢恢乎遊刃有餘焉;如紀昌、養由基之射,貫蝨穿楊而靈巧獨運;王良、造父之御,磬控縱送,而鳴鸞按節不失其馳焉。技至此而進乎道矣。今觀先生之書,綜百家,採衆說,鑑得失,定是非,合水芝玉昉之文,以立五科六氣之準而辨證而審脈,析疑似於秋毫,決死生於呼噏,無游移影響之說,無黑白混淆之見,而《靈》《素》之旨賴以發明,問難之經悉從詮解。然則先生之所以濟世救人而神明變化百不失一者,知讀書養氣窮理格物者亦有素,而得力於是書者深也。顧先生平日工詞賦,能文章,翰墨丹青妙天下,醞藉風流,有儒者氣象,而精于醫術如此,殆亦技之進于道者乎。是書實醫學指南而登之梨棗,安在不與玉函金匱之文共垂天壤,而先生之名亦可以不朽矣,于是乎序。時康熙庚寅孟夏櫟園伊文光書於筆疇之竹梧軒。

## 0109 素问识 八卷

日本天保八年（1837，清道光十七年）刻本聿修堂藏板　索书号 R221.1/m2

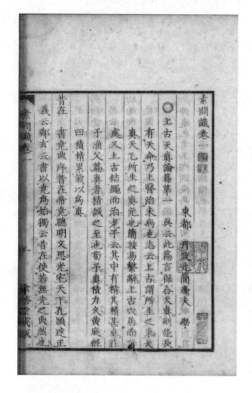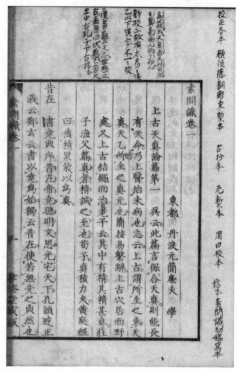

## 一、分册（卷）版本叙录

1册：首为书名页，以界行分三列，中列大字刻"素問識"，右列上首小字"櫟窻多紀先生著"，左列上首小字"天保丁酉晚秋新刊"，有钤印四枚，即白文方印"王濬之印"（印3）、朱文方印"少峯"（印4）、朱文方印"王氏少峯收藏善本醫書之印"（印5），另一同印2，版框外左下角有墨书价格及编号"此東洋版少有／第七號／洋三元四角"；

书名页之后夹有墨书一页，为原藏书者王少峰戊午年所编的"素問識目次"，此页并有王氏按语"峰按是書自標本病傳論之下缺少九篇，一曰天元紀大論……"，并说明原作者所缺九篇的原因；

次为序，无标题，首页钤印五枚，即朱文方印"福州津山氏藏書之印"（印10，有涂抹）、白文方印"姚氏藏書"（印9）、朱文方印"□□"（印8）、（小）朱文方印"少峯"（印7）、白文方印"王睿"（印6），末署"文化三年丙寅歲秋九月十有一日書于柳原新築丹波元簡廉夫"；

次为"素問解題"（首行），二行"東都　丹波元簡廉夫　著"，首页另钤有朱文长方印"拓開萬古心智"（印11）；

次为"素問彙攷"；次为"素問諸家註解書目"；次为"附全元起本卷目"；

次为正文，首页首行"素問識卷一"，二行"東都　丹波元簡廉夫　學"，三行"上古天真論篇第一"等，首页有钤印四枚分别同印2印6印7印11，册末钤有朱文方印"潤基"（印12）。

2册：接上册，内容包括"足生大丁"等，卷末有"素問識卷一"，并另钤有朱文方印"王少峰印"（印13）。

3册：为"素問識卷二"（以下各卷正文卷端分别有"素問識卷三∥八"），内容包括"陰陽離合論篇第六"等。

4册：接上册，内容包括"温衣"等，卷末有"素問識卷二"（以下各卷末分别有"素問識卷三∥八"）。

5册：为卷三，内容包括"玉機真藏論篇第十九"等。

6册：为卷四，内容包括"熱論篇第三十一"等。

7册：为卷五，内容包括"舉痛論篇第三十九"等。

8册：为卷六，内容包括"病能論篇第四十六"等。

9册：为卷七，内容包括"皮部論篇第五十六"等。

10册：首为卷八，内容包括"繆刺論篇第六十三"等；

次为跋，无标题，末署"天保八年歲在强圉作噩十月戊午不肖男元堅稽首謹跋"；

次为牌记："天保八年歲在」丁酉冬十一月刻成""東都書肆」本石町十軒店」萬笈堂英大助"，钤有白文方印"休甯王少峯診"（印14）；

次为"醫學館御藏板"（书目）；

末为"江戸本石町十軒店萬笈堂英平吉郎藏版醫書目錄"；

后书衣内侧版框内印有"發行""書林""製本所"等。

## 二、版本特征描述

正文每半叶十行，行二十三字，小字双行同，四周单边，白口，单黑鱼尾，版框 18.6×13.7 ㎝，开本 25.7×17.7 ㎝；

鱼尾（至上版框）下方分别刻"素問識序""素問解題""素問彙攷""素問書目""素問全目""素問識卷一∥八""素問識跋"，版心中部偏下刻页码，版心最末刻"聿修堂

藏版";

原刻有句读;文字旁注有日文假名,文内有图;

有朱笔圈点与画线,天头有墨批如"霍亂一症有寒有熱之别,宜考王士碓霍亂論";

品相良好,无修复,无补配;各册原有包角,现多已脱落;

四眼线装;十册(一函,樟木夹板);

各册书衣均贴有题签"素問識",题签书名下并分别有"一上""一下""二上""二下""三"至"八",题签上均钤有朱文方印"少峰鑑藏"(印 1),书衣并另钤有朱文方印"愛我廬藏書記"(印 2);书根均有墨书"素問識"并分别墨书序号(同书签),书脊均有墨书"共拾本";

各册均有馆藏 3A 章,并分别有财产登录号 023903~023912。

## 三、版本特色及考证说明

此本为最早刻本。

此部为 2010 年笔者参与在皖南购得。

本馆藏有另一部相同版本(开本 25.6×17.7 cm),与上书不同之处为:

有朱笔画线与朱笔圈点,有蓝笔圈点,有朱笔校字如"診要經絡論"之"絡"改为"終";天头有朱批如"今靈蘭祕典論",天头有墨批如"小島寶素君曰舊说素問名義極簡易新說失鑿""元槧本十二卷";有朱笔夹批如"血氣形志併于此",有墨笔夹批如"又有一翻宋本比顧本誤字頗多";

此部品相一般,缺第二、三册(即卷一下半部分与卷二上半部分,存约七卷),最末两册有部分污渍,少部分文字有损,有修复;

四眼线装;八册(一函,樟木夹板);

各册书衣有题签(书名及分册序号)同上部,书衣右上并有朱书本册各篇目名称,书根均有墨书"素問識"并分别墨书"一""四"至"十了",书衣右上角分别印有序号"壹壹""貳貳""叁"至"捌"(即缺"壹貳""貳壹");各册首页均钤有朱文方印"森氏";

各册均有馆藏 5A 章及 2 号章,并分别有财产登录号 00220~00227;

此本天头与正文内及版框内外朱笔与墨笔批校颇多,且文字书写工整,属名人精校并批注题跋。如,天头有墨批"研云内經者對外經而名之,猶莊周之書立内外兩篇也";又如,"素問諸家註解書目"后有墨笔夹批"《素問釋義》十卷道光陽湖張琦宛鄰父學……"且末署有"丙午歲首夏望三松拙者元堅";再如,第一册末页版框外左下墨书署有"安政五戊午六月八日之夜三丙支燭下寫平抽叁標記,時在北岐崑知藥室,森约之椵進尻士";墨笔批校中也有朱笔再批校及圈点,如"立之按此句起居有常",后四字(起居有常)旁有朱笔书"不忘作劳",且天头与正文中皆有此句。书中有精校及校正所用各本(含所用稿本)记录,并注明所据,有题跋。此部为日本学者撰著、日本国内刻印、日本学者批校并钤印。

参见《聿修堂医学丛书》。

## 0110　新刊黄帝内经灵枢二十四卷

明仿宋刻本　索书号 R221.2/m2

### 一、分册（卷）版本叙录

1 册：首为序，十行行二十字，末署"時宋紹興乙亥仲夏望日錦官史崧題"，最末有标题"黃帝内經靈樞序"，并钤印二枚，即朱文方印"博古ㄙ收藏善本書籍"、白文方印"柳蓉春經眼印"；

次为"黃帝内經靈樞目錄"，包括"第一卷"至"第二十四卷"各篇目；

次为正文，首页首行"新刊黃帝内經靈樞卷第一"，二行"九針十二原第一　法天"，末有"音釋"部分；

次为卷二，缺首页，卷末有"黃帝内經靈樞卷第二"及"音釋"部分；

后书衣内侧贴有售书标签"類別　編號 0055894　册數 8　售價 35.00"。

2 册：首为"黃帝内經靈樞卷第三"（以下除卷十八缺首页外，各卷正文卷端分别有"黃帝内經靈樞卷第四 // 二十四"），内容包括"根結第五　法音"等，卷末有"黃帝内經靈樞卷第三"及"音釋"部分（以下除卷五外，各卷末分别有"黃帝内經靈樞卷第四 // 二十四"及"音釋"部分，但卷九末之"第九"误刻为"第五"，卷二十末无"音釋"部分）；

次为卷四，内容包括"本神第八　法風"等；次为卷五，内容为"經脉第十"。

3 册：首为卷六，内容包括"經別第十一"等；次为卷七，内容包括"經筋第十三"等；次为卷八，内容包括"五十營第十五"等；次为卷九，内容包括"五邪第二十"等。

4 册：首为卷十，内容包括"厥病第二十四"等；次为卷十一，内容包括"師傳第二十九"等；次为卷十二，内容包括"五癃津液別第三十六"等。

5 册:首为卷十三,内容包括"陰陽繋日月第四十一"等;次为卷十四,内容包括"五變第四十六"等;次为卷十五,内容包括"禁服第四十八"等。

6 册:首为卷十六,内容包括"衛氣第五十二"等;次为卷十七,内容包括"水脹第五十七"等;次为卷十八,缺首页一页,内容包括"動輸第六十二"(据目录)等。

7 册:首为卷十九,内容包括"五音五味第六十五"等;次为卷二十,内容包括"寒熱第七十"等;次为卷二十一,内容包括"官能第七十三"等。

8 册:首为卷二十二,内容包括"衛氣行第七十六"等;次为卷二十三,内容包括"九針論第七十八"等;末为卷二十四,内容包括"大惑論第八十"等。

## 二、版本特征描述

正文每半叶十行,行二十字,小字双行一般同(指正文;音释部分小字双行不等),左右双边,白口,单白鱼尾,版框 21.0 × 15.4 ㎝,开本 28.5(金镶玉;原为 25.2)× 17.5 ㎝;

版心上方无刻字,鱼尾下方分别刻"靈樞序""靈樞目錄""靈樞卷一 // 六""靈樞七 / 八"(个别为"靈樞卷")、"靈樞卷八 // 十""靈樞十一 // 二十一""靈樞卷二十二 // 二十四",版心下方刻页码(页码下一般有一或二短横);

原刻无句读,有墨钉;文中有图;

有朱笔与墨笔圈点,有朱笔与墨笔校(描)字,有朱笔画线,天头有朱批;

品相较好,有虫蛀及破损(主要在地脚部分)已修复,改装为金镶玉;无补配;

四眼线装;八册(一函,樟木夹板);

各册书衣右上角分别印有序号"壹"至"陸",后书衣均有日期印(不清晰);

各册均有馆藏 5A 章及 2 号章,并分别有财产登录号 00021~00028。

## 三、版本特色及考证说明

本书又名《黄帝内经灵枢》,因此本仅卷第一题作"新刊黄帝内经灵枢",余卷均无"新刊"两字,故包括《总目》在内的一些书目题此本作《黄帝内经灵枢》。

此本属最早刻本之一。

《藏园群书经眼录》卷七有记录:"《黄帝内經靈樞》二十四卷,存卷九至十六,二十一至二十四,存十二卷。明翻宋本,十行二十字,白口左右雙闌。每卷附音釋。版式與顧從德刊《素問》同。(余藏。)[1]"

《中国古籍善本总目 [2]》将此本题作《新刊黄帝内经灵枢》,并分两条记载了此本面

① 傅增湘. 藏园群书经眼录 [M]. 北京:中华书局,1983:578.
② 翁连溪. 中国古籍善本总目 [M]. 北京:线装书局,2005:844.

貌及收藏情况:"《新刊黄帝内經靈樞》二十四卷,宋史崧音釋,明刻本,十行二十字,白口,左右雙邊。""《新刊黄帝内經靈樞》二十四卷,宋史崧音釋,明刻本,莫棠跋,十行二十字,白口,左右雙邊。"以上两条实际上记录的是同一个刻本,之所以分为两条,是因为后一条重在记录有莫棠的跋。《中国古籍善本总目》明确记载中国国家图书馆、中医研究院(今中国中医科学院)图书馆、上海图书馆、安徽中医学院(今安徽中医药大学)图书馆等收藏此本。

日本学者森立之对此本评价很高,他在《經籍訪古志·补遗》中说:"《新刊黄帝内經靈樞》二十四卷。明代無名氏仿宋本。存誠藥室藏。每卷末附釋音,不記刊行年月。每半板高六寸九分,幅五寸强。十行,行廿字。按,此原與《素問》(已見上)合刊,撳其板式,亦覆刻宋本者,然諱字無缺笔,殆南渡以後物乎。今行《靈樞》,唯此為最善。伊澤氏酌源堂藏亦有之[1]。"

马继兴《经典医籍版本考》中说:"明刊本:有佚名氏仿宋刊本,书名题:《新刊黄帝内经灵枢》……但具体刊年不详(北京图书馆、中国中医研究院、日本内阁文库均有收藏)。"马继兴将史崧《灵枢》分为24卷白文本、12卷白文本、其他白文本、明代以后各家全注本四个系统,他以为"总括以上四类《灵枢》刊本,较接近宋本原貌的有明代佚名氏仿宋刊本;现存刊本最早的是元代胡氏刊本,其次是数种明刊本(熊本、吴本、赵府本等);校勘质量较好的为清代守山阁本[2]"。

《总目》题此本作《黄帝内经灵枢》,建议在条内增加"仿宋刊本"四字,以标明此本较接近宋本原貌。

此书首页有钤印二枚(详上),出自博古斋书肆,店主柳蓉春,"原店在苏州,1917年迁上海汉口路惠福里弄口。以购销古籍为主,还影印大部头的丛书,是上海古书业影印古书有名的一家。至1929年歇业[3]"。有"博古斋收藏善本书籍""柳蓉春经眼印"等藏书印。

① 贾贵荣. 日本藏汉籍善本书志书目集成 [M]. 北京:北京图书馆出版社,2003:452-453.
② 马继兴. 经典医籍版本考 [M]. 北京:中医古籍出版社,1987:13.
③ 王勇. 书籍之路与文化交流 [M]. 上海:上海辞书出版社,2009:515.

## 0111  黄帝素问灵枢经 十二卷

明万历二十九年（1601）新安吴勉学校刻古今医统正脉全书本　索书号 R221.2/m1

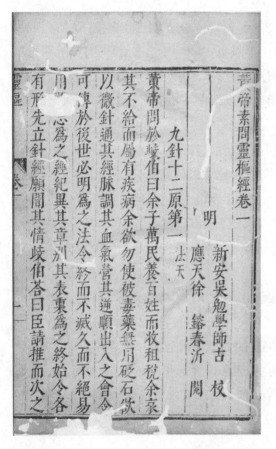

### 一、分册（卷）版本叙录

1册：首为"黄帝素問靈樞目錄"，包括"第一卷"至"第十二卷"各篇目，首页版框右上角与右下角各钤有方形篆字阳文墨印一枚，一为"針博士印"（印1），一为"成親"，首页并钤有朱印三枚，自下而上为朱文长方印"堀本文庫"、朱文长方印"墅閭氏藏書印"、朱文方印"鍼□之章"（钤于印1之上），末有"黄帝素問靈樞目錄　終"；

次为正文，首页首行"黄帝素問靈樞經卷一"，二、三行"（明）　新安吴勉學師古　校」應天徐　鎔春沂　閱"，四行"九針十二原第一　法天"；

次为"黄帝素問靈樞經卷二"，内容包括"根結第五　法音"等。

2册：首为"黄帝素問靈樞經卷三"（以下各卷正文卷端分别有"黄帝素問靈樞經卷四 // 十二"），内容包括"脉經（按，应为'經脉'）第十"等，卷末有"黄帝素問靈樞經卷三　終"（以下卷四、五、七、十一末分别有"黄帝素問靈樞經卷 ×　終"）；次为卷四，内容包括"經筋第十三"等。

3册：首为卷五，内容包括"五邪第二十"等；次为卷六，内容包括"師傳第二十九"等。

4册：首为卷七，内容包括"陰陽繫日月第四十一"等；次为卷八，内容包括"禁服第四十八"等。

5册：首为卷九，内容包括"水脹第五十七"等；次为卷十，内容包括"五音五味第六十五"等。

6 册：首为卷十一，内容包括"官能第七十三"等；末为卷十二，内容包括"九鍼論第七十八"等；

后书衣贴有售书标签"杭州／新中國書店／經售"地址：解放街 588—590 號 ￥25.00"。

## 二、版本特征描述

正文每半叶十行，行二十字，小字双行同，四周双边、左右双边、四周单边均有，白口，单黑鱼尾(部分为双顺黑鱼尾)，版框 21.0×15.1 ㎝，开本 28.8（金镶玉；原为 25.2）×17.8 ㎝；

版心上方刻"靈樞"，鱼尾下方分别刻"目錄""卷一∥十二"，版心下方刻页码，版心下方刻有字数如"四百〇一"；

原刻无句读，书内双行小字为注音、解释或校勘；正文有图如"合八風虛實邪正"；

无圈点，有朱笔画线标记，天头与地脚有朱笔校字；天头有墨批如"按前漢司馬遷傳云，夫春生夏長秋收冬藏，此天道之大經也"；

品相较好，原有虫蛀及破损(主要在地脚部分)已修复，改装为金镶玉；无补配；

四眼线装；六册(一函，樟木夹板)；

各册书衣右上角分别印有序号"壹"至"陸"，后书衣均有日期印(壹玖伍柒年拾貳月貳拾伍日)；

各册均有馆藏 5A 章及 2 号章，并分别有财产登录号 00029~00034。

## 三、版本特色及考证说明

本书名虽为《黄帝素问灵枢经》，但实与《素问》无关，故《总目》著录为《黄帝内经灵枢》十二卷。产生如此命名错误的起因是明正统道藏题《灵枢》为《黄帝素问灵枢集注》，其实书中既不含《素问》，又无集注，显系错误命名。但后来某些人不明就里，亦跟随道藏，采用错误的命名，本书就错误地加上了"素问"两字。

此书为《总目》所著录《重广补注黄帝内经素问二十四卷黄帝内经灵枢十二卷附素问遗篇》的最早版本，属其中的《灵枢》部分。

此书为明万历新安吴勉学校刻《古今医统正脉全书》中的《黄帝素问灵枢经》，但较本馆所藏《古今医统正脉全书》(本书另有著录)中的《灵枢》部分更为清晰。二者源于同一版片，有少量不同之处，如卷一最末页第二行"中央"二字下，本书空一字，《正脉全书》本相应位置为三角形墨钉。

# 02 基础理论

## 0201　巢氏诸病源候总论五十卷

日本正保二年（1645，清顺治二年）上村次郎右卫门刻本　　索书号 R24/m12

### 一、分册（卷）版本叙录

1册：首为"巢氏諸病源候總論序"（首行），二、三行（小字）"翰林學士兼侍讀學士玉清昭應宮判官（按，应为'官'）中散大夫尚書工（按，应为'左'）司郎中知制誥使館修撰／判館事上護軍常山郡开国候（按，应为'侯'）食邑一千二百户賜紫金魚袋臣　宋缓（按，应为'綬'）奉／勅撰"，七行行十五字；

次为"重刊巢氏諸病源候論　目錄"，包括"卷之一"至"卷之五"各篇目；

次为正文，首頁首行"重刊巢氏諸病源候總論卷之一"，二、三行"隋大業六年太醫博士臣巢　元方　等奉／勅撰"，四行"風病諸候　上"等，卷末有"重刊巢氏諸病源候總論卷之一終"；（卷一正文首頁有红墨污）

次为"重刊巢氏諸病源候總論卷之二"（以下各卷正文卷端分別有"重

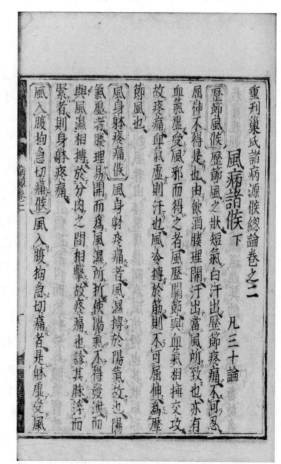

刊巢氏諸病源候總論卷之三∥五十",但卷五漏刻"病"字,卷九、十三漏刻"諸"字,卷二十五、四十三漏刻"源"字),内容为"風病諸候　下",卷末有"重刊巢氏諸病源候總論卷之二終"(以下各卷末分别有"重刊巢氏諸病源候總論卷之三∥五十終",但卷四末漏刻"巢"字,卷二十、二十三、四十五末无"終"字);

　　次为卷三,内容为"虚勞病諸候　上";次为卷四,内容为"虚勞病諸候　下";次为卷五,内容包括"腰背病諸候"等。

　　2册:首为目录,包括"卷之六"至"卷之十"各篇目;

　　次为卷六,内容为"解散病諸候";次为卷七,内容为"傷寒病諸候　上";次为卷八,内容为"傷寒病諸候　下";次为卷九,内容包括"時氣病諸候"等;次为卷十,内容包括"温病諸候"等。

　　3册:首为目录,包括"卷之十一"至"卷之十五"各篇目;

　　次为卷十一,内容为"瘧病諸候";次为卷十二,内容包括"黄病諸候"等;次为卷十三,内容包括"氣病諸候"等;次为卷十四,内容包括"欬嗽病諸候"等;次为卷十五,内容为"五臟六腑病諸候"。

　　4册:首为目录,包括"卷之十六"至"卷之二十"各篇目;

　　次为卷十六,内容包括"心痛病諸候"等;次为卷十七,内容为"痢病諸候";次为卷十八,内容包括"濕蟨病諸候"等;次为卷十九,内容包括"積聚病諸候"等;次为卷二十,内容包括"疝病諸候"等。

　　5册:首为目录,包括"卷之二十一"至"卷之二十五"各篇目;

　　次为卷二十一,内容包括"脾胃諸病"(无"諸候"二字)等;次为卷二十二,内容为"霍亂病諸候";次为卷二十三,内容包括"中惡病諸候"等;次为卷二十四,内容为"注病諸候";次为卷二十五,内容为"蠱毒病諸候　上"。

　　6册:首为目录,包括"卷之二十六"至"卷之三十"各篇目;

　　次为卷二十六,内容为"蠱毒病諸候　下";次为卷二十七,内容包括"血病諸候"等;次为卷二十八,内容为"目病諸候";次为卷二十九,内容包括"鼻病諸候"等;次为卷三十,内容包括"唇口病諸候"等。

　　7册:首为目录,包括"卷之三十一"至"卷之三十五"各篇目;

　　次为卷三十一,内容包括"瘿瘤等病諸候"等;次为卷三十二,内容为"癰疽病諸候　上";次为卷三十三,内容为"癰疽病諸候　下";次为卷三十四,内容包括"瘻病諸候"等;次为卷三十五,内容包括"瘡病諸候"等。

　　8册:首为目录,包括"卷之三十六"至"卷之四十"各篇目;

　　次为卷三十六,内容包括"獸毒病諸候"等;次为卷三十七,内容为"婦人雜病諸候"；次为卷三十八，内容为"婦人雜病諸候　二"；次为卷三十九，内容为"婦人雜病諸候　三"；次为卷四十，内容为"婦人雜病諸候　四"。

9 册：首为目录，包括"卷之四十一"至"卷之四十五"各篇目；

次为卷四十一，内容为"婦人姙娠病諸候　上"；次为卷四十二，内容为"婦人任（按，应为'姙'）娠病諸候　下"；次为卷四十三，内容包括"婦人將產病諸候"等；次为卷四十四，内容为"婦人產後病諸候　下"；次为卷四十五，内容为"小兒雜病諸候　一"。

10 册：首为目录，包括"卷之四十六"至"卷之五十"各篇目；

次为卷四十六，内容为"小兒雜病諸候　二"；次为卷四十七，内容为"小兒雜病諸候　三"；次为卷四十八，内容为"小兒雜病諸候　四"；次为卷四十九，内容为"小兒雜病諸候　五"；

末为卷五十，内容为"小兒雜病諸候　六"，卷末并刻有"正保二(乙／酉)孟春」上村次郎右衛門開板"；

后书衣贴有售书标签"杭州／新中國書店／經售」地址：解放街 588—590 號　40.00"。

## 二、版本特征描述

正文每半叶十二行，行二十一字，(正文无小字)，四周双边，无行格线，(上下均为)大黑口，对黑鱼尾，版框 22.3 × 15.4 cm，开本 27.4 × 17.9 cm；

鱼尾下方刻"病源卷序""病源卷一∥五"(此指目录部分，其下方页码位置刻"目錄"及页码)、"病源卷一∥二十""病源卷廿一∥廿九""病源卷三十∥五十"，版心下方刻页码；

原刻无句读，文字旁注有日文假名；

有朱笔与蓝笔圈点，书中人名中部及方名左侧均有朱笔画线标示；文中与天头均有朱笔详细批校记录(如"梅谷先生曰：脉浮以下六字重出當删之"者，外臺作少"或云斑瘡隱軫如錦文，猶是今時麻疹之属，昔人以为傷寒中一證者與""二字宋本小字分行")，天头有墨批并加朱笔圈点；

品相较好，天头有少部分虫蛀，个别版面有少量文字脱落；无补配；

四眼线装；十册(一函，樟木夹板)；

各册书衣有题签(第五册无)"巢／氏　病源候論"，题签上并分别有"一之五""六之十""十一之五""十六之廿""廿六之卅""卅一之五""卅六之四十""四十一之五""四十六之五十"，书衣右侧分别有墨书本册卷篇名称，书根均有墨书"病源論"并分别墨书"一之五""六之十""十一之五""十六之廿""廿一之五""廿六之卅""卅一之五""卅六之四十""四十一之五""四十六之五十";各册书衣右上角分别印有序号"壹""贰"至"拾",后书衣均有日期印(壹玖伍柒年拾贰月贰拾伍日);

各册均有馆藏 2 号章,并分别有财产登录号 00637~00646。

## 三、版本特色及考证说明

本书是我国现存第一部以论述病因、症候为主要内容的古典临床医著,又名《诸病源候论》《诸病源候总论》,简称《巢氏病源》《病源》《巢源》等。

《四库全书》收录《巢氏诸病源候总论》五十卷,但其"卷前提要"及《四库全书总目》书名内均无"总"字。

本馆此本为日本早期刻本,《总目》著录本馆此书为"日本正保 2 年乙酉(1645)刻本"。

关于此书作者和卷数,历代记述不一。《四库全书总目》曰:"隋大業中太醫博士巢元方等奉詔撰。考《隋書·經籍志》有《諸病源候論》五卷,目一卷,吳景賢撰,《舊唐書·經籍志》有《諸病源候論》五十卷,吳景撰,皆不言巢氏書。《宋史·藝文志》有巢元方《巢氏諸病源候論》五十卷,又無吳氏書。惟《新唐書·藝文志》二書並載,書名卷數並同。不應如是之相複,疑當時本屬官書,元方與景一為監修,一為編撰,故或題景名,或題元方名,實止一書,《新唐書》偶然重出,觀晁公武《讀書志》稱隋巢元方等撰,足證舊本所列不止一名。然則《隋志》吳景作吳景賢,'賢'或'監'字之誤。其作五卷,亦當脫一'十'字。如止五卷,不應目錄有一卷矣[①]。"

《医籍考[②]》分别载有《(吳氏景賢)諸病源候論》(佚)和《(巢氏元方)諸病源候論》(存),并称"然以是書為巢、吳同編,理似當然"。丹波又称其友人山本恭庭作《诸病源候论疏证》五十卷,详确可喜。山本在其书内称今本《诸病源候论》谬误,丹波则据此认为《诸病源候论》"原有内、外之篇目,其卷第亦不同也。不知今本何以差錯至此云"。同书郭秀梅注曰:"山本恭庭,又稱山本惟允,宋張季明之後裔,流寓日本,更姓山本……所著《諸病源候論解題》,對研究《諸病源候論》頗有參考價值。"

乔文彪[③]等认为,在北宋以前,对《诸病源候论》一书,称谓不一,有六种之多,但"病源"这一关键词则是一致的,自宋朝以后即统一称为《诸病源候论》。本书之卷目数自唐以后均为 50 卷,但"候"数有出入,导致这一结果的可能因素有:一是传抄版本不一,可能有疏漏;二为历代医家在传抄过程中,对相似的候目进行了删除;三是将相似的候

---

① 傅景华, 高兆孚. 影印文渊阁四库全书: 目录索引 医家类[M]. 北京: 中医古籍出版社, 1986: 8.
② 丹波元胤. 医籍考[M]. 郭秀梅, 冈田研吉, 校译. 北京: 学苑出版社, 2007: 301-304.
③ 乔文彪, 孙理军. 《诸病源候论》版本流传考[J]. 时珍国医国药, 2007, 18(11): 2843-2844.

目进行了合并。

《中华再造善本总目提要》认为"《巢氏諸病源候總論》的最早版本是北宋天聖五年刻本,今已不傳①"。现存世的该书传本,是南宋以后的各种刊本。其一为南宋版本系统,此版本"蓋南宋人從天聖校刊本(天聖五年摹印頒行,見《玉海》)而重刻者"。其二为元刊本系统,元刊本《重刊巢氏諸病源候總論》,是"據宋本重刊而間校改文字……唯標目增'重刊巢氏'及'總'字②"。因此,刘宇、孙冬莉认为,"对于此书之流传渊源和各种版本之互相关系,经过反复考证,业已完全明了,可以一言概括,即一源二流。一源是北宋刊本,二流是南宋坊刻本和元刻本两个流传系统③。"

本馆另藏有清光绪刻本。

《中华再造善本》收录《重刊巢氏诸病源候总论》,"據中國國家圖書館藏元刻本影印,原書版框高十八·四釐米,寬十二·五釐米"。正文每半叶十三行,行二十三字,细黑口,左右双边。

《上海中医药大学中医药古籍善本提要目录》载该馆所藏明嘉靖年间汪济川校刻本与万历年间吴勉学校刻本,行款与版框尺寸分别为"10 行 19 字;半框 18 × 12 ㎝"与"10 行 19 字;半框 18 × 11.5 ㎝"。

《总目》另载有清·陆心源编《巢氏诸病源候论校》。

---

① 中华再造善本工程编纂出版委员会. 中华再造善本总目提要 金元编 [M]. 北京:国家图书馆出版社, 2013:1077.
② 贾贵荣. 日本藏汉籍善本书志书目集成 [M]. 北京:北京图书馆出版社, 2003:530-531.
③ 巢元方. 诸病源候论 [M]. 柳长华,主编. 北京:北京科学技术出版社, 2016.

## 0202 医原图说二卷

清乾隆二十六年（1761）刻本　索书号 R226/m2

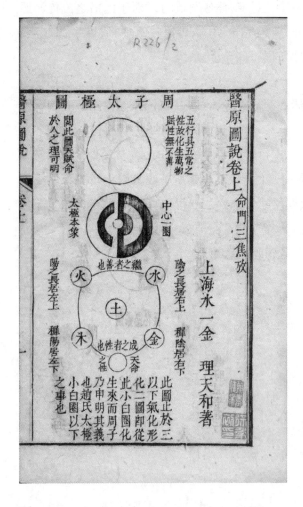

### 一、分册（卷）版本叙录

1册：首为序，无标题，九行行十九字，楷体，末署"乾隆二十四年崴次巳（按，应为'己'）夘仲春同里曹錫寶容圃氏拜序"；

次为"醫原圖說引"，末署"乾隆二十三年崴次戊寅孟春人日黃浦金理自識"；

次为水一先生像，图中署"康綏鎭卿畫"，背面有"戊寅首夏書□」水一學長先生　教弟吳天仁"，并有摹刻方形篆字阴文原印二枚"樂""山"；

次为正文，首页首行"醫原圖說卷上　命門三焦攷"，二行"上海水一金　理天和著"，首页钤有白文长方印"翰墨傳家"与白文方印"徐象依印"；首有图四整页（如"周子太極圖"），次为文字（间亦有图），卷末有"上卷補遺"部分，最末有"畢"。

2册：首为"醫原圖說卷下　附圖書辯翼題辭"，末署"年家教弟心珠方文燿拜藁"；

次为"醫原圖說卷下　圖書繹"，卷末有"下卷補遺"部分，最末有摹刻长方形篆字阴文原印"斯衔峰陽"；

次为跋，无标题，末署"乾隆二十六年辛巳長至前一日門人喬世傑百拜謹跋"，并钤印二枚，即朱文椭圆印"添香書屋"、朱文方印"心逸珍藏"；

末为"及門校對姓氏"。

## 二、版本特征描述

正文每半叶八行,行二十一字,小字双行同,左右双边,无行格线,白口,单黑鱼尾,版框 18.6×12.6 ㎝,开本 24.2×15.7 ㎝;

版心上方刻"醫原圖說",鱼尾下方分别刻"序""引""卷上 / 下""題辭",版心下方刻页码;

本书最末部分(跋与"及門校對姓氏"),其版心上方刻"醫原"(此二字下并有两个墨钉),鱼尾下方刻"跋"或无刻字(姓氏部分),版心下方页码位置为墨钉;

原刻无句读;文中有图如"進兩儀之體";

无圈点,无批校题跋;

品相良好,无修复,无补配;

四眼线装;二册(一函,樟木夹板);

各册书衣右上角分别印有序号"壹""貳";

各册均有馆藏 2 号章、6 号章、3B 章,并分别有财产登录号 015034~015035。

## 三、版本特色及考证说明

关于编撰主旨与书名,自序"醫原圖說引"曰:"故著《醫原圖說》二卷,上卷《命門三焦攷》作於五十歲之前,乃宗朱子五十歲以後十數者為圖、九數者為書之說;下卷《圖書繹》作於五十歲之後,却又宗朱子五十歲以前九數者為圖、十數者為書之說矣。二圖互為體用,理本相通,因各就其義以發明之,非自相矛盾……予嘗著《圖書辯翼》《大圜宗旨》二書,詳辯河圖洛書之義,參考兩儀三辰之象,家貧不能問世。摘錄其中圖說與醫理攸關者,並付之剞劂,謂之《圖書繹》,附於《命門三焦攷》後而合名之曰《醫原圖說》云。"喬跋曰:"我師水一先生著《醫原圖說》,推本河圖洛書太極之理,以明人身藏府百骸無不與合,凡篇中辨論多發前人所未發,而更演之以圖,俾閱者瞭如指掌,幾千百年來名家著作甚夥,罕見有此,洵奇書也。"

此本为早期刻本,该书现存刻本数量少,且《总目》未载本馆有藏。

《中国中医药学术语集成 中医文献 [1]》《中国医籍大辞典 [2]》皆载成书并刊于乾隆二十三年,《总目》亦载该书最早为乾隆二十三年刻本。

《上海中医药大学中医药古籍善本提要目录》载该馆所藏清乾隆二十六年刻本,行款与版框尺寸为"8 行 21 字;半框 18.5×11.5 ㎝"(附:医原附余)。

① 陈荣,熊墨年,何晓晖. 中国中医药学术语集成 中医文献 上册 [M]. 北京:中医古籍出版社,2007:594.
② 裘沛然. 中国医籍大辞典:上册 [M]. 上海:上海科学技术出版社,2002:50.

此书下卷《图书绎》,其中"图书"并非指通常的书籍或图籍,而是金氏对"河图""洛书"中与医理相关内容的解析。"河图"与"洛书"分别是儒家关于《周易》卦形来源和《尚书·洪范》"九畴"创作过程的传说,合称"河图洛书",亦作"河图雒书"。

# 03 伤寒金匮

## 0301 伤寒论条辨八卷附本草抄一卷或问一卷痉书一卷

清康熙陈友恭校刻本浩然楼藏板　索书号 R252.2/m17-3

### 一、分册（卷）版本叙录

1册：首为书名页，残损，仅存左列下首的"浩然樓藏版"五字；

次为"序"，五行行十字，首页有修复并钤有朱文方印"四明曹炳章藏书之印"（印1），末署"時」萬曆巳（按，应为'己'）己丑春三月戌（按，应为'戊'）申朔新安方有執書"；

次为"傷寒論條辨引"，末署"萬曆癸巳陽月之吉九山山人方有執識"；

次为"傷寒論條辨目錄"，包括"第一卷"至"第八卷"及卷首卷末各篇目；

次为"陽病在表自外而内之圖"与"陰病在裏自下而上之圖"；

次为"圖說"；

次为正文，首页首行"傷寒論條

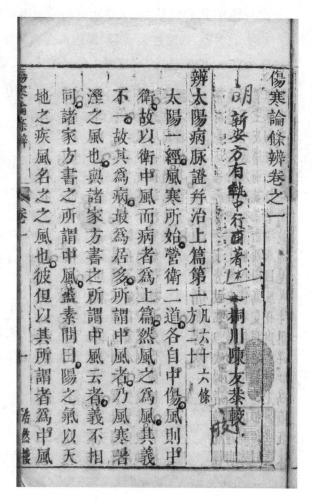

辨卷之一",二、三行间上部原刻仅存"有執"二字,此二字上下分别有墨笔补书"明新安方""中行甫著述",二、三行间下部原刻"桐川陳有恭較",有墨笔将其划去,并在其右侧盖印有朱字"鄞縣曹赤電炳章閱點"(已褪色),朱字下有墨书"校"字,四行"辨太陽病脉證并治上篇第一"等,首页钤印二枚,一同印1,一为不规则形篆字阳文朱印"泉唐□書樓曾讀醫籍記",卷末有"傷寒論條辨卷之一　終";

次为"傷寒論條辨卷之二"(首行;以下各卷正文卷端分别有"傷寒論條辨卷之三 // 八"),二、三行间"新安方有執中行甫著　桐川陳有恭較",四行"辨太陽病脉證并治中篇第二"等,卷末有"傷寒論條辨卷之二　終"(以下至卷六,除卷五外,各卷末分别有"傷寒論條辨卷之三 // 六　終");

后扉页贴有售书标签"编号:缺尾、书品次　册数4　售价6.00"。

2册:首为卷三,内容为"辨太陽病脉證并治下篇第三";

次为卷四,内容包括"辨陽明病脉證并治第四"等;

次为卷五,内容包括"辨太陰病脉證并治第六"等。

3册:首为卷六,内容包括"辨温病風温雜病脉證并治第九"等;

次为卷七,内容包括"辨痓濕暍病證第十二"等;

次为卷八,内容包括"辨不可發汗病脉證并治第十五"等,以及"附廬山劉復眞脉訣掟要"等篇,缺最末一页;后书衣缺失。

4册:首为"削傷寒例";

次为"傷寒論條辨跋",末署"萬曆二十一年歲次癸巳仲冬閏辛巳朔粤三日癸未胐新安方有執自跋",并有摹刻方形篆字原印二枚,一为阴文"隴山人",一为阳文"壶天竅見";

次为"傷寒論條辨本草鈔"(首行),首行下有墨书"明新安方有执中行著述",并盖印有红字"鄞縣曹赤電炳章閱點"(末一字"點"以墨笔改为"校"),末有"傷寒論條辨本草鈔　終";

次为"傷寒論條辨或問"(首行),二、三行间上部刻"新安方有執中行甫著",其上下分别有墨书"明""述",并有墨笔圈去"甫"字;二、三行间下部刻"桐川陳有恭較",有墨笔划去,并在其右侧盖印朱字"鄞縣曹赤電炳章閱點",朱字下有墨书"校"字,末有"傷寒論條辨或問　終";

次为"痙書叙",末署"萬曆戊戌孟秋旣望有執自叙";

次为"痙書"(首行),二、三行间上部刻有"新安方有執中行甫集"(有墨笔在其上加"明"字,并改"甫"为"纂"),下部刻有"桐川陳有恭較",有墨笔划去,并将其右侧所盖印朱字"鄞縣曹赤電炳章閱點"之"點"改"校"字,末有"痙書　終";

次为"瘟书或问",末有"瘟书或问　終";(全篇均为双行小字,共两页半)

次为"瘟书跋",末署"萬曆已(按,应为'己')亥正月人日九龍山人方有執自跋";次页为木记,前半叶刻"古歙大方／壺天竅見",后半叶刻"昔人有得五石瓠者而不能用,有能用之者而不得,惜哉! 余得一瓠,雖不五石,容可自負,因壺之,居中有年所矣。壺之天竅,天也。天行健,有過竅者得見之,見之斯識之矣。竅外之天不得見也,不得見不得識,識壺天竅見";

末为"傷寒論條辨後序",缺最末半页(即缺一行文字及方有执署名)。

## 二、版本特征描述

(伤寒论条辨)正文每半叶十行,行二十字,小字双行同,左右双边,白口,单黑鱼尾,版框 21.0×14.5 cm,开本 24.7×15.4 cm;

版心上方刻"序""傷寒論條辨",鱼尾下方分别刻"引""目錄／目""圖""說""卷一∥八"(或"卷八脉訣")、"削例""跋""後序",版心下方刻页码,版心最末刻"浩然樓";

文中有图,如"陽病在表自外而内之圖"。

(本草抄)正文每半叶十行,行二十字,小字双行同,左右双边,白口,单黑鱼尾,版框 20.9×14.6 cm,开本 24.7×15.4 cm;

版心上方刻"傷寒論條辨",鱼尾下方刻"本草鈔",版心下方刻页码,版心最末刻"浩然樓"。

(或问)正文每半叶十行,行二十字,正文均为双行小字,左右双边,白口,单黑鱼尾,版框 20.9×14.6 cm,开本 24.7×15.4 cm;

版心上方刻"傷寒論條辨",鱼尾下方刻"或問",版心下方刻页码,版心最末刻"浩然樓"。

(瘟书)正文每半叶十行,行二十字,小字双行同,左右双边,白口,单黑鱼尾,版框 20.9×14.6 cm,开本 24.7×15.4 cm;

版心上方刻"瘟書""大方醫案",鱼尾下方分别刻"序""瘟書""或問""跋",版心下方刻页码,版心最末刻"浩然樓"。

(全书)原刻有句读;有墨笔圈点("条辨"并有朱笔圈点),有墨笔校字("本草抄"无),有墨笔夹批;品相较好,有部分破损并曾修复,需再修复并重订线,"条辨"有个别缺页(详上);四眼线装;四册(一函,樟木夹板);第二至四册书衣题签处均有墨书"傷寒論條辨"并分别有墨书"卷三四五""卷六七八""卷终",均钤有朱文方印"耿揚之印";各册均有馆藏 3B 章,并分别有财产登录号 011426~011429。

### 三、版本特色及考证说明

方氏以《伤寒论》代远年湮,后人多所窜乱,早失仲景之旧,故加以逐条辨析重编("傷寒論條辨引"称"今以三百九十七者,條隶六經"),名曰"伤寒论条辨"。

《四库全书》收录《伤寒论条辨》八卷附《本草抄》一卷《或问》一卷《痉书》一卷。

《本草抄》《或问》前均冠以本书名"伤寒论条辨",应属"伤寒论条辨"之附录;"痉书"名前未冠此书名,应属"伤寒论条辨"之附刻(或合刻)。

此本为该书的早期刻本,但并非该版本的早期印本,因有少数文字较模糊并有个别残损。此部内缺方有执序、陈氏序。此部曾为曹炳章收藏并朱笔点阅(墨笔为另一人在曹氏之后批点)。曹炳章(1878—1956),字赤电,浙江鄞县人。一生著述甚丰,并于医学文献用功尤深,历时三十年,精选珍善本中医典籍365种,编成丛书《中国医学大成》,为中医古籍的普及和保存做出了巨大贡献。

本馆另藏有一部与此本出于同一版片的印本(索书号 R252.2/m17-2),该印本与此本的主要区别有二:一是书名页刻为"本衙藏板";二是《条辨》卷末镌有牌记"古歙靈山大方家梓",此属初版痕迹,即此版本所据为明万历二十一年方氏自刻本。馆藏此两部,除均缺"伤寒论条辨前序"(陈序)外,二者所缺部分恰好可以互补。

唱春莲《窥见徽州文化的一个窗口——谈明清时期徽州医籍的特点》一文载有"明万历二十一年(1593)方有执自刻本 9行19字,白口,四周单边。有图。版框高20.4厘米,宽14.5厘米[①]。"

本馆另藏有"1925年渭南严氏孝义家塾重刻本"(索书号 R252.2/m17-5),基本特征为:

正文每半叶十行,行二十字,小字双行同,左右双边,细黑口,单黑鱼尾,版框17.7×14.4 cm,开本29.1×19.8 cm;

版心上方无刻字,鱼尾下方分别刻"傷寒論條辨"及卷次,版心下方刻页码,版心最末刻"渭南嚴氏孝」義家塾重刊";

原刻无句读;正文有图;

无圈点,无批校题跋;

品相良好,无修复,无补配;

四眼线装;全书四册(一函,樟木夹板);

各册均有馆藏3A章,并分别有财产登录号 017403~017406。

---

① 米盖拉,朱万曙. 徽州:书业与地域文化 法国汉学 第13辑[M]. 北京:中华书局,2010:71.

此本书名页前半叶刻大字(篆字)双行"傷寒論條/辨八卷"及小字(楷体)双行"新安方氏原本」乙丑初秋　穀孫題于時過學齋",后半叶版框内刻篆字三行"歲在旃蒙赤奮若/渭南嚴氏孝義家/塾斠刊於成都"("旃蒙赤奋若"即"乙丑",1925年,此为开雕时间。"时过学斋"为严父严遨为谷孙书斋所取之名,以示警励)。

此本内有"重刻傷寒論條辨序",末署"康熙己亥菊秋月桐川陳廷柱書于浩然樓",可知陈氏浩然楼本刻于康熙五十八年(1719);此本内严氏"重刻傷寒條辨序",末署"歲在柔兆攝提格余月朔日渭南嚴式誨序於成都"("柔兆攝提格"即"丙寅",1926年,为此书刻成时间;按著录规则,应以此为该书出版年)。

此书版心末刻有"渭南嚴氏孝」義家塾重刊",所据底本为清康熙桐川陈廷柱本,卷端页并刻有"渭南嚴式誨重刊";此书刊于成都,且内刻有"成都周啟椽校字」成都劉彝銘覆校"。全书刻印精美且极为清晰。

《伤寒条辩》8卷,为《渭南严氏医学丛书》五种之一,该丛书为严谷孙将父亲倾注极大精力校勘、验方的书籍辑录、镌刻所成。严氏刻书特点:底本考究,名家校订,刻、写、印俱佳,名人书签[1]。严式诲,字谷孙,原籍陕西渭南孝义里,故自署"渭南严氏"。其祖上以业盐起家,清雍正年间拓业至四川成都。式诲为蜀中藏书大家。承其父"易产求书刻书,整理古籍,以饷后学"之遗志,复设"渭南严氏书坊",聘镌刻高手,刻书多种,均以精善称。建有藏书楼贲园书库,收藏大量珍善本古籍,新中国成立后捐献给国家。所辑刻《音韵学丛书》《渭南严氏孝义家塾丛书》(其父所辑)有很大影响。

《总目》另载有清·程应旄撰《伤寒论后条辨》十五卷(本书另有著录)及清·郑重光续注《伤寒论条辨续注》十二卷,皆为继方氏伤寒论"错简重订"说之后的新安医家所撰。

---

① 赵怀忠. 文献学家渭南严氏父子[J]. 图书情报工作,2010,54(17):143-146.

## 0302 伤寒活人指掌补注辨疑 三卷附伤寒金镜

清乾隆二十一年（1756）新安汪永锡抄本　索书号 R252.5/m6

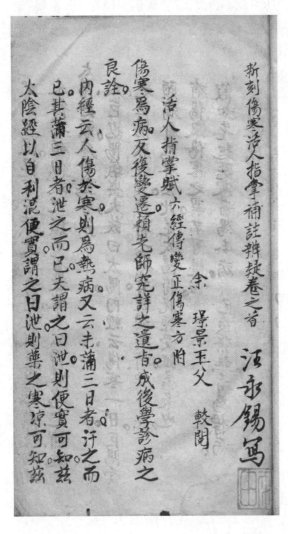

### 一、分册（卷）版本叙录

首为"傷寒活人指掌補註辨疑目錄"，包括"首卷""二卷""三卷"各篇目；

次为正文，首页首行"新刻傷寒活人指掌補註辨疑卷之首　汪永錫寫"，三行"余　璟景玉父　較閱"，四行"活人指掌賦　六經傳變正傷寒方附"，首页钤有朱文方印"雨田"，卷末有"首卷終"；

次为"新刻傷寒活人指掌補註辯疑卷之二"，内容包括"痘症"等；

次为"新刻傷寒活人指掌補註辯疑方丸卷之三"，内容为"藥方"；

次为"傷寒金鏡目錄"，末有"目录終"；

次为"敖氏傷寒金鏡"（首行），二、三行"古吳薛　已校」後學余　璟梓"；（此为杜青碧原序，末缺半页）

次为"外傷金鏡序"，末署"嘉靖丙辰秋日奉政大夫太醫院院使致仕姑蘇薛已撰"；

次为"傷寒用藥說"，末署"至正改元一陽吉日永和三仙至人蕭璜鳴書"；

末为"驗證舌法"，包括三十六舌；

册末有墨书"乾隆丙子廿一年立秋日新安汪永錫抄寫"；

后书衣内侧贴有售书标签"類別乙類　册數1　售價2.00"。

## 二、版本特征描述

正文每半叶九行,行二十二字,小字双行同,无版框、无行格线、无鱼尾,白口,开本
23.2×14.5 cm;

版心位置无文字;

原抄本无句读;文中有图如"白胎舌";

有墨笔圈点,天头有墨批如"作糖醋",文中有墨笔夹批如"中附神應单方二首";

品相良好,无修复,无补配;

四眼线装;一册(与《感证集说》《感证精义约编》二书同函,樟木夹板);

有馆藏 3B 章及 1 号章,并有财产登录号 013435。

## 三、版本特色及考证说明

本馆此本为早期抄本(《总目》著录为"抄本"),形成时间仅次于最早一部刻本;据
《总目》载,此书明清刻本现仅存四部。

据《总目》著录,该书亦附刻于童氏所撰《伤寒六书纂要辨疑》四卷早期刻本之末。

张秀传《正本清源,拨乱反正——浅议〈伤寒活人指掌补注辨疑〉的学术成就》一
文(会议论文,载于《第二十一次中医经典文本及医古文研究学术交流会论文集》,2012
年,第 113—116 页)称,《伤寒活人指掌补注辨疑》为明代医家童养学所著。童氏,字
壮吾,明朝福州人。此书是针对元代吴恕《伤寒活人指掌图》而作的。主要内容是纠
正吴氏的错误,论述六经传变之正伤寒、伤寒变为杂病诸证及其适应的方剂。全书观
点明确,条理清楚,说理透彻,使读者见便得趣,具有很高的学术成就。

1984 年中医古籍出版社影印出版《伤寒六书纂要辨疑》(属"中医珍本丛书")称,
"据中医研究院图书馆藏明崇祯五年刻本影印,原书板框高一一九毫米,宽一二五毫
米"。此本内附有《伤寒活人指掌补注辨疑》三卷,基本特征为:

正文首页首行"新刻傷寒活人指掌補註辯疑卷之首",二行"邵武縣學訓導　童養
學壮吾父　纂輯",三行"本庠　余　璟景玉父　較閱",四行"活人指掌賦　六經傳變
正傷寒方附";正文每半叶九行,行二十二字,小字双行同,四周单边,白口,未见鱼尾;
原刻有圈点及其他标记符号。

此影印本首有童养学自序(即"傷寒補註辨疑序")曰:"補註辨疑者何? 夫傷寒仲
景尚矣,其书不可槩见,而特见之《活人指掌》,故今之業傷寒者宗焉。夫《指掌》豈仲
景之全书哉? 活人此书,害人亦此书,故不淂不補註辨疑也。"

　　《中医古籍珍本集成》收录有《伤寒活人指掌补注辨疑①》(所据底本亦为中医研究院图书馆藏明崇祯五年刻本),校注者称,本书流传甚少,1961年出版的《中医图书联合目录》著录,该书国内现有刻本仅存四部:明崇祯五年壬申(1632)金陵原版(存见于《伤寒六书纂要辨疑》之中),清顺治十八年辛丑(1661)醉耕堂刻本,清乾隆六十年乙卯(1795)黄鹤龄家传刻本,清光绪十四年戊子(1888)刻本(附金镜录)。另外还有清乾隆三十七年壬辰(1772)抄本和古越潋东朱原抄本传世。

　　以上两部影印本均无附《伤寒金镜》。

---

①周仲瑛,于文明. 中医古籍珍本集成 伤寒明理论 伤寒活人指掌补注辨疑 伤寒兼证析义 [M]. 张影,张秀传,彭贵军,校注. 长沙:湖南科学技术出版社,2013.

## 0303　尚论篇四卷卷首一卷尚论后篇四卷

清乾隆二十八年（1763）至三十年（1765）黎川陈守诚刻本嵩秀堂藏板　索书号 R252.2/m30

### 一、分册（卷）版本叙录

1册：书衣缺失；首为"尚論篇自序"，八行行十六字，首页有钤印五枚，自下而上为白文方印"士□之印"、白文长方印"虞山"（印1）、朱文方印"養餘"，另二枚相同（但钤印方向不同），均为白文方印"養餘山館"，末署"順治戊子歲孟夏月西昌喻昌嘉言甫識"；

次为"尚論篇重編三百九十七法總目"，包括"卷之一"至"卷之四"各篇目；

次为卷首部分，包括"尚論張仲景傷寒論大意"及"尚論仲景傷寒論先辨叔和編次之失"等篇；

次为正文，首页首行"尚論張仲景傷寒論重編三百九十七法卷之一"，二、三行"西昌喻　昌嘉言甫著」黎川陳守誠伯常重梓"，四行"論太陽經傷寒症治大意"，首页有钤印二枚，一同印1，一为朱文方印"潤書"，卷末有"尚論篇卷一　太陽下篇終"；

后书衣内侧贴有售书标签"編號 4669　册數 4　售价 3.00"。

2册：首为"尚論張仲景傷寒論重編三百九十七法卷之二"（以下本册各部分正文卷端均有"尚論仲景傷寒論重編三百九十七法"，但卷三无"論"字），内容为阳明经上中下篇，卷末有"尚論篇卷二　陽明下篇終"；

次为"卷之三"，内容为少阳全篇等，卷末有"尚論篇卷之三　合　瘀終"；

次为"卷四上",内容为太阴经全篇,末有"尚論篇卷之四　太陰全篇終";

次为"卷之四　中",内容为少阴经前后篇,末有"尚論篇卷之四　少陰後篇終";

次为"卷四下",内容为厥阴经全篇等;

卷末有跋(紧接正文,无标题),末署"庚寅初夏喻昌識"。

3册:首为书名页,以界行分三列,中列刻大字"尚論後篇",右列上首小字"新建喻嘉言先生著",左列下首小字"嵩秀堂藏板",书首小字横署"乾隆二十八年重鐫";

次为"喻氏三書合刻序",八行行十六字,末署"峕」乾隆二十八年歲次癸未王春南豐古青山人趙寧靜",并有摹刻方形阴文原印二枚,一为"寧靜□□",一为"趙氏古青";

次为"尚論後篇四卷之一諸篇目錄";

次为正文,首页首行"尚論張仲景傷寒論重編三百九十七法卷之一",二、三行"西昌喻　昌嘉言甫著」黎川陳守誠伯常重梓",四行"尚論春三月溫症大意",卷末有"尚論後篇卷之一終";

次为"尚論後篇卷之二各篇目錄";

次为"尚論仲景傷寒論合論四時并各症小兒卷之二",内容包括"尚論四時"等。

4册:首为"尚論後篇卷之三諸方目錄";

次为"尚論張仲景傷寒論太陽本經諸方脉症卷之三",内容包括"尚論諸方大意"等,卷末有"尚論後篇卷之三　終";

次为"尚論後篇卷之四諸方目錄";

次为"尚論張仲景傷寒論陰陽六經諸方脉症後卷之四",内容包括"太陽合陽明方"等;卷末为跋(紧接正文,无标题),末署"古海昏愚山堂後學周瑞冠多氏謹識",最末有"尚論後篇卷之四　終"。

## 二、版本特征描述

(尚论篇)正文每半叶十行,行二十字,小字双行同,左右双边,无行格线,白口,单黑鱼尾,版框 17.9 × 13.3 cm,开本 26.4 × 16.4 cm;

版心上方刻"自序""尚論篇",鱼尾下方分别刻"總目""卷首"、"卷首"及篇名、"卷一 / 二"及篇名、"卷之三 / 四"及篇名,版心下方刻页码;

有朱色圈点,天头有墨书"八將方"及墨批"行其經盡者,言邪入太陽之表",地脚有朱书"脉緩是而缓"与墨书"茯苓",有墨笔夹批如"甘遂";夹有飞签并墨书"衝氣復發者以細辛乾薑为熱藥也……"。

(尚论后篇)正文每半叶十行,行二十字,小字双行同,左右双边,无行格线,白口,单黑鱼尾,版框 17.6 × 13.2 cm,开本 26.4 × 16.4 cm;

版心上方刻"三書合刊趙序""尚論後篇",鱼尾下方分别刻"卷之一 // 四目錄"、"卷之一 // 四"及篇名,版心下方刻页码;

有朱色圈点,无批校题跋。

(全书)原刻有圈点;品相较好,有虫蛀待修复并需重订线,无补配;四眼线装;四册(一函,蓝皮硬纸板书盒);第二至四册书衣题签处均墨书"醫門法律"并分别墨书"亨""利""貞",书衣右上分别墨书"尚論篇下""尚論後篇上""尚論後篇下"及各篇目名称,书衣右上角分别印有序号"貳""叄""肆";各册均有馆藏1号章,并分别有财产登录号05442~05445。

## 三、版本特色及考证说明

本书全称为《尚论张仲景伤寒论重编三百九十七法》,又名《尚论张仲景伤寒论》,简称《尚论篇》。正如《四库全书总目》云:"是書本名《尚論張仲景傷寒論重編三百九十七法》,其文過繁難舉,世稱《尚論篇》者,省文也。"即原书名太过冗长,故用简名。书名"尚论",据《汉语大词典》,意为"向上追论"。喻氏尊崇仲景《伤寒论》,故名。

此书内《尚论篇》原为八卷,《四库全书》收录《尚论篇》八卷。《三百种医籍录》亦称,"(尚论篇)原书自为八卷,乾隆癸未建昌陈氏并为四卷,而别刻昌《尚论后篇》四卷[1]",二者合为今传八卷本。

本馆此本前半部分(尚论篇)书名页缺失,经与本馆所藏另一部同名书(书名页以界行分三列,中列刻大字"尚論篇",右列上首小字"新建喻嘉言先生著",左列下首小字"嵩秀堂藏板",书首小字横署"乾隆三十年重鐫";财产登录号06533~06540)比对,版本完全相同(系出自同一版片),印制时间亦无明显区别,故可确定为"乾隆三十年重刻,嵩秀堂藏板"本,亦即刻成时间晚于此部内的《尚论后篇》。

本馆此部曾为黄承煊收藏。《常熟国家历史文化名城词典[2]》载,"养余山馆"为黄承煊藏书室名。黄氏字心葵,改名裔藻,清咸丰三年贡生。其亲戚顾树棠(藏书室名碧沧轩)藏书多归其所有。黄氏藏书印有"黄承煊""心葵"朱文方印及"养余山馆"白文方印等。

本馆另藏一部原刻与此部相同的同名书(财产登录号为015469~015472),但其中《尚论后篇》卷一、二装订顺序有所调整并在书内加以说明,如卷二目录内"小儿附篇"有朱笔标记并以墨笔注明"移至前卷";同时卷一内有墨笔楷体增补"小兒兩感温症第三例"篇(此篇末署"尚論篇之五未刻秘稿")及"尚論夏熱之病"篇(此篇首行"尚論

① 贾维诚. 三百种医籍录 [M]. 哈尔滨:黑龙江科学技术出版社,1982:176.
② 戈炳根. 常熟国家历史文化名城词典 [M]. 上海:上海辞书出版社,2003:450.

篇卷之六"，二行"西昌喻昌嘉言父著"，三行"尚論夏熱之病"，包括"濕温""霍亂"等，末有"尚論篇卷六終"）。此夏熱篇内有朱笔圈点与朱墨笔夹批、朱笔校字，并墨书补有题跋半页："喻先生尚論篇共八卷，前四卷已梓行于世，後四卷未梓，今抄寫五、六卷，其七、八卷論仲景脉法及乙伯有十三方，未曾抄補，大約其旨與傷寒準繩相似，後之學者参考□可也。"故馆方将此书的索书号定为 R252.2/m30-1，即视作另一个版本，无疑是正确的。

本馆所藏此书尚有清乾隆三让堂刻本、乾隆间所刻巾箱本、清嘉庆刻本、清光绪及民国石印本等，其中馆藏乾隆间所刻巾箱本（索书号 R252.2/m30-7），基本特征为：

（尚論篇）正文每半叶十行，行二十四字，小字双行同，左右双边，无行格线，白口，单黑鱼尾，版框 13.6×10.2 ㎝，开本 17.6×11.7 ㎝；

版心上方刻"尚論篇"，鱼尾下方分别刻"自序""卷總目""卷首"、"卷首"及篇名、"卷上"及篇名、"卷之下"及篇名，版心下方刻页码。

（尚论后篇）正文每半叶十行，行二十四字，小字双行同，左右双边，无行格线，白口，单黑鱼尾，版框 13.5×10.2 ㎝，开本 17.6×11.7 ㎝；

版心上方刻"尚論篇"，鱼尾下方分别刻"後四卷王序"、"後四卷之一 // 四"及篇名、"後四卷□"，版心下方刻页码。

（全书）原刻有圈点；有朱笔圈点（后篇无），无批校题跋；品相良好，无修复，无补配；四眼线装；二册（一函，樟木夹板）；原为四册，合订为两册，书根分别墨书有四个"尚論篇"并在末端分别墨书有序号"七"至"十"；各册均有馆藏 3A 章，并分别有财产登录号 023589，023591。

《上海中医药大学中医药古籍善本提要目录》载该馆所藏清乾隆二十八年集思堂刻本（前后篇各四卷），行款与版框尺寸为"10 行 20 字；半框 18×12 ㎝"。

《总目》另载有清·徐彬编《喻嘉言先生伤寒尚论篇全书》，其子目内含有喻昌所撰两种（《尚論篇》四卷与《伤寒尚论篇编次仲景原文》一卷）及徐氏所撰另三种。

《中国医籍大辞典①》载清·翁藻编有同名书《尚论篇》，成书于清道光十年，系《医钞类编》（此书《总目》有著录）之一。

---

① 裘沛然. 中国医籍大辞典：下册 [M]. 上海：上海科学技术出版社，2002：1342.

## 0304 伤寒论注来苏集<sub>三种</sub>

清乾隆二十年（1755）刻本昆山马氏校绥福堂藏板　索书号 R252.3/m29-3

## 一、分册（卷）版本叙录

1册：扉页背面有墨书"英洋一元四角　七册"；

首为序（此序缺首页），六行行十二字，行书，末署"嶺南衛廷璞筠園氏拜書"，并有摹刻方形篆字原印二枚，一为阴文"衛廷璞印"，一为阳文"嶽瞻又字筠園"；

次为序，无标题，六行行十二字，末署"昝」乾隆乙亥年荷月崑山七十老人馬中驊題"，并有摹刻方形篆字原印二枚，一为阴阳文"馬中驊印"，一为阳文"驊北"；

次为"訂正舛訛字"；

次为"傷寒論註序"，末署"虞山友人季諾楚重氏題"；

次为"傷寒論註序"，末署"歲在己酉中秋後二日同邑友人孫金礪介夫氏拜題"；

次为"傷寒雜病論原序"，末署"漢長沙守南陽張機序"；

次为"傷寒論註自序"，末署"慈水柯琴韻伯氏題時巳（按，应为'己'）酉初夏也"，并钤有白文方印"休甯王少峯診"；

次为"凡例"；

次为"傷寒論翼目錄"（"論翼"应为"論註"），末有"傷寒論翼目錄終"（"論翼"应为"論註"）；

次为正文,首页首行"傷寒論註卷之一",二至四行"南陽　張機　仲景原文」慈谿　柯琴　韵伯編註」崑山　□□□驤北較訂",五行"傷寒總論",首页钤印四枚,即朱文方印"少峯"、白文方印"王潜之印"、朱文方印"王氏少峰珍藏善本醫書之印",另一同印1,卷末有"傷寒論翼(按,应为'論註')卷之一終"。

2册:为"傷寒論註卷之二",内容包括"麻黃湯證上"等,末有"傷寒論註卷之二　終"。

3册:为"傷寒論註卷之三",内容包括"陽明脉證上"等,首页另钤有朱文长方印"岐伯典醫",卷末有"終"。

4册:为"傷寒論註卷之四",内容包括"太陰脉證"等,卷末有"傷寒論註卷之四終"。

5册:首为书名页,以界行分三列,中列刻大字"傷寒論翼",右列上首小字"慈溪柯韻伯先生著",左列下首小字"崑山綏福堂藏板",书首小字横署"乾隆乙亥新刻";

次为"自序",首页钤有白文方印"王氏少峰",末署"甲寅春慈谿柯琴序";

次为正文,首行首页"傷寒論翼卷上",三、四行"慈谿　柯琴　韵伯編」崑山　馬中驊驤北較",五行"全論大法第一",卷末有"傷寒論翼卷上";

次为"傷寒論翼卷下",内容包括"太阳病解第一"等,卷末有"傷寒論翼卷下終"。

6册:为正文,首页首行"傷寒附翼卷之五",三、四行"慈谿　柯琴　韻伯編」崑山　馬中驊驤北較",五行"太陽方總論",卷末有"傷寒附翼卷之五終"。

7册:为"傷寒論翼卷之六"("論翼"应为"附翼"),内容包括"陽明方總論"等,卷末有"傷寒附翼卷之六終"。

## 二、版本特征描述

(伤寒论注)正文每半叶十行,行二十一字,小字双行同,左右双边,白口,单黑鱼尾,版框 18.7×13.0 cm,开本 25.3×16.2 cm;

版心上方分别刻"序""傷寒論註""訂正舛訛字""傷寒論翼",鱼尾下方分别刻"卷一季序""卷一孫序""卷一張序""卷一自序""卷一凡例""卷一"(目录)、"卷一∥四"及篇名,版心下方刻页码,版心最末刻"其順堂";

有朱笔校字,天头有朱批如"新安休陽王少峰氏評""此一條議論尚有可商",天头有墨批如"弦为肝脉",文中有朱笔夹批如"或棄其本"与墨笔夹批如"不得以緊疾之脉为有力"。(批校者皆为王少峰)

(伤寒论翼)正文每半叶十行,行二十一字,小字双行同,左右双边,白口,单黑鱼尾,版框 18.8×13.0 cm,开本 25.3×16.1 cm;

版心上方刻"傷寒論翼",鱼尾下方刻"自序"、"卷上/下"及篇名,版心下方刻页码;

有断版痕迹；

有朱笔与墨笔圈点，天头有王少峰朱批如"皆以症合脉之法不得拘脉谈症"，天头有朱笔书读书时间如"乙卯年十一月十七日"；内夹飞签（墨书"卷上第十二页下第九……"并有朱笔圈点，且钤有朱文方印"王少峰诊"等）。

（伤寒附翼）正文每半叶十行，行二十一字，小字双行同，左右双边，白口，单黑鱼尾，版框 18.8×13.1 cm，开本 23.1×14.7 cm；

版心上方刻"傷寒附翼"，鱼尾下方刻"卷五/六"及篇名，版心下方刻页码；

天头有王少峰朱批如"概以治水道不通，凡小便不利者皆因之，必谬也"。

（全书）原刻无句读；有朱色圈点；品相较好，有少量修复（《伤寒论注》并有朱笔与墨笔补字），无补配；四眼线装；七册（一函，樟木夹板）；各册书衣题签处分别有墨书"傷寒論註　一"至"傷寒論註　四"（第一至第四册）、"傷寒論翼　五"（第五册）、"傷寒附翼　六"至"傷寒附翼　七"（第六至第七册），书根分别有墨书"柯氏傷寒論註"（第一至第四册）、"柯氏傷寒論翼"（第五册）、"柯氏傷寒附翼"（第六至第七册），书根末端分别有墨书序号"元"至"七"，书脊均有墨书"共七夲"；各册书衣均钤有朱文方印"愛我廬藏書記"（印1）；各册均有馆藏3A章，并分别有财产登记号 023956~023961，023955。

## 三、版本特色及考证说明

此书由子目三种组成，简称《伤寒来苏集》。

关于此书编撰方法及书名"论注"，柯氏"傷寒論註自序"曰："丙午秋，校正《內經》始成，尚未出而問世，以《傷寒》為世所甚重，故將仲景書校正而註疏之，分篇彙論，挈其大綱，詳其細目，證因類聚，方隨附之，倒句訛字，悉為改正，異端邪說，一切辨明。岐伯、仲景之隱旨，發揮本論，各條之下，集成一帙，名《論註》。"此馆藏本之序文名称及上述末句"名《论注》"，均不同于柳璇整理本（详下），或为马氏校刻时所改。

书名"来苏"，邱德文等认为，"'来苏'一词源于《尚书》'徯予后，后来其苏。'苏，更生也。作者以《伤寒论》千古沉湮，自从又得更生，故以此命其书名[1]"。曹顺明[2]进一步认为，"来苏者，获得新生也。由此悟到，柯氏之所以取名'来苏'，是采用割裂的修辞手法，从'后来其苏'中割取'来苏'两字作书名，表示此书一出，犹似君王归来，百姓得以重生一样，使天下濒于夭枉的百姓可以获得新生。由此不仅可以看出著书者有着崇高的医德，而且也体现了作者博学多知的文学修养。""绝大多数医家都有一颗救

---

[1] 丘德文，李铁君，胡滨，等. 中医学重要著作选介 [M]. 贵阳：贵州人民出版社，1984：45.
[2] 曹顺明.《伤寒来苏集》书名探 [J]. 医古文知识，1993，（2）：44.

民的仁爱之心,他们在著书立说时所用的书名上,包含着救世济民的良好愿望,这就是书名的内涵"。

柳璇校注本《伤寒来苏集》(所据底本为柯琴家藏抄本《来苏集》)"校注说明"称,"柯琴于公元 1669 年著《来苏集》,又称《伤寒论注》《伤寒论来苏集》。公元 1674 年作《伤寒论翼》二卷、《伤寒附翼》二卷。后人将三书合为一集,通名之曰《伤寒来苏集》。根据柯琴自序,《来苏集》成书于清康熙己酉(公元 1669 年),初刻于清康熙四十五年(公元 1706 年)[①]"。此本内柯氏自序"集成一帙"之后为"名曰《来苏》"。

本馆此部属早期刻本,为 2010 年笔者参与在皖南购得。

本馆另藏有清宣统、金阊绿慎堂、务本堂、宏道堂、弘仁会等清代刻本,以及民国石印本。

《总目》另著录有:金·成无己注《伤寒论注》十卷,清·吴谦等撰《订正伤寒论注》十五卷,清·王丙撰《伤寒论注》六卷,党墨之撰《伤寒论注》,与此书内《伤寒论注》均属同名异书。

---

① 柯琴. 伤寒来苏集 [M]. 柳璇,校注. 北京:中国医药科技出版社,2011.

## 0305（1） 伤寒论后条辨十五卷卷首一卷读伤寒论赘余一卷

清康熙十年（1671）式好堂刻本　索书号 R252.2/m4-1

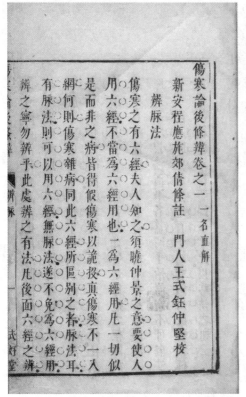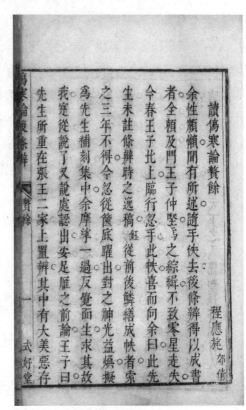

## 一、分册（卷）版本叙录

1册：首为书名页，分为三列，右列及中列上部刻大字"傷寒論後條辯 / 直解"，中列大字下有三行小字"（附編） 方有執條辨」王叔和本論」喻嘉言尚論 （目次）"，左列上首四行小字"此書另具靈心慧眼，為仲景闢破鴻濛，誠《傷寒論》第一部註。余輩購貲珍梓，俾琅函枕秘，普作金繩，壽人壽世，功施與焉。奇文共欣，翻刻必究，同人謹識"，左列下首单行文字"式好堂藏板"，书首小字横署"新安程郊倩先生著"；

次为"傷寒論後條辨叙"，五行行十一字，末署"甬上年家弟胡文學拜撰"，并有摹刻方形篆字原印二枚，一为阴文"胡文學印"，一为阳文"□南"；（该序前两页有部分残缺）

次为"序",五行行十二字,末署"峕」康熙十年歲次辛亥孟冬上浣東魯知非居士李壯頓首拜撰",并有摹刻方形篆字阴文原印二枚,一为"李壯之印",一为"□菴";

次为"序",五行行十一字,末署"鍾山黃周星九煙氏題",并有摹刻方形篆字原印二枚,一为阳文"黃周星印",一文阴文"九煙";

次为"自序",六行行十六字,隶书,末署"峕」康熙九年庚戌桂秌新安程應旄識于吳門之遇暢糸",并有摹刻方形篆字原印二枚,一为阴文"程應旄印",一为阳文"郊倩";

次为"傷寒論後條辨跋",末署"康熙辛亥受業門人王式(鈺)謹跋",并有摹刻方形篆字阳文原印二枚,一为"王式鈺印",一为"仲堅";

次为"傷寒論後條辨　目錄",包括"禮集""樂集""射集""御集""書集""數集"及所含各卷(篇)名;[其中混装有"傷寒論後條辨樂集目錄"一整页(包括"卷之一"至"卷之三"各篇名,鱼尾下方刻有"樂集目錄"),应调至第二册之首];

次为"傷寒論後條辨禮集目錄」不入卷",包括"張仲景自序","辨傷寒論一"至"辨傷寒論五","王叔和序例貶偽",共七篇;

次为"傷寒論自序"(首行),二行"漢長沙太守南陽仲景張機著",序后有按语,末署"新安後學程應旄識";

次为"辯傷寒論一　程應旄　郊倩";次为"辨傷寒論二",次为"辯傷寒論三",次为"辨傷寒論四",次为"辨傷寒論五";

次为"王叔和傷寒序例貶偽　程應旄　郊倩";

后书衣盖有售书印"中国书店标价籤　册數6　定价16.00",其下有墨书编号"44233"。

2册:首为正文,首頁首行"傷寒論後條辨卷之一　一名直解",二行"新安程應旄郊倩條註　門人王式鈺仲堅校",三行"辨脉法",卷末有"傷寒論後條辨卷之一終";

次为"傷寒論後條辯卷之二　一名直解"(以下至十四卷,各卷正文卷端分别有"傷寒論後條辯卷之三∥十四",其中卷四至卷六、卷十二至卷十四并有"一名直解";但卷十"辯"作"辨",卷十三无"之"字),内容为"平脉法",卷末有"傷寒論後條辯卷之二終"(以下至卷八,各卷末分别有"傷寒論後條辯卷之三∥八終",但卷七末无"終"字,卷六"辯"作"辨");

次为卷三,内容为"辨痓濕暍脉證篇"。

3册:首为"傷寒論後條辨射集目錄",包括"卷之四"与"卷之五"篇名;

次为卷四,内容为"辯太陽病脉證篇第一";次为卷五,内容为"辯太陽病脉證篇第二"。

4册:首为"傷寒論後條辨御集目錄",包括"卷之六"至"卷之八"篇名;

次为卷六,内容为"辯太陽病脉證篇第三";次为卷七,内容为"辯陽明脉證篇第一";次为卷八,内容为"辯陽明脉證篇第二"。

5册:首为"傷寒論後條辨書集目錄",包括"卷之九"至"卷之十二"篇名;

次为卷九,内容为"辯少陽病脉證篇",卷末有"卷之九終";次为卷十,内容为"辨太陰病脉證篇";次为卷十一,内容为"少陰篇",卷末有"傷寒論後條辯卷之十一 終";次为卷十二,内容为"辯厥陰病脉證篇"。

6册:首为"傷寒論後條辨數集目錄",包括"卷之十三"至"卷之十五"目次及附伤寒论三书"编次",末有"目終";

次为卷十三,内容为"辯霍亂病脉證篇""辯陰陽易病""辯差後勞復病";

次为卷十四,内容为"辯不可發汗病脉證""辯可發汗證""辯不可吐脉證""辯可吐脉證""辯不可下病脉證""辯可下病脉證",卷末有"終"字;

次为"傷寒論後條辯附方卷之十五",内容为"桂枝湯"等诸方;

次为"附傷寒論原本編次"(首行),二行"漢張機仲景著",末有"張仲景本論編次 終";

次为"附傷寒論條辨編次"(首行),二行"歙方有執中行甫條辨";

次为"附傷寒論尚論篇編次"(首行),二行"西昌喻昌嘉言甫著";

末为"讀傷寒論贅餘 程應旄 郊倩"(此部分首为自序,无标题,末署"康熙壬子六月筆";次为正文,最末约缺一至二页)。

## 二、版本特征描述

(伤寒论后条辨)正文每半叶九行,行二十字,小字双行同,左右双边,正文无行格线,白口,单黑鱼尾,版框18.6×12.8 cm,开本23.7×15.9 cm;

版心上方刻"胡序""李序""序""自序""跋""傷寒論後條辨",鱼尾下方分别刻"目錄""禮集目錄""仲景自序""辯傷寒論""辯傷寒論二∥五""序例""辨脉卷一""平脉卷二""痙濕喝卷三""射集目錄""辯太陽卷四""辯太陽(或'辯太陽病')卷五""御集目錄""辯太陽(或'太陽''辨太')卷六""辯陽明(或'辯陽明脉')卷七""陽明(或'陽明脉''辯陽明脉''陽明脉證')卷八""書集目錄""少陽(或'少陽篇')卷九""太陰(或'太陰篇')卷十""少陰(或'少陰篇')卷十一""厥陰卷十二""數集目錄""霍亂卷十三""陰陽易卷十三""差後勞復卷十三""不可汗卷十四""可汗卷十四""不可下卷十四"("下"个别误刻为"汗"、"卷十四"个别作"十四卷")、"可下卷十四""方卷十五""原本編次""條辨編次""尚論篇編次",版心下方刻页码(卷一页码中刻有"九至十"、卷二页码有"首""一""又四"等,卷三刻有"一""又一"),版心最末刻"式好堂"

并刻有字数(如"四十五〇十九");(以上版心"辨"或为"辩","痓"有时作"痉")

原刻有圈点;天头刻有程氏眉批(并有句读)如"命門無火之人最忌寒中",天头并刻有伤寒论条目序号;

有朱笔圈点;有朱笔校字;无批注题跋。

(读伤寒论赘余)正文每半叶九行,行二十字,小字双行同,左右双边或四周单边,无行格线,白口,单黑鱼尾,版框 18.8×12.7 ㎝,开本 23.7×15.9 ㎝;

版心上方刻"傷寒論後條辨",鱼尾下方刻"贅餘",版心下方刻页码,版心最末刻"式好堂";(版心"辨"或为"辩")

原刻有圈点;

无圈点,无批校题跋。

(全书)品相良好,无修复,无补配(仅个别残损或缺页,详上);四眼线装;六册(一函,樟木夹板);各册书衣右上角分别有序号"壹"至"陆",各册均钤有白文方印"鶴堂";各册均有馆藏 5A 章、6 号章、3A 章,并分别有财产登录号 020241~020246。

## 三、版本特色及考证说明

此书是程应旄继新安医家方有执《伤寒论条辨》(本书另有著录)之后,对《伤寒论》重加编次而成的研究著作,故名《后条辨》。

本书又名《伤寒论后条辩直解》《伤寒后条辩》。书名中的"辨"字,本书内或作"辨",或作"辩",至《清史稿》出,题此书为《伤寒论后条辨》,今人多从之作"辨"。

此部 2015 年入选首批《安徽省珍贵古籍名录》:"00234 伤寒论后条辨十五卷读伤寒论赘余一卷 (清)程应旄撰 清式好堂刻本 安徽中医药大学图书馆"。

此本为最早刻本,且为早期印本,内容完整,刻印清晰。

此部内有黄周星序,而我们所见其他馆所藏该版本皆无此序。盖黄周星是明遗民,入清后不仕,且与吕留良交往密切。吕氏成为清廷罪人后,藏书者及书商为全身远祸,多将《伤寒论后条辨》中吕氏好友黄周星的序抽去,如中国中医科学院图书馆藏的式好堂刻本《伤寒论后条辨》,即阙黄周星序。

此书分礼乐射御书数六集,其中礼集"不入卷",正文为乐集至数集共十五卷,正文后附有伤寒论三书编次,此后为附刻《读伤寒论赘余》一卷。《读伤寒论赘余》的卷前有程应旄作于康熙十一年壬子(1672)的序一篇,从序中得知,此为程应旄写作《伤寒论后条辨》之前的"逸稿",由门人王式钰"鳞缉成帙"。此书的字体、版式等均同于式好堂本《伤寒论后条辨》,惟纸质略有差异且边栏间有"四周单栏",版心最末无刻工所刻字数,因此可以断定《读伤寒论赘余》应刊于《伤寒论后条辨》之后,曾附于《伤寒论后条辨》行世。考虑到《医籍考》以《伤寒论赘余》为条目,独立著录此书,因此《读伤寒论赘余》也应曾单独行世。《医籍考》云《伤寒论赘余》存世,并录入了程应旄的序言,但国内久未见,《中国医籍大辞典 ①》干脆说此书亡佚,《总目》亦未著录此书。现今此书重见天日,实乃出人意外。但遗憾的是本馆所存《读伤寒论赘余》并非全璧,现存者有四十九页,估计所阙者并不多,大约为一到二页。

《伤寒论后条辨》是一部颇有争议的书。清乾隆年间修纂《医宗金鉴》,往往收入此书中的主张。此后修纂《四库全书》,方有执的《伤寒论条辨》入选著录书目,郑重光的《伤寒论条辨续注》入选存目,而《伤寒论后条辨》既未得到著录,也未留入存目。

此本东传日本后,曾有宝永元年(1704)刊本。此本书名页刻有"式好堂藏板 / 平安城銅駝坊 / 書林博古堂重梓",十五卷末刻有"寶永元年九月日博古堂藏板",书末最后一页刻有"華洛二条通新町東入町書肆武村新兵衛刊行"。卷首无黄周星序,书末有前田道通《题伤寒论后条辨后》。行款和版式为半叶 9 行,行 20 字,小字双行同,四周单边,白口,单黑鱼尾,版心下刻"博古堂"三字。

继宝永元年刊本之后,陶山南涛撰有《伤寒论后条辨钞译》二卷,书中对《伤寒论后条辨》中难解字句、难解内容作了简单注解。书刊于宝历五年(1755)。

《总目》载中国中医科学院中国医史文献研究所藏有"清康熙 14 年乙卯(1675)刻本"《伤寒秘解》二卷,原题程应旄编。又,中国中医科学院图书馆还藏有清刊本《医学分法类编》,此书又名《名医类编》,整理者为程应旄,故宫博物院亦有收藏。

本馆另藏有清乾隆文明阁刻本(本书另有著录)。

① 裘沛然. 中国医籍大辞典:下册 [M]. 上海:上海科学技术出版社,2002:1646.

## 0305（2） 伤寒论后条辨 十五卷卷首一卷

清乾隆九年（1744）文明阁刻本 索书号 R252.2/m4

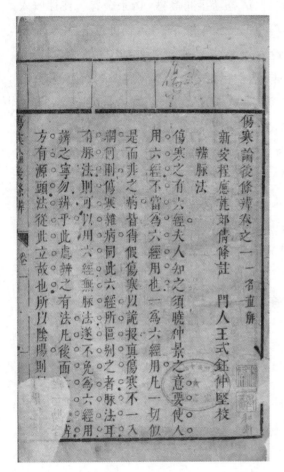

### 一、分册（卷）版本叙录

1册：首为书名页，以界行分为两列，左列刻大字双行"傷寒論後/條辨"，左列大字下有单行小字"文明閣藏板"，右列上首单行小字"新安程郊倩先生註"，书首小字横署"乾隆甲子新鐫"，皆为楷体；

次为"傷寒論後條辨叙"，六行行十二字，首页钤印三枚，即白文方印"臣椿年印"、朱文方印"□華"、朱文方印（无框）"和軒"（印1），末署"甬上年家弟胡文學拜撰"；

次为"序"，六行行十三字，末为"旹"，末缺半页（署名）；

次为"自序"，七行行十七字，隶书，末署"旹康熙九年庚戌桂烁新安程應旄識于吳門之遐暢壑"，并有摹刻方形篆字原印二枚，一为阴文"程應旄印"，一文阳文"郊倩"；

次为"傷寒論後條辨 目錄"，包括"禮集""樂集""射集""御集""書集""數集"及所含各卷（篇）名，末有"目終"；

次为"傷寒論自序"（首行），二行"漢長沙太守南陽仲景張機著"，首页另钤有白文方印"椿年"（印2）、朱文方印"徵菴"（印3）；序后有按语，末署"新安後學程應旄識"；

次为"傷寒論後條辨跋"，末署"康熙辛亥受業門人王式（鈺）謹跋"，并有摹刻方形篆字阳文原印二枚，一为"王式鈺印"，一为"仲堅"；

次为"辯傷寒論一"至"辨傷寒論五"，以及"王叔和傷寒序例貶偽"。（"辨傷寒論五"

部分版心鱼尾下误刻为"辯傷寒論四")

2 册：为正文，首页首行"傷寒論後條辨卷之一　一名直解"，二行"新安程應旄郊倩條註　門人王式鈺仲堅校"，三行"辨脉法"，首页有钤印三枚同印 1 至印 3，卷末有"傷寒論後條辨卷之一終"。

3 册：首为"傷寒論後條辯卷之二　一名直解"（以下至十四卷，各卷正文卷端分别有"傷寒論後條辯卷之三∥十四"，其中卷四至卷六、卷十二至卷十四并有"一名直解"；但卷十"辯"作"辨"，卷十三无"之"字），内容为"平脉法"；

次为卷三，内容为"辨痓濕暍脉證篇"，末有"傷寒論後條辨卷三"；

次为卷四，内容为"辯太陽病脉證篇第一"，卷末有"傷寒論後條辯卷之四終"。

4 册：为卷五，内容为"辯太陽病脉證篇第二"，卷末有"傷寒論後條辯卷五"。

5 册：首为卷六，内容为"辯太陽病脉證篇第三"，卷末有"傷寒論後條辨卷六"；

次为卷七，内容为"辯陽明脉證篇第一"，卷末有"□□□□□辯卷之七"。

6 册：首为卷八，内容为"辯陽明脉證篇第二"，卷末有"傷寒論後條辯卷八"；

次为卷九，内容为"辯少陽病脉證篇"；

次为卷十，内容为"辨太陰病脉證篇"；

次为卷十一，内容为"少陰篇"，卷末有"傷寒論後條辯卷之十一　終"。

7 册：首为卷十二，内容为"辯厥陰病脉證篇"；

次为卷十三，内容为"辯霍亂病脉證篇"等；

次为卷十四，内容为"辯不可發汗病脉證"等，卷末有"终"字。

8 册：首为"傷寒論後條辨附方卷之十五"，内容为"桂枝湯"等诸方；

次为"附傷寒論原本編次"（首行），二行"漢張機仲景著"；

次为"附傷寒論條辨編次"（首行），二行"歙方有執中行甫條辨"；

末为"附傷寒論尚論篇編次"（首行），二行"西昌喻昌嘉言甫著"，最末缺两页。

## 二、版本特征描述

正文每半叶十行，行二十字，小字双行同，四周单边或左右双边，（正文）一般无行格线，版框上下分栏，白口，单黑鱼尾，版框 21.4（其中眉栏 3.0）×14.3 cm，开本 25.3×15.9 cm；

版心上方刻"李序""自序""傷寒論後條辨""跋""傷寒論後條辨"，鱼尾下方分别刻"目錄""仲景自序""辯傷寒論""辯傷寒論二∥五""序例""卷一∥十五""原本編次""條辨編次""尚論篇編次"，版心下方刻页码；（以上版心"辨"或为"辯"）

原刻有圈点，上栏（眉栏）刻有伤寒论条目序号及程氏眉批（内无句读）如"無限圓

机活法總是胸有定見";

无圈点,有墨笔校字,天头有朱批如"第五辨最宜玩";

品相较好,有少量残缺已修复,无补配;

四眼线装;八册(一函,樟木夹板);

各册书衣右下方分别印有序号"壹"至"捌",后书衣均有日期印(壹玖伍柒年柒月叁拾壹日);

各册均有馆藏 2 号章,并分别有财产登录号 00263~00270。

## 三、版本特色及考证说明

式好堂本《伤寒论后条辨》行世之后,清代还产生了文明阁、致和堂、美锦堂三种刊本。

致和堂本,网上可见日本早稻田大学图书馆藏本。此本正文半叶 10 行,行 20 字,白口,单黑鱼尾,四周单边或左右双边。版框有二层楼。书前有书名页,题作"乾隆甲子春镌。新安程郊倩先生著。伤寒论后条辨。致和堂梓行"。书内没有黄周星序。

中国中医科学院图书馆藏美锦堂本,正文半叶 10 行,行 20 字,白口,单黑鱼尾,四周单边或左右双边。"伤寒论自序"首页框 19.1×14.5 cm。金镶玉装,共三函,第一函八册,第二函五册,第三函六册。有二层楼版框。书前未见书名页。书内没有黄周星序。

2002 年,《续修四库全书》出齐,其中 986 册内有影印山东省图书馆藏式好堂本。正文半叶 10 行,行 20 字,白口,单黑鱼尾,四周单边或左右双边。此本框 18.7×14.2 cm。有二层楼版框。书前未见书名页。书内没有黄周星序。

文明阁本、致和堂、美锦堂本、《续修四库全书》影印本四者均将张仲景原序"华其外而悴其内"的"而"字,误为"面"字,但式好堂本不误。考虑上述特征,我们可以肯定文明阁本、致和堂本、美锦堂本、《续修四库全书》影印本的底本应源自同一版片。又,文明阁本、致和堂本、美锦堂本卷九第 1 页后半页末行中的"所禁之"三字,没有重刻,而《续修四库全书》影印本则在"所禁之"边侧重复刻了"所禁之"三字。我们目前虽然无法最终判定《续修四库全书》影印本的底本为何本,但可以断定《续修四库全书》影印本的底本并非式好堂本。

参见第一部。

## 0306　伤寒辨证 四卷

清康熙陈嘉绩刻本　索书号 R252.3/m40-1

### 一、分册（卷）版本叙录

1 册：首为"傷寒辯證自序"，七行行十二字，末署"康熙戊午秋月素中陳堯道□"（此字残损），并有摹刻方形篆字原印二枚，一为阳文"陳堯道印"，一为阴文"□□□□"；

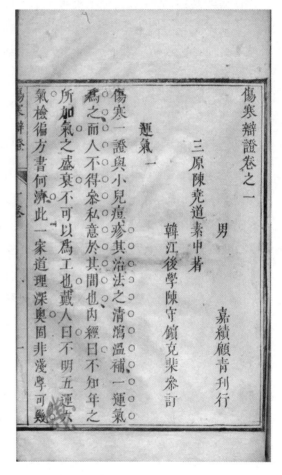

次为"傷寒辯證目錄"，包括"卷之一"至"卷之四"各篇目；

次为"傷寒辯證凡例"；

次为正文，首页首行"傷寒辯證卷之一"，二行"男　嘉績顧青刊行"，三行"三原陳堯道素中著"，四行"韓江後學陳守鑌克棐糸訂"，五行"運氣　一"。

2 册：接上册，仍属"卷之一"，内容包括"治傷寒須明方宜　四"等。

3 册：为"傷寒辯證卷之二"，内容包括"陽證　二十四"等。

4 册：为"傷寒辯證卷之三"，内容包括"自利　六十五"等。

5 册：为"傷寒辯證卷之四"，内容包括"傷寒辯證藥方"等。

6 册：接上册，仍属"卷之四"，内容包括"附子湯"等，最末四页文字有残缺。

### 二、版本特征描述

正文每半叶九行，行二十字，小字双行同，四周双边，无行格线，白口，单黑鱼尾，版框 19.1×13.9 cm，开本 24.9×15.8 cm；

版心上方刻"傷寒辯證序""傷寒辯證"，鱼尾下方分别刻"自序""目錄""凡例""一

// 四卷",版心下方刻页码;(以上"辯"或为"辨")

原刻有圈点及其他标记符号;天头刻有批语如"治傷寒盡于此三家,看得融徹";

有朱墨笔圈点与画线,天头有墨批,有墨笔夹批如"内經之旨",均为王少峰批;有飞签;

品相良好,有部分修复,无补配;

四眼线装;六册(一函,樟木夹板);

各册书根均有墨书"傷寒辨證",并分别墨书"元"、"弍"至"六"(第五、六册序号颠倒),各册首页均钤有朱文方印二枚,其中较小的一枚"少峰鑑藏"钤于另一枚"心耕居士"之内;

各册均有馆藏 3A 章,并分别有财产登录号 023824~023829。

### 三、版本特色及考证说明

此本为最早刻本,由陈氏长子陈嘉绩(字顾青,为康熙癸卯举人,累官贵州道监察御史[①])校订刊行。

此部为 2010 年笔者参与在皖南购得,略有遗憾的是,此部内缺石朗序。

1992 年人民卫生出版社出版李明廉点校本《伤寒辨证[②]》,称以陈氏的家刻本为底本,因是最早的刊本;以至诚堂本为主校本,因二者非属同一版本源流,经乾隆壬午新镌后,刻字清晰;以嘉庆丙寅阳信劳树棠重刻本为参校本,因该本经历了劳氏的订讹校误,精心整理。李氏认为,《伤寒辨证》自康熙戊午(1678)至今三百余年在国内刊印八次,最早为康熙戊午陈尧道的家刻本。

本馆另藏有清刻本(残)。

《总目》另载有清·庆恕编《伤寒辨证》,与此书属同名异书。

---

① 虞舜,王旭光,张玉才. 修续四库全书伤寒类医著集成　第 2 册　伤寒辩证 [M]. 南京:江苏科学技术出版社,2010:81.
② 陈尧道. 伤寒辨证 [M]. 李明廉,点校. 北京:人民卫生出版社,1992.

## 0307 张仲景伤寒论辨证广注 十四卷卷首一卷

清康熙家刻本平阳季子东壁藏板吴郡荫槐堂印本 索书号 R222.22/m1

### 一、分册（卷）版本叙录

1册：扉页背面有墨书"洋乙元弍角"
及"此善本少有"；

首为书名页，以界行分三列，中列刻
大字"傷寒論辨註"，右列上首小字"長
洲汪苓友纂輯"，左列下首小字"吳郡蔭
槐堂藏板"，有钤印二枚，即朱文方印"心
耕居士"、白文方印"王氏少峰"（印1）；

次为"張仲景傷寒論辯證廣註目
錄"，包括"卷之首"、"卷之一"至"卷之
十四"各篇目，首页钤有朱文方印"少峰
鑑藏"，末有"張仲景傷寒論辯證廣註目
錄"，并有木记"平陽季子／東壁藏板"（以
下卷首、卷一至卷十三末均有，但卷二与
卷十四最末半页均因有取纸而未见）；

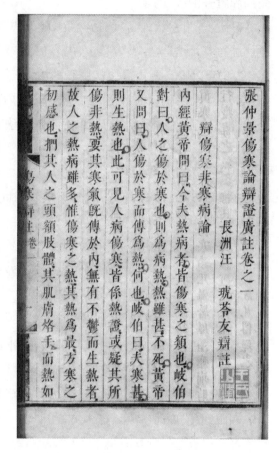

次为"張仲景傷寒論辯證廣註卷之
首"，内容包括四部分：首为"自序"，末署
"康熙庚申重九長洲汪琥苓友自序"，自
序末页末行刻有"吳郡張沖翰如書"；次为"凡例"，末页钤有白文方印"休甯王少峯診"；
次为"採輯古今諸家傷寒書目"，为汪氏对各书的简评与提要；次为"旁引古今諸醫家
書目"，末有"張仲景傷寒論辯證廣註卷之首 終"；

次为正文，首页首行"張仲景傷寒論辯證廣註卷之一"，二行"長洲汪 琥苓友辯
註"，三行"辯傷寒非寒病論"，首页有钤印一枚同印1，卷末有"張仲景傷寒論辯證廣註
卷之一 終"；

次为"張仲景傷寒論辯證廣註卷之二"（以下各卷正文卷端分别有"張仲景傷寒論
辯證廣註卷之三∥十四"），内容包括"纂註傷寒例"等，卷末有"□□□傷寒論辯證廣

註卷之二　終"（以下各卷末分别有"張仲景傷寒論辯證廣註卷之三 // 十四　終"）。

2 册：首为卷三，内容为"辯太陽病脈證幷治法上"；次为卷四，内容为"辯太陽病脈證幷治法中"；次为卷五，内容包括"辯太陽病脈證幷治法下"等，卷末另有钤印二枚，即朱文方印"少峯"、朱白连文方印"出入大吉"。

3 册：首为卷六，内容包括"辯陽明病脈證幷治法"等；次为卷七，内容包括"辯少陽病脈證幷治法"等。

4 册：首为卷八，内容包括"辯太陰病脈證幷治法"等；次为卷九，内容包括"辯少陰病脈證幷治法"等；次为卷十，内容包括"辯厥陰病脈證幷治法"等；次为卷十一，内容包括"辯陰陽易差後勞復病脈證幷治法"等；次为卷十二，内容包括"辯誤汗吐下火灸溫鍼逆病脈證幷治法"等；次为卷十三，内容包括"辯溫病脈證幷治法"等；末为卷十四，内容包括"辯風池風府期門等穴鍼刺法"等。

## 二、版本特征描述

正文每半叶十行，行十九字，小字双行同，四周双边，（上下均为）阔黑口，对黑鱼尾，版框 20.0 × 15.1 cm，开本 26.0 × 17.1 cm；

版心鱼尾下方分别刻"傷寒辯註目錄""傷寒辯註卷首自序""傷寒辯註卷首凡例""傷寒辯註卷首採輯書目""傷寒辯註卷首旁引書目"、"傷寒辯註卷一 // 十四"及篇名，版心下方（下鱼尾之上）刻页码；

原刻有句读，文中有图如"期門穴圖"；

有朱笔圈点与墨笔圈点，天头盖印有墨圈，有墨笔夹批如"大青龍湯　双解散"，有夹签墨书并墨笔圈点如"太陽病未解脈陰陽俱停"；

品相较好，有少量破损（文字无损）并修复，无补配；

四眼线装；四册（一函，樟木夹板）；

各册书衣题签处均有墨书"傷寒論辯證"，并分别有墨书"一"至"四"，书根均有墨书"傷寒論辨註"，并分别有墨书"元""式""叁""四"；书衣均钤有朱文方印"王少峰印"；

各册均有馆藏 3A 章，并分别有财产登录号 023837~023840。

## 三、版本特色及考证说明

本书又名《伤寒论辨证广注》，简称《伤寒辨注》。

此部为 2010 年笔者参与在皖南购得。

《总目》著录有"清康熙吴郡著者自刻本槐荫堂重印本"，其中"槐荫堂"与本馆此部书名页所刻的"荫槐堂"不同。

《总目》著录此书版本中的"东璧藏板",其中"东璧"应为"东壁"。《汉语大词典》载:"《晋书·天文志上》:'東壁二星,主文章,天下圖書之祕府也。'因以称皇宫藏书之所。"

《〈伤寒论辨证广注〉及其学术成就①》一文,王振亮通过查阅发现,《总目》所载三种版本中,清康熙19年庚申(1680)吴郡萧家巷汪氏自刻本共有五种,内容相同但序、目录编排存在差异,其中一种版本的牌记上注明有"中寒论尚未镌成"字样。而清康熙19年庚申(1680)家刻本平阳季子东壁藏板本的内容提要中记载有"汪氏于康熙十九年庚申(1680)撰成此书……后又于康熙二十五年(1686)复撰《中寒论辨证广注》三卷,体例悉遵前书,逐条辨注《伤寒论》中属真寒证治原文。"故平阳季子东壁藏板本印刷晚于吴郡萧家巷汪氏自刻本,而后者也是经过了不同批次的印刷。经详细比较,后者"除无《中寒论辨证广注》三卷外,内容(包含印章)与清康熙平阳季子东壁刻本完全相同,当为同一版本"。只是印刷的时间和书社不同,故正文同而序言不同或排列顺序有异。至于《总目》所载另一清康熙刻本(十卷)现存于浙江省嘉兴市图书馆,经作者现场考察确认,该版本即上述平阳季子东壁藏板本的残卷(四周双边,10行19字,细黑口,双鱼尾,版心题卷数与页码,做"伤寒辨证卷某",卷首自序后有"吴郡张冲翰如书"七字。每卷尾皆有"平阳季子东壁藏版"牌记)。此外,该书尚有手抄本5卷存于黑龙江中医药大学图书馆。作者认定,《伤寒论辨证广注》自初刻以来只有一个版本传世。此说较为可信。

本馆此本内提要中"傷寒辯證廣註"条目载有:"始於康熙丙辰重九,終于庚申重五……至若仲景論中真寒證,另集《中寒論》三卷,即當續出。"据此可知,《伤寒论辨证广注》初撰于清康熙十五年,完成于康熙十九年。

关于"中寒论"(版本特征附后),《伤寒论辨证广注》卷首有康熙庚申汪氏自序:"故曰傷寒非寒也。至感真寒而淰入三陰者,特十之一二耳。此其所見之病皆寒,而與熱證迥異,則名之曰真寒而別為編。"据此书提要(详上),《中寒论》三卷,康熙十九年似已完成或基本完成;上述王振亮文中载有"(康熙19年庚申刻本)其中一种版本的牌记上注明有'中寒论尚未镌成'字样",又载"后又于康熙二十五年(1686)复撰《中寒论辨证广注》三卷",笔者以为此指完成定稿时间;故《中寒论》(全称《中寒论辨证广注》)属于此后刻成(可能刻于康熙二十五年),再与前书(《伤寒论辨证广注》)原版合并印行。

本馆此部《伤寒论辨证广注》,文字棱角分明,刻印十分清晰,版框极为完整,当属初刻不久即印制而成。

本馆另藏有《中寒论辨证广注》三卷卷首一卷(清康熙吴郡著者自刻本平阳季子

---

① 王振亮.《伤寒论辨证广注》及其学术成就[J]. 光明中医,2014,29(8):1594-1596.

东壁藏板 索书号 R251.2/m2），基本特征为：

正文每半叶十行，行十九字，小字双行同，四周双边，（上下均为）黑口，对黑鱼尾，版框 20.6×15.0 ㎝，开本 25.9×16.7 ㎝；

鱼尾下方刻"中寒辯註卷首""中寒辯註目錄""中寒辯註卷上 // 下"，版心下方刻页码；

原刻有句读，正文有图如"鬲關穴圖"；

无圈点，无批校题跋；

品相较好，有部分虫蛀待修复并需重新订线，无补配；

四眼线装；一册（一函，樟木夹板）；

首页钤有朱文方印"友誠"；书根末端有墨书"註"；

有馆藏 3A 章及财产登录号 022340。

此书各卷（卷首、卷上、卷中、卷下）末均有木记"平陽季子 / 東壁藏板"。

## 0308 伤寒论直解 六卷附伤寒附余一卷

清康熙五十一年（1712）刻本本衙藏板　索书号 R252.2/m31-2

### 一、分册（卷）版本叙录

1 册：首为书名页，以界行分三列，中列刻大字"傷寒論直解"，右列单行"漢張仲景著　錢塘後學張令韶註解"，左列上首三行小字"是書乃性理文章，上乘學問，非若他 / 書可以按圖索驥，必須熟讀本文，紬 / 繹註解，則頭頭是道，左右逢源矣"，左列下首单行"本衙藏板"；

次为"傷寒論直解序"，五行行十字，行书，末署"時」康熙壬辰孟夏錢塘張錫駒令韶父題於青士居中"，并有摹刻方形篆字阳文原印二枚，一为"張錫駒印"，一为"令韶"；

次为"傷寒論序"（首行），二行"漢長沙太守南陽張機仲景著"；

次为"傷寒論直解」凡例"；

次为"傷寒論直解目錄"，包括"卷之一"至"卷之六"各篇目；

次为正文，首页首行"傷寒論直解卷一"，三行上部"錢塘張錫駒令韶父註解"，四、五行上部"徐旭升上扶」王良能聖欽　（叅訂）"，二、三行下部"（門人）　魏士俊子千（按，'千'字本书卷四至卷六或作'千'或作'干'，姜建国等整理本作'干'）」王元文燮菴　（校）"，四至六行下部"壻　王　津鶴田」（男）　漢倬雲為」漢位譽皆　（校）"，七行"辨脉法"；

后书衣内侧贴有售书标签"册数 4　售价 6.00"（并盖有骑缝章）。

2 册：首为"傷寒論直解卷二"（以下各卷正文卷端分别有"傷寒論直解卷三 // 六"），

内容为"辨太陽病脉證篇";

次为卷三,内容为"辨太陽病脉證篇"。

3 册:首为卷四,内容包括"辨陽明病脉證篇"等;

次为卷五,内容包括"辨太陰病脉證篇"等。

4 册:首为卷六,内容包括"辨霍亂病脉證"等;

末为"傷寒附餘",内容包括"寒熱虚實論"等;后扉页与后书衣脱落(夹于第一册内),待重新装订。

## 二、版本特征描述

(伤寒论直解)正文每半叶九行,行二十字,小字双行同,左右双边,白口,单黑鱼尾,版框 19.4 × 14.5 ㎝,开本 24.6 × 16.5 ㎝;

版心上方刻"序""凡例""目錄""傷寒直解",鱼尾下方分别刻"傷寒論直解""卷一 // 六",版心下方刻页码;

原刻有圈点;天头刻有批语如"此症候須平日看書,臨證俱熟";

有朱笔与墨笔圈点,天头有墨批,如"既不可用柴胡湯,又不明言何法以治"。

(伤寒附余)正文每半叶九行,行二十字,无小字,左右双边,白口,单黑鱼尾,版框 20.2 × 13.9 ㎝,开本 24.6 × 16.5 ㎝;

版心上方刻"傷寒附餘""附餘",鱼尾下方无刻字,版心下方刻页码;

原刻有圈点;天头有刻字,如"舌燥而語言不清,因燥而不清可治";

有墨笔圈点,有墨笔补字;天头有墨批如"此之慎不可消食"。

(全书)品相较好,有少量虫蛀待修复,并需重新订线,无补配;四眼线装;四册(一函,樟木夹板);各册书根末端分别有墨书序号"一"至"四";各册均有馆藏 3B 章,并分别有财产登录号 011431~011434。

## 三、版本特色及考证说明

关于成书与刊行时间,康熙壬辰自序曰:"甲子秋,及门诸子造余而請曰……爰撰此编,名曰《直解》,藏之笥中,於今三十年矣,究未敢自信持以问世。今壬辰仲春,復與宿學同人并及门诸子彙集羣書,悉心参訂,已無疑义,始敢付之梨棗,質諸天下。"可知,此书初撰于康熙二十三年,因觉尚有不足而未刊行。约二十八年后张氏再详加参订,于康熙五十一年自序刊行。

此本为最早刻本。

《总目》著录有"清康熙刻本本衙藏板(附伤寒论附余)",并载仅国家图书馆有藏。

姜建国[1]等校注认为,《总目》虽载有七个版本,"但几经辗转发现,本书仅有两个刻本,一刻于清初,一刻于清末"。"现存版本中,目前所见到的早期版本为清康熙刻本'本衙藏版'、清康熙五十一年壬辰(1712)钱塘张氏三余堂刻本以及清初刻本,经反复比对认为《总目》所载的这三个版本实为同一版本,但所见到的古籍实物的质量有一定差异"。"清光绪十一年乙酉(1855)福州醉经阁刻本"现存较多,有左宗棠之序,与康熙刻本版本特征上差别较大;《总目》所载藏于南京中医药大学的清乾隆抄本与浙江中医药研究院的抄本,俱查无此书,而藏于上海中医药大学的"清刻本"与康熙刻本本衙藏版相同。故该书主要版本为清康熙刻本本衙藏板和清光绪乙酉福州醉经阁刻本。

本馆另藏有"清光绪11年乙酉(1885)福州醉经阁刻本"(索书号 R252.2/m31),基本特征为:

正文每半叶九行,行二十字,小字双行同,左右双边,白口,单黑鱼尾,版框 15.8×11.2 cm,开本 22.8×14.0 cm;

版心上方刻"序""傷寒論序""傷寒直解",鱼尾下方分别刻"凡例""目錄""卷一//六",版心下方刻页码,版心最末刻"醉經閣";

原刻无句读;

无圈点,无批校题跋;

品相良好,无修复,无补配;

四眼线装;六册(一函,蓝皮硬纸板书盒);

各册书衣右上角分别印有序号"壹"至"陸";

各册均有馆藏 5A 章,并分别有财产登录号 08072~08077。

中国中医科学院图书馆藏清三馀堂刊本,基本特征为:半叶九行,行二十字,小字双行同。左右双栏,单黑鱼尾。版框 19.4×14.0cm。有张锡驹自序(残,自"通神機之出入陰陽之變易"始至结束存)、徐旭升"序言"(末署"康熙壬辰夏六月既望錢塘徐旭升上扶氏題於世經堂")、王良能"序"(末署"康熙歲次壬辰季秋錢唐王良能拜題")、王津跋(无标题,末署"受業壻王津百拜跋")、魏士俊"後跋"(末署"時在康熙壬辰孟冬四明受業門人魏士俊百拜謹跋")。诸序跋后为《伤寒论直解》凡例、目录、张仲景《伤寒论序》,卷一为辨脉法、平脉法,卷二至卷五为六经病,卷六为霍乱病、阴阳易差后劳复、痉湿暍病及诸可诸不可脉证。书后有《伤寒附余》,分条收入作者的医论。《伤寒附

① 张锡驹. 伤寒论直解 [M]. 姜建国, 孙鸿昌, 崔伟锋, 等校注. 北京: 中国中医药出版社, 2015: 257-258.

余》后还有《伤寒论附余》，收张氏的《胃气论》。《胃气论》为半叶九行，行二十一字。《胃气论》后又有魏士俊的跋，此跋无标题。

全书三册，第一册为第一卷、第二卷，第二册为第三卷、第四卷，第三册为第五卷、第六卷、《伤寒附余》及《伤寒论附余》（《胃气论》）。

《胃气论》是反映张锡驹学术思想的代表作品，国内各书目均未著录有清刊本存世，不意天壤间竟有清刊原本存世，实在是一幸事。

此本内有句读，还有不知名姓者用毛笔书写的眉批若干条。

中国中医科学院图书馆藏有数种《伤寒论直解》，以此本最佳。此本卷首较他本多四篇序跋，卷末较他本多《伤寒论附余》（《胃气论》）及魏士俊跋。

《上海中医药大学中医药古籍善本提要目录》载该馆所藏清康熙五十一年刻本，行款与版框尺寸为"9行20字；半框19×13 cm"（三部均附：伤寒附余）。

## 0309 伤寒论三注 十六卷

清乾隆四十五年（1780）刻本松心堂藏板　索书号 R252.2/m36-4

### 一、分册（卷）版本叙录

1册：首为书名页，以界行分三列，中列刻大字"傷寒論三註"，右列上首小字"吳門周禹載先生輯"，左列下首"松心堂藏板"，书首小字横署"乾隆庚子重刊"，钤有朱文长方印"元妙觀前倪經鉏堂發印"；

次为"傷寒論三註序"，四行行十字，末署"峕康熙歲次癸亥且月年家友人丁思孔頓首拜撰"，并有摹刻方形篆字原印二枚，一为阳文"丁思孔印"，一为阴文"景行"；

次为"傷寒論三註序"，五行行十二字，末署"康熙歲次癸亥端月年家眷弟徐乾學頓首拜撰"，并有摹刻方形篆字原印二枚，一为阴文"徐乾學印"，一为阳文"健菴"；

［以上两序装订顺序混乱，即徐序被插入丁序第四与第五页间，且徐序之末页（即第五页）置于徐序最前。需调整后重新装订。］

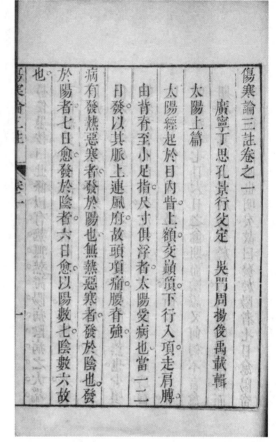

次为"自序"，七行行十六字，末署"康熙癸亥歲午月周揚俊謹識"，并有摹刻方形篆字原印二枚，一为阴文"周揚俊印"，一为阳文"禹載"；

次为"傷寒論三註」凡例"；

次为"傷寒論三註目錄"，包括"卷之一"至"卷之十六"各篇目；

次为"傷寒論三註卷之一」太陽經風傷衛大意"；

次为正文，首页首行"傷寒論三註卷之一"，二行"廣寧丁思孔景行父定　吳門周

扬俊禹载辑",三行"太陽上篇",卷末有"傷寒論三註卷之一終";

次为"傷寒論三註卷之二」太陽經寒傷營大意"（以下至卷八,各卷"大意"前分别有"傷寒論三註卷之三 // 八"）;

次为"傷寒論三註卷之二"（以下各卷正文卷端分别有"傷寒論三註卷之三 // 十六"）,内容为"太陽中篇";

后书衣内侧贴有售书标签"编号　册数6　售价6.00"。

2册:首为卷三"太陽經營衛俱傷大意";次为卷三,内容为"太陽下篇",卷末有"傷寒論三註卷之三　終";

次为卷四"陽明經大意";次为卷四,内容包括"陽明上篇"等。

3册:首为卷五"少陽經大意";次为卷五,内容包括"少陽上篇"等;

次为卷六"太陰經大意";次为卷六,内容包括"太陰上篇"等;

次为卷七"少陰經大意";次为卷七,内容包括"少陰上篇"等。

4册:首为卷八"厥陰經大意";次为卷八,内容包括"厥陰上篇"等;

次为卷九,内容为"火刼篇",卷末有"傷寒論三註卷之九　終";

次为卷十,内容为"臟結結胸痞篇"。

5册:首为卷十一,内容为"合病篇"等;

次为卷十二,内容为"痓濕暍病篇";

次为卷十三,内容为"痰病篇";

次为卷十四,内容为"動氣篇";

次为卷十五,内容为"温病篇"。

6册:为卷十六,内容为"脈法"。

## 二、版本特征描述

正文每半叶九行,行二十一字,小字双行同,四周单边,白口,单黑鱼尾,版框 19.2×14.1 ㎝,开本 24.8×15.8 ㎝;

版心上方刻"序""徐序""自序""傷寒論三註",鱼尾下方分别刻"凡例""目錄""卷一 / 二大意""卷一 // 八""卷之九 // 十五""卷十六",版心下方刻页码;

原刻有圈点;

无圈点,无批校题跋;

品相良好,无修复,无补配;

四眼线装;六册(一函,樟木夹板);

各册均有馆藏3B章,并分别有财产登录号011415~011420。

### 三、版本特色及考证说明

关于书名,自序云:"於二先生註中覺有未融處,不敢依樣葫蘆,又必潛心體會,務期有得。則於二註之意之外,稍可以補其所不及者,又若干條,合為三註焉。"即周氏以方有执《伤寒论条辨》、喻嘉言《尚论篇》两个注本为基础,对其未有尽善处,加之个人见解逐条补注而成,因名《伤寒论三注》。

"凡例"云:"是書始於順治十七年庚子歲,成於康熙十六年丁巳歲,梓於二十二年癸亥歲。"由此我们分别知道此书的初撰、定稿与首刊时间。

本馆藏有另一部相同版本(欠丁序)、并藏有清光绪刻本。

清代医家刘宏璧在周氏此书的基础上略作删减,并对部分条文加以按语,体例基本同周氏原著,但在原卷十六"脉法篇"之前增加"疫病篇"一卷,从而形成十七卷本,书内另增入《伤寒医方歌诀》。《中医人物词典》称刘宏璧"尝删补周扬俊《伤寒论三注》,增法一百二十七,增方五十九……论者以为可称其所增补为四注[①]。"

刘宏璧删补本《伤寒论三注》,一般视作另外一种同名书,《总目》亦如此,但著录为十八卷并"附伤寒医方歌诀一卷",卷数有重复,其第十八卷或为《总目》所附《歌诀》(如清浙江书局刻本,以"傷寒醫方歌訣"作为"卷之十八")或为《伤寒舌鉴》(如清光绪庚寅刻本,以"坿傷寒舌鑑"作为"卷之十八")。

《上海中医药大学中医药古籍善本提要目录》载该馆所藏清乾隆四十五年松心堂刻本与乾隆四十五年刻本嘉乐堂藏板,行款与版框尺寸均为"9行21字;半框 $19 \times 13.5$ ㎝"。

---

① 李经纬. 中医人物词典 [M]. 上海:上海辞书出版社,1988:165.

## 0310 伤寒大白 四卷总论一卷

清康熙五十三年（1714）新安陈懋宽其顺堂刻本 索书号 R252.3/m4

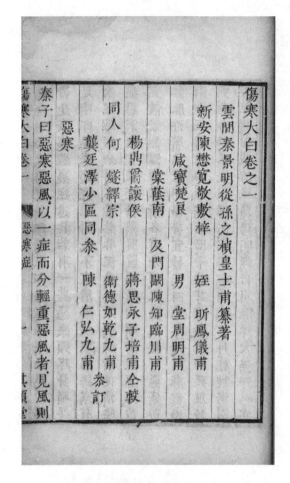

## 一、分册（卷）版本叙录

1册：扉页有墨书"此书原板"；

首为"序"，六行行十三至十四字不等，行书，首页钤印二枚，即朱文长方印"养鹤山房"、朱文方印"萬□藏書"，末署"時」康熙五十三年歳次甲午秋九月望賜進士出身年家眷弟程珣白山氏序"，并有摹刻方形篆字原印三枚，一为阳文"乙丑進士"，一为阴文"程珣之印"，一为阳文"白山"；

次为"傷寒大白序"，七行行十二至十四字不等，行书，末署"旹」康熙五十三年歳次甲午夏月新安陳懋寬書扵珠溪別業"，并有摹刻篆字原印三枚，一为圆形阳文"理學名賢後裔"，一为方形阳文"陳懋寬印"，一为方形阴文"敬□□□省庵"；

次为"序"，七行行十字，行书，末署"旹」康熙歳次甲午夏……高鈐重南氏序"，并有摹刻方形篆字原印二枚，一为阴文"高鈐之印"，一为阳文"重南"；

次为"一卷目錄"；次为"傷寒熱病總論"；

次为正文，首页首行"傷寒大白卷之一"，二行"雲間秦景明從孫之楨皇士甫纂著"，三至八行"新安陳懋寬敬敷梓"等，九行"惡寒"。

2册：首为"二卷目錄"；次为"傷寒大白卷之二"，内容包括"似瘧"等。

3册：首为"三卷目錄"；次为"傷寒大白卷之三"，内容包括"無汗"等。

4册：首为"四卷目錄"；末为"傷寒大白卷之四"，内容包括"下利"等。

## 二、版本特征描述

正文每半叶十行,行二十字,(正文)无小字(目录有小字),左右双边,白口,单黑鱼尾,版框 18.9 × 14.1 ㎝,开本 25.3 × 16.7 ㎝;

版心上方分别刻"程序""叙""序""目錄一卷""傷寒大白總論""傷寒大白卷一 // 四""目錄卷二 / 三""目錄四卷",鱼尾下方刻篇名,版心下方刻页码,版心最末刻"其顺堂";

原刻有圈点;

有朱笔圈点,无批校题跋;

品相良好,无修复,无补配;

四眼线装;四册(一函,樟木夹板);

各册书衣右上角分别印有序号"壹"至"肆",后扉页有日期印(壹玖伍柒年柒月叁拾壹日);

各册均有馆藏 2 号章,并分别有财产登录号 00287~00290。

## 三、版本特色及考证说明

因秦氏认为此书可使《伤寒论》尽白于读者,故以"大白"为书名。高鉁序称此书:"詞句分明,治法中病,果然大白也。"

此本属最早刻本;《总目》著录本馆此本为"清康熙 53 年甲午(1714)刻本博古堂藏板"。

田艳霞《〈伤寒大白〉考略[①]》一文,对该书版本作了详细考证,较为有据可信,摘要如下:(1)《伤寒大白》的现存版本中,七个版本皆为同一版本系统。该书初刻本为清康熙五十三年陈氏其顺堂,简称"其顺堂本"。该版本牌记曰:"云间秦景明从孙皇士先生著,康熙甲午年镌,伤寒大白,女科切要即出,其顺堂陈藏版。"博古堂刻本的牌记曰"云间秦景明从孙皇士先生著,康熙甲午年镌,伤寒大白,女科切要即出,博古堂藏版"。光绪九年版本牌记曰"云间秦景明从孙皇士先生著,伤寒大白,梁溪李淡平署(A 面),光绪九年岁次癸未仲春月校刊,版藏海□味兰书屋(B 面)"。光绪十年版本牌记为"云间秦景明从孙皇士先生著,伤寒大白,梁溪李淡平署首(A 面),光绪十年仲春月校印还读楼藏版(B 面)。"昌福公司铅印本无牌记。吴门殷氏宁瑞堂石印本牌记为"壬戌四月,伤寒大白,钝根书签(A 面);吴门宁瑞堂殷氏藏版(B 面)"。

(2)"其顺堂本"情况比较复杂,我们看到的八部书册数不同,牌记的有无、序的多

---

① 田艳霞.《伤寒大白》考略 [J]. 兰台世界,2013,(29):145-146.

少与排列不同,书高也不一样,但重要的是版式皆为左右双边,单黑鱼尾,版心有"其顺堂"三字,版高 19.4 ㎝,宽 13.9 ㎝,半页 10 行 20 字,"无论从板式、字体,还是半页字数上,都完全一致,所以应为同一版本"。

(3)本书最早的版本是康熙五十三年刻本,但又有其顺堂、博古堂和五十三年刻本之分。课题组成员经过考察,博古堂刻本应该也是"其顺堂本"。虽然"博古堂"本牌记为"博古堂藏版",但卷内书口却刻为"其顺堂",且字体近似,版本格式相同,疑为书商改换旧版,重新刷印所致,因此《总目》所载"清康熙五十三年甲午博古堂刻本",是由于著录书目的人员依据不同才著录成不同版本。本书"实际上只有七个版本"。

(4)《总目》记载清康熙五十三年甲午刻本馆藏地为上海生命科学信息中心图书馆,但实地调研该馆并无此版本。

本馆另藏有清光绪刻本、民国铅印本与石印本。

《上海中医药大学中医药古籍善本提要目录》载该馆所藏清康熙五十三年其顺堂刻本(三部),行款与版框尺寸为"10 行 20 字;半框 18.5 × 13 ㎝"。

参见《症因脉治》。

## 0311 **伤寒论本义**十八卷卷首一卷卷末一卷

清雍正三年（1725）宝纶堂刻本　索书号 R252.2/m3

### 一、分册（卷）版本叙录

　　1册：首为书名页，版框中部刻双行大字"註釋傷寒本／義大全"，右列上首单行小字"柏鄉魏念廷先生"，左列下首单行小字"寶綸堂梓"，书首小字横署"張仲景先生原本"，无界行分隔，皆为楷体；

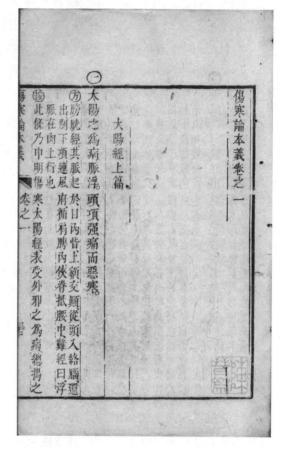

　　次为"傷寒論金匱要略釋義自序"，六行行十四字，楷体，末署"峕」康熙辛丑季夏栢鄉魏荔彤念庭氏題"，并有摹刻方形篆字原印二枚，一为阴文"魏荔彤印"，一为阳文"念庭"；

　　次为"續刻傷寒論夲義小引"，六行行十四字，末署"雍正甲辰長至前柏鄉魏荔彤念庭氏撰"，并有摹刻原印二枚同上；

　　次为"傷寒論跋語"，末署"乙巳上元日古鄡南魏荔彤念庭氏再題"；

　　次为"傷寒論本義目錄"，包括"卷之首"、"卷之一"至"卷之十八"、"卷之末"各篇目；

　　次为"傷寒論諸方目錄"；

　　次为"傷寒卒病論集　仲景先師著"；

　　次为"醫林列傳"；

　　次为"傷寒論本義卷之首"（首行；下有双行小字"歙人方中行、西昌喻嘉言、新安程郊倩原註，内有節取及辨議附載"），二、三行"廣平冀　棟隆吉氏評定」柏鄉魏荔彤念庭氏纂釋"，四行"（男）　□□□□」□□□□　（較刊）"，内容包括"論傷寒例"

等篇,首页钤有朱文方印"陳晉壵"(印 1)。

2 册:首为"傷寒論總論"篇(属"卷之一");

次为"太陽經上篇總論";

次为正文,首页首行"傷寒論本義卷之一",内容为"太陽經上篇",首页有钤印一枚同印 1;

次为"太陽經中篇總論";次为"傷寒論本義卷之二"(以下各卷正文卷端分别有"傷寒論本義卷之三 // 十八"),内容为"太陽經中篇";

次为"太陽經下篇總論";次为卷三,内容为"太陽經下篇"。

3 册:首为"陽明經上篇總論";次为卷四,内容为"陽明經上篇";

次为"陽明經中篇總論";次为卷五,内容为"陽明中篇";

次为"陽明經下篇總論";次为卷六,内容为"陽明經下篇";

次为"少陽經總論";次为卷七,内容为"少陽全篇";

次为"合病併病壞病痰病過經不解病總論";次为卷八,内容为"合病";次为卷九,内容为"併病";次为卷十,内容为"壞病";次为卷十一,内容为"痰病";次为卷十二,内容为"過經不解";

次为"太陰經總論";次为卷十三,内容为"太陰全篇"。

4 册:首为"少陰經前篇總論";次为卷十四,内容为"少陰前篇";

次为"少陰經後篇總論";次为卷十五,内容为"少陰後篇";

次为"厥陰經總論";次为卷十六,内容为"厥陰全篇";

次为"勞復陰陽易霍亂病總論";次为卷十七,内容为"差後勞復"与"陰陽易";

次为卷十八,内容为"霍亂";

末为"傷寒論本義諸可不可篇　卷末",内容为汗吐下之可与不可诸篇及"辯發汗後篇",缺最末半页;(馆藏另一部相同版本,含此处在内均完整无缺)

后书衣贴有售书标签"杭州 / 新中國書店 / 經售」地址:解放街 588—590 號　8.00"。

## 二、版本特征描述

正文每半叶九行,行二十一字,小字双行同,左右双边或四周单边,白口,单黑鱼尾,版框 18.1 × 14.2 cm,开本 25.0 × 16.4 cm;

版心上方刻"自序""小引""傷寒論本義",鱼尾下方分别刻"跋語""目錄""方目""卷之首"及篇名、"卷之首""卷之一"及篇名、"卷之一 // 十八""卷之二 // 七總論""卷之十七勞復陰""卷末",版心下方刻页码;

原刻有圈点,天头刻有批语(如"理在眼前無人看出")并刻有伤寒论条目序号;文

中有图如"方中行陰陽表裏圖";

天头有朱批如"此言傷寒傷暑病脈";

品相较好,有少量虫蛀并修复,无补配;

四眼线装;四册(一函,樟木夹板);

各册书衣右上角分别有序号"壹"至"肆",后书衣均有日期印(壹玖伍柒年柒月叁拾壹日);

各册均有馆藏 2 号章,并分别有财产登录号 00281~00284。

## 三、版本特色及考证说明

自序曰:"乃不揣固陋,以讀《易》之心,思識解讀其《傷寒論》《金匱要略》諸著,先為字櫛句比焉,次之條分縷晰焉,次之分章別段焉,次之糸證互明焉,次之要終原始、貫串通徹焉,而知仲景之書真與《易》無二義也。自童及艾讀之數十年,註之旬月而畢,人以為敏,不知由来者漸矣。"说明了魏氏此二书(《伤寒论本义》与《金匮要略方论本义》)的编撰思路与方法,也表明此时(康熙六十年)二书均已撰成。

本书又名《注释伤寒本义大全》。

此本为早期刻本。

关于开雕与刻成时间,雍正甲辰魏氏"續刻傷寒論夲義小引"序云:"已刊《金匱雜症夲義》問世,《傷寒》定本久成,乏資,置之笥中。梓人進曰:'……顧可不求獲自重于天下後世者乎?'余聞而聳然。因先以所釋《傷寒論夲義》付刻。"表明此时《伤寒论本义》开雕,而《金匮要略方论本义》在此前已刻成。雍正乙巳魏氏"傷寒論跋語"曰:"此余之所以再為申言也乎。"当属此书刻成时所撰。

杜雨茂等整理本《金匮要略方论本义[1]》,在其"点校说明"中对该书现存版本情况进行了调研和分析,认为此书仅有木刻本和铅印本各一种,相关全文如下:"《金匮要略方论本义》完稿后,由何炫、冀栋二氏评定,魏氏之子士敏、士说校刊,于康熙 59 年庚子(1720 年)首次刊行于世(扉页作'兼济堂注释金匮要略,康熙 59 年鐫,本衙藏板')。根据《中医图书联合目录》(1961 年版)记载,和我们对中国中医研究院图书馆、南京中医学院图书馆、四川省图书馆等 40 余家图书馆的调研情况来看,该书还有康熙 60 年(1721 年)宝纶堂刻本(扉页作'注释伤寒本义大全,宝纶堂梓')、雍正 2 年(1724 年)伤寒金匮本义合刻本(扉页作'兼济堂注释金匮要略伤寒论,雍正 2 年新鐫,本衙藏板')、雍正间学耕堂刊本、雍正间宝纶堂刊本(扉页作'注释金匮本义大全,宝纶堂梓')、乾隆间刊本(扉页作'金匮玉函要略论注,金閶绿荫堂藏板')、民国 14 年(1925

---

[1] 魏荔彤. 金匮要略方论本义 [M]. 杜雨茂, 赵天才, 薛生易, 点校. 北京: 人民卫生出版社, 1997.

年）湔江白氏丽瞩楼铅印本、待鉴定本等七种版本，计康熙 59 年本共八种。但经我们认真、反复地核对查证，从上述各版本的版式、页码、字体、同页码中相对应字的位置、印刷不清之处，以及内容等诸方面来看，除 1925 年湔江白氏铅印本外，其余版本之正文均与康熙 59 年本完全相同。所称康熙 60 年、雍正间、乾隆间等均是各图书馆索书卡上所记，而各书中并无刊刻年代之证据。因此，我们认为，除白氏铅印本之外的其余各版本，是在雍正间、乾隆间等不同时期用康熙 59 年版的重印本，而非重刻之别本。所以，从我们目前所掌握的资料来看，《金匮要略方论本义》仅存有康熙 59 年木刻本和1925 年湔江白氏铅印本两种版本。”此说较为可信。

据《中国古籍版刻辞典[①]》载，兼济堂为清康熙间河北柏乡人魏荔彤的室名。

《总目》所著录《伤寒论本义》的版本与《金匮要略方论本义》的版本基本相同，则通过上述《金匮要略方论本义》的版本情况，基本可确定《伤寒论本义》一书的版本也有类似的情况存在。其实，《总目》中此类情况还有不少，尤其是一书在同一年内有数个版本，更可能如此。由于著录的基础数据来自参编各馆，而各馆对著录标准掌握不尽一致，著录历史与习惯不同，编目工作水平亦有差异，导致了这类在联合目录中最容易出现、也最难以避免的问题。《总目》虽已做了大量归并工作，但不可能一一做出比对，百密一疏在所难免。

《中国医籍大辞典》载有“伤寒论本义金匮要略方论本义合刻”本：“清·魏荔彤（字念庭、赓虞）编注。刊于清雍正二年（1724）。即魏荔彤《伤寒论本义》、《金匮要略本义》之合刻本。现存清雍正二年兼济堂刻本[②]。”此或即指《上海中医药大学中医药古籍善本提要目录》载该馆所藏清雍正二年刻本《伤寒论本义十八卷金匮要略方论本义二十二卷》（附：卷首、卷末各一卷），行款与版框尺寸为“9 行 21 字；半框 17.5×13 ㎝”。但通过上文对《伤寒论本义》的刻成时间及《金匮要略方论本义》的版本研究，此雍正二年合刻本似有存疑，故《总目》并未著录此合刻版本。

① 瞿冕良. 中国古籍版刻辞典：增订本 [M]. 苏州：苏州大学出版社，2009：747.
② 裘沛然. 中国医籍大辞典：下册 [M]. 上海：上海科学技术出版社，2002：1505.

## 0312 （再重订）伤寒集注 十卷附录五卷

清乾隆三十五年（1770）英德堂刻本　索书号 R252.3/m30-2

### 一、分册（卷）版本叙录

1册：首为书名页，以界行分三列，中列刻大字"傷寒集註"，右列上首小字"進賢舒馳遠著"，左列下首小字"英德堂藏版"，皆为单行楷体；

次为"再重訂傷寒集註自序"，六行行十六字，楷体，末署"大清乾隆三十五年庚寅歲春王正月元旦後五日慎齋學人舒詔謹識"；

次为"原序"，末署"閩汀雷鋐題"；

次为"凡例"；

次为"三百九十七法總目"，包括"卷之一"至"卷之十"各篇名及"外附"各篇名；

次为"一百一十三方總目"；

次为正文，首行首页"再重訂傷寒集註卷之一"，二行"進賢舒詔馳遠著"，三行"太陽經証治大意"，内容为"太陽上篇"；

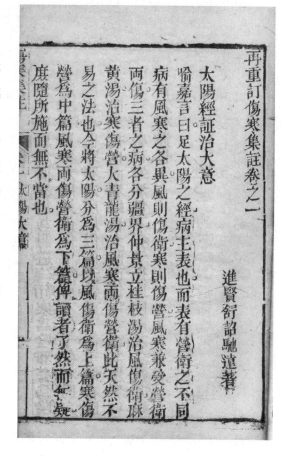

次为"再重訂傷寒集註卷之二"（以下各卷正文卷端分别有"再重訂傷寒集註卷之三//十"），内容为"太陽中篇"，卷末有"傷寒集註卷之二終"（以下除卷四、卷十外，各卷末分别有"傷寒集註卷之三//九終"）；

次为卷三，内容为"太陽下篇"；

后书衣贴有售书标签"类别　编号丙9110　册数3　售價"（后有破损）。

2册：首为卷四，内容为"陽明上篇"；

次为卷五，内容为"陽明中篇"；

次为卷六,内容为"陽明下篇";

次为卷七,内容包括"少陽全篇"等;

次为卷八,内容为"太陰全篇";

次为卷九,内容为"少陰前篇"与"少陰後篇";

次为卷十,内容包括"厥陰全篇"等;

次为"傷寒集註自跋"。

3 册:首为"辨脈篇自序",末署"大清乾隆四年巳(按,应为'己')未子月長至日進賢舒詔馳遠自識";

次为"脈圖";次为"辨訛";

次为"辨脈篇"(首行),二行"進賢舒詔馳遠",三行"跡象分疏";

次为"六經定法"(首行),二行"進賢舒詔馳遠著";

次为"答門人問";

次为"痢門絜綱"(首行),二行"進賢舒詔馳遠著";

次为"女科要訣"(首行),二行"進賢 舒詔 馳遠著",三行"調經論";

次为"痘疹真詮"(首行),二行"進賢舒詔馳遠著",三行"發熱論";

次为"附摘錄醒醫六書瘟疫論 并方";

次为"真陽論";次为"雜病論";次为"論吐血";次为"附辨肺癰肺痿";次为"黄芪白术不固表論"等;末为"論附問"。

## 二、版本特征描述

(伤寒集注)正文每半叶十行,行二十二字,小字双行同,四周单边,无行格线,白口,单黑鱼尾,版框 19.1×13.1 cm,开本 22.5×14.7 cm;

版心上方分别刻"自序""原序""凡例""總目""傷寒集註",鱼尾下方分别刻"卷一∥十"及篇名、"卷十跋",版心下方刻页码。

(第三册六经定法等)正文每半叶十行,行二十二字,小字双行同,四周单边,无行格线,白口,单黑鱼尾,版框 18.6×13.3 cm(六經定法),开本 22.5×14.7 cm;

版心上方分别刻"脈序""脈圖""辨訛""辨脈篇""六經定法""答問""痢""女科""痘""麻""瘟疫附""論""血""附辨""論""論附部",鱼尾下方无刻字(个别刻有"卷"字),版心下方刻页码;

正文有图如"六氣輪年司天總圖"。

(全书)原刻有圈点及其他标记符号;无圈点,无批校题跋;品相良好,无修复,无补配;四眼线装;三册(一函,樟木夹板);各册书衣题签处均有墨书"舒註傷寒",并分别有墨书"上//下册",书根均有墨书"舒註傷寒",并分别墨书"上//下",书衣右上角分别印有序号"壹""貳""叁";各册均有馆藏 3B 章及 1 号章,并分别有财产登录号 012172~012174。

## 三、版本特色及考证说明

关于编撰主旨、成书经过及书名,庚寅自序曰:"仲景之書,雖由《尚論》而明,其間遺義尚多……于是不揆薄劣,参攷百家,徵以症治,出其一知半解補而詳之,殫精瘁神十餘年,始克集註成編,不可謂非難也。二三同志,慫慂刻之,行世歷有年所……十年于兹矣,自覺閱歷多而識見廣,學與年而俱進,乃取原刻删之補之,重鐫以問世,至今又十年矣。所歷所驗,愈多愈確,于是復加訂之,或庶幾稍通旨趣,可告無罪于同志君子乎,抑或等之諸家疏釋均歸無當乎。爰再重刻,以就正高明。冀有攻予之短者,予樂得聞而喜有益焉。不憚三訂四訂,累煩剞劂也。"

"凡例"云:"是書稿成于巳(按,应为'己')未,刻于庚午,重刻于庚辰,于今又十載矣。自覺閱歷歷愈多而識見愈確,于是殫厥心力,再加訂正。凡有未詳者,益之;冗者,删之;可廢者,去之;廻視前刻,煥然改觀焉。今再重刻以問世,冀幸高明或有以教我也。"

可见,自书稿撰成(1739)至本次刊刻(1770),时间达三十一年,先后经历了三次修订刊刻,故名"再重订"。

本书简称《伤寒集注》,又名《舒氏伤寒集注》。

此本属早期刻本。

本馆另藏有清光绪刻本等。

《总目》另载有清·王广运编《伤寒论集注》四卷。

## 0313　伤寒分经<sub>十卷</sub>

清乾三十一年（1766）硖川利济堂刻本　索书号 R252.2/m6

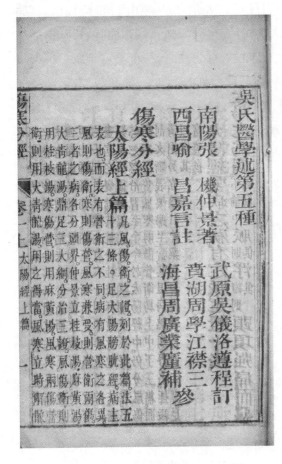

### 一、分册（卷）版本叙录

1册：首为书名页，以界行分三列，中部刻大字"傷寒分經"，右列上首小字"澉水吳遵程輯"，左列下首小字"硖川利濟堂藏板"，书首小字横署"乾隆丙戌季（按，同'年'）新鐫"；

次为"序"，九行行十九字，末署"乾隆丙戌年上元前五日澉水吳儀洛遵程書於硖川之利濟堂"，并有摹刻方形篆字原印二枚，一为阴文"吳儀洛"，一为阳文"遵程"；

次为"凡例"；

次为"吳氏醫學述第五種傷寒分經總目"，包括"卷一上//下""卷二上//下""卷三上／下""卷四上//下""卷五上//下""卷六""卷七上／下""卷八""卷九""卷十"各篇目（卷八无篇目）；

次为正文，首页首行"吳氏醫學述第五種"，二行下部"武原吳儀洛遵程訂"，三、四行下部"賁湖周學江襟三」海昌周廣業塵補（參）"，二、三行间上部"南陽張　機仲景著"，三、四行间上部"西昌喻　昌嘉言註"，五行"傷寒分經"，六行"太陽經上篇"等；

次为"太陽經中篇"，次为"太陽經下篇"。（均属卷一）

2册：首为"吳氏醫學述第五種"（首行；以下各卷相应位置均有此八字），五行"傷寒分經"（以下各卷相应位置均有此四字），六行"陽明經上篇"；次为"陽明經中篇"，次为"陽明經下篇"；（均属卷二）

次为卷三，内容包括"少陽經全篇"与"太陰經全篇"。

3 册：首为卷四，内容包括"少陰經前篇""少陰經後篇""厥陰經全篇"；

次为卷五，内容包括"春温上篇""春温中篇""春温下篇"。

4 册：首为卷六，内容为"夏熱全篇"；次为卷七，内容包括"脈法前篇""脈法後篇"。

5 册：为卷八，内容为"諸方全篇"。

6 册：仍属卷八内容，包括"調胃承氣湯"等。

7 册：首为卷九，内容为"補卒病論大意"；次为识语，无标题，末署"丙戌初夏吴儀洛識"。

8 册：首为卷十，内容为"秋燥全篇"；末为跋，末署"乾隆丙戌三月上巳日澉水吴儀洛遵程又書於硤川之利濟堂"。

## 二、版本特征描述

正文每半叶九行，行十九字，小字双行同，左右双边，白口，单黑鱼尾，版框 18.7×14.1 cm，开本 24.1×15.5 cm；

版心上方刻"傷寒分經"，鱼尾下方分别刻"序""凡例""總目"、卷次及篇名、"書後"，版心下方刻页码；

原刻有圈点，天头刻有条目序号；

无圈点，无批校题跋；

品相良好，无修复，无补配；

四眼线装；八册（一函，樟木夹板）；

各册书衣题签处均有墨书"傷寒分經"，书衣右上角分别墨书有"金""石""絲""竹""匏""土""革""木"（此为我国古代八音），后书衣均有日期印（壹玖伍柒年柒月叁拾壹日）；

各册均有馆藏 2 号章，并分别有财产登录号 00660~00667。

## 三、版本特色及考证说明

吴氏崇尚喻嘉言之说，认为其"尤為完美"，自序曰："所著前後《尚論篇》，編次則綱舉目張，闡發則獨開生面""能發揮仲景之蘊奥者，則首推喻氏"，故"取其書重訂之。間有白璧微瑕，稍為更易，期大暢作者宗旨而後已"。（《尚論篇》源于方有执《伤寒论条辨》，此二书本书均另有著录）

"凡例"又云："喻氏則先振舉其大綱，次詳其節目，將三百九十七法分隸於大綱之下，極得分經之玅，因名之曰《分經》。"

《四库全书·医家类存目》收录《伤寒分经》十卷。

此版本为该书唯一刻本。

该书属《吴氏医学述》第五种。关于《吴氏医学述》各书及其刊刻情况,现将本书著录的吴氏三种相关资料摘录如下:

《伤寒分经》"凡例":"拙著醫學第六種《雜證條律》、第七種《女科宜今》等書,俱嗣刻問世。"《伤寒分经》各卷端刻有"吴氏醫學述第五種"。

乾隆丁丑《本草从新》"原序":"故拙著醫學十種,其一曰《一源必徹》,其二曰《四診須詳》……書成,名曰《本草從新》,付之剞劂……其餘數種,當次第刊布。"《本草从新》"凡例":"拙著第四種《成方切用》,及第一種《一源必彻》,第二種《四诊须详》,俱嗣刻问世。"(此凡例转引自以乾隆六十年仁和堂刻本为底本之整理本,曲京峰、窦钦鸿点校,2003年天津科学技术出版社)

乾隆辛巳《成方切用》吴氏自"序":"編為十四卷,題其端曰《成方切用》。"《成方切用》"凡例":"拙刻第三種《本草從新》刊布已數年矣,今復出此集相輔而行,其間多有互相發明者。""拙著醫學第五種《傷寒分經》,第六種《雜證條律》等書,俱嗣刻問世。"《成方切用》各卷端刻有"吴氏醫學述第四種"。

根据本书及上述序、凡例及卷端页内容可知:

(1)《吴氏医学述》十种分别为:第一种《一源必彻》,第二种《四诊须详》,第三种《本草从新》,第四种《成方切用》,第五种《伤寒分经》,第六种《杂证条律》,第七种《女科宜今》,第八、九、十种不详。

(2)明确有刊刻者三种,初刊时间分别为:《本草从新》清乾隆二十二年丁丑,《成方切用》清乾隆二十六年辛巳,《伤寒分经》清乾隆三十一年丙戌。

(3)上述三种刊本均存,其他七种既未见刊刻记载,亦未见存世流传。

此外,《总目》著录有一种抄本《药性本草》四卷,原题清·吴仪洛编。

《中国历代名医传[1]》《中国历代名医百家传[2]》《中国一百名医图[3]》《新编中医方剂记忆法[4]》等书,皆以《成方切用》《伤寒分经》《女科宜今》《四诊须详》《一源必彻》五种通称为《吴氏医学述五种》,未知所据。

《上海中医药大学中医药古籍善本提要目录》载该馆所藏清乾隆三十一年硖川利济堂刻本(三部),行款与版框尺寸为"9行19字;半框18.5×13 cm"。

---

[1] 陈梦赉. 中国历代名医传[M]. 北京:科学普及出版社,1987:380.
[2] 张志远. 中国历代名医百家传[M]. 北京:人民卫生出版社,1988:176.
[3] 陈文杰. 中国一百名医图[M]. 罗德怀,编文. 广州:新世纪出版社,1995:172.
[4] 董汉良. 新编中医方剂记忆法[M]. 北京:金盾出版社,2008:205.

## 0314　伤寒论纲目 十六卷卷首二卷

清乾隆三十九年（1774）无锡沈氏师俭堂刻本　索书号 R252.2/m26

### 一、分册（卷）版本叙录

1册：书衣中部原有墨书两行并落有题款人，但已被涂去。

首为"自叙"，首页另钤有朱文方印二枚，即"旷圃主人""凌雲子"，末署"乾隆三十九年甲午十一月中澣沈金鳌芊綠氏书"；

次为"凡例"；

次为"目錄"，包括"卷首上""卷首下""卷一"至"卷十六"各篇目；

次为"沈氏尊生書卷首上"（首行），二行"傷寒論綱目"，三行"傷寒脉症總論　沈金鳌輯"；

次为"沈氏尊生書卷首下"，内容包括"表裏症"等；

次为正文，首页首行"沈氏尊生書卷一"，二行"傷寒論綱目"，三行"太陽經"，四行"太陽經脉　沈金鳌輯"。

2册：首为"沈氏尊生書卷二"（首行；以下各卷相应位置分别有"沈氏尊生書卷三∥十六"），二行"傷寒論綱目"（以下各卷相应位置均有此五字），内容为"太陽經"之"惡熱"等；

次为卷三，内容为"太陽經"之"身搖"等；

次为卷四，内容为"太陽經"之"小腹硬滿"等。

3册：书衣中部偏右墨书"傷寒論綱目"，其下并有墨书"太昜（按，应为'陽'）經"三字；

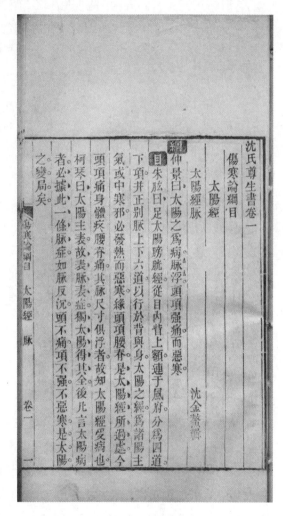

首为卷五,内容为"太陽經"之"痓"等;

次为卷六,内容为"太陽經"之"嗜臥不臥"等;

次为卷七,内容为"太陽經"之"過經不解"等。

4 册:首为卷八,内容为"陽明經"之"陽明經脉"等;

次为卷九,内容为"陽明經"之"直視"等。

5 册:首为卷十,内容为"陽明經"之"循衣摸床"等;

次为卷十一,内容为"少陽經"之"少陽經脉"等;

次为卷十二,内容为"少陽經"之"痞滿"等。

6 册:首为卷十三,内容为"太陰經"之"太陰經脉"等;

次为卷十四,内容为"少陰經"之"咽痛咽乾口燥"等。

7 册:首为卷十五,内容为"厥陰經"之"厥陰經脉"等;

末为卷十六,内容为"陰陽易"等。

## 二、版本特征描述

正文每半叶十二行,行二十五字,小字双行同,左右双边,白口,单黑鱼尾,版框
18.7×13.6 ㎝,开本 26.7×15.2 ㎝;

版心上方无刻字,鱼尾下方依次(自上而下)刻"傷寒論綱目"、卷名与篇名(含"自
敘""凡例""目錄")、卷次("卷首上 / 下""卷一 // 十六"),版心最末刻页码;

原刻有圈点;

有朱笔圈点,无批校题跋;

品相良好,无修复,无补配;

四眼线装;七册(一函,樟木夹板);

各册书衣题签处均有墨书"沈氏尊生書",并分别墨书"卷首之卷乙""卷式之
肆""卷伍之七""卷八之九""卷十之十二""卷十三之十四""卷十伍之十陸",书衣
中部偏右均有墨书"傷寒論綱目",并有钤印三枚,一为似方形篆字阴文(白文)"養晦
醫人",一为不规则篆字阳文(朱文)"養晦醫人梁子和",一为白文方印"馬松泉印";各
册书衣右上角分别有序号"壹"至"柒";

各册均有馆藏 5A 号章,并分别有财产登录号 06547~06553。

## 三、版本特色及考证说明

关于"纲目"之名,"自敘"曰:"著为《綱目》一书,循六經之次,析各欵之繁,以仲
景論为綱,歷代諸家之語足以闡明仲景者为目,庶覽是書者,可尋流溯源而曉然于仲景

之旨矣。""凡例"又云："仲景傷寒書自叔和竄亂後,其六經條欵,凡註釋家各以意為,前後訖無一定。独柯氏論注(按,此书另有著录,见《伤寒来苏集》),其分隸六經者,頗有理據,今《綱目》所定皆依柯本。""綱也者,以為主也。傷寒之論,粉自仲景,故獨主仲景而取其論以為綱。目也者,以為發明也。仲景論後,說者無慮千百家……獨採叔和以下若干家,各摘其語之尤精且當者以為目。"

此书属《沈氏尊生书》之一种。《沈氏尊生书》之名,乾隆三十八年《沈氏尊生书》总自序曰(录自整理本《沈氏尊生书 [①]》):"因统会平日所读方书,研审其意理,或采前人之误,或抒一己之见,参互考订,辑为《脉象统类》一卷、《诸脉主病诗》一卷、《杂病源流犀烛》三十卷、《伤寒论纲目》十八卷、《妇科玉尺》六卷、《幼科释谜》六卷、《要药分剂》十卷,共七种,计共七十二卷,总名之曰《沈氏尊生书》。盖以人之生至重,必知其重而有以尊之,庶不至草菅人命也。系以沈氏者,以是书之作,实由予悯人生命,思有以尊之而成,故不妨直任为己书也。"即据总自序,丛书子目计七种,《总目》著录该丛书子目为五种,其中第一种"杂病源流犀烛三十卷卷首二卷",应是包括了卷首上《脉象统类》一卷与卷首下《诸脉主病诗》一卷,此二者虽卷帙较小,但宜分开,即仍按作者原称七种著录较好。至于"伤寒论纲目十六卷",宜在"十六卷"后补入"卷首二卷"。

此本属最早刻本。

该书版心所刻文字位置(如卷次、页码等)不同于多数刻本图书。

《总目》另著录有清·张志聪撰同名书《伤寒论纲目》九卷。

---

① 沈金鳌. 沈氏尊生书 [M]. 高萍,田思胜,校. 北京:中国中医药出版社,1997.

## 0315 伤寒论辑义 七卷

日本文政五年（1822，清道光二年）聿修堂刻本　索书号 R252.2/m1-4

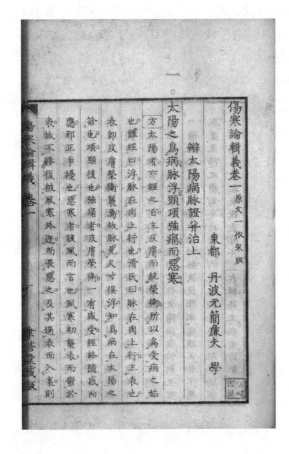

### 一、分册（卷）版本叙录

1册：首为书名页，以界行分三列，中列刻大字"傷寒論輯義"，右列上首小字"櫟窻多紀先生著"，左列小字"文政壬午初夏新刊"，有钤印三枚，即白文方印"王濬之印"、朱文方印"少峰"，另一同印1，版框外左下有墨书"英洋弍元六角""此東洋板鮮少"；

次为"傷寒論輯義序"，末署"岢享和紀元春二月望直舍書丹波元簡廉夫"；

次为"傷寒論輯義」凡例"，有钤印三枚，即白文方印"王睿"、（小）朱文方印"少峯"、朱文长方印"拓開萬古心智"，末有"凡例畢"；

次为"傷寒論綜概"，末署"寬政辛酉正月之望元簡譔"；

次为"傷寒卒病論集"；

次为正文，首页首行"傷寒論輯義卷一"（下有小字"原文一依宋版"），二行"東都　丹波元簡廉夫　學"，三行"辨太陽病脉證并治上"，首页钤有朱文方印"少峰鉴藏"，卷末有"傷寒論輯義卷一"；

次为"傷寒論輯義卷二"（以下各卷正文卷端分别有"傷寒論輯義卷三∥七"），内容为"辨太陽病脉證并治中"，末页钤有朱文方印二枚，即"王少峰印""潤基"；

后书衣内侧有墨书本册方目（以下各册同，但第五册为书衣内侧），末署"以上廿五方錄出以便檢尋""王少峰誌於吳興廣處"。

2册：接卷二内容，包括"茯苓桂枝甘草大棗湯方"等，卷末有"傷寒論輯義卷二"（以下除卷四外，各卷末分别有"傷寒論輯義卷三∥七"）。

3册：为卷三，内容为"辨太陽病脉證并治下"，卷末另钤有白文方印"休甯王少峯診"。

4册：为卷四，内容包括"辨陽明病脉證并治"等，卷末有"卷四"。

5册：首为卷五，内容包括"辨太陰病脉證并治"等；

次为卷六，内容为"辨厥陰病脉證并治"；

次为卷七，内容包括"辨霍亂病脉證并治"等；

次为跋，无标题，末署"文政五年歲在壬午夏四月六日不肖孤元堅謹跋"；

末为"醫學館御藏板"（书目），以及"江户本石町十軒店萬笈堂英平吉郎藏版醫书目錄"；

后书衣内侧为版记（牌记）："文政五年歲在壬午夏四月刻成""三条通升屋町」京都书肆　出雲寺文次郎""本石町十軒店」東都书肆　英大助"。

## 二、版本特征描述

正文每半叶十行，行二十三字，小字双行同，四周单边，白口，单黑鱼尾，版框 18.6×13.7 cm，开本 25.4×17.7 cm；

鱼尾（至上版框）下方分别刻"傷寒論輯義序""傷寒論輯義凡例""傷寒論輯義綜概""傷寒論輯義原序""傷寒論輯義卷一∥七""傷寒論輯義跋"，版心下方刻页码，版心最末刻"聿修堂藏版"；

原刻有句读，文字旁注有日文假名；

有朱笔圈点；天头有墨笔校语（如"利下脱之字，太上脱剂字"）与朱笔批注语（如"王晉三撰古方選注"），均为王少峰批校；天头盖（印）有伤寒论条目序号（红字）；书内多处有剜去钤印现象；书内有夹签墨书"藩生学兄先生偉覽九踈……"；

品相良好，无修复，无补配；

四眼线装；五册（一函，樟木夹板）；各册书脊均有綾绢包角；

各册书衣均贴有题签"傷寒論輯義"，并分别有序号"一"至"五"；各册书根均有墨书"傷寒輯義"及本册所含卷篇简名，书根末端分别有墨书序号"一"至"五"；各册书脊均有墨书"共五本"；各册书衣均钤有朱文方印"愛我廬藏書記"（印 1）；

各册均有馆藏 3A 章，并分别有财产登录号 023950~023954。

## 三、版本特色及考证说明

《总目》将包括本馆在内的各馆相关藏本均统一著录为"日本文政 5 年壬午（1822）聿修堂刻本清光绪 10 年杨守敬重印本"，有误。其中部分为原刻印本，应去掉版本项后部的"清光绪 10 年杨守敬重印本";本馆此版本共藏两部(另一部详下),馆方均著录为"日本文政 5 年壬午( 1822 )聿修堂刻本",无误。

此部为 2010 年笔者参与在皖南购得。

本馆藏有另一部相同版本(开本 25.6×17.7 ㎝),与上书不同之处为:

各册书衣内侧或扉页均有朱笔书本册内诸方目录;

天头有绿笔批注如"徐氏曰阳明症汗出恶熱,今無汗而恶風,則未全入阳明,故曰太阳病",天头有墨批如"促:速也,迫也",天头有朱批如"金匱痙病十二條";文中有绿笔夹批如"當照太阳中篇十九章",有朱笔夹批如"金匱呕吐篇同文但无'吳'字";正文中及版心鱼尾卷次下有朱笔添加"第 × 章";有夹签并墨书如"劉棟曰自以至心痒十一字語意不通,故可删之";

品相良好,无修复,无补配;

四眼线装;十册(一函,樟木夹板);

各册书衣分别贴有题签"傷寒論輯義　一"至"傷寒輯義十"(第二册题签脱落未见);书衣右上角分别印有序号"壹"至"拾",书根分别有墨书"傷寒輯義一"至"傷寒輯義十"及各册所含卷篇简名,并于书根末端分别墨书序号"一"至"十";各册后书衣均有日期印(壹玖伍柒年拾貳月貳拾伍日);

各册均有馆藏 5A 章及 2 号章,并分别有财产登录号 00240~00249。

《上海中医药大学中医药古籍善本提要目录》载该馆所藏日本文政五年聿修堂刻本,行款与版框尺寸为"10 行 23 字;半框 18.5×13 ㎝"。

参见《聿修堂医学丛书》。

## 0316 伤寒从新 十六卷卷首二卷

清末王少峰黑格清稿本　索书号 R222.13/m1

### 一、分册（卷）版本叙录

1 册：书衣内侧有墨书"英洋四元正"；

首为书名页，版框中部墨书（隶书）大字"傷寒從新"，右侧偏上墨书小字"休陽王少峰輯学"，有钤印三枚，即朱文方印（隶书）"少峯"、白文方印"王氏少峰"（印1）、白文方印"王澐少峰"；

次为"張機傷寒雜病論原序"（首行），二行"新安王少峯輯"，首页钤有朱文方印"少峰鑑藏"；

次为"張機列傳"；

次为"傷寒從新總目"（首行），二行"新安王少峰拙輯"，包括"卷一"至"卷十六外篇"各纲目；

次为"傷寒從新目錄"（首行），二、三行间上部"漢張機原文"，二、三行下部"寓吳興王少峰輯」受業　張子菴校"，包括"卷一"至"卷十六"各篇目；

次为"類傷寒辯"，末有识语（署"王少峰拙識"）；

次为"傷寒註論"，末有"傷寒從新卷首終"；

次为"類經摘要」附傷寒例"（首二行），二、三行"新安王少峰鈔」胞弟　小峰校"；

次为"傷寒例"，卷末有少峰按语，并署"聖清光緒三十一（按，'一'上标有红三角，应属衍文）年甲辰桃月王少峰拙識於新安海陽西邑雙溪之來蘇軒西廂"，末页钤有白文方印"休甯王少峯診"。

2 册：为正文，首页首行"傷寒從新卷一"，二、三行间上部"漢張機原文"，二、三行

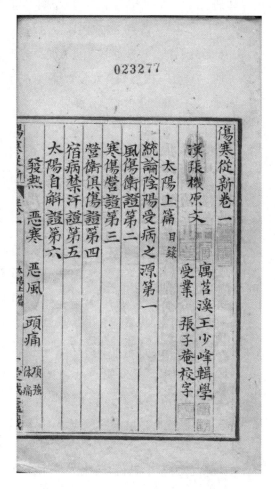

下部"厲莒溪王少峰輯學」受業　張子菴校字",四行"太陽上篇　目錄",正文内容包括"論太陽經大意"等,首页钤印六枚,上部一枚为白文椭圆印"□尚林之树多",中部两枚为白文方印"王濬之印"、朱文长方印"拓開萬古心胷",下部三枚分别为朱文方印(篆字)"少峯"、白文方印"王睿"、白文方印"張謙"。

3 册:接上册,仍属卷一,首页为八十一页,卷末有"傷寒從新卷一終"。

4 册:为"傷寒從新卷二"(以下各卷正文卷端分别有"傷寒從新卷三∥十六"),内容属"太陽中篇"(首有"太陽中篇　目錄"),卷末有"傷寒從新卷二終"(以下除卷九、十二、十四外,各卷末分别有"傷寒從新卷三∥十六終")。

5 册:为卷三,内容属"太陽下篇"(首有"太陽下篇　目錄")。

6 册:接上册,仍属卷三,首页首行最上端有一鱼尾,其下为标题"榮衛俱傷壞證第二"。

7 册:为卷四,内容属"陽明上篇"(首有"陽明上篇　目錄")。

8 册:为卷五,内容属"陽明下篇"(首有"陽明下篇"目录)。

9 册:接上册,仍属卷五,首页首行最上端有一鱼尾,其下为标题"正陽陽明府證第三"。

10 册:为卷六,内容属"少陽全篇"(首有"少陽全篇　目錄")。

11 册:为卷七,内容属"太陰全篇"(首有"太陰全篇"目录)。

12 册:为卷八,内容属"少陰上篇"(首有"少陰上篇　目錄")。

13 册:为卷九,内容属"少陰下篇"(首有"少陰下篇　目錄")。

14 册:为卷十,内容属"厥陰全篇"(首有"厥陰全篇　目錄")。

15 册:首为"傷寒從新卷十一目錄"(以下至十四卷正文前分别有"傷寒從新卷十二∥十四目錄"),末有"傷寒從新卷十一目次終"(以下至十六卷目录末分别有"傷寒從新卷十二∥十六目錄終",但十五卷目录末无);

次为卷十一,内容包括"辨合病併病大意"等。

16 册:首为卷十二目录;次为卷十二,内容包括"辨痞滿篇大意　并新法"等。

17 册:首为卷十三目录;次为卷十三,内容包括"辨温熱證篇大意　并新法"等。

18 册:首为卷十四目录;次为卷十四,内容包括"辨痙病篇大意　并新法"等,卷末有"卷十四終"(在版框外)。

19 册:首为"傷寒從新卷十五目次";次为卷十五,内容包括"平脉法篇"等,卷末并有"王少峰抄撮"。

20 册:首为"傷寒從新卷十六目錄外編"(首行),二行"休陽王少峰輯學";末为卷十六(首页首行下有朱笔书"外篇"二字),内容包括"察舌胎"等。

## 二、版本特征描述

正文每半叶十一行,行十八字,小字双行不等,四周双边,白口,单黑鱼尾,板框16.3×11.7 cm,开本 22.9×15.8 cm;

版心上方写"傷寒從新""類經摘要",鱼尾下方分别写"卷序""卷列傳""卷首目次""卷首目錄""卷首""卷"、"卷一∥十五"及篇名、"卷十一∥十六目錄""卷十六",版心下方写页码,版心最末印"愛我盧藏";

原本无句读;天头有朱印数字序号如"二一";正文内有部分篇目名称上有鱼尾符号(按,元代刻本文内篇名上常刻有鱼尾);

有朱笔圈点与画线(框),有朱笔校字(如"太陽"改"太陰");有朱笔夹批如"傷寒論輯義立在厥陰篇第三百六十八條";有夹签一批(墨书或自来水笔书如"詔按此法湯名不合""东洋栎窗多纪先生按");

品相良好,无修复,无补配;

四眼线装;全书二十册(一函,全樟木抽屉式定制书匣);有原装定制专用书匣,匣面中间刻大字"錄/本  傷寒從新",左侧刻小字"少峯氏輯學";

各册书衣均有墨书"傷寒從新"并分别有"一"至"二十終",均有钤印一枚同印1;各册书根均有墨书"傷寒從新"及并分别有墨书该册卷(篇)名称(第一册为"目錄"),书根最末(右)端分别墨书"元""式""叁"、"四"至"式十止";

各册均有馆藏 3A 章,并分别有财产登录号 023276~023295。

## 三、版本特色及考证说明

本书广征博引,内容丰富,是近代注解《伤寒论》集大成之作。王仲衡[1]认为:是书包罗丰富,近 90 万字,可谓洋洋大观,把温病、伤寒学理论有机结合,集百家之注文,补充发明,在清末、民国初期以来,研究集注伤寒学者,可谓首屈一指。

此本为作者清稿本,为楷体誊写,字体皆端庄隽秀,全书清晰、无涂改;具有刻本的多种特征,如书名页、版框与行格线、版心文字、鱼尾等。

此部为 2010 年春笔者参与在皖南征集购得,且带有原装书匣(见本书彩插)。

王仲衡跋曰:"此书沉睡已六十余载,至今存放良好而未损,实由先君子雄、先慈叶氏淑真珍藏视为瑰宝[2]。"

此部卷一至卷十一、卷十三、卷十四卷端均记为"鬲苕溪王少峰輯學",可知上述诸

[1] 王仲衡. 评《伤寒从新》之学术特点 [J]. 国医论坛, 1996, 11(4): 42-43.
[2] 王少峰. 伤寒从新 [M]. 王仲衡, 汪文生, 韩庆鸣, 等整理. 合肥: 安徽科学技术出版社, 1993: 1041.

卷作于吴兴。卷十二与卷十六卷端记为"新安王少峰輯學"、卷十五卷端记为"海陽王少峰輯學",因此无法直接判断上述三卷是作于吴兴还是作于休宁。即便如此,仍然可以断定本书主要撰于吴兴(此书目录亦记为"寓吳興王少峰輯")。

王少峰生于1867年,排印本末王仲衡跋语中说祖父王少峰在37岁时(1903年)从吴兴返回家乡悬壶,因此可以设想作者在1903年已经完成《伤寒从新》的绝大部分内容,甚至有可能完成全部内容。

《傷寒例》末有少峰按语(详上),卷十末有批语并署"光绪三十年甲辰十二月初十日灯下王少峰拙識",知书成之后,作者有新的见解,就以批语的形式写入书中。光绪三十年是1904年,当时作者已经返回休宁。

本书正文卷一之前有《類傷寒辯》一卷、《類經摘要附傷寒例》一卷。

此书《总目》无载,原属孤本,1993年安徽科学技术出版社据此出版现代排印本(王仲衡、汪文生等整理,属《新安医籍丛刊》之一种)。较之清稿本,排印本增入了余瀛鳌序、王仲衡跋。

排印本内王仲衡曰:"先祖少峰公(1867—1932),讳润基,又名浚,自号心耕居士,休宁双溪(今安徽休宁上溪口)人[①]。"但本书中有"王睿""王濬少峰"印,未见"王浚"之印,殆"浚"是"濬"的简化。

---

[①] 王少峰. 伤寒从新 [M]. 王仲衡,汪文生,韩庆鸣,等整理. 合肥:安徽科学技术出版社,1993:1039.

## 0317　金匮心典 三卷

清雍正十年（1732）刻本遂初堂藏板　索书号 R251.2/m3

### 一、分册（卷）版本叙录

1 册:书衣题签处墨书"金匮心典";

首为书名页,以界行分三列,中列刻大字双行"金匮要 / 署心典",右列上首刻小字"吴门尤在泾纂注",左列下首刻小字"遂初堂藏板",书首小字横署"張仲景先生原文",皆为楷体;

扉页钤有朱文方印"王念祖印",并墨书"仲景」玉竜",其背面有墨书(价格)"英洋三角";

次为序,无标题,九行行十六字,楷体,末署"雍正十年壬子陽月松陵徐大椿叙",并钤有白文方印"休甯王少峯診";

次为"自序",首页钤有朱文方印"少峰鑑藏",末署"雍正己酉春日臥鶴山人尤怡題於北郭之樹下小軒";

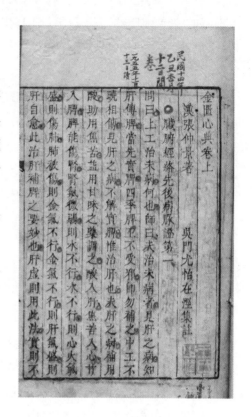

次为"金匮心典卷上目錄";

次为正文,首页首行"金匮心典卷上",二行"漢張仲景著　吳門尤怡在泾集註",三行"臟腑經絡先後病脉證第一"。

2 册:书衣贴有题签"金匮心典";

首为"金匮心典卷中目錄";

次为"金匮心典卷中",内容包括"奔豚氣病脉證治第八"等。

3 册:首为"金匮心典卷下目錄";

末为"金匮心典卷下",内容包括"黃癉病證并治第十五"等。

### 二、版本特征描述

正文每半叶十行,行二十一字,小字双行同,左右双边,白口,单黑鱼尾,版框

18.0×12.5 ㎝,开本 23.5×15.3 ㎝;

版心上方刻"金匱心典",鱼尾下方分别刻"叙""自序""卷上∥下目錄""卷上∥下",版心下方刻页码;

原刻有圈点;

有朱笔圈点,有朱笔校(描)字,天头有朱笔批注如"痁音疹,热病也",地脚有蓝笔批注如"玉竜孌陽錄",天头有朱笔与墨笔分别标记的读书日期如"民國十四年乙丑杏月十二日開卷"(朱笔)与"一九五五年十一月十三日讀"(墨笔),有夹签并墨书"溪口王濬"等;

品相较好,有少量虫蛀已修复,无补配;

四眼线装;三册(一函,樟木夹板);

各册书根墨书"金匱心典"并在末端分别墨书"上""中""下",书衣、首页、正文首页均钤有白文方印"王氏少峰";

各册均有馆藏 3A 章,并分别有财产登录号 023832~023834。

## 三、版本特色及考证说明

关于书名,自序曰:"集既成,顔曰心典,謂以吾心求古人之心,而得其典要云爾。"

本书又名《金匮要略心典》。

此本属现存最早刻本。

此部为 2010 年笔者参与在皖南购得。

本馆另藏有清同治刻本、清书业堂刻本及两种民国石印本等。

《续修四库全书》989 册收有《金匮心典》三卷,"據浙江圖書館藏清雍正刻本影印,原书版框高一八一毫米,宽二六四毫米"。

据《中国古籍版刻辞典[①]》载,遂初堂有二:一为南宋初期无锡人尤袤的室名,一为清江南吴江人潘耒的室名。

此书撰者为清人尤怡,而南宋尤袤则撰有《遂初堂书目》。尤袤(1127—1194),字延之,号遂初居士,为南宋绍兴进士,与陆游、杨万里、范成大,并称为"南宋四大家"。家藏书丰富,每有闲暇则抄书,所编《遂初堂书目》,收录图书三千余种,按经、史、子、集四部分类,被认为是中国著录版本之始,开创了中国古代书目著录版本之先例。《四库全书总目》称"惟一書而兼載數本,以資互考,則與史志小異耳[②]。"

① 瞿冕良. 中国古籍版刻辞典:增订本 [M]. 苏州:苏州大学出版社, 2009:881.
② 永瑢, 纪昀. 四库全书总目:第二册 [M]. 台北:商务印书馆, 1986:760.

# 04 诊法

## 0401　脉经 十卷

日本庆安三年（1650，清顺治七年）村上平乐寺刻本　索书号 R241.11/m1

### 一、分册（卷）版本叙录

1册：首为"脈經序"，五行行十字，楷体，末署"古鹿城沈際飛天羽父題扵鏡中行"，并有摹刻方形篆字原印二枚，一为阳文"沈際飛印"，一为阴文"天羽父"；

次为"脉經序"（首行），二行"晉　太醫令王叔和譔"；

次为"宋挍定脉經進呈劄子　一首"，末署"國子博士高保衡尚書屯田郎中孫竒光祿卿直秘閣林億等謹上"；

次为"宋刻脉經牒文　一首"；

次为"宋廣西漕司重刻脉經序　一首"，末署"侯官陳孔碩序"；

次为"元刻脉經移文　一首"；

次为"元刻脉經序二首"（分别末署"元泰定四年秋九月二十五日東陽柳贇述"及"泰定四年歲次

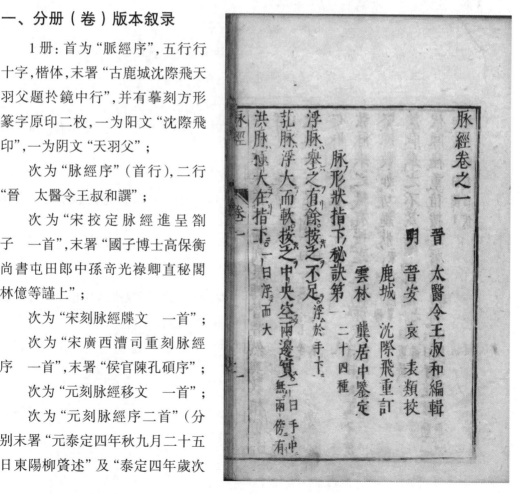

丁卯閏九月既望龍興路醫學教授謝縉翁敬書”)等；

次为“皇明福建承宣布政使司右叅政徐　付校脉經手札　一首”，末署“萬曆三年二月十日”；

次为“脉經目錄”，包括“第一卷”、“卷之二”至“卷之十”各篇目，末有“脉經目錄終”；

次为正文，首页首行“脉經卷之一”，二行“晉　太醫令王叔和編輯”，三至五行“(明)　晉安　袁　表類校」鹿城　沈際飛重訂」雲林　龔居中鑒定”，六行“脉形狀指下秘訣第一　二十四種”，卷末有“脉經卷之一終”。

2册：首为“脉經卷之二”(以下除缺卷六外，各卷正文卷端分别有“脉經卷之三//十”)，内容包括“平三關陰陽二十四氣脉第一”等，卷末有“脉經卷之二終”(以下除卷五、六、九外，各卷末分别有“脉經卷之三//十終”)；

次为卷三，内容包括“肝膽部第一”等。

3册：书衣有自来水笔书“以下缺第六卷”；

首为卷四，内容包括“辨三部九候脉證第一”等；

次为卷五，内容包括“張仲景論脉第一”等，卷末有“卷五終”。

4册：为卷七，内容包括“病不可發汗證第一”等。

5册：为卷八，内容包括“平卒尸厥脉證第一”等。

6册：首为卷九，内容包括“平姙娠分別男女將產諸證第一”等，卷末有“脉經卷第九”；

末为“脉經卷之十”，内容为“手檢圖二十一部”；

后书衣贴有售书标签“杭州/新中國書店/經售」地址：解放街588—590號　¥20.00”。

## 二、版本特征描述

正文每半叶九行，行十八字，小字双行同，左右双边或四周双边(卷四起)，白口，单黑鱼尾，无行格线，版框19.7×13.9 cm，开本25.9×17.8 cm；

版心上方刻“序”“脉經”，鱼尾下方分别刻“序”“目錄”“卷一//十”(无“卷六”)，版心下方刻页码；

原刻有句读；文字旁注有日文假名；

无圈点，无批校题跋；

品相较好，有少量虫蛀并已修复；

五眼线装；六册(一函，樟木夹板)；

各册书衣右上角分别印有序号"壹"至"陆";

各册均有馆藏 2 号章,并分别有财产登录号 00209~00214。

## 三、版本特色及考证说明

王叔和《脉经》,又名《真本脉诀》《脉经真本》,是刊刻者为与托名叔和的《脉诀》相区别而特以"真本"二字冠之。

《总目》著录本馆此书为"日本刻本",且载此本仅本馆有藏,皆不确切。

本馆此部缺第六卷及附图说。

据马继兴[①]考证,《脉经》最初刻本为熙宁元年,但两宋时各刊本今均已不存。现存有何本[宋·嘉定十年(1217)何大任主要依据北宋绍圣小字监本翻刻而成,原本虽已不存,但今存有明代佚名氏影刻本及元明刻本]与龙本[元·泰定四年(1327)河南龙兴道儒学据广西漕司本进行重刊]两大刊本系统。马继兴认为,日本庆安三年本属于龙本系统,而《医统正脉》本则属于何本系统。

沈炎南[②]等认为,由于《脉经》多引自古典医籍,文辞古奥费解,因而出现了脉学的通俗读物《脉诀》。该书托名王叔和,因其中有不少内容是根据《脉经》编撰的,故又称《王叔和脉诀》。《王叔和脉诀》的出现,对于《脉经》的流传影响很大。清康熙时沈镜《删注脉诀规正》自序云:"殊不知习传之久,自知有《脉诀》,而不知有《脉经》者多矣。"清光绪杨守敬重刻《脉经》序亦曰:"然自熙甯颁布以後,《脉诀》仍自盛行,直至元戴启宗为刊误,始昭然知《脉诀》非叔和书。"《脉诀》虽题王叔和之名,但后世多认为是高阳生伪托王氏之著。马继兴认为,《脉诀》的撰写年代上限约在三国以后,下限当在隋唐以前。

清光绪十九年(1893)杨守敬将自日本购得的明嘉靖间佚名氏影刻南宋何大任本影刻刊行,其字数、行款、版式等均完全依照原本,刻工精良,堪称善本,成为内地最接近宋刻的《脉经》刊本。1958 年上海科学技术出版社"根据光绪癸巳(一八九三)景苏园复宋本影印出版,因原书校椠精善,字跡清朗,故选印此本"。笔者所见超星电子图书中,该书版式为:正文每半叶十二行,行二十字,小字双行一般同,左右双边。

本馆另藏有《脉经》清光绪、同治刻本及民国铅印本,并有《周氏医学丛书》等丛书本。

《续修四库全书》1023~1024 册收有《新刊王氏脉经》十卷,"据北京圖書館藏元天曆三年廣勤書堂刻本影印,原書版框高一九二毫米,寬二七〇毫米"。

① 马继兴. 中医文献学 [M]. 上海:上海科学技术出版社,1990:146-149.
② 沈炎南,杜同仿.《脉经》《脉诀》《脉诀刊误》《濒湖脉学》介绍 [J]. 中医杂志,1984,25(9):71-72.

　　《上海中医药大学中医药古籍善本提要目录》载该馆所藏明万历三年刻本（沈际飞重订），行款与版框尺寸为"9 行 18 字；半框 20.5 × 13 ㎝"。

　　参见《古今医统正脉全书》。

# 0402 濒湖脉学脉诀考证奇经八脉考

明刻本　索书号 R241.1/m1

## 一、分册（卷）版本叙录

　　书衣正中部大字墨书"濒湖脈學"，右侧墨书"脈學／脈訣　奇經攷　民国五年五月重装"，左侧墨书"倚郭山房藏書"；

　　首页首行为书名"濒湖脉學"，二至八行为自序，末署"明嘉靖甲子上元日謹書于濒湖薖所"；首页九行起为正文"浮　陽"，正文末篇为"代　陰"；

　　次为"四言舉要　宋南康紫虚隱君崔嘉彦希範著／明蘄州月池子李言聞子郁删補"；

　　次为"脉訣攷證"，内容包括"脉訣非叔和書"等，末缺半页（约三行文字）；

　　次为"題奇經八脉攷"，末署"隆慶壬申中秋日道南吴哲拜題"；

　　次为"奇經八脉攷引"，末署"明萬曆丁丑小暑日同里日岩顧問頓首書"；

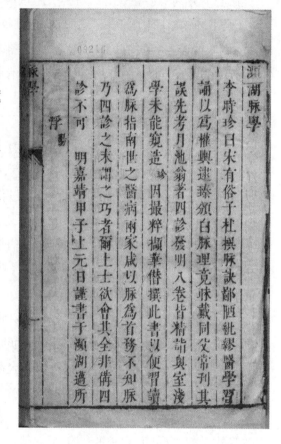

　　末为"奇經八脉攷"（首行），二行"蘄人濒湖李時珍撰輯"，三行"奇經八脉總說"；

　　后书衣盖有售书印"中国书店定价籤　册数 1　定价 1.00"。

## 二、版本特征描述

　　（濒湖脉学）正文每半叶九行，行二十字，小字双行同，四周单边，白口，单黑鱼尾，版框 21.2×14.8 cm，开本 25.7×16.2 cm；

　　版心上方刻"脉學"，鱼尾下方无刻字，版心下方刻页码；

　　内有夹签并墨书"照得官紳譙談本属常情，苞苴之請有千例禁……"。

（脉诀考证）正文每半叶九行，行二十字，小字双行同，四周单边，白口，单黑鱼尾，版框 20.8×14.7 cm，开本 25.7×16.2 cm；

版心上方刻"脉訣"，鱼尾下方无刻字，版心下方刻页码。

（奇经八脉考）正文每半叶九行，行二十字，小字双行同，四周单边，白口，单黑鱼尾，版框 20.8×14.7 cm，开本 25.7×16.2 cm；

版心上方刻"奇經攷引""奇經攷"，鱼尾下方无刻字，版心下方刻页码。

（全书）原刻无句读；有朱笔圈点，无批校题跋；品相较好，无修复，无补配，需重新订线；四眼线装；一册（有樟木夹板，并与《推求师意》同装于全樟木抽屉式定制书匣）；书根有墨书"脉"；书衣有馆藏 5A 章，末页有财产登录号 08246。

## 三、版本特色及考证说明

本书为李时珍所撰脉学著作，李时珍号濒湖，故称《濒湖脉学》。

《四库全书》分别收录《濒湖脉学》一卷，《奇经八脉考》一卷。

此本为早期刻本，馆方著录为"明万历刻本"。

此书版本众多且较复杂，既有单行本，又有与《奇经八脉考》《脉诀考证》而成三书合刻本，更有三书共附刻于《本草纲目》本（自江西本之后多数版本均有；参见《本草纲目》，本书另有著录），还有多种丛书本，如：《莫氏锦囊十二种》《医方全书五种》《四库全书》《脉学丛书初编》，以及《脉学本草医方全书》《医学大意》《王李脉诀》（后三种丛书子目内有《濒湖脉学》，但《总目》在《濒湖脉学》主条目下未列出此三种丛书名）。

王晓萍[1]认为，该三书最早的刻本应为明·万历刊三卷本，但此单行本目前已无从寻觅。万历三十一年，夏良心和张鼎思以金陵本为蓝本重新翻刻的《本草纲目》首次附刻此三书，最接近本书原貌，对后世影响很大。清光绪十一年合肥张绍棠味古斋依清初版本重刻《本草纲目》并附刻此三书，成为清末以后流行的主要版本。王氏认为张本形式虽精，也订正了一些错误，但总体看来校勘较粗糙。

按《汉文古籍著录规则》有关规定，《濒湖脉学》《脉诀考证》《奇经八脉考》可分别著录为"一卷"。

本馆另藏有《濒湖脉学》明清多种刻本，其中：

馆藏"清光绪五年（1879）刻本姑苏埽叶永记藏板"（索书号 R241.12/m5-3），基本特征（以《濒湖脉学》为例）为：

书名页以界行分三列，中列刻双行大字"李濒湖脉／學"，左行大字下并刻有小

---

① 王晓萍．《濒湖脉学·奇经八脉考·脉诀考证》校读记 [J]．湖北中医杂志，1987，（2）：44-46．

字"埘奇經攷",右列上首刻小字"光緒己卯夏六月重鐫",左列下首刻"姑蘇埽葉永記藏板";

全书内容包括"脉訣放(按,应为'攷')證""脉訣附方""瀕湖脉學"(含"四言舉要")、"奇經八脉考"四个部分;

正文每半叶十行,行二十一字,小字双行同,四周单边,白口,单黑鱼尾,版框 17.7×11.5 cm,开本 24.5×15.4 cm;

版心上方刻"脉訣""脉訣附方""脉學""奇經考""奇經考釋音",鱼尾下方无刻字(第二册"奇经考"鱼尾下有"卷三"),版心下方刻页码;

原刻无句读;

有墨笔圈点,无批校题跋;

品相良好,无修复,无补配;

四眼线装;二册(一函,樟木夹板);

各册书衣右上角分别印有序号"壹""贰",后书衣均有日期印(壹玖伍柒年捌月叁拾壹日);

各册均有馆藏 1 号章及 2 号章,并分别有财产登录号 08257~08258。

据《总目》著录,此版本仅本馆有藏。


馆藏"清康熙芥子园刻本两仪堂藏板"(索书号 R241.1/m13),基本特征为:

书名页以界行分三列,中列与左列刻大字"脉學奇經八／脉攷",左列下首并刻有双行小字"两儀堂」藏板",右列上首刻小字"李時珍先生輯";

(脉诀考证)正文每半叶九行,行二十字,小字双行同,四周单边,白口,单黑鱼尾,版框 12.1×9.8 cm,开本 16.8×11.4 cm;

版心上方刻"脉學奇經八脉序""脉訣""脉學攷證書目",鱼尾下方无刻字,版心下方刻页码,版心最末刻"芥子園"。

(瀕湖脉学)正文每半叶九行,行二十字,小字双行同,四周单边,白口,单黑鱼尾,版框 12.0×9.7 cm,开本 16.8×11.4 cm;

版心上方刻"脉學",鱼尾下方无刻字,版心下方刻页码,版心最末刻"芥子園"。

(四言举要)正文每半叶九行,行二十字,正文无小字,四周单边,白口,单黑鱼尾,版框 12.3×9.6 cm,开本 16.8×11.4 cm;

版心上方刻"脉學",鱼尾下方无刻字,版心下方刻页码,版心最末刻"芥子園"。

(奇经八脉考)正文每半叶九行,行二十字,小字双行同,四周单边,白口,单黑鱼尾,版框 12.5×9.7 cm,开本 16.8×11.4 cm;

版心上方刻"竒經攷""竒經攷釋音",鱼尾下方无刻字,版心下方刻页码,版心最末刻"芥子園"。

（全书）原刻无句读；有墨钉（《脉诀考证》无）；无圈点,无批校题跋；品相良好,无修复,无补配；四眼线装；一册（原装订为两册；一函,樟木夹板）；有馆藏 3A 章及财产登录号 023697。

《总目》未载此版本,但载有"清芥子园刻本渔古山房藏板"。

此部为 2011 年笔者参与在皖南购得。

《上海中医药大学中医药古籍善本提要目录》载该馆所藏《奇经八脉考·濒湖脉学·脉诀考证》与《濒湖脉学》[ 子目:（1）濒湖脉学 （2）奇经八脉考 （3）脉诀考证 ],均为明万历五年刻本,行款与版框尺寸分别为"9 行 20 字；半框 20×12.5 ㎝"与"9 行20 字；半框 22.5×14.5 ㎝"。

《总目》另著录有清·迈龛居士增补《（重订）濒湖脉学》。

## 0403　家传太素脉秘诀二卷

明末致和堂周文炜刻本　索书号 R241.12/m4-3

### 一、分册（卷）版本叙录

　　1册：首为书名页，版框以界行分两列，右列刻大字"太素脉"，左列刻小字五行"術精養氣，引導法始籛彭，醫重衛生，利濟功有盧扁。顧藥餌未展於奚囊，而脉理先通於靈府。欲傳秘訣，必授縑緗；王叔子昔擅奇經，張山人尤深太素；四方風異，由三部五臟析其微；八節序遷，藉七診九候發其隱；原始而知人之寄，反終而識人之歸。洞徹仙機，悉由斯集。致和堂梓行"；

　　次为"太素脉序"，五行行十三字，首页钤印二枚，即朱文方印"但恨微志未展"、白文方印"華陽鄭氏百瞻樓琇藏圖籍"，末署"豫章雲林龔廷賢撰""建業敬泉陳士賢書"，并有摹刻原印三枚，一为葫芦型阳文"三十六峯主人"，一为圆形"雲林"，一为方形阴文"龔廷賢印"，最末行刻有"序畢"；

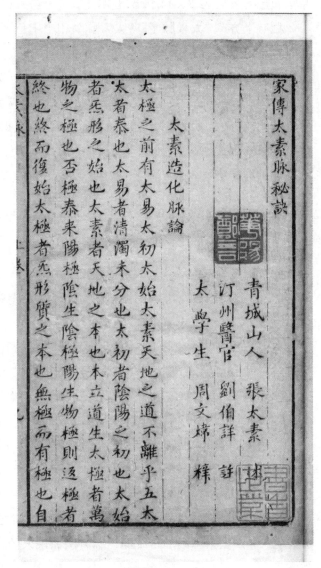

　　次为正文，首页首行"家傳太素脉秘訣"，二至四行"青城山人　張太素　述」汀州醫官　劉伯詳　註」太學生　周文煒　梓"，五行"太素造化脉論"，首页钤印二枚，即白文方印"華陽鄭言"、朱文方印"書香世業"。

2 册：为"家傳太素脉秘訣"，内容包括"十二支为六氣"等（属下卷），首页钤有朱文方印"百瞻樓藏"。

## 二、版本特征描述

正文每半叶十行，行二十二字，小字双行同，四周单边，白口，无鱼尾（个别版心有单黑鱼尾），版框 22.8 × 14.5 ㎝，开本 27.8（金镶玉；原为 25.5）× 17.2 ㎝；

版心上方刻"太素脉序""太素脉"，相当于鱼尾位置的下方刻"上卷""下卷"，版心下方刻页码；

原刻无句读，正文有图；部分版框上下有损，少部分文字较模糊；软体字刻印；

无圈点，无批校题跋；有朱笔校（改）字如"膽属足太陽經"改为"膽属足少陽經"；

品相较好，全书改装为金镶玉，需重新订线，有虫蛀待修复，无补配；

四眼线装；二册（一函，樟木夹板）；

各册均有馆藏 3A 章，并分别有财产登录号 021714~021715。

## 三、版本特色及考证说明

本书又名《太素脉》《太素秘诀》《太素脉秘诀》。

此本属最早刻本。

此部原为华阳郑言旧藏，书内有其钤印："華陽鄭氏百瞻樓珎藏圖籍"与"華陽鄭言"。郑言，清光绪三十年进士，工书法。

本书相传为张太素所述［《总目》著录为"原题（□）张太素（青城山人）撰"］。张太素号青城山人，明代人。通晓儒学，亦精于医。

此部为"太学生周文炜梓"。周文炜，国子监监生，明末清初著名文学家周亮工之父，明末在南京从事刻板印刷业。

关于"太素"，本书首篇"太素造化脉論"曰："太極之前有太易、太初、太始、太素，天地之道，不離乎五太。太者，泰也……太素者，天地之本也，本立道生。""太素者，質之始也"。

张杲《医说》（本书另有著录）卷三载有"太素之妙"。太素脉书出于南宋，《中国方技史》称："太素脉因借传统的诊脉方法而说人的吉凶休咎，后人还是将其归入医家类 [1]。"

《上海中医药大学中医药古籍善本提要目录》载该馆所藏《家传太素脉诀》（明张太素撰，刘伯详注）明代致和堂周文炜刻本，行款与版框尺寸为"10 行 22 字；半框

[1] 赵洪联. 中国方技史 [M]. 上海：上海人民出版社，2013：593.

22.5×13.5 ㎝"。该书目提要云："全书大抵以阴阳五行、五运六气附会河图、八卦,论释诸脉主病、诸病之脉,方药节度及生死预后,见解精确。然又有以诸脉定人官品、及第、进退、贵贱、德行、寿夭、智愚等内容,穿凿附会,荒诞不经,对后世脉学产生消极影响。"此说可参。

## 0404　脉理会参 三卷

清朱丝栏精抄本　索书号 R241.12/m1

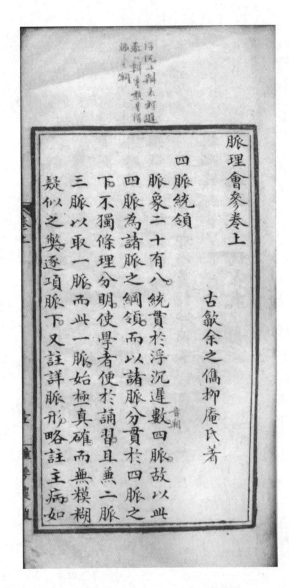

### 一、分册（卷）版本叙录

首为"脈理會參目次"，包括"四脈統領""二十八脈詳辨""嶊法備錄"三部分各篇目；

次为正文，首页首行"脈理會參卷上"，二行"古歙余之儁抑庵氏著"，三行"四脈統領"；

次为"脈理會參卷中"，内容为"二十八脈詳辨"；

末为"脈理會參卷下"，内容为"脈法備錄"；

后书衣有墨书"2.00"，应为价格。

### 二、版本特征描述

正文每半叶八行，行二十字，小字双行同，四周双边，无行格线，版框为红色，以单朱鱼尾相连，白口，版框 17.4×10.5 cm（至版心；至左侧边框为 10.1），开本 23.3×13.2 cm；

版心上方无字，鱼尾下方写有"卷上 // 下"，版心下方写页码（"壹""貳""三"等），版心最末印有红字"種蕚農製"；

原抄本无句读；

有朱笔圈点，有朱笔校字；天头有朱批如"浮脈在上，輕按即得，肌膚之間，百不失一"，有朱笔夹批如"詩曰：浮為表脈病為陽，輕手捫來指下彰……"；

品相良好，无修复，无补配；

四眼线装；一册（一函，樟木夹板）；

书衣有馆藏 6 号章，末页有财产登录号 00351。

### 三、版本特色及考证说明

本书又名《脉理会要》《脉理会悟》。

此本为楷体抄写，字体皆端庄隽秀，全书十分清晰、未见任何涂改；此书边栏、鱼尾及版心末文字，均为底稿纸笺朱色配印。

该书现存刻本较少；《总目》著录本馆此书为"抄本"。

1991 年上海科学技术出版社影印出版该书，作为《明清中医珍善孤本精选十种》（丛书）之一，并称"据中華醫學會上海分會圖書館珍藏的清代康熙六十年辛丑（一七三三年）原刻本影印"（按，康熙六十年辛丑应为一七二一年）；"板框寬一三二 × 高一七二毫米，刻本寬一七六 × 高二四八毫米"。该影印本首为康熙五十八年休宁金伟序，次为康熙六十年虹湶吴菘序，此二序均无标题；次为"脈理會參目次"，包括"四脈統領""二十八脈詳辨""脈法備錄"三部分各篇目；次为正文，首页首行"脈理會參卷上"，二行"古歙余之儁抑庵氏著"，三行"四脈統領"。正文每半叶九行，行十九字，小字双行不等，左右双边，白口，单黑鱼尾。

《总目》著录《脉理会参》三卷"清康熙刻本"，仅中国科学院上海生命科学信息中心生命科学图书馆与国家图书馆有收藏，未载此影印本所据之底本。《总目》收载中华医学会上海分会图书馆所藏为"清乾隆刻本"。

耿鉴庭主编的《广陵医籍丛刊》收录了其家藏抄本《脉理会参》，版本特征与本馆此本十分相似，惟每行二十四字为明显不同。此本前有耿鉴庭所撰"影印抄本《脈理會參》序"，曰："脈理會參者，康熙間歙縣余之儁抑庵氏所著。""當明末清初，河山易幟之際，慘遭揚州十日，揚地名醫，死難者甚多，其列於史志者，即有揚州府志名宦志史可法傳附載之陳天拔等人。順治初，揚州之醫學，一時有中斷之勢，幸賴徽州之醫家相繼來揚。與當時避出揚城幸免於難之醫家相交流，其學遂又彰顯。爾後，亦有本身雖未移揚行醫，而其著作能廣傳於揚者如本書，亦對吾揚醫學影響頗巨。此為治鄉邦醫史者所宜識之者。""初，此書尚未付梓之時，揚地已廣為抄傳。""今為影印，以廣其傳。然其中包括徽揚學術交流及兩地醫家師弟之誼，與吾祖、父兩輩之手澤。整理既竟，因書其授受始末以綴其端。"

## 0405  脉学辑要 <sub>三卷</sub>

日本宽政七年（1795，清乾隆六十年）江户万笈堂刻本聿修堂藏板　索书号
R241.12/m10

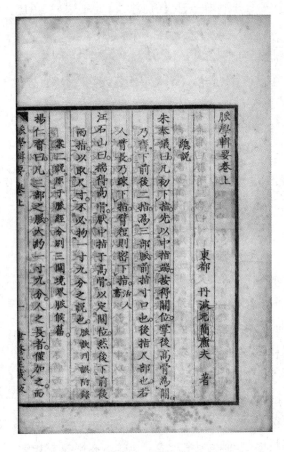

### 一、分册（卷）版本叙录

书衣贴有题签"脈學輯要"，题签上钤有朱文方印二枚，即"少睿""少峰鑑藏"，书衣另钤有朱文方印"愛我廬藏書記"；

首为书名页，以界行分三列，中列刻大字"脈學輯要"，右列上首刻小字"櫟窓多紀先生著"，左列下首刻小字"江户萬笈堂鐫行"；另有钤印三枚，即白文方印"王澄之印"、朱文方印"少峯"、朱文方印"青雲堂印"；版框外左下方有墨书价格"英洋五角"；

次为"脈學輯要序"，首页钤印三枚，即白文方印"王睿"、（小）朱文方印"少峯"、朱文长方印"拓開萬古心胷"，末署"寬政七年乙卯歲春正月二十有七日丹波元簡書"；

次为"脈學輯要目録"，包括"卷上""卷中""卷下"各篇目，末有"脈學輯要目録"；

次为正文，首页首行"脈學輯要卷上"，二行"東都　丹波元簡廉夫　著"，三行"總說"，首页有剜去钤印现象，卷末有"脈學輯要卷上"；

次为"脈學輯要卷中"，内容包括"浮"等，卷末有"脈學輯要卷中"；

末为"脈學輯要卷下"，内容包括"婦人"等，卷末有"（男）　元胤紹翁」元堅莅庭（對讀）"及"脈學輯要卷下"，并钤有白文方印两枚，即"休甯王少峯診""王氏少峰"；

后书衣内侧版框内，上方刻有"東京」書屋"，中下方刻"日本橋南一丁目　須原屋

茂兵衞"等。

## 二、版本特征描述

正文每半叶十行,行二十三字,小字双行同,四周单边,白口,单黑鱼尾(靠上版框),版框 18.6×14.0 ㎝,开本 25.4×15.8 ㎝;

版心上方(即鱼尾下)分别刻"脈學輯要序""脈學輯要目錄""脈學輯要卷上 // 下",版心下方刻页码,版心最末刻"聿修堂藏版";

原刻有句读;文字旁注有日文假名;

无圈点,天头有朱批如"余治一人,前医過用尅伐之剂……少峰拙識"(为王少峰批语);

品相良好,无修复,无补配;

四眼线装;一册(一函,樟木夹板);

有馆藏 3A 章及财产登录号 023899。

## 三、版本特色及考证说明

此本刻印清晰、装帧精良,当为初刻且属早期印本并为原装,具有典型的和刻汉文医籍的特点,如刻版工整,印刷清晰,装帧精美,版式独特(多为大黑口,单鱼尾多在版心最上方,文字旁注有日文假名),校刻严谨(天头多刻有校勘记录,卷末多有尾题),内容完整(含天头眉栏,多序跋及考证)。

此部为 2010 年笔者参与在皖南购得。

此书为杨守敬重印《聿修堂医学丛书》(本书另有著录)所据之底本。与杨氏重印本最为明显的区别是后者铲去了文字旁注的日文假名。

据肖海军[1] 等人研究,该书单行本中有"清光绪三十年甲辰(1904 年)文汇堂新刊本"(未载明藏馆)与"清光绪十二年丙戌(1886 年)李氏芝轩校刊本"(藏于南京图书馆)。但笔者查阅《总目》,前者无载。后者"李氏芝轩",《总目》作"李兰轩"且载为上海中医药大学图书馆所藏。经查阅南京图书馆所藏此书,"李氏芝轩"无误。

---

[1] 肖海军,石历闻,秦琴.《脉学辑要》文献研究 [J]. 世界中西医结合杂志,2014,9(3):221-223.

# 05 针灸推拿

## 0501  十四经发挥 三卷

日本宽文五年（1665，清康熙四年）山本长兵卫刻本  索书号 R224/m2-2

### 一、分册（卷）版本叙录

　　书衣右侧偏上贴有题签，题签上墨书"許昌滑伯仁十四經發揮"；

　　首为"新刊十四經絡發揮序"，十行行十八字，末署"嘉靖戊子冬閏十月望日前進士姑蘇西閶盛應陽斯顯書于金陵官寓"；

　　次为"十四經發揮序"，十行行十八字，末署"翰林學士亞中大夫知　制誥兼脩　國史金華宋濂謹序"；

　　次为"十四經發揮序"，十行行十八字，末署"時至正甲辰中秋日四明呂復養生主書于票騎山之樵舍"；

　　次为"自序"，十行行十八字，末署"至正初元閏月六日許昌骨（原文如此）壽自序"；

　　次为"十四經發揮」几例"；

　　次为"目錄"，包括"上卷""中卷""下卷"三篇；

　　次为"仰人尺寸之圖"与"伏人尺寸之圖"；

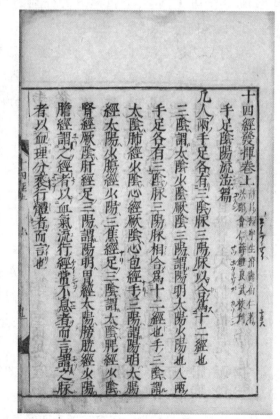

次为正文,首页首行"十四經發揮卷上"(首行下有双行小字"許昌攖寧生滑壽伯仁著」吳郡會仁薛鐳良武校刊"),二行"手足陰陽流泣(按,应为'注')篇",卷末有"十四經發揮卷上終";

次为"十四經發揮卷中　十四經脉氣所發篇",卷末有"十四經發揮卷中終";

末为"十四經發揮卷下　奇經八脉篇",卷末有"十四經發揮卷下終",并有"宽文五年(乙／巳)正月吉祥／山本長兵衛尉新刊";

后书衣贴有售书标签"冊數 1　定價 15.00　□字第 3812 号」北京市中國書店定價簽"。

## 二、版本特征描述

正文每半叶十行,行二十二字,小字双行同,四周单边,无行格线,白口,对黑鱼尾,版框 20.6 × 16.3 cm,开本 27.0 × 18.9 cm;

版心上方无刻字,上鱼尾下方分别刻"十四經新序""十四經序""十四經凡例""十四經仰人／伏人""十四經上／／下",下鱼尾上方刻页码;

原刻无句读,有图如"仰人尺寸之圖",文字旁注有日文假名;

有朱笔与墨笔圈点,有朱笔与墨笔校字,有墨笔夹批(日文符号),天头有墨批如"顖髎",有夹签墨书"十四經發揮　1 本　15.00";

品相良好,无修复,无补配;

四眼线装;一册(一函,樟木夹板);

有馆藏 6 号章及财产登录号 07410。

## 三、版本特色及考证说明

盛序曰:"十四經絡發揮者,發揮十四經絡也。經絡在人身手三陰三陽足三陰三陽,凡十有二,而云十四者,併任督二脉言也。"关于此书编撰主旨,宋序曰:"滑君深有所見於此。以《内經·骨空》諸論及《靈樞·本輪篇》所述經脉辭旨簡嚴,讀者未易即解,於是訓其字義,釋其名物,疏其本旨,正其句讀,釐為三卷,名曰《十四經發揮》。"

此本属早期刻本。

据《总目》著录,该书除明抄本一部外,现存早期各刻本均为日本所刊(日本宽永二年、庆安二年、宽文五年、延宝三年、宝永六年、享保十六年、宝历十二年、宽政十年)且各刊本现存数量较少。何婉宁"《十四经发挥》的源流考究及其学术价值"(博士论文)内列有和刻本二十种,可供参考。

　　《〈十四经发挥〉校注》一书内载有《关于〈十四经发挥〉的版本[①]》篇,校注者认为:可以确知自明以来就不见了滑寿《十四经发挥》的原本,世人所传皆源于《薛氏医按二十四种》所存。此说较为可信。

　　本馆另藏有民国铅印本。

　　《总目》另载有滑氏原撰、日本谷村玄仙编《十四经发挥抄》十卷。

---

① 滑寿.《十四经发挥》校注 [M]. 茹古香,薛凤奎,李德新,校注. 上海:上海科学技术出版社,1986.

## 0502 针灸大成 十卷

清乾隆二年（1737）会稽章廷珪刻本富春堂藏板　索书号 R245/m2-4

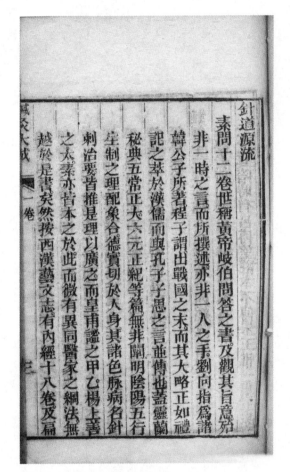

### 一、分册（卷）版本叙录

1册：首为书名页，以界行分三列，中列刻大字"鍼灸（按，应为'灸'）大成"，右列上首刻小字"第一善本"，左列下首刻小字"富春堂藏板"，皆为单行楷体；

次为"刻鍼灸大成序"，八行行十六字，末署"皆萬歷辛丑巡按山西監察御使燕趙含章趙文炳書"；

次为"前重修鍼灸大成序"，八行行十四字，末署"順治丁酉秋月吉旦」知平陽府事關東李月桂撰"；

次为"鍼灸大成"目录（首行），三行上部"會稽章廷珪重修"，二、三行下部"臨汾鄭維綱」長洲歸天鎔 （校讐）"，四行下部"翼城李本修督刊"，五行"目錄"，包括"一卷"至"十卷"各篇目，末有"目錄畢"；

次为正文，首頁首行"鍼灸大成卷之一"（正文首列各篇名，次为"仰人周身總穴圖"与"伏人周身總穴圖"，次为"針道源流"等），卷末有"一卷終"。

2册：为"針灸大成卷之二"（以下除卷八、九、十外，各卷正文卷端分别有"針灸大成卷之三 // 七"），内容包括"周身經穴賦"等，卷末有"二卷終"（以下除卷八、十外，各卷末分别有"三 // 九終"）。

3册：为卷三，内容包括"五運主病歌"等。

4册：为卷四，内容包括"九針論"等。

5 册：为卷五，内容包括"子午流注日時定穴歌"等。

6 册：为卷六，内容包括"經穴起止歌"等。

7 册：为卷七，内容包括"心包絡圖"等。

8 册：为"針灸大成八卷"，内容包括"諸風"等，卷末有"卷八終"。

9 册：为卷九，缺第一页（目录），首为第二页（正文），内容为"治症總要"等。

10 册：为"鍼灸大成卷之十"，内容包括"要穴圖""附辯"等。

## 二、版本特征描述

正文每半叶十行，行二十二字，小字双行同，左右双边、四周单边、四周双边均有，白口，单黑鱼尾，版框 19.0×14.5 ㎝，开本 25.1×15.6 ㎝；

版心上方刻"鍼灸大成"，鱼尾下方分别刻"趙序""李序""目錄""一∥八卷"（或"卷一"）、"六卷目""卷八∥十"，版心下方刻页码；

原刻有句读，有断版痕迹；

无圈点，无批校题跋；

品相良好，无修复，无补配；

四眼线装；十册（一函，原装夹板）；

各册书衣右上角分别有序号"壹"至"拾"，书根均有墨书"外科"，后书衣均有日期印（壹玖伍柒年捌月叁拾壹日）；

各册均有馆藏 2 号章，并分别有财产登录号 02672~02681。

## 三、版本特色及考证说明

本书又名《针灸大全》《卫生针灸玄机秘要》。

《针灸大成》的编撰者有多种说法，《总目》著录此书为"（明）杨继洲（济时）原撰 靳贤补辑重编"，较为合理有据。

《四库全书·医家类存目》收录《针灸大全》十卷。

《针灸大成》现存版本众多，据《总目》载，明代至民国间高达 78 个。黄龙祥对其重要版本作过专门研究，极具参考价值，现将其基本结论（与《总目》著录差异较大）附后。

此本卷首缺乾隆二年章氏"重修针灸大成序"，故致曾误著录为顺治刻本；又，《总目》著录此本为"清富春堂刻本"，亦不确切。

本馆另藏有清乾隆甲寅同文堂刻本［据章廷珪重刻本；《总目》著录为"清乾隆 59

年甲寅（1794）刻本同文堂藏板"]、清刻本大文堂藏版本(据章廷珪重刻本;《总目》著录为"清大文堂刻本"），以及清光绪石印本、清宣统刻本等多种清代版本。

本馆另藏有清康熙十九年（1680）李月桂刻本绿幄山房藏版（索书号 R245/m2-10），基本特征为：

正文每半叶十行，行二十二字，小字双行同，四周单边、左右双边、四周双边均有，正文一般无行格线，白口，单黑鱼尾，版框 21.3 × 14.1 cm，开本 23.5 × 15.6 cm；

版心上方刻"鍼灸大成"，鱼尾下方分别刻"序""目録""一 // 十卷"，版心下方刻页码；

原刻有句读，正文有图；

无圈点，无批校题跋；

品相较好，有个别虫蛀，缺"卷之九"（一册）；

四眼线装；七册（一函，樟木夹板）；

各册书衣题签处均有墨书"鍼灸大成"并分别墨书"卷一/二""卷之三 // 八""卷之十終"，书根均有墨书"外科"并分别墨书"一"至"八"（缺"七"），卷末均钤有白文方印"董文錦印"；

各册均有馆藏 3A 章，并分别有财产登录号 023542~023548。

《总目》著录有"清康熙 19 年庚申（1680）山西平阳李月桂刻本绿幄山房藏板"，此处"山西平阳"四字应删去，或改为"江西督粮道参政"（参见《痘疹定论》）。

此部为 2010 年笔者参与在皖南购得。


附

黄龙祥在《〈针灸大成〉的版本、构成及其作者》（载于《杨继洲〈针灸大成〉学术思想研讨会论文汇编》，2005 年，第 19—24 页）一文中，重点研究了《针灸大成》早期的 5 次官刻官印本及新中国成立后两个影印本，基本结论要点如下（"按"后为笔者所加）：

1. 明万历赵文炳刻本：即明万历二十九年辛丑（1601）初刻本，至今未见到。按，《总目》列为第一种，赵文炳为巡按山西监察御史。

2. 明万历刻清顺治李月桂重修本：初刊后五十六年，即顺治十四年丁酉（1657），由于"旧版残缺浸湮"，知平阳府事李月桂加以修补重印。李氏仅将个别断版严重、漫漶不清的版片重新修整，然后重印，补版极少，基本据万历旧版重印，多被书商撤去李月桂序后充作明原刊本。按，《总目》列为第三种。

3. 明万历刻清顺治康熙递修本：康熙三十四年平阳地震，修补版遭破坏，按察司使管山西平阳府事王辅再次修补,印于康熙三十七年(1698),即递修本。书签仍题"重修校正针灸大成",与清顺治李月桂重修本同。在重修本基础上新补刻十之三四,校对不严,补刻错漏较多,既非旧版亦非善本,这种未经改装的"重修本"也很罕见,李月桂、王辅"重修序"多被书贾撤掉冒充明万历本。按,《总目》列为第四种。

4. 清康熙李月桂重刻本:版框行款均同李氏顺治重修本,所不同者,版心刻有书名"针灸大成"并刻有单鱼尾,玄字未缺笔,原书篇名下文献出处更名。卷首依次载康熙庚申(1680)李氏"重刊针灸大成叙"、王国光"卫生针灸玄机秘要原叙"、赵文炳"刻针灸大成序"及李氏"前重修针灸大成序"(此序已经过修改润色,与原序出入较大)。由于完全比照重修本行款重刻,刻、校俱精,堪称善本,此后清代重刻本多直接或间接以此为底本。按,《总目》列为第五种,李月桂此时任职为江西督粮道参政,重订此书于德邻轩。

5. 清乾隆章廷珪刻本:版式行款同康熙重刻本,卷首有乾隆二年丁巳(1737)章氏"重修针灸大成序"等,知平阳府事会稽人章廷珪此本系据康熙十九年李月桂刻本精校重刊,改正了旧本中的明显错字,玄、弘字多缺笔。按,《总目》列为第七种。

6. 1955年人民卫生出版社缩印本:从实用角度注重影印效果而采用拼版方法并进行描补修版,造成混乱。

7. 岳麓书社影印本:其出版"前言"中称系据"上海图书馆藏善本明万历刻本"影印,实系康熙三十七年王辅"递修本"。

## 0503　幼科推拿秘书 五卷

清乾隆五十年（1785）金陵四教堂刻本　索书号 R244.1/m4

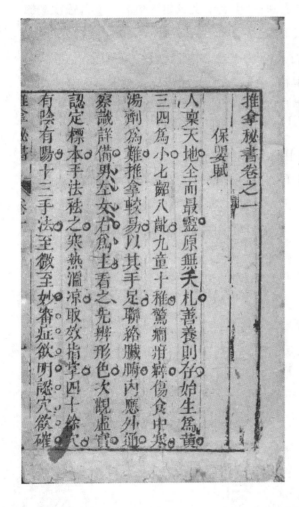

### 一、分册（卷）版本叙录

1册：首为书名页，以界行分三列，中列刻大字双行"重刊幼科推／拿秘书"，右列上首单行小字"骆潛庵手著"（"潛"，序同此字，目录作"潛"，卷五作"潛"），左列下首单行小字"金陵四教堂梓行"，书首小字横署"乾隆乙巳秋鐫"，皆为楷体；

次为序，无标题，五行行十二字，末署"乾隆四十九年甲辰中秋重鐫"；

次为"幼科推拿秘书目"（首行），二行"歷陽骆如龍潛庵氏著　男民新際清抄訂"，包括"第一卷"至"第五卷"各篇目；

次为正文，首页首行"推拿秘书卷之一"，二行"保嬰賦"；

次为"穴象手法卷之二"，内容包括"穴道圖象"等；

次为"推拿手法註釋卷之三"，内容包括"分陰陽"等。

2册：首为"推拿病症分類卷之四"，内容包括"胎毒門"等；

末为"幼科藥方祝由卷之五"，内容包括"男女稀痘丹"等（末为"附祝由科"）。

### 二、版本特征描述

正文每半叶八行，行二十字，小字双行同，四周单边，白口，单黑鱼尾，版框 17.9×12.3 cm，开本 23.1×14.6 cm；

版心上方刻"序""推拿秘书目""推拿秘書",鱼尾下方分别刻"卷一//五",版心下方刻页码;

原刻有圈点,文中有图如"正面圖";

有墨笔圈点,有墨笔校(描)字,无批校题跋;

品相较好,首册末页脱落待装订,无修复,无补配;

四眼线装;二册(一函,樟木夹板);

各册书衣右上角分别有序号"壹""貳";

各册均有馆藏 6 号章,并分别有财产登录号 01033~01034。

## 三、版本特色及考证说明

本书又名《小儿推拿活法全集》(详下)。

此本各处(书名页、目录、正文首卷)书名不同,分卷名称亦不同。按著录一般规则,应以《推拿秘书》为名,但以《幼科推拿秘书》为名,更能准确反映此书内容。

《幼科推拿秘书》五卷,为清代安徽历阳人骆如龙所撰,后世有将此书改为《幼科推拿全书》,并删为四卷,如民国商务印书馆铅本。故《中国医学大成》称此书"坊间之印本,书仅四卷,阙其卷五及效验药方十五页,是书则以五卷足本,校正圈点重刊[1]"。

本馆另藏有清经纶堂刻本(索书号 R244.1/m4-2),基本特征为:

首为书名页,以界行分三列,中列与左列刻大字"小兒推拿活法/全集",右列上首单行小字"駱如龍先生選",左列下首单行小字"經綸堂梓行",皆为楷体;

正文每半叶八行,行二十字,小字双行同,四周单边,无行格线,白口,单黑鱼尾,版框 18.6 × 12.5 cm,开本 22.9 × 13.9 cm;

版心上方刻"序""推拿秘书目""推拿秘書"(或"推拿全書"),鱼尾下方分别刻"卷一//五",版心下方刻页码,版心最末刻"經義堂"(与书名页堂号不同);

原刻有句读,文中有图如"正面圖";有墨钉;

无圈点,无批校题跋;

品相良好,无修复,无补配;

四眼线装;一册(一函,樟木夹板);

有馆藏 1 号章及财产登录号 01042。

据《总目》著录,此版本仅本馆与山东中医药大学图书馆有藏。

---

① 曹炳章. 中国医学大成终集 点校本 总目提要 32[M]. 上海:上海科学技术出版社,2013:299.

　　《上海中医药大学中医药古籍善本提要目录》载该馆所藏清乾隆五十年金陵四教堂刻本,行款与版框尺寸为"8 行 20 字;半框 17.5×11.5 ㎝"。

# 06 本草

## 0601 经史证类大观本草三十一卷

清光绪三十年（1904）武昌柯逢时影宋校刻本　索书号 R291.2/m1

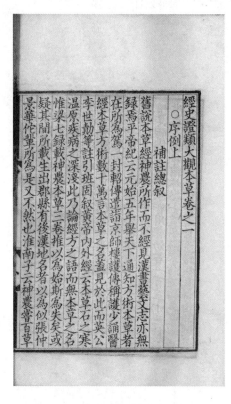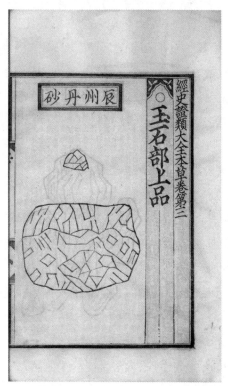

## 一、分册（卷）版本叙录

1 册：扉页印有"經史證類大觀本草"（以下除第四册无扉页外，各册均同此）；

首为书名页，前半叶刻楷体大字双行"經史證類 / 大觀夲草"，后半叶刻楷体双行
"光緒甲辰武昌 / 柯氏重校栞印"；

次为序,无标题,十一行行十九字,末署"光緒三十年冬武昌柯逢時序";

次为"經史證類大觀本草序",末署"大觀二年十月朔通仕郎行杭州仁和縣尉管句學事艾晟序";

次为"經史證類大觀本草目錄"(首行),二行"唐　慎微　纂",包括"卷之一"至"卷之三十一",末有"經史證類大全本草目錄";(各卷名之上刻有花鱼尾)

次为正文,首页首行"經史證類大觀本草卷之一",二行"序例上",三行"補註總叙";

次为"本草圖經序",末署"嘉祐六年九月……蘇頌謹上";

次为"開寶重定序",次为"唐本序",次为"梁陶隱居序",次为"右合藥分劑料理法則",次为"重廣補注神農本草并圖經序",次为"雷公炮炙論序",卷末有"經史證類大全本草卷之一";

后书衣内侧贴有售书标签"類別　編號55093　册數16　售價40.00"。

2 册:首为"經史證類大全本草卷之二"(以下除卷二十八外,各卷正文卷端分别有"經史證類大全本草卷之三∥三十一",但卷三、九、十、十三、十四、十九、二十、二十二、二十三的"之"字为"第"字),二行"序例下",卷末有"經史證類大全本草卷之二"(以下除卷十一、二十二、二十五、三十外,各卷末分别有"經史證類大全本草卷之三∥二十九",但卷三、七、九、十、十二、十三、十四、十九、二十、二十一、二十三的"之"字为"第"字);

次为卷三,内容为"玉石部上品"。

3 册:首为卷四,内容为"玉石部中品";次为卷五,内容为"玉石部下品"。

4 册:为卷六,内容为"草部上品之上"。

5 册:为卷七,内容为"草部上品之下"。

6 册:为卷八,内容为"草部中品之上"。

7 册:为卷九,内容为"草部中品"。

8 册:首为卷十,内容为"草部下品";次为卷十一,内容为"草部下品",卷末有"十一卷終"。

9 册:为卷十二,内容为"木部上品"。

10 册:为卷十三,内容为"木部中品"。

11 册:为卷十四,内容为"木部下品"。

12 册:首为卷十五,内容为"人部";次为卷十六,内容为"獸部上品";次为卷十七,内容为"獸部中品";次为卷十八,内容为"獸部下品"。

13 册:首为卷十九,内容为"禽部三品總五十六種";次为卷二十,内容为"蟲魚部上品";次为卷二十一,内容为"蟲魚部中品"。

14册:首为卷二十二,内容为"蟲魚部下品",卷末有"經史證類備急本草卷第二十二";次为卷二十三,内容为"果部三品"。

15册:首为卷二十四,内容为"米穀部上品";次为卷二十五,内容为"米穀部中品",卷末有"二十五卷終";次为卷二十六,内容为"米穀部下品總一十八種";次为卷二十七,内容为"菜部上品";次为"經史證類大全本草卷二十八",内容为"菜部中品"。

16册:首为卷二十九,内容为"菜部下品";

次为卷三十,内容为"有名未用",卷末有"重廣補註圖經神農本草卷第三十";

次为卷三十一,内容包括"本經外草類上""本經外草類下""本經外木蔓類";

末为图经本草奏敕,无标题。

## 二、版本特征描述

正文每半叶十二行,行二十字(卷一)或二十一字(卷二及其后),小字双行二十四字(卷一)或二十五字(卷二及其后),四周双边,(上下均为)黑口,三黑鱼尾(下部两个为对鱼尾),版框 20.2×14.4 ㎝,开本 29.2×19.4 ㎝;

版心上方无刻字,上鱼尾下方分别刻"本草"(或"圖經本草"或"草"等)及卷次等(各部分首页上鱼尾之下一般刻有图案符号),版心下方对鱼尾内刻页码(或顺序标记);

原刻无句读;正文有图如"宜州丹砂";

无圈点,无批校题跋;

品相良好,无修复,无补配;

四眼线装;十六册(二函,函各八册,樟木夹板);

各册书衣题签处均有墨书"經史證類大觀夲草",并分别墨书"卷一""卷二/三""卷四/五""卷六""卷七""卷八""卷九""卷十/十一""卷十二""卷十三""卷十四""卷十五/六/七/八""卷十九/二十/二十一""卷二十二/三""卷二十四/五/六/七/八""卷二十九/三十/三十一",书衣中部偏右均有墨书该册所含内容,书衣右上角分别印有序号"壹"至"拾陸",书衣右下角分别有墨书序号"一"至"十六全";各册后书衣均有日期印(壹玖伍柒年柒月壹拾捌日);

各册均有馆藏 5A 章及 2 号章,并分别有财产登录号 00410~00425。

## 三、版本特色及考证说明

关于书名:是书集唐宋以前各家医药名著,以及经史传记、山经地志、诗赋杂记、佛经道藏等有关本草学的知识，详述各药功用、采集、炮炙、鉴别及名医心得，广涉宋以前秘本500余种，因此保存了许多今已失传的医药典籍资料。"证类"，据《汉语大词典》，"谓以同类事物相佐证"。该书取材于经史百家，加以同类合并，故名"经史证类"。至于"大观"，为当时的年号；而"大全"，则言其内容齐备，囊括全部。

关于又名：历代书志和本草书中所记载本书名有八种，分别为：《证类本草》《大观本草》《大观证类本草》《经史证类本草》《经史证类备急本草》《大观经史证类备急本草》《经史证类大观本草》《经史证类大全本草》。以上名称中，以《经史证类大观本草》书名用得最多。

关于卷首尾题名：各卷首页首行及各卷末页末行，所题书名互不一致，多题为"经史证类大全本草"，也有题"经史证类大观本草""经史证类备急本草"，甚至"重广补注图经神农本草"，也有尾题无书名而仅有卷次者，详见上文。

据尚志钧考证，《四库全书》所收录的《证类本草》实际上是成化《政和本草》。

本馆此本图文刻印清晰，卷帙内容完整。

《证类本草》不但名称众多，而且版本流变复杂，以下主要根据本草文献和中医文献研究的两位大家尚志钧、马继兴的研究成果（二位先生考证与研究结论相同，仅有不同角度与细节差异），即尚氏点校本《大观本草》所附《书志著录〈大观本草〉刊本 ①》篇与专著《本草人生——尚志钧本草论文集》内《〈证类本草〉版本概述 ②》篇，马氏专著《中医文献学》中《经史证类备急本草 ③》篇，并结合相关文献，将该书传本系统加以梳理如下：

《证类本草》是我国宋、元、明各代具有很高学术威信的一部本草学著作。该书本身的各种传本、版本，以及由此书所派生出的本草学著作为数众多。《经史证类备急本草》简称《证类本草》，是在《唐本草》以后经过《开宝本草》《嘉祐本草》多次修订增补后，由民间医生唐慎微直接以《嘉祐本草》为基础重新写成的。该书初稿约在1082年撰成，定稿则约在1098年之后，在此基础上形成四大传本系统：

1. 大观本草：《经史证类备急本草》的最初刊本是在大观二年（1108）由孙觌刊行的。这次刊行之前曾有艾晟予以校正，并补入了1092年的陈承《重广补注神农本草并图经》一书中"别说"部分的内容及林希序。刊行时的书名增加了当时的年号"大观"二字，即《经史证类大观本草》，简称《大观本草》。属该系统的主要刊本有：宋淳熙十二年（1185）张谓刊本、宋庆元元年（1195）江南漕司刊本、金贞祐二年（1215）刊本、元大德六年（1302）宗文书院刊本、元大德年间（1297—1307）环溪书院刊本、朝鲜翻刻本、

① 唐慎微. 大观本草[M]. 尚志钧, 点校. 合肥：安徽科学技术出版社, 2002：839-842.
② 尚志钧. 本草人生：尚志钧本草论文集[M]. 北京：中国中医药出版社, 2010：364-365.
③ 马继兴. 中医文献学[M]. 上海：上海科学技术出版社, 1990：275-283.

日本安永四年(1775)望草玄翻刻本、清光绪三十年(1904)柯逢时刻本。柯氏刻本是现存最好的刻本,1970年与1971年分别有日本与台北影印本。

2. 政和本草:《大观本草》刊行后8年,即政和六年(1116)北宋政府以曹孝忠为首对于此书重新进行了校订。主要是将原书"援引误谬""字画鄙俚"等方面的问题进行了多方面的改正,并未作更大的文字增删及次序更动,仅在卷数方面将原书31卷中的卷30与卷31合并为1卷(共30卷),以及个别药图与药目的调整。因此《大观本草》和《政和本草》二书的基本内容完全相同。但由于这是一次政府刊行,所以将书名改为《政和新修经史证类备用本草》,此书现已不存。宋代淳祐九年(1249),平阳张存惠把寇宗奭《本草衍义》随文散入书中,又改名《重修政和经史证类备用本草》,简称《政和本草》。属该系统的主要刊本有:有金皇统三年(1143)刊本(宇文虚中氏跋),金·题解人庞氏刊本(据麻革氏序),泰和六年(1206)金刊小字本,蒙古定宗四年(1249)张存惠晦明轩刊本,元大德十年(1306)平水许宅重刊晦明轩本,明永乐中(1403—1424)王府刊本,明成化四年(1468)原杰重刊晦明轩本,明正德十四年(1519)重刊晦明轩本,明嘉靖二年(1523)陈凤梧据原杰刊本重刻本,嘉靖十六年(1537)楚府崇本("本"一作"文")书院据陈凤梧刻本重刊本,嘉靖三十一年(1552)周琥、李迁据陈凤梧重刊本翻刻本,明隆庆三年(1569)据晦明轩本刊本,隆庆四年(1570)据陈凤梧刊本重刊本,隆庆六年(1572)重刊本,陈瑛、周俶于明万历五年(1577)重刊一次,其后在万历六年(1578)、七年(1579)、九年(1581)、十五年(1587)、二十六年(1598)皆分别重刊之,明万历间朝鲜活字本,明天启四年(1624年)胡驯、陈新据陈凤梧刊本重刻本,1921—1929年商务印书馆缩印金泰和本(即晦明轩本异名),1957年人民卫生出版社影印扬州季范董氏藏金泰和晦明轩本,该影印本是现存最好的版本。

3. 绍兴本草:《政和本草》刊行10年后(1126年),由于金兵攻陷北宋首都汴京,其版本落入金人之手,故在1159年由医官王继先等参与下,在《大观本草》基础上"考证名方五百余首,证舛错八千余字",并将书名改为《绍兴校定经史证类备急本草》,由秘书省刊行,简称《绍兴本草》。该系统各刻本今已不存,流传日本后有多种抄本存世。

4. 大全本草:明代万历五年(1577),宣郡王大献将《大观本草》《政和本草》合刊,由王秋捐资刊行,亦称王秋刊本。此本更名为《重修经史证类大全本草》,简称《大全本草》。属该系统的主要刊本有:万历二十八年(1600)朱朝望重刊本,万历三十八年(1610)两次重刊(一为山西官刻本,一为彭端吾刊本,增有彭端吾、金励序),清顺治十三年(1656)杨必达锲补、秦凤仪重刊本。

上述各种刊本名称不同,内容亦有出入,但基本内容仍是唐慎微的《经史证类备急本草》(部分版本增有寇宗奭《本草衍义》),所以各种刊本皆题唐慎微撰。《证类本草》

也变成上述各种刊本的通名,不再仅仅是唐慎微原本的简称。

上述四个传本系统中,马继兴将《大全本草》作为《大观本草》系统的分支,《总目》亦如此,故其著录《证类本草》共三种,即《经史证类大观本草三十一卷》(1108),《(绍兴校定)经史证类备急本草》(1159),《重修政和经史证类备用本草三十卷》(1249)。

综上可知,在四个传本系统中,最接近唐氏《经史证类备急本草》原貌的为《大观本草》系统(书内未并入《本草衍义》各本),其首刊本为《证类本草》的最初刊本;内容最全面的是《大全本草》系统,涵盖了《大观本草》与《政和本草》系统;刊行版本最多的是《政和本草》系统,先后二十多次刊刻;惟《绍兴本草》系统今仅存抄本且卷次亦不一致,故《总目》对此书未标明卷次。需要说明的是,除现存的《政和本草》系统各书均合编有《本草衍义》(即将后者内容逐段逐药分别并入)外,《大全本草》系统亦均合编有《本草衍义》,《大观本草》系统部分合刊有《本草衍义》(含柯氏刊本)。

在《证类本草》基础上出现了不少改编重修、精简节要及增订补充的直接派生著作,包括《图经衍义》系统、《宝庆本草折衷》《本草品汇精要》(亦称《孝宗证类本草》),以及《至元增修本草》《本草纲目》(本书另有著录)等书。

《上海中医药大学中医药古籍善本提要目录》载该馆所藏明万历五年王秋刻本(重刻经史证类大全本草)与明万历二十八年籍山书院朱朝望重刻本(重刻经史证类大全本草),行款与版框尺寸分别为"12 行 23 字;半框 25.5 × 16 ㎝"与"12 行 23 字;半框 25 × 16 ㎝"。

## 0602（1） 本草纲目五十二卷卷首一卷附图二卷

清顺治十五年（1658）张朝璘刻本 索书号 R932.3/m9-2

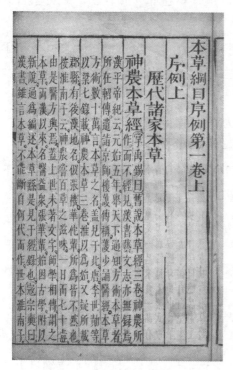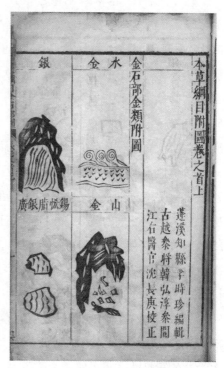

## 一、分册（卷）版本叙录

1册：首为总目录，缺最前部一页半，存"第十三卷"至"第五十二卷"纲目，末有"右通计一十六部六十类一千八百九十二种"；

次为"凡例"（接目录页）；

次为"本草綱目附圖卷之首上"（首行），二行"蓬溪知縣李時珍編輯"，三行"古越參將韓弘淳參閱"，四行"江右醫官沈長庚校正"；内容包括"金石部金類附圖"至"芝栭類附圖"，共六十六页（叶），每版（叶）一般十二幅图（也有八幅者）；

后书衣内侧有售书标签"编号 册数 39 售价 30.00 合订、无附种、抄配、缺字"。

2册：为附图，内容包括"果部味類附圖"至"獸部獸類附圖"。（附图缺前六页，即果部前三类，存四十四页，规格同上，八幅或十二幅；版心处有修复，故其刻字多已不存）

3册：首为"本草綱目序例目錄第一卷上"，包括"歷代諸家本草"至"引經報使"；

次为正文,首页首行"本草綱目序例第一卷上",二行"序例上",三行"歷代諸家本草";

次为"引據古今醫家書目"等,末有"本草綱目第一卷上 終"。

4册:首为"本草綱目序例第一卷下"（首行）,二行"序例下"（"下"应为"上"）,三行"十劑",卷末有"本草綱目卷之一下 終";（本卷首一页半为摹抄补配,含其版心内容）

次为"本草綱目序例目錄第二卷」序例下",包括"藥名同異"至"宋本草舊目錄";

次为"本草綱目序例第二卷"（首行）,二行"序例下 藥名同異",卷末有"本草綱目第二卷 終"。（最末二页为摹抄补配）

5册:首为"本草綱目目錄第三卷上",为"百病主治藥上"各篇目;

次为"本草綱目第三卷上",二行"百病主治藥上",内容包括"諸風"等。

6册:为"本草綱目第三卷下",内容包括"血汗"等,卷末有"本草綱目第三卷下終"。

7册:首为"本草綱目主治目錄第四卷□",为"百病主治藥下"各篇目;

次为"本草綱目第四卷上",内容属"百病主治藥下",末有"本草綱目主治第四卷上 終";

次为"本草綱目主治第四卷中",内容属"百病主治藥下";〔此部分均为摹抄补配（含版心）,其中目录内"跌仆折傷"误抄为"跌什圻傷";缺"第四卷下"〕

8册:首为"本草綱目水部目錄第五卷",包括"水之一 / 二"各篇目;次为"本草綱目水部第五卷",内容包括上述各类,卷末有"本草綱目水部第五卷 終";

次为"本草綱目火部目錄第六卷",为"火之一"各篇目;次为"本草綱目火部第六卷",内容为上述各种,卷末有"本草綱目火部卷之六終";

次为"本草綱目土部目錄第七卷",为"土之一"各篇目,末有"本草綱目土部第七卷目錄";次为"本草綱目土部第七卷",内容为上述各种,卷末有"本草綱目土部第七卷 終"。

9册:书衣缺失;首为目录,残存半页;次为"本草綱目金石部第八卷",内容包括"金石之一""石之二"各种,卷末有"本草綱目金石部第八卷 終"。

10册:首为"本草綱目石部目錄第九卷",包括"石之三"各篇目;次为"本草綱目石部第九卷",内容包括上述各种。

11册:书衣缺失;首为目录,残存半页;次为"本草綱目石部第十卷",内容包括"石之四"各种。

12册:首为"本草綱目石部目錄第十一卷",包括"石之五"各篇目;次为"本草綱目石部第十一卷",内容包括上述各种,卷末有"本草綱目石部第十一卷 終"。

13 册: 首为"本草綱目草部目錄第十二卷"(以下草部至第二十一卷, 各卷正文前分别有"本草綱目草部目錄第十三//二十一卷", 但第十五卷无"目錄"二字, 第十七、十八"卷"为"卷上", 第十九卷无"卷"字), 包括"草之一"各篇目;

次为"本草綱目草部第十二卷"(以下草部至第二十一卷, 各卷正文卷端分别有"本草綱目草部第十三//二十一卷", 其中第十七、十八卷皆分"上""下"), 内容包括"草之一"各种, 卷末有"本草綱目第十二卷 終"(以下草部至第二十一卷, 除卷十四外, 各卷末分别有"本草綱目草部第十三//二十一卷 終", 但卷十九至二十一无"草部"二字, 卷十七下部未见尾题文字, 卷十八下部尾题无"下"字)。

14 册: 首为卷十三目录, 包括"草之二"各篇目; 次为卷十三, 内容包括上述各种。

15 册: 首为卷十四目录, 包括"草之三"各篇目; 次为卷十四, 内容包括上述各种, 卷末有"十四卷終"。

16 册: 首为卷十五目录, 包括"草之四"各篇目; 次为卷十五, 内容包括上述各种。

17 册: 首为卷十六目录, 包括"草之五"各篇目; 次为卷十六, 内容包括上述各种。

18 册: 首为卷十七目录, 包括"草之六"各篇目; 次为卷十七"上", 内容属"草之六"; 次为卷十七"下", 内容属"草之六"。

19 册: 首为卷十八目录, 包括"草之七"各篇目; 次为卷十八"上", 内容属"草之七"。

20 册: 为卷十八"下", 内容属"草之七"。

21 册: 首为卷十九目录, 包括"草之八"各篇目; 次为卷十九, 内容包括上述各种;

次为卷二十目录, 包括"草之九"各篇目; 次为卷二十, 内容包括上述各种;

次为卷二十一目录, 包括"草之十/十一"等篇目; 次为卷二十一, 内容包括上述各种。(正文最末二页为摹抄补配)

22 册: 首为"本草綱目穀部目錄第二十二卷"(以下谷部至第二十五卷, 各卷正文前分别有"本草綱目穀部目錄第二十三//二十五卷"), 包括"穀之一"各篇目;

次为"本草綱目穀部第二十二卷"(以下谷部至第二十五卷, 各卷正文卷端分别有"本草綱目穀部第二十三//二十五卷"), 内容包括"穀之一"各种;

次为卷二十三目录, 包括"穀之二"各篇目; 次为卷二十三, 内容包括上述各种。

23 册: 首为卷二十四目录, 包括"穀之三"各篇目; 次为卷二十四, 内容包括上述各种, 卷末有"本草綱目穀部第二十四卷 終";

次为卷二十五目录, 包括"穀之四"各篇目; 次为卷二十五, 内容包括上述各种, 卷末有"本草綱目穀部第二十五卷 終"。

24 册: 首为"本草綱目菜部目錄第二十六卷", 包括"菜之一"各篇目;

次为"本草綱目菜部第二十六卷",内容包括上述各种,卷末有"本草綱目菜部第二十六卷　終"。

25 册:首为"本草綱目菜部目録第二十七卷",包括"菜之二"各篇目;次为"本草綱目菜部第二十七卷",内容包括上述各种,卷末有"本草綱目菜部第二十七卷　終";

次为"本草綱目菜部目録二十八卷",包括"菜之三∥五"等各篇目;次为"本草綱目菜部第二十八卷",内容包括上述各种,卷末有"本草綱目卷之二十八　終"。

26 册:首为"本草綱目果部目録卷二十九"(以下果部至第三十三卷,各卷正文前分别有"本草綱目果部目録第三十∥三十三卷"),包括"果之一"各篇目;次为"本草綱目果部第二十九卷"(以下果部至第三十三卷,各卷正文卷端分别有"本草綱目果部第三十∥三十三卷"),内容包括"果之一"各种,卷末有"本草綱目第二十九卷　終"(以下果部至第三十三卷,各卷末分别有"本草綱目果部三十∥三十三卷　終",其中"三十卷"前有"第"字);

次为卷三十目录,包括"果之二"各篇目;次为卷三十,内容包括上述各种。

27 册:首为卷三十一目录,包括"果之三"各篇目;次为卷三十一,内容包括上述各种;

次为卷三十二目录,包括"果之四"各篇目;次为卷三十二,内容包括上述各种;

次为卷三十三目录,包括"果之五∕六"等各篇目;次为卷三十三,内容包括上述各种。

28 册:首为"本草綱目木部目録第三十四卷"(以下木部至第三十七卷,各卷正文前分别有"本草綱目木部目録第三十五∥三十七卷"),包括"木之一"各篇目;

次为"本草綱目木部第三十四卷"(以下木部至第三十七卷,各卷正文卷端分别有"本草綱目木部第三十五∥三十七卷"),内容包括"木之一"各种,卷末有"本草綱目木部第三十四卷　終"。

29 册:首为卷三十五目录,包括"木之二"各篇目;次为卷三十五,内容包括上述各种。

30 册:首为卷三十六目录,包括"木之三"各篇目;次为卷三十六,内容包括上述各种,卷末有"本草綱目木部第三十六卷　終";

次为卷三十七目录,包括"木之四∥六"等各篇目,末有"本草綱目木部卷之三十七　終"(尾题原文如此,应是漏刻了"目録"二字);次为卷三十七,内容包括上述各种,卷末有"本草綱目木部卷之三十七　終"。

31 册:首为"本草綱目服器部目録第三十八卷",包括"服器之一∕二"各篇目;次为"本草綱目服器部第三十八卷",内容包括上述各种,卷末有"本草綱目服器部第三十八卷終"。

32 册:缺目录;首为"本草綱目蟲部第三十九卷"(以下虫部至第四十二卷,各卷正文卷端分别有"本草綱目蟲部第四十 // 四十二卷"),内容包括"蟲之一"各种,卷末有"本草綱目蟲部第三十九卷終"(以下虫部至第四十二卷,除第四十卷外,各卷末分别有"本草綱目蟲部第四十一 / 四十二卷終");

次为卷四十目录,内容包括"蟲之二"各篇目;次为卷四十,内容包括上述各种。(正文最末有抄配一页)

33 册:首为卷四十一目录,包括"蟲之三"各篇目;次为卷四十一,内容包括上述各种;

次为卷四十二目录,内容包括"蟲之四"各篇目;次为卷四十二,内容包括上述各种。

34 册:首为"本草綱目鱗部目錄第四十三卷",包括"鱗之一 / 二"各篇目;

次为"本草綱目鱗部第四十三卷",内容包括上述各种,卷末有"本草綱目鱗部第四十三卷 終";

次为"本草綱目鱗部目錄第四十四卷",包括"鱗之三 / 四"等各篇目;次为"本草綱目鱗部第四十四卷",内容包括上述各种。

35 册:首为"本草綱目介部目錄第四十五卷",包括"介之一"各篇目;次为"本草綱目介部第四十五卷",内容包括上述各种,卷末有"本草綱目介部第四十五卷 終";(正文最末三页为抄配)

次为"本草綱目介部目錄第四十六卷",包括"介之二"各篇目;次为"本草綱目介部第四十六卷",内容包括上述各种,卷末有"本草綱目介部第四十六卷 終"。

36 册:首为"本草綱目禽部目錄第四十七卷",包括"禽之一"各篇目;次为"本草綱目禽部第四十七卷",内容包括上述各种,卷末有"本草綱目禽部第四十七卷 終";

次为"本草綱目禽部目錄第四十八卷",包括"禽之二"各篇目;次为"本草綱目禽部第四十八卷",内容包括上述各种,卷末有"本草綱目禽部第四十八卷 終";(正文首两页为抄配)

次为"本草綱目禽部目錄第四十九卷",包括"禽之三 / 四"各篇目;次为"本草綱目禽部第四十九卷",内容包括上述各种。

37 册:首为"本草綱目獸部目錄第五十卷",包括"獸之一"各篇目;次为"本草綱目獸部第五十卷",内容包括上述各种,卷末有"本草綱目獸部第五十卷 終"。

38 册:首为"本草綱目獸部第五十一卷"(漏刻"目錄"二字),包括"獸之二 / 四"各篇目;次为"本草綱目獸部第五十一卷",内容包括上述各种,其最末一页(内有"本草綱目獸部第五十一卷　　終")脱落(夹于第十一册内)。

39册：首为"本草綱目人部目錄第五十二卷"，包括"人之一"各篇目；末为"本草綱目人部第五十二卷"，内容包括上述各种(据目录，人部仅有"人之一"，即内容不缺；最末六页为抄配)；后书衣缺失。

## 二、版本特征描述

正文每半叶九行，行二十字，小字双行同，四周单边，白口，单黑鱼尾，版框23.3×15.3 ㎝(卷一)或 23.2×15.5 ㎝(卷三)，开本 25.7×17.2 ㎝；

版心上方均刻有"本草綱目"并在其下分别刻"總目""×部圖"(或"草部×圖")、"序例""序例下""主治""水部""火部""土部""金石部""石部""草部""穀部""菜部""果部""木部""服」噐部""蟲部""鱗部""介部""禽部""獸部""人部"，鱼尾下方分别刻(个别为抄)："卷之一//四十九目錄"(无：卷之二、六、八、十、十二、十五、二十一、二十二至二十六、三十至三十五、三十九、四十三)，"卷之一//五十二"(其中"卷之十七""卷之十八"均有"上""下"，另有"卷之首上""卷之一下""卷之三下""卷之四中")，版心下方刻页码，版心最末刻有字数如"三百八十"(个别不在最末而刻于页码下)；版心末刻有刊刻者简名如"思""文"等(刻于字数之上或之下)；

原刻无句读，有图；

有朱笔与墨笔圈点，有墨笔校字，天头有墨批如"江南揚州府即廣陵也"，正文有蓝笔夹批如"太液池"；有夹签；

品相较好，有少量破损与缺页(详上文)，均已修复并多已摹抄补配齐全(正文)；

四眼线装；三十九册(二函，分别为十九册、二十册，樟木夹板)；

各册书衣题签处均有墨书"本草綱目"，并在其下分别墨书部名与卷次，书衣右下角分别墨书"1"至"39"(其中卷一上下分别为"1""2"，卷首上下分别为"3""4"，余依卷次顺序排列)，各册书根均有墨书该册序号(多已模糊不清)；

各册均有馆藏 3B 章，并分别有财产登录号 015933~015971。

## 三、版本特色及考证说明

关于"纲目"之名，此书序例第一卷上"歷代諸家本草"之末《本草綱目》(提要)载："明楚府奉祠　救封文林郎蓬溪知縣蘄州李時珍東璧撰。蒐羅百氏，訪采四方，始于嘉靖壬子，終于萬曆戊寅，稿凡三易，分為五十二卷，列為一十六部，部各分類，類凡六十。標名為'綱'，列事為'目'，增藥三百七十四種、方八千一百六十。"即标名为纲、列事为目，故称"纲目"。据此亦可知该书由李时珍撰自明嘉靖三十一年(1552)至万历六年

（1578），历时二十六年，三易其稿而成。

《四库全书》收录《本草纲目》五十二卷。

此本属早期刻本；《总目》未载本馆藏有此版本。

此本版刻较精，是《本草纲目》众多版本中最具有代表性的七种版本之一（参见第二部）。

本馆此部总体完整，除文中已有补配外，所缺为卷前各序（张朝璘序、黎元宽序、李明睿序、熊文举序、李元鼎序，一说尚有李建元进疏）与卷末附录附刻《释音》（文献多未提及）、《濒湖脉学》《奇经八脉考》。

此本为清初张朝璘刻本，除张序署为顺治十四年、黎序未署时间外，其他各序均署为顺治十五年。研读上述五序，未能明确此本究竟刻成于顺治十四年抑或顺治十五年，故《总目》同时著录有"清顺治 14 年丁酉（1657）张朝璘刻本"与"清顺治 15 年戊戌（1658）张温如刻本"，但此显然属重复著录。五序中的黎序称"大中丞温如张公来抚兹土……公购得初本别本，并付诸专家精其雠校，爰授梓人"，李明睿序称"抚台司马温如张老先生业有镌也"，熊序称"大中丞张公抚江……以新镌《本草纲目》属序"，李元鼎序称"大中丞温如张公则取而精其校雠，付之梓以传"，可见张朝璘与张温如实为同一人（张氏字温如，汉军正蓝旗人，曾任江西巡抚、福建总督等）。同时，从《总目》所载上述两个版本藏馆看，二者并无重复，故张温如刻本与张朝璘刻本实为同一版本，应加以合并著录。

按《本草纲目》版本系统划分，张朝璘刻本属"江西本系统"。鉴于《本草纲目》版本众多，传承复杂，现据《本草人生——尚志钧本草论文集》（内载尚志钧《〈本草纲目〉版本简介[1]》）、《李时珍研究集成》（内载马继兴、胡乃长《〈本草纲目〉版本的考察[2]》与刘山永《〈本草纲目〉版本源流概况和首刻金陵版本特点[3]》）等书，结合其他相关研究成果及文献实物，将《本草纲目》版本源流及相关版本略作梳理如下：

《本草纲目》在 1590 年王世贞作序的当年开始刻印，1593 年全书刻成（当年李时珍逝世），此即为明万历金陵胡承龙初刊本。后世以此本为基础不断翻刻，形成了众多版本，据《总目》著录有 80 种（含 3 种新中国成立后影印本），并另有《四库全书》本与《万有文库》本，《李时珍研究集成》（详上）一书中所列版本（含现代版本）共计 102 个。以初刊本为基础，陆续衍化出"江西本""武林本""味古斋本"三个版本系统，即所谓"一祖三系"（摄元堂本仅知现存一部且不在国内，制锦堂本近年才发现存有一部，均难以知见，故未列入一祖三系之内）。

① 尚志钧. 本草人生：尚志钧本草论文集 [M]. 北京：中国中医药出版社，2010：424-429.
② 钱超尘，温长路. 李时珍研究集成 [M]. 北京：中医古籍出版社，2003：16-27.
③ 钱超尘，温长路. 李时珍研究集成 [M]. 北京：中医古籍出版社，2003：42-44.

1. 金陵首刻本

据相关研究和文献报道,存世情况为:日本三部,分别藏于内阁文库、京都恩赐植物园大森文库、伊藤笃太郎博士处;中国两部,分别藏于中国中医科学院图书馆和上海图书馆;德国一部,系由荷兰人从中国取得,交由德国柏林国立图书馆收藏;美国一部,原藏于北京图书馆,有森立之批校,抗战初期移往美国,现藏于美国国会图书馆。以上共七部。此外,据邢泽田《中国金陵版〈本草纲目〉藏书四部》一文称:"近年发现洛阳晁先生收藏的《本草纲目》是金陵版经制锦堂修版再印重订本。至此,金陵版《本草纲目》藏书三部。今年(按,2015年),杭州西泠印社拍卖公司拍出一部金陵版《本草纲目》,由河南太龙药业收藏爱好者拍得,经专家鉴定,为金陵版印本,是日本回流的中医古籍。该书中墨注得知,日本收藏家于日本天正六年(1606年)购得。至此,中国明代医学家李时珍著《本草纲目》金陵版,中国收藏四部。其中两部为国家版图书馆藏,两部由河南收藏爱好者收藏①。"日本回流的此部是否属其所藏的三部之一尚不能确定。又有明崇祯十三年据金陵原版重印的摄元堂本(崇祯年间,新安摄元堂程嘉祥购得金陵胡承龙所刻原版,除剜改题衔外,其余部分未动,所印之书与金陵本全同。王重民《本草经眼录》有载),马继兴云此书现存于美国国会图书馆。以上总计为十部(日本仍以三部计),其中洛阳晁先生藏本与新安摄元堂本为据金陵原刻版片修订重印,其余八部是否均为原版初印,尚不能完全确定。

据刘山永介绍,金陵原刻本全书二十册,其中一册为附图(分为上下两卷)。板框高20公分,宽13.8公分。每半页12行,每行23字。上海图书馆与中国中医研究院(现称中国中医科学院)图书馆各珍藏一部,纸张、印制相同。在著名的王世贞序后,刻有"辑书姓氏",为其后各版所无。

《本草纲目》各种翻刻本在序文篇数、封面、药图、附刊书的种类上,以及框栏的大小、行款的样式、文字内容、缮写窠模的笔法等各不相同。根据这些特点,可以了解各种版本之间的前后嬗递关系,从而将祖本之外的各种版本大致归纳为三个流传系统。

2. 据金陵本重刻的江西本

《本草纲目》金陵原本为李时珍在世时基本刻成,多能体现作者原意。但此本系坊刻本,版刻质量不甚高,所谓"初刻未工,行之不广"。不久(刊后十年)即由江西巡抚夏良心倡议,张鼎思(江西按察使)主持重刻。张序称刻始于明万历三十一年(1603)正月,竣于六月,此即江西本。此版药图基本同金陵本,但其原题款有改。由于为官刻本,其版刻纸墨均优于金陵本。"于是江西刻之,而海内传之,且名之为江西本草而特贵重之"。张鼎思刻成《本草纲目》后,又受李时珍同乡临川令袁世振的委托,刻成《濒

---

① 邢泽田. 中国金陵版《本草纲目》藏书四部 [J]. 中医研究, 2015, 28(12): 7.

湖脉学》《奇经八脉考》附刊于后。此后明末清初的《本草纲目》多取此本为底本,故形成了江西本系统。据此翻刻有湖北本、张朝璘本等,并有刘衡如点校本(1977—1980年人民卫生出版社)等。

其中的张朝璘本即本馆所藏此本。马继兴等认为该版本是"以金陵本、江西本合校刊刻而成"。此后又有据张朝璘本重刊者,如金阊绿荫堂本、五芝堂本,甚至单独作为"一系"的张绍棠本亦以此本为基础(参见第二部)。

3. 据江西本翻刻的武林本

明崇祯十三年(1640)钱蔚起六有堂以江西本为底本重刊《本草纲目》,亦称为六有堂本或钱衙本。除沿袭江西本脱误外,内容基本不变,但药图扩充为3卷并重新改绘。此后,清代中叶国内及日本重刊的《本草纲目》多以此为基础翻刻,形成了武林本系统。如吴毓昌太和堂本、张云中本、书业堂本(本书另有著录)、绿荫堂、芥子园本、三乐斋本、务本堂本、英德堂本等。除附刻有李氏《濒湖脉学》《奇经八脉考》二书外,此系统中后期传本另增附刻《本草万方针线》(本书另有著录)。

其中吴氏太和堂本与此六有堂本系属同一雕版刷印而成,所不同之处是太和堂本改换了扉页,抽换了序言,剜改了题衔。

4. 味古斋重校刊本

清光绪十一年(1855)合肥人张绍棠(系李鸿章妹夫)以张朝璘刊本为底本重刊《本草纲目》于南京,序称癸未至乙酉"阅二岁"刻成。张氏虽有校注,但多补混入正文,因而与金陵初刊本有较多不同,药图改动很大。附刻有《濒湖脉学》《奇经八脉考》《本草万方针线》《本草纲目拾遗》。此本版刻精良,清楚实用,遂成为清末以来各种刊本的底本,如鸿宝斋本、商务排印本、人卫影印本,形成了味古斋本系统。

《本草纲目》问世后,影响极大。除大量的重刊本外,还出现了相当一批以本书为基础的研究、绘图、摘要、索引等方面的著作,如该书中后期各版本所附的《本草万方针线》及《本草纲目拾遗》(赵学敏撰)等,均属此类著作。

除以上版本系统概貌外,对于四种主要版本,笔者以为还可作进一步比较与研究:

1. 按接近首刻本程度分

《本草纲目》"一祖三系"版本系统中,"一祖"无疑是"三系"的源头,但"三系"并非均直接分别源于"一祖"。按接近初版程度,明显分为三个层次:江西本直接据金陵初刻本,武林本所据为江西本,而味古斋本则据江西本中的张朝璘刻本。若将金陵原刻印本称为第一代,则江西本、武林本、味古斋本分别为第二、三、四代;当然,最接近胡成龙原本的是摄元堂本和制锦堂本,二者以胡氏原刻版片略加改订而印成,也可称作准第一代。

2．按主要流行(或影响)时代分

"一祖"刻成不久即告沉寂,"三系"各领一个时代之风骚,在不同时期分别成为版本主流。总体来看,江西本为明末清初多数《本草纲目》刻本的底本,武林本为清代中叶国内及日本重刊《本草纲目》的翻刻底本,味古斋本为清末以来《本草纲目》各种重刊本的所据底本。

3．按版本系统的名称分

(1)按刻印的先后分,金陵本最早刻成,可称为祖本、首刻本、初刻本,或亦可称原刻本,其他各版本均在此后,直接或间接依据此本刻成。

(2)从刻书地点看,可分别称为金陵本、江西本、杭州本、南京本。南京与金陵虽为一地,但在此处不宜通用,味古斋本有研究者称之为"合肥本",可能是出于区别金陵本的考虑,但显然是不恰当的(详见第二部)。杭州本也称武林本(武林为杭州的旧称)。

(3)从刻书主持人看,可分别称为胡承龙本、夏良心本、钱蔚起本、张绍棠本,分别简称为胡本、夏本、钱本、张本。其中"夏良心本"实际刻书主持人为张鼎思,"胡本"的称呼亦较少,钱蔚起本也有称钱衙本。

(4)从刻书堂号看,武林本也称六有堂本,张绍棠本也称味古斋本。金陵本未见堂号,江西本为官刻本(无堂号)。

综合起来看,以上四个版本以分别称为金陵胡承龙原刻本、江西刻本、杭州钱蔚起本、张绍棠味古斋本较好,虽然未按同一标准,但突出各版本的重点,既较通用,易于接受和理解,又较明晰,不会导致歧义。

4．按药图与附刻书分

金陵本:药图二卷1109幅,绝大部分为自绘写实图。无附刊医书。

江西本:药图二卷1109幅,图版接近金附首刻本。末附《濒湖脉学》《奇经八脉考》二书(《四库全书》将此二书另列,不附于52卷后)。

武林本:药图重绘,扩为三卷1110幅(对附图作了第一次全面改绘,据后人研究,其中有84幅属严重失真,部分失真者766幅)。一般末附《濒湖脉学》《奇经八脉考》及《本草万方针线》(早期本无此书)三书,也有另增附《脉诀考证》。

味古斋本:药图三卷,1122幅,其中有约400幅据《植物名实图考》等改绘(对附图第二次全面改绘)。附刻有《濒湖脉学》《奇经八脉考》《本草万方针线》《本草纲目拾遗》四书,也有另增附《脉诀考证》。

《上海中医药大学中医药古籍善本提要目录》载该馆所藏明万历三十一年江西夏良心、张鼎思等刻本,行款与版框尺寸为"9行20字;半框21.5×14.5 cm"(五十二卷,附首一卷)。又载该馆所藏清顺治十五年张朝璘本立堂刻本,行款与版框尺寸为"9行

20 字;半框 21.5×14 ㎝"（五十二卷,附图三卷）。

  2011 年 5 月,联合国教科文组织正式批准我国申报的中医古籍文献《黄帝内经》《本草纲目》列入《世界记忆遗产名录》,世界记忆工程国际咨询委员会对两部文献的独创性、历史价值、科学价值、文化价值等方面给予充分肯定和极高评价,充分说明国际社会对以《黄帝内经》《本草纲目》为代表的中医药传统医学文化价值和源流的认可与重视。此次申报的《黄帝内经》为公元 1339 年(元后至元五年己卯)胡氏古林书堂刻本,《本草纲目》为 1593 年(明万历二十一年癸巳)金陵胡承龙原刻本。

## 0602（2） 本草纲目 五十二卷卷首一卷附图三卷本草万方针线八卷

清乾隆四十九年（1784）金闾书业堂刻本　索书号 R932.3/m9-1

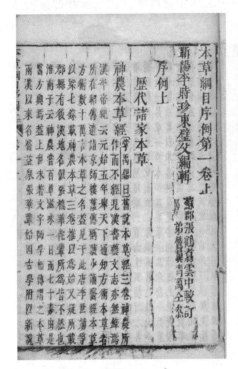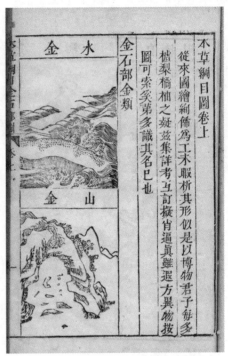

### 一、分册（卷）版本叙录

1 册：书衣缺失；首为书名页，以界行分三列，中列刻大字"本草綱目"，右列"李時珍先生原本　萬方針線並刻"，左列"（蘇郡後學）　張雲中重訂」張青萬全糸　書業堂」鐫藏"，书首小字横署"乾隆甲辰年冬鐫"，皆为楷体；

次为"重訂本草綱目序"，五行行九字，末署"顺治乙未春日吴太沖拜書"，并有摹刻方形篆字原印二枚，一为阴文"吴太沖印"，一为阳文"默置氏"；

次为"重訂本草綱目自序"，六行行十二字，末署"顺治乙未春日澹寧子玉涵吴毓昌謹書"，并有摹刻方形篆字原印二枚，一为阴文"吴毓昌印"，一为阳文"玉涵氏"；

次为"重刻本草綱目小引"，八行行十六字，末署"崇禎庚辰仲春之朔古臨錢蔚起鏡石父書於六有堂"，并有摹刻方形篆字阴文原印二枚，一为"錢蔚起印"，一为"□事子□系"；

次为"進本草綱目疏"（首行），二行"湖廣黄州府儒學增廣生員李建元謹"，末有"萬

曆二十四年十一月　日進呈,十八日奉」聖旨:書留覽,禮部知道,欽此";

次为"本草綱目凡例";

次为"本草綱目總目",包括"第一卷"至"第五十二卷"纲目,末有"右通計一十六部六十二類一千八百七十一種";(类与种数均与第一部不同)

次为"本草藥品總目"(首行),二行"山陰蔡烈先繭齋父輯",包括"卷五"至"卷五十二"各药名,末有"本草藥品總目終";

次为"本草綱目圖卷上",包括"金石部金類"至"草部毒草類",共五十一页,一般每页八幅药图。

2册:为"本草綱目圖卷中",包括"草部蔓草類"至"木部香木類",共五十四页,药图规格同上。

3册:为"本草綱目　卷下"("卷下"前无"图"字,但留有一字空格),包括"木部喬木類"至"獸部寓類",共五十六页,药图规格同上。

4册:首为"本草綱目序例目錄第一卷上",包括"歷代諸家本草"至"引經報使";

次为正文,首页首行"本草綱目序例第一卷上",二行上部"蘄陽李時珍東璧父編輯",二行下部"蘇郡張鶴翯雲中較訂」弟鸞翼青萬全糸",三行"序例上",四行"歷代諸家本草",末有"本草綱目第一卷上　終"。

5册:首为"本草綱目序例第一卷下"(首行),二行"序例上",三行"十劑",末篇为"引經報使";

次为"本草綱目序例目錄第二卷」序例下",目录包括"藥名同異"至"宋本草舊目錄";

次为"本草綱目序例第二卷"(首行),二行"序例下　藥名同異",卷末有"本草綱目第二卷　終"。

6册:首为"本草綱目主治第三卷上"(目录),为"百病主治藥上"各篇目;

次为"本草綱目第三卷上"(首行),二行"百病主治藥上",内容包括"諸風"等,末有"本草綱目第三卷上"。

7册:为"本草綱目第三卷下",内容包括"血汗"等,卷末有"本草綱目第三卷下終"。

8册:首为"本草綱目主治第四卷"(目录),为"百病主治藥下"各篇目;

次为"本草綱目第四卷上」百病主治藥下",内容包括"痛風"等,末有"本草綱目主治第四卷上　終"。

9册:首为"本草綱目主治第四卷中」百病主治藥下",内容包括"九漏"等,末有"本草綱目主治第四卷中　終";

次为"本草綱目主治第四卷下",内容包括"五絕"等,卷末有"本草綱目第四卷下終"。

10册：首为"本草綱目水部目錄第五卷"，包括"水之"（"之"后缺"一"字）、"水之二"各篇目；次为"本草綱目水部第五卷"，内容包括上述各种，卷末有"本草綱目水部第五卷　終"；

次为"本草綱目火部目錄第六卷"，为"火之一"各篇目；次为"本草綱目火部第六卷"，内容为上述各种；

次为"本草綱目土部目錄第七卷"，为"土之一"各篇目，末有"本草綱目土部第七卷　終"（"土部"或"第七卷"之后缺"目錄"二字）；次为"本草綱目土部第七卷"，内容为上述各种。

11册：首为"本草綱目金石部目錄第八卷"，包括"金石之一""石之二"各篇目；次为"本草綱目金石部第八卷"，内容包括上述各种。

12册：首为"本草綱目石部目錄第九卷"，包括"石之三"各篇目；次为"本草綱目石部第九卷"，内容包括上述各种，尾题处为墨条。

13册：首为"本草綱目石部目錄第十卷"，包括"石之四"各篇目；次为"本草綱目石部第十卷"，内容包括上述各种，卷末有"本草綱目石部卷十終"。

14册：首为"本草綱目石部目錄第十一卷"，包括"石之五"各篇目；次为"本草綱目石部第十一卷"，内容包括上述各种。

15册：首为"本草綱目草部目錄第十二卷"（以下草部至第二十一卷，各卷正文前分别有"本草綱目草部目錄第十三∥二十一卷"，但第十四卷作"卷十四"，第十五卷无"目錄"二字，第十七"卷"为"卷上"，第十九卷无"卷"字），包括"草之一"各篇目；

次为"□草綱目草部第十二卷上"（以下草部至第二十一卷，各卷正文卷端分别有"本草綱目草部第十三∥二十一卷"，但第十四卷作"卷十四"，第十七、十八卷皆分"上""下"），内容属"草之一"，末有"本草綱目第十二卷上　終"；

次为"本草綱目草部第十二卷下"，内容属"草之一"，卷末有"本草綱目第十二卷下　終"。

16册：首为卷十三目录，包括"草之二"各篇目；次为卷十三，内容包括上述各种，卷末有"本草綱目草部第十三卷　終"。

17册：首为卷十四目录，包括"草之三"各篇目；次为卷十四，内容包括上述各种，卷末有"十四卷終"。

18册：首为卷十五目录，包括"草之四"各篇目；次为卷十五，内容包括上述各种，卷末有"本草綱目草部第十五卷終"。

19册：首为卷十六目录，包括"草之五"各篇目；次为卷十六，内容包括上述各种，卷末有"本草綱目草部第十六卷終"。

20 册:首为卷十七目录,包括"草之六"各篇目;次为卷十七"上",内容属"草之六",末有"本草綱目草部第十七卷終"。

21 册:为卷十七"下",内容属"草之六"。

22 册:首为卷十八目录,包括"草之七"各篇目;次为卷十八"上",内容属"草之七"。

23 册:为卷十八"下",内容属"草之七",卷末有"本草綱目草部第□□□□"。

24 册:书衣缺失;首为卷十九目录,包括"草之八"各篇目;次为卷十九,内容包括上述各种,卷末有"本草綱目草部第十九卷終"。

25 册:首为卷二十目录,包括"草之九"各篇目;次为卷二十,内容包括上述各种,卷末有"本草綱目草部第二十卷終";

次为卷二十一目录,包括"草之十/十一"等篇目;次为卷二十一,内容包括上述各种,卷末有"本草綱目草部卷之二十一終";

次为"本草綱目穀部目錄第二十二卷"(以下谷部至第二十五卷,各卷正文前分别有"本草綱目穀部目錄第二十三∥二十五卷"),包括"穀之一"各篇目;

次为"本草綱目穀部第二十二卷"(以下谷部至第二十五卷,各卷正文卷端分别有"本草綱目穀部第二十三∥二十五卷"),内容包括上述各种。

26 册:首为卷二十三目录,包括"穀之二"各篇目;次为卷二十三,内容包括上述各种;

次为卷二十四目录,包括"穀之三"各篇目;次为卷二十四,内容包括上述各种,卷末有"本草綱目穀部第二十四卷　終"。

27 册:首为卷二十五目录,包括"穀之四"各篇目;次为卷二十五,内容包括上述各种,卷末有"本草綱目穀部第二十五卷終"。

28 册:首为"□草綱目菜部目錄第二十六□",包括"菜之一"各篇目;次为"本草綱目菜部第二十六卷",内容包括上述各种,卷末有"本草綱目菜部第二十六卷終"。

29 册:首为"□□綱目菜部目錄第二十七卷",包括"菜之二"各篇目;次为"本草綱目菜部第二十七卷",内容包括上述各种。

30 册:首为"本草綱目菜部目錄二十八卷",包括"菜之三∥五"等篇目;次为"□草綱目菜部第二十八卷",内容包括上述各种,卷末有"本草綱目菜部第二十八卷終";

次为"本草綱目果部目錄第二十九"(无"卷"字;以下果部至第三十二卷,各卷正文前分别有"本草綱目果部目錄第三十∥三十二卷"),包括"果之一"各篇目;

次为"本草綱目果部第二十九卷"(以下果部至第三十二卷,各卷正文卷端分别有"本草綱目果部第三十 // 三十二卷"),内容包括上述各种,卷末有"本草綱目果部第二十九卷終"(以下果部至第三十三卷,各卷末分别有"本草綱目果部第三十 // 三十三卷終",但第三十二卷无"第"字)。

31册:首为卷三十目录,包括"果之二"各篇目;次为卷三十,内容包括上述各种。

32册:书衣缺失;首为卷三十一目录(其中卷端"第"误刻为"弟"),包括"果之三"各篇目;次为卷三十一,内容包括上述各种;

次为卷三十二目录,包括"果之四"各篇目;次为卷三十二,内容包括上述各种。

33册:首为"本草綱目□□□□□三十三卷",包括"果之五 / 六"等篇目;次为"□□□目果部第三十三卷",内容包括上述各种;

次为"□□綱目木部目錄第三十四卷"(以下木部至第三十七卷,各卷正文前分别有"本草綱目木部目錄第三十五 // 三十七卷"),包括"木之一"各篇目;

次为"本草綱目木部第三十四卷"(以下木部至第三十七卷,各卷正文卷端分别有"本草綱目木部第三十五 // 三十七卷",其中卷三十五分"上""下"),内容包括上述各种,卷末有"本草綱目木部第三十四卷終"(以下木部至第三十七卷,各卷末分别有"本草綱目木部第三十五 // 三十七卷終",其中卷三十五分"上""下")。

34册:首为卷三十五目录,包括"木之二"各篇目;次为卷三十五"上",内容属"木之二"。(第一部此卷不分"上""下")

35册:为卷三十五"下",内容属"木之二"。

36册:首为卷三十六目录,包括"木之三"各篇目;次为卷三十六,内容包括上述各种。

37册:首为卷三十七目录,包括"木之四 // 六"等篇目;次为卷三十七,内容包括上述各种;

次为"本草綱目服器部目錄第三十八卷",包括"服器之一 / 二"各篇目;次为"本草綱目服器部第三十八卷",内容包括上述各种,卷末有"本草綱目服器部第三十八卷終"。

38册:首为"本草綱目蟲部目錄第三十九卷"(以下虫部至第四十二卷,各卷正文前分别有"本草綱目蟲部目錄第四十 // 四十二卷"),内容包括"蟲之一"各篇目;

次为"本草綱目蟲部第三十九卷"(以下虫部至第四十二卷,各卷正文卷端分别有"本草綱目蟲部第四十 // 四十二卷"),内容包括上述各种。

39册:首为卷四十目录,内容包括"蟲之二"各篇目;次为卷四十,内容包括上述各种,卷末有"本草綱目蟲部第四十卷終";

次为卷四十一目录,包括"蟲之三"各篇目;次为卷四十一,内容包括上述各种,卷末有"本草綱目蟲部第四十一卷終"。

40 册：首为卷四十二目录,内容包括"蟲之四"各篇目;次为卷四十二(卷端首三字残损),内容包括上述各种,卷末有"本草綱目蟲部第四十二卷終";

次为"本草綱目鱗部目錄第四十三卷",包括"鱗之一 / 二"各篇目;次为"本草綱目鱗部第四十三卷",内容包括上述各种,卷末有"□草綱目鱗部第四十三卷終"。

41 册：首为"本草綱目鱗部目錄第四十四卷",包括"鱗之三 / 四"等篇目(其中"鱗之三"误刻为"鱗之四");次为"本草綱目鱗部第四十四卷",内容包括上述各种,卷末有"本草綱目鱗部第四十四卷終";

次为"本草綱目介部目錄第四十五卷",包括"介之一"各篇目;次为"本草綱目介部第四十五卷",内容包括上述各种,卷末有"本草綱目介部第四十五卷終"。

42 册：首为"本草綱目介部目錄第四十六卷",包括"介之二"各篇目;次为"本草綱目介部第四十六卷",内容包括上述各种,卷末有"本草綱目介部第四十六卷終";

次为"本草綱目禽部目錄第四十七卷",包括"禽之一"各篇目;次为"本草綱目禽部第四十七卷",内容包括上述各种,卷末有"本草綱目禽部第四十七卷終"。

43 册：首为"本草綱目禽部目錄第四十八卷",包括"禽之二"各篇目;次为"本草綱目禽部第四十八卷",内容包括上述各种,卷末有"本草綱目禽部第四十八卷終"。

44 册：首为"本草綱目禽部目錄第四十九卷",包括"禽之三 / 四"各篇目;次为"□草綱目禽部第四十九卷",内容包括上述各种,卷末有"本草綱目禽部第四十九卷終";

次为"□草綱目獸部目錄第五十卷",包括"獸之一"各篇目;次为"本草綱目獸部第五十卷上",内容属"獸之一",末有"本草綱目獸部第五十卷上終"。

45 册：为"本草綱目獸部第五十卷下",内容属"獸之一",卷末有"本草綱目獸部第五十卷下終"。

46 册：首为"本草綱目獸部第五十一卷"(目录),包括"獸之二 // 四"各篇目;次为"本草綱目獸部第五十一卷上",内容属"獸之二",末有"本草綱目獸」五十一卷上"。

47 册：首为"本草綱目獸部第五十一卷下",内容属"獸之二 // 四",卷末有"本草綱目獸部第五十一卷下終";

次为"本草綱目人部目錄第五十二卷",包括"人之一"各篇目;次为"本草綱目人部第五十二卷",内容包括上述各种,卷末有"本草綱目人部……"("部"字后有缺字;据目录,人部仅有"人之一",即内容不缺)。

48 册：书衣脱落夹于本册书内;首为"自叙"(残);

次为"本草萬方鍼線凡例";

次为"本草萬方鍼線總目",包括"卷一"至"卷八"各部各门名称;

次为"本草萬方鍼線卷一"(首行),二行"山陰蔡烈先繭齋父輯",三行"通治部",卷末有"本草萬方鍼線卷一終";

次为"本草萬方鍼線卷二"(以下各卷正文卷端分别有"本草萬方鍼線卷四∥八"),内容包括"通治部"之"中濕門"至"失血門",卷末有"本草萬方鍼線卷二終"(以下除卷四外,各卷末分别有"本草萬方鍼線卷三∥八終")。

49册:书衣残损;首为卷三,首九页残损,内容包括"通治部"之"諸氣門"至"積聚門";

次为卷四,内容包括"通治部"之"脾胃門"至"製造門"。

50册:首为卷五,内容包括"外科"各门;

次为卷六,内容包括"婦科""兒科"各门。

51册:首为卷七,内容包括"上部"各门;

末为卷八,内容包括"中部""下部"各门;后书衣缺失。

## 二、版本特征描述

(本草纲目)正文每半叶九行,行二十字,小字双行同,四周单边,白口,单黑鱼尾,版框 21.3×14.7 cm(卷一;卷三 21.4×14.6)cm,开本 24.7×15.9 cm;

版心上方分别刻"重訂本草綱目序""自序""藥品總目"、(其余均刻有)"本草綱目"并分别刻有"小引""疏""凡例""總目""×部(×)圖""序例上""序例下""主治""水部""火部""土部""金石部""石部""草部""穀部""菜部""果部""木部""服器部""蟲部""鱗部""介部""禽部""獸部""人部",鱼尾下方分别刻"卷一∥五十二目錄"(无:卷二十、二十二、三十一、三十二)、"卷上∥下""卷一∥五十二"(其中卷一、三、十二、十七、十八、三十五、五十、五十一均分为"上""下",卷四分为"上""中""下"),版心下方刻页码;

有图;少部分版面较模糊;

品相良好,无修复,无补配。

(本草万方针线)正文每半叶十行,行三十字,小字双行同,左右双边间四周单边,白口,单黑鱼尾,版框 19.2×13.7 cm,开本 24.7×15.9 cm;

版心上方刻"萬方鍼線",鱼尾下方分别刻"凡例""目錄"、"卷一∥八"及各门名称,版心下方刻页码;

品相较好,有少量破损待修复(详上),无补配。

(全书)原刻无句读;无圈点,无批校题跋;四眼线装;五十一册(二函,分别为二十五册、二十六册,樟木夹板);各册书衣题签处均有墨书"本艸綱目"及卷次,书衣右上分别有墨书部类名称等或"萬方鍼線";书衣(或扉页等)右上角分别印有序号"壹"至"伍拾壹";各册书根分别墨书"藥品總匯 本艸图上""图中""图下""一上 序例卷上""一下至二 序例卷下""三上 百病主治上""三下 百病主治""四上 百病主治""四下 百病主治""卷五六七"至"五十一下／五十二",四十八册及其后无;各册均有馆藏 3A 章,并分别有财产登录号 024549~024599。

## 三、版本特色及考证说明

此本属较早期刻本。

此部为 2009 年笔者参与在皖南购得。

金阊(苏州有金门、阊门两城门,故以"金阊"作为别称)书业堂,亦称苏郡书业堂,是苏州著名的书坊,从明代开始刻印书籍,现主要流传下来的刻本多集中于康熙、乾隆年间,如与本馆此部几乎同时刊刻的《食物本草会纂》(本书另有著录)。此书业堂《本草纲目》属坊刻本,与属官刻的张朝璘本对比鲜明。

此版本属《本草纲目》"武林本"系统,为据太和堂本(参见第一部)及苏郡张云中、张青万刻本(多称"张云中重订本")翻刻,清道光六年苏郡务本堂又据此书业堂本重刊。张云中重订本为清顺治十二年乙未(1665)苏郡精绘五彩图注本,附图 3 卷,五彩套版精印。卷首有顺治十二年乙未(1665)苏郡张云中重订,张青万同参。此张云中重订本亦据钱蔚起六有堂本重刊,在苏州刊印,末附《濒湖脉学》《脉诀考证》《奇经八脉考》《万方针线》。刘山永《〈本草纲目〉版本源流概况和首刻金陵版本特点》一文(参见第一部)认为,"在《本草纲目》众多版本中,明清两代,重要的以金陵、江西、石渠阁、六有堂－太和堂、张朝璘、张云中校订本以及张绍棠本等七种版本最具有代表性"。

张绍棠味古斋校刻本《本草纲目》本馆有藏,《总目》对此版本著录为:"清光绪 11 年乙酉(1885)合肥张绍棠味古斋校刻本(附图三卷、附濒湖脉学、脉诀考证、奇经八脉考、本草万方针线、本草纲目拾遗)",此处合肥为张氏籍贯,按惯例称"合肥张绍棠"原无任何问题。但在版本项内,按著录规则,此处应著录的是刻书地点(即南京),而非刻书人本身的籍贯或郡望等。若考虑"南京"后紧接"张绍棠"不合适,可作适当调整,目的是标明南京为此版的刊刻地点(即合肥人张绍棠在南京其所属的味古斋主持校刻《本草纲目》)。关于《本草纲目》附图卷次与附书种类的著录,《总目》亦宜进一步补充。如,除此版本附图注明为三卷外,其他各版本均默认为二卷,部分版本附图需补注为"三卷";《本草纲目》除初刊本外,一般均有附刻图书二至四种,但《总目》部分版本未载,亦宜分别补充完整。

本馆所藏张绍棠味古斋校刻本《本草纲目》(索书号 R932.3/m9),基本特征为:

书名页前半叶篆字题为"本艸綱目",后半叶题为"光緒乙酉夏合肥／張氏味古齋重校／刊德清俞樾署檢";

正文每半叶九行,行二十字,小字双行同,左右双边,白口,单黑鱼尾,版框21.7×14.3 cm,开本28.2×17.4 cm;

版心上方刻"本草綱目×部"等,鱼尾下方分别刻卷次及篇名等,版心下方刻页码;

原刻无句读;

无圈点,无批校题跋;

品相良好,无修复,无补配;

四眼线装;四十册(二函,樟木夹板);

各册书衣右上角分别印有序号"壹""贰"至"肆拾",书根分别墨书卷次与部名等;

各册均有馆藏3A章,并分别有财产登录号019027~019044,022255~022266,012021~012023,021467~021473。

此书末附《脉诀考证》《奇经八脉考》《濒湖脉学》《本草万方针线》《本草纲目拾遗》。

《上海中医药大学中医药古籍善本提要目录》载该馆所藏清乾隆四十九年张云中校订书业堂刻本,行款与版框尺寸为"9行20字;半框20.5×14 cm";五十二卷,五彩套印;"附:彩图三卷、本草药品总目、濒湖脉学、脉诀考证、奇经八脉考、本草万方针线八卷"。

参见第一部。

## 0603　本草原始十二卷

明崇祯十一年（1638）金阊永怀堂刻本清初印本　索书号 R932.3/m6-1

### 一、分册（卷）版本叙录

1册：首为书名页，以界行分三列，中列刻大字"本草原始"，右列上首小字"雍丘李正宇先生辑"，左列下首小字"金阊永懷堂梓行"，书首小字横署"葛瑞調先生重校"，钤有白文方印"文雅堂"，并有方形朱印（内为树叶形图案）一枚；

次为"合刻李正宇先生本草／原始戚南塘大將軍／紀劾新書序"，四行行十字，楷体，末署"戊寅秋日書"，并有摹刻方形篆字原印二枚，一为阳文"葛鼏之印"，一为阴文"端調"；

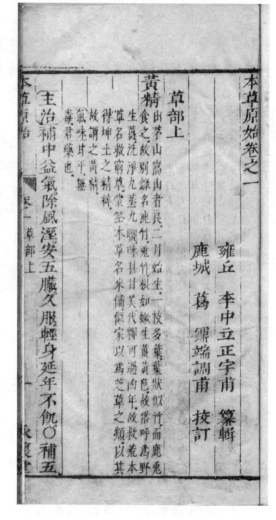

次为"本草原始目次"，包括"卷一"至"卷十二"各部名；

次为墨书"草部上"目录（药名）；

次为正文，首页首行"本草原始卷之一"，二行"雍丘　李中立正宇甫　篡辑"，三行"鹿城　葛　鼏端調甫　挍訂"，四行"草部上"，卷末有"本草原始卷之一"；

次为墨书"草部中"目录（药名），并有朱笔改字；

次为"本草原始卷之二"（除卷五至卷八外，以下各卷正文卷端分别有"本草原始卷之三 // 十二"），内容为"草部中"，卷末有"本草原始卷之二　終"。

2册：书衣右上角有自来水笔书"以下缺第五、六、七、八卷"；

扉页墨书"草部下"目录（药名）；

首为卷三,内容为"草部下",卷末有"本草原始卷之三";

次为墨书"木部"目录(药名);

次为卷四,内容为"木部"。

3 册:第二书衣有墨书"人部"目录;

首为卷九,内容为"獸部",末有"川山甲　蟲部下品移此";

次为卷十,内容为"禽部",卷末有"本草原始卷之十　终";

次为墨书"虫鱼部"目录;

次为卷十一,内容为"蟲魚部",卷末有"本草原始卷之十一　终";

末为卷十二,内容为"人部",最末缺两个半页(即最末两页各缺半页)。

## 二、版本特征描述

正文每半叶九行,行二十四字,小字双行同,四周单边,白口,单黑鱼尾,版框 19.7×12.3 ㎝,开本 24.5×13.3 ㎝(第三册为 24.3×13.4 ㎝);

版心上方刻"序""本草原始",鱼尾下方分别刻"目次""卷一草部上""卷二草部中"(部分刻为"卷二草部下"或"卷二草部")、"卷三草部下""卷四木部""卷九獸部""卷十禽部""卷十一蟲部""卷十一魚部""卷十二人部",版心下方刻页码,版心最末刻"永懷堂";

原刻有圈点,正文有图如"芘胡本經上品";

无圈点,无批校题跋;

品相较好,有部分修复,无补配;

四眼线装;三册(一函,樟木夹板);

各册书根末端分别墨书"苯""草""始"(缺"原"字册即原第三册),书衣右上角分别印有序号"壹""貳""叁";

各册均有馆藏 1 号章及 3B 章,并分别有财产登录号 013212~013214。

## 三、版本特色及考证说明

本书旨在推原药物之本始,故名。

本书又名《本草原始合雷公炮制》《增图本草原始》《新增图考本草原始》。

此本属早期刻本。

本馆此部为残本,缺第五至第八卷。

由葛序可知,此书原与《纪效新书》合刊,后者即民族英雄戚继光在东南沿海平倭战争期间练兵和治军经验的总结。"夫曰'纪效',明非口耳空言;曰'新书',所以明其出于法而非泥于法,合时措之宜也"。之所以将此二书合刊,是由于葛氏认为"兵药一也,此言驱患苦而活人其功同也……兵乎药乎,岂特一之,而且贯之矣"。

郑金生等整理本《本草原始①》(属"中医临床必读丛书")"整理说明"称,以明万历四十年(1612)作者亲手书画原本为底本,以清初永怀堂翻刻明崇祯十一年(1638)鹿城葛鼐刻本为主校本。其"导读"中说明:"李中立与明末著名医家李中梓之兄同名,但籍贯、年代均不相同。有人误将此两个李中立混为一谈,实误。"

张卫等校注本《本草原始②》(属"杏雨轩医学选刊")"前言"称,以明崇祯十一年(1638)鹿城葛鼐永怀堂刻本为底本,选用明万历四十年(1612)作者亲手书画初刊本为校本。书末附录"《本草原始》初刊本与永怀堂本之比较"一篇,通过比较发现,这两个版本在体例、药物文字、药图三方面均有很大改动,并分析认为是葛氏重刊该书时所为。

本馆另藏有"清善成堂刻本"(索书号 R932.3/m6),基本特征为:

书名页以界行分三列,中列刻大字"本草原始",右列上首小字"雍丘(按,此字缺首笔)李正宇辑",左列下首小字"善成堂梓";

正文每半叶十一行,行二十四字,小字双行同,四周单边,白口,单黑鱼尾,版框 19.5 × 14.1 ㎝,开本 23.6 × 16.1 ㎝;

版心上方刻"本草原始",鱼尾下方刻卷次与部名等,版心下方刻页码;

原刻无句读,正文有图如"附子本经下品";

有朱笔与墨笔圈点,天头有朱批(并有墨笔描改)如"红台二菜入药";

品相较好,有少量破损待修复,无补配;

四眼线装;八册(一函,樟木夹板);

各册均有馆藏 5B 章,并分别有财产登录号 024694~024701。

此部内容完整,但与《总目》所著录的"清光绪善成堂刻本"有明显不同,待考。

① 李中立. 本草原始 [M]. 郑金生,汪惟刚,杨梅香,整理. 北京:人民卫生出版社,2007.
② 李中立. 本草原始 [M]. 张卫,张瑞贤,校注. 北京:学苑出版社,2011.

## 0604　二如亭群芳谱三十卷卷首一卷

清康熙刻本沙村草堂藏板　索书号 R291.8/m2

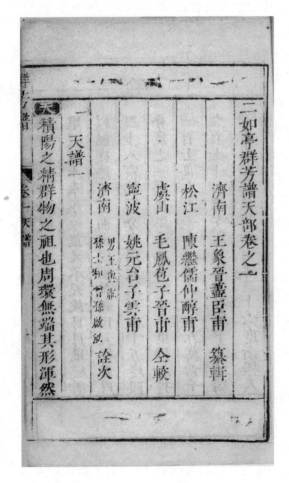

### 一、分册（卷）版本叙录

1 册：首为书名页，版框内刻大字双行（无界行）"二如亭羣/芳譜"，左列大字下刻小字"沙村艸堂藏板"；

次为"群芳譜序"，六行行十二字，楷体，末署"雲間陳繼儒頓首撰"，并有摹刻方形篆字原印二枚，一为阴文"麋公"，一为阳文"陳繼儒印"；

次为"小序"，五行行十五字，楷体，末署"海虞門人毛鳳苞頓首拜譔"，并有摹刻方形篆字原印二枚，一为阳文"毛晉之印"，一为阴文"毛氏子晉"；

次为"群芳譜引"，五行行约十三字，草书，末署"穀山方岳貢頓首拜譔"，并有摹刻方形篆字阳文原印二枚，一为"岳貢之印"，一为"禹修"；

次为"二如亭群芳譜叙"，六行行十四字，行书，末署"好生居士王象晉蓋臣甫题"，并有摹刻方形篆字原印二枚，一为阴文"王象晉印"，一为阳文"一片冰心在玉壺"；

次为"二如亭群芳譜總目"，包括"元部"（分为：序、义例、芳踪全、天谱一至天谱三、岁谱一至岁谱四），"亨部"（分为：谷谱全、蔬谱一至蔬谱二、果谱一至果谱四），"利部"（分为：茶竹谱全、桑麻葛棉谱全、药谱一至药谱三、木谱一至木谱二），"贞部"（分为：花谱一至花谱四、卉谱一至卉谱二、鹤鱼谱全）等四部各篇目，末为"二如亭群芳譜總目　終"；

次为"二如亭群芳譜」義例"（相当于凡例），末有"義例　終"；

次为"二如亭群芳譜」往哲芳踪小序",末署"濟南王象晉藎臣甫題",并有摹刻原印二枚同前(以下各"小序"此处同);

次为"二如亭群芳譜卷首"(首行),二行"濟南 王象晉藎臣甫 纂輯",三行"虞山 毛鳳苞子晉甫 較正",四行"(濟南) 男王與齡」孫士瞻曾孫啟淳 (詮次)",五行"往哲芳踪",末为"二如亭群芳譜卷首 終";

次为"二如亭群芳譜」天譜小序",末署"濟南王象晉藎臣甫題";

(按本书体例,此处应有"二如亭群芳譜元部目錄」第一册",包括"天譜首簡"与"天譜一"各篇目及"天譜小序")

次为"二如亭群芳譜」天譜首簡",内容包括"論太極"等;

次为正文,首页首行"二如亭群芳譜天部卷之一",二行"濟南 王象晉藎臣甫 纂輯",三至五行"松江 陳繼儒仲醇甫」虞山 毛鳳苞子晉甫」寧波 姚元台子雲甫 (仝較)",六行"(濟南) 男王與胤」孫士和曾孫啟泓 (詮次)",七行"天譜一",卷末有"二如亭群芳譜天部卷之一";

后书衣内侧贴有售书标签"编号 册数 24 售价 20.00"。

2册:首为"二如亭群芳譜元部目錄」第二册"(以下所有部分,除最末"群芳譜跋語"外,其前均有"二如亭群芳譜"六字),为"天譜二"各篇目,末有"群芳譜天譜二目錄";

次为"天部卷之二",内容为"天譜二"。

3册:首为"元部目錄」第三册",为"天譜三"各篇目,末有"目錄終";

次为"天部卷之三",内容为"天譜三",卷末有"二如亭群芳譜天部卷之三"。

4册:首为"歲譜小序",末署"濟南王象晉藎臣甫題";

次为"元部目錄」第四册",包括"歲譜首簡"与"歲譜一"各篇目及"歲譜小序",末有"群芳譜歲譜一目錄";

次为"歲譜簡首",内容包括"歲紀"等;

次为"歲部卷之一",内容为"歲譜一",卷末有"二如亭群芳譜歲部卷之一終"。

5册:首为"元部目錄」第五册",为"歲譜二"各篇目,末有"群芳譜歲譜二目錄";

次为"歲部卷之二",内容为"歲譜二",卷末有"二如亭群芳譜歲部卷之二 終";

次为"元部目錄」第六册",为"歲譜三"各篇目,末有"群芳譜歲譜三目錄"。(此目录版心鱼尾下无刻字;此目录应移至第六册最前部)

6册:首为"歲部卷之三",内容为"歲譜三",卷末有"二如亭群芳譜歲部卷之三終";

次为"元部目錄」第七册",为"歲譜四"各篇目,末有"群芳譜歲譜四目錄";

次为"歲部卷之四",内容为"歲譜四",卷末有"二如亭群芳譜歲部卷之四 終"。

7册:首为"穀譜小序",末署"濟南王象晉藎臣甫題";

次为"亨部目錄」第一册",包括"穀譜首簡"与"穀譜"各篇目及"穀譜小序",末有"目錄終";

次为"穀譜首簡",内容包括"農道"等;

次为"穀部卷之全",内容为"穀譜"。

8 册:首为"蔬譜小序",末署"濟南王象晉蓋臣甫題";

次为"蔬譜首簡",内容包括"老圃賦"等;

次为"亨部目錄」第二册",包括"蔬譜首簡"与"蔬譜一"各篇目及"蔬譜小序";

次为"蔬部卷之一",内容为"蔬譜一",卷末有"卷一　終"。

9 册:首为"亨部目錄」第三册",为"蔬譜二"各篇目,末有"群芳譜蔬譜二目錄";

次为"蔬部卷之二",内容为"蔬譜二",卷末有"二如亭群芳譜蔬部卷二"。

10 册:首为"果譜小序",末署"濟南王象晉蓋臣甫題";

次为"果譜簡首",内容包括"衛果"等;

次为"亨部目錄」第四册",包括"果譜首簡"与"果譜一"各篇目及"果譜小序",末有"群芳譜果譜一目錄";

次为"果部卷之一",内容为"果譜一"。

11 册:首为"亨部目錄」第五册",为"果譜二"各篇目,末有"群芳譜果譜二目錄";

次为"果部卷之二",内容为"果譜二"。

12 册:首为"亨部目錄」第六册",为"果譜三"各篇目,末有"群芳譜果譜三目錄";

次为"果部卷之三",内容为"果譜三";

次为"亨部目錄」第七册",为"果譜四"各篇目,末有"群芳譜果譜四目錄"。(此目录应移至第十三册最前部)

13 册:为"果部卷之四",内容为"果譜四",卷末有"二如亭群芳譜果部卷之四　終"。

14 册:首为"茶譜小序",末署"濟南王象晉蓋臣甫題";

次为"利部目錄」第一册",包括"茶譜首簡"与"茶譜"各篇目及"茶譜小序",末有"群芳譜茶譜目錄";

次为"茶譜首簡",内容为"茶經";

次为"茶部卷之全",内容为"茶譜",卷末有"二如亭群芳譜茶部卷全　終";

次为"竹譜小序",末署"濟南王象晉蓋臣甫題";

次为"竹譜首簡",内容包括"竹紀"等;

次为"利部目錄」第一册",包括"竹譜首簡"与"竹譜"各篇目及"竹譜小序",末有"群芳譜竹譜目錄";

次为"竹部卷全",内容为"竹譜",卷末有"二如亭群芳譜竹部卷之全　終";

本册以下三部分宜调入第十五册:

次为"桑麻葛譜小序",末署"濟南王象晉蓋臣甫題";

次为"利部目錄」第二册",包括"桑麻葛譜"各篇目及"桑麻葛譜小序",末有"群芳譜桑麻葛譜目錄";

次为"桑麻葛部卷全",内容为"桑麻葛譜"。

15 册:首为"棉譜小序",末署"濟南王象晉蓋臣甫題";

次为"利部目錄」第二册",包括"棉譜小序"和"棉譜"篇名,末有"群芳譜棉譜目錄";

次为"棉部卷全",内容为"棉譜",卷末有"二如亭群芳譜棉部卷全　終";

本册此下为利部"第六册"(即木譜一),应调整至第十九册最前部;

次为"木部小序",末署"濟南王象晉蓋臣甫題";

次为"利部目錄」第六册",包括"木譜首簡"与"木譜一"各篇目及"木譜小序",末有"群芳譜木譜一目錄";

次为"木部首簡",内容包括"種樹郭橐駝傳"等;

次为"木部卷之一",内容为"木譜一",卷末有"二如亭群芳譜木部卷之一"。

16 册:首为"藥譜小序",末署"濟南王象晉蓋臣甫題";

次为"利部目錄」第三册",包括"藥譜首簡"与"藥譜一"各篇目及"藥譜小序",末有"群芳譜藥譜一目錄";

次为"藥部首簡",内容包括"本草綱目序"等;

次为"藥部卷之一",内容为"藥譜一",卷末有"二如亭群芳譜藥部卷之一"。

17 册:首为"利部目錄」第四册",为"藥譜二"各篇目;

次为"藥部卷之二",内容为"藥譜二",卷末有"二如亭群芳譜藥部卷之二終"。

18 册:首为"利部目錄」第五册",为"藥譜三"各篇目,末有"群芳譜藥譜三目錄";

次为"藥部卷之三",内容为"藥譜三",卷末有"二如亭群芳譜藥部卷三終"。

19 册:首为"利部目錄」第七册",为"木譜二"各篇目,末有"目錄終";

次为"木部卷之二",内容为"木譜二",卷末有"二如亭群芳譜果部卷之二　終"("果部"应为"木部")。

20 册:首为"花譜小序",末署"濟南王象晉蓋臣甫題";

次为"貞部目錄」第一册",包括"花譜首簡"与"花譜一"各篇目及"花譜小序",末有"群芳譜花譜一目錄";

次为"花譜簡首",内容包括"花月令"等;

次为"花部卷之一",内容为"花譜一",卷末有"一如亭群芳譜花部卷之一"("一如亭"应为"二如亭")。

21 册:首为"貞部目錄」第二册",为"花譜二"各篇目,末有"目終";

次为"花部卷之二",内容为"花譜二",卷末有"二如亭群芳譜花部卷之二"。

22 册:首为"貞部目錄」第三册",为"花譜三"各篇目,末有"群芳譜花譜三目錄";

次为"花部卷之三",内容为"花譜三",卷末有"二如亭群芳譜花部卷之三終"。

23 册:首为"貞部目錄」第四册",为"花譜四"各篇目,末有"目錄終";

次为"花部卷之四",内容为"花譜四",卷末有"四如亭群芳譜花部卷之四 終"("四如亭"应为"二如亭")。

24 册:首为"卉譜小序",末署"濟南王象晉蓋臣甫題";

次为"貞部目錄」第五册",包括"卉譜首簡"与"卉譜一"各篇目及"卉譜小序",末有"群芳譜卉譜一目錄";

次为"卉譜簡首",内容包括"驗草"等;

次为"卉部卷之一",内容为"卉譜一";

次为"貞部目錄」第六册",为"卉譜二"各篇目;

次为"卉部卷之二",内容为"卉譜二",卷末有"二如亭群芳譜卉部卷之二終";

次为"鶴魚譜小序",末署"濟南王象晉蓋臣甫題";

次为"貞部目錄」第七册",包括"鶴魚譜首簡"与"鶴魚譜"各篇目及"鶴魚譜小序",末有"群芳譜鶴魚譜目錄";

次为"鶴魚譜簡首",内容包括"相鶴經"等;

次为"鶴魚部卷全",内容为"鶴魚譜",卷末有"二如亭群芳譜鶴魚部卷之一 終";(鶴鱼部为一卷全)

末为"群芳譜跋語",六行行十四字,行书,末署"天啟辛酉花朝好生居士再題扵涉趣園",并有摹刻方形篆字原印二枚,一为阴文"蓋臣印章",一为阳文"緱岭笙鶴"。

## 二、版本特征描述

正文每半叶八行,行十八字,小字双行同,左右双边,上中下三栏,白口,单黑鱼尾,版框 21.8(其中上栏为 2.0,下栏为 2.5)× 14.5 ㎝(卷一),开本 26.0 × 16.8 ㎝;

版心上方刻"群芳譜",鱼尾下方分别刻"陳序""毛序""方序""叙""總目""義例""卷首芳踪","天譜卷首小序""天譜卷首""天譜二 / 三目錄""卷一 // 三天譜","歲譜卷首小序""歲譜卷首""歲譜一 / 二目錄""歲譜四目錄""卷一 // 四歲譜";"穀譜卷首小序""穀譜目錄""穀譜卷首""卷全穀譜","蔬譜小序""蔬譜卷首""蔬譜一

/ 二目錄""卷一 / 二蔬譜","果譜卷首小序""果譜卷首""果譜一 // 四目錄""卷一 // 四果譜";"茶譜小序""茶譜目錄""茶譜首簡""卷全茶譜","竹譜小序""竹譜首簡""竹譜目錄""卷全竹譜","桑麻葛譜小序""桑麻葛譜目錄""卷全桑譜""卷全麻譜""卷全葛譜","棉譜小序""棉譜目錄""卷全棉譜","藥譜小序""藥譜卷首""藥譜一 // 三目錄""卷一 // 三藥譜","木譜小序""木譜一 / 二目錄""木譜卷首""卷一 / 二木譜";"花譜小序""花譜一 // 四目錄""花譜卷首""卷一 // 四花譜","卉譜小序""卉譜卷首""卉譜目錄""卉譜二目錄""卷一 / 二卉譜","鶴魚譜小序""鶴魚譜目錄""鶴魚譜卷首""卷一（或'卷全'）鶴魚譜","跋語",版心下方刻頁碼；

原刻無句讀（有其他標記符號），上欄（眉欄）一般刻注音如"荈，音喘"，下欄（靠近地腳）一般刻注釋或校語如"荈，老茶也""䡆，一作鄂"；

無圈點，無批校題跋，內有長方形楷體陽文朱印"東記 / 孟世盛號本廠 / 各色剔破各紙"；

品相良好，無修復，有少量斷版痕跡，需重新訂線並調整裝訂順序；無補配；

四眼線裝；二十四冊（二函，函各十二冊，樟木夾板）；

各冊書衣右上角分別印有序號"壹"至"貳拾肆"；

各冊均有館藏 3A 章，並分別有財產登錄號 017117~017140。

## 三、版本特色及考证说明

书名释义：王象晋在家乡新城郊外置有百亩薄田，题名为"涉趣园"。因园中建有二如亭，故王氏在历时十余年撰成此书时定名为《二如亭群芳谱》，后简称《群芳谱》。清康熙四十七年汪灏（徽州休宁人）等人奉敕在《群芳谱》基础上进行扩增、改编而成《（御定佩文斋）广群芳谱》一百卷，其中"药谱"增为八卷。

《群芳谱》所载生物按照十二谱分类，药为其中一类。本书利部药谱三卷对药物的种植、修治、制用、辨讹、服食等均有所论述。此外，谷、茶、蔬、果等谱中也载有医药相关内容。王氏旁通医学，还著有《保安堂三补简便验方》等。

按本书总目录分为元亨利贞四部，每部又分为七"册"（即七卷），但其中利部茶竹谱、桑麻葛棉谱在分册目录及正文中均各分为两卷，故合计为二十八"册"三十卷，另有卷首一"册"（即一卷）。

按本书编撰体例，桑麻葛谱与棉谱二者正文之前均应有"首简"，但据笔者所见文献，王氏原书并未编列。

由于此部利部"第六册"（即木谱一）装订顺序有误（在药谱之前），致馆方曾误将此书著录为"残本（缺木谱一）"。

《总目》著录该书共十四个版本,但均未载本馆有藏。崔建英[①]据其见闻,将各种著录为明刻本、明刻清修本,或"沙村草堂"本进行了系统研究,认为传世的三种版式相同,但诸谱诸卷前的诠次人不同,据此分为甲、乙、丙三种版本:(1)毛氏汲古阁刻的应是甲本,但所见甲本诠次人几乎都是铲挖后另行嵌补的。(2)丙本刻工拙劣,所题"汲古阁"应是清代另一个书坊,与常熟毛氏不相干。(3)乙本即"沙村草堂"本,传世较多,向来被各家视为善本。"较之甲本,确实刻印俱精,亦无剜补。""诠次人中凡玄孙之'玄'字皆缺末笔,而'胤'则不缺笔。'玄'字最后一笔拖得很长,末笔一点不是挖去的。正文中'玄'字又不缺笔。这种现象在康熙初年刻本中是比较常见的。""因此,乙本之刻当在康熙间,而又不会早于康熙十一年。"(4)崔氏结论:甲本宜作"明崇祯刻清印本"和"明崇祯刻清虎丘礼宗书院印本"。乙本宜作"清康熙刻本"。丙本宜作"清汲古阁刻本"。

崔氏之说有据、可信。本馆此本为上述的乙本。

《四库全书存目丛书补编》第80册内有《群芳谱》三十卷,影印所据底本是"北京大學圖書館藏明末刻本"。首为"小序",末署"海虞門人毛鳳苞頓首拜譔";次为"群芳譜序",末署"雲間陳繼儒頓首撰";次为"群芳譜引",末署"榖山方岳貢頓首拜譔";次为"二如亭群芳譜叙",末署"好生居士王象晉藎臣甫題"。诸序后依次为"二如亭群芳譜」義例""二如亭群芳譜總目",再后为"二如亭群芳譜」往哲芳踪小序",末署"濟南王象晉藎臣甫題"。"卷首"及正文与本馆此部内容相同,书末有"群芳譜跋語",末署"天啟辛酉花朝好生居士再題於涉趣園"。

两书行格与版式均相同。经比对,二者出自同一版片,但此《存目》本缺书名页。

2001年海南出版社《故宫珍本丛刊》收录《二如亭群芳谱》(第471~472册)(明崇祯毛晋汲古阁刻本),首为王象晋"二如亭群芳譜叙",次为毛凤苞"小序",次为"二如亭群芳譜天部目錄"(含"第一卷首""第一卷"各篇目),次为"天譜小序",次为"天譜首簡",次为正文天部卷之一,此后各部分内容均与本馆藏本相同。

故宫此书与本馆藏本相比,仅多出"天部目錄",而所缺较多(包括书名页、"群芳譜序""群芳譜引""總目""義例""往哲芳踪小序""卷首")。此书版式(正文每半叶八行,行十八字,小字双行同,左右双边,上中下三栏,白口,单黑鱼尾)与本馆藏本极似,但并非出自同一版片。

本馆藏有另一部相同版本(开本25.4×16.8 cm),各部分内容完全一致,仅个别装订顺序略有所不同,如"群芳譜引""天譜小序""木部卷之一"(顺序无误)等。版本

---

① 崔建英:《二如亭群芳谱》版本识略[J]. 文物,1986,(2):78.

特征与上书不同之处为：

有朱笔与蓝笔圈点，天头有朱批（如"長生不死之術"）与墨批（如"事作心"），正文有朱笔夹批如"省後"；

品相良好，无修复，无补配；

四眼线装；十六册（二函，函各八册，樟木夹板）；

各册书脊最上端分别墨书序号"一"至"十六"，最下端分别墨书序号"1"至"16"；第一册后书衣内侧贴有售书标签"編號 84523　册數 16　售价 10.00"；书名页有白文方印"古講堂藏書"，陈序首页钤印五枚，自下而上分别为白文方印"何□南□□"、朱文长方印"蕉林園藏書記"、白文方印"軒寧之印"、朱文方印"趙氏樂天樓珍藏"、白文似圆形印"趙恩館"；各册书衣右上角分别印有序号"壹"至"拾陸"；

各册均有馆藏 1 号章，并分别有财产登录号 00450~00465。

此部内钤印"趙氏樂天樓珍藏""趙恩館"为赵安浩鉴藏印。赵安浩，字恩馆，号乐天居士，四明（今浙江宁波）人。

此外，本馆另藏有此书的清刻本文德堂藏版（书名页刻有隶书大字"重鐫二如亭 / 羣芳譜"及楷体小字"文德堂 / 藏版"），该版本亦未见载于《总目》。

## 0605　东皋握灵本草 十卷序例一卷

清康熙二十二年（1683）刻本　索书号 R291.2/m4

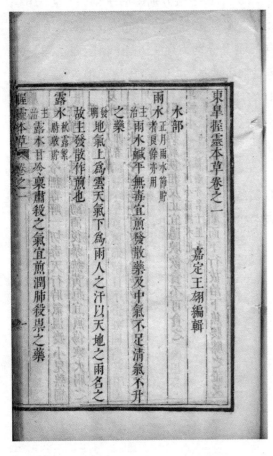

### 一、分册（卷）版本叙录

1册：首为序（缺首页前半叶），四行行十字，末署"時」康熙癸亥仲秋中浣三日年家眷弟徐秉義題於二瀔書屋"，并有摹刻方形篆字原印二枚，一为阳文"徐秉義印"，一为阴文"癸丑探花"；

次为"握靈本草序"，六行行十五字，末署"康熙癸亥菊月上洋年家眷弟曹垂燦題於竹香居"，并有摹刻方形篆字原印二枚，一为阴文"曹垂燦印"，一为阳文"綠巖"；

次为"東皋握靈本草自序"，六行行十五字，末署"康熙二十二年歲在昭陽上章大淵獻月臨則且中浣穀旦嘉定王翃譔"，并有摹刻方形篆字原印二枚，一为阴文"王翃之印"，一为阳文"東皋"；

次为"東皋握靈本草卷首」凡例"；

次为"東皋握靈本草序例一卷"，内容包括"神農本草品例""岐伯七方""徐之才十劑"等篇，末有"東皋握靈本草序例一卷終"；

次为"東皋握靈本草目錄卷之一"，包括"水部""土部""金部""石部"各药目，末有"東皋握靈本草目錄卷之一"；

次为正文，首页首行"東皋握靈本草卷之一"，二行"嘉定王翃編輯"，三行"水部"，卷末有"東皋握靈本草卷之一終"；

次为"東皋握靈本草目錄卷之二"，包括"草部"各药目，末有"東皋握靈本草目錄卷之二"；（此目录应调入下一册之首）

后书衣盖有售书印"中国书店定价签"册数 5　定价 15.00　乙 3"。

2 册:首为"東皋握靈本草卷之二"(以下各卷正文卷端分别有"東皋握靈本草卷之三∥十"),内容属"草部",卷末有"東皋握靈本草卷之二終"(以下各卷末分别有"東皋握靈本草卷之三∥十終");

次为"東皋握靈本草目録卷之三"(以下各卷正文前分别有"東皋握靈本草目録卷之四∥十"),包括"草部"各药目,末有"東皋握靈本草目録卷之三"(以下除卷六、八外,各卷目录末分别有"東皋握靈本草目録卷之四∥十");

次为卷三,内容为"草部二"。

3 册:首为卷四目录,包括"草部"各药目;次为卷四,内容为"草部三";

次为卷五目录,包括"草部"各药目;次为卷五,内容为"草部四";

次为卷六目录,包括"穀部""菜部"各药目,末有"東皋握靈本草目録";次为卷六,内容包括"穀部""菜部"。

4 册:首为卷七目录,包括"果部"各药目;次为卷七,内容为"果部";

次为卷八目录,包括"木部"各药目,末有"東皋握靈本草目録卷之八終";次为卷八,内容为"木部"。

5 册:首为卷九目录,包括"蟲魚部"各药目;次为卷九,内容为"蟲魚部";

次为卷十目录,包括"鳥獸部""人部"各药目;末为卷十,内容包括"鳥獸部""人部";

后书衣下部印有"3 圓 5 角"(售价)。

## 二、版本特征描述

正文每半叶十行,行二十二字,小字双行同,四周双边,白口,单黑鱼尾(部分序为白鱼尾),版框 18.3 × 12.4 ㎝,开本 24.1 × 15.4 ㎝;

版心上方刻"序""曹序""自序""握靈本草",鱼尾下方分别刻"凡例""序例""卷之一∥十",版心下方刻页码;

原刻无句读,个别版框边栏有损,少数文字较模糊;

无圈点,无批校题跋;

品相良好,无修复,无补配;

四眼线装;五册(一函,樟木夹板);

第二至五册书衣题签处墨书均有"握靈本草",并分别有墨书"卷二 / 三""卷四 / 五 / 六""卷七 / 八""卷九 / 十";

各册均有馆藏 5B 章,并分别有财产登记号 00445~00449。

### 三、版本特色及考证说明

关于成书时间及书名,王翃自序曰:"是编也,始于丙申,迄于壬戌,凡四易稿而成……是编初稿成,西昌喻嘉言先生适馆余舍,曾出以示先生。先生喟然曰:雷桐不作,斯道晦塞久矣,君其手握灵珠,以烛照千古乎。《握灵本草》者,喻先生之言也。"可知,此书初撰于顺治十三年丙申(1656),成书于康熙二十一年壬戌(1682),历时二十六年,四易其稿而成。书名由名医喻昌(喻氏所撰医书,本书另有著录)所定,此处"握灵",即"握灵蛇之珠"的简称,又称"握蛇"。相传古时隋侯见一大蛇伤断,即以药敷之。后蛇从江中衔出一大珠报之。因称其珠曰隋珠或蛇珠。后以"握灵蛇之珠"喻具有非凡的才华。"握灵本草",寓意此书为本草著作中的精品。

本书习称《握灵本草》,作者王翃,字东皋,故本书又名《东皋握灵本草》。

此本为最早刻本。

叶新苗校注本《握灵本草》(中国中医药出版社,2012年),称康熙二十二年初刻本"其中脱误颇多",故其整理以乾隆五年刻本为底本。叶氏点校本目录有补遗卷,或即为乾隆五年补刻本之证据。反之,无补刻者(即所谓"脱误颇多")则为康熙原刻本。

《上海中医药大学中医药古籍善本提要目录》载该馆所藏清康熙二十三年刻本与清乾隆五年朱钟勋补刻本,行款与版式分别为"10行22字;半框18×12 cm"与"10行22字;半框18.5×12 cm"。

## 0606　本草新编五卷卷首一卷

清康熙三十年（1691）本澄堂刻本　索书号 R291.2/m9

### 一、分册（卷）版本叙录

1册：首为"本草新编序"，八行行十八字，楷体，末署"吕道人巖题于大江之南皆」康熙己巳燈宵後三日"；

次为"本草新编序"，七行行十四至十五字不等，行书，末署"雲中逸者岐伯天師题于大江之南皆康熙乙巳孟春念九日也"；

次为"本艸新编叙"，八行行十八字，隶书，末署"康熙己巳暮春望後漢長沙守張機题于蕪江"；

次为"本草新编序"，八行行十九字，行书，末署"康熙三十年歲次辛未仲春中浣之吉華川金以謀敬書扵上元署中"，并有摹刻原印二枚（均已残损）；

次为"本草新编總目錄"，包括"卷之一　宮集"至"卷之五　羽集"，末有"本草新編總目　終"；

次为"本草新编卷之一　宮集/目錄"，末有"本草新編卷之一　宮集/終"；

次为"凡例　十六則"，末署"山陰陳士鐸遠公別號朱華子識"；

次为"勸醫六則"，末署"大雅堂主人遠公識"；

次为"本草新編"（首行）之"七方論"（三行）；

次为"十劑論"；

次为"闢陶隱居十劑内增入寒熱二劑論"；

次为"闢缪仲仁十劑内增升降二劑論"；

次为正文，首页首行"本草新編卷之一　宮集"，二行上部"蒲州李巖評"，二、三行下部"山陰陳士鐸遠公別號朱華子著」義烏金以謀孝艽甫雲樵子訂梓"，四行"人參"，

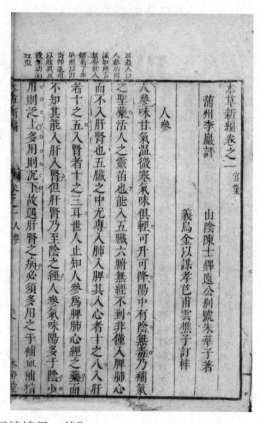

此卷最末缺半页；

后扉页贴有售书标签"類別乙類　编号　册數5　售價5.00"。

2册：首为"本草新编卷之二　商集/目錄"，末有"本草新编卷之二　商集/終"；

次为"本草新编卷之二　商集"，内容包括"天門冬"等。

3册：首为"本草新编卷之三　角集/目錄"；

次为"本草新编卷之三　角集"，内容包括"香附"等，卷末有"本草新编卷之三　終"。

4册：首为"本草新编卷之四　徵集/目錄"，末有"本草新编卷之四　徵集/終"；

次为"本草新编卷之四　徵集"，内容包括"澤蘭"等。

5册：首为"本草新编卷之五　羽集/目錄"，末有"本草新编卷之五　羽集/終"；

末为"本草新编卷之五　羽集"，内容包括"橘皮"等，卷末有金以谋跋（行书，计三行："余手訂是書與《石室秘錄》，浚先付梓，遠公未尝有屬，拴予無所容心，要皆以濟人為急，故或删繁就簡，不過去其太甚，使理歸中正，詞尚和平而已。以谋謹白"），并有"本草新编卷之五　終"。

## 二、版本特征描述

正文每半叶十行，行二十五字，小字单行同（极个别为双行），四周单边，白口，单黑鱼尾，版框 20.1 × 15.0 cm，开本 25.6 × 16.6 cm；

版心上方刻"昌序""岐序""張序""金序""本草新编"，鱼尾下方分别刻"總目""卷之一//五目錄""凡例"、"卷之一//五"及篇名，版心下方刻页码，版心最末刻"本澄堂藏版"（"版"或作"板"）；

原刻有圈点；天头刻有批注，如"更说得圆通"；

有朱笔圈点，无批校题跋；

品相较好，有少量破损及虫蛀待修复，需重新订线，无补配；

四眼线装；五册（一函，樟木夹板）；

各册书衣题签处均有墨书"本草新编"，并分别墨书"一"至"五"；各册书衣均钤有朱文方印"韩氏□□"，扉页均钤有朱文方印"羊林□□"；各册书衣（第一册无）右上角分别印有序号"貳"至"伍"；

各册均有馆藏6号章，并分别有财产登录号 01723~01727。

## 三、版本特色及考证说明

此书又名《本草秘录》。

此部属最早刻本且为全本(仅缺书名页一叶),为已知国内现存惟一一部全本。

据《总目》著录,清康熙三十年本澄堂刻本为该书最早的刻本,仅中国中医科学院图书馆、解放军医学图书馆和本馆有收藏。但前者所藏为缩微胶卷而并非古籍原典,中者所藏为残本(存卷一、二、五,其中卷五为抄配),惟本馆所藏本为全璧。《总目》载该书有清康熙二十六年金以谋抄本(即所谓"稿本"),藏于上海图书馆,但亦为残本;又载中国医学科学院图书馆藏有日本刻本一部,但有关研究人员并未提及。

柳长华等整理本《本草新编①》"校注说明"认为:"据《中医图书联合目录》著录,现存世的版本有:清康熙刻本、日本宽政元年己酉(1789年)东园松田义厚刻本、稿本、抄本等。近年有山西科学教育出版社出版的《本草秘录》,乃是根据山西省黎城县王淑田家藏抄本,由山西省中医研究所何高民先生整理后刊行。今以此本与康熙本、日本刻本等相互较,其错讹脱漏之处甚多,卒不可读。康熙刻本,今存于北京军事医学科学院图书馆。仅存三卷,其中第一、二卷是刻本,第五卷则为抄本。从第一、二卷刊刻的情况看,前有吕道人、岐伯天师、长沙守张机的三篇序文,为他本所无,另有金以谋的序及蒲州李岩的评语,惜此刻本仅存两卷。日刻本刊于日本宽政元年,该本乃据康熙刻本,又经松田义厚考订后而刊行,惜亦只存一卷刻本,其余四卷则抄配补足,并来源于康熙本。据《中医图书联合目录》著录,《本草新编》尚有一稿本存于上海图书馆,为此我们曾专程去上海考察,馆内工作人员云此本已不存。另外,中国科学院图书馆藏有《本草新编》抄本一种。我们亦至该馆进行考察。知该本共装为八册,不分卷次,各卷内容均不全。"2006年山西科学技术出版社再次出版何小民等校注本《本草秘录》,其"内容提要"称是在何高民校注本基础上,参考柳长华校本及职延广校本完成的。柳璇等校注本《本草新编②》"校注说明"所云版本情况与柳长华本一致,唯增加说明康熙刻本特征(半页十行,行二十二字,四周单边,白口,双鱼尾)及日刻残本今藏天津市图书馆。同时,并未提及所谓的稿本。

上述研究表明,均未发现国内有完整刊本。王景整理本称有"初刻完整版",《精校本草新编③》"内容提要"曰:"以中国科学院图书馆所藏的稿本和康熙三十年(1691年)本澄堂初刻完整版为底本进行整理,改正了原稿和国内同类出版物的诸多错误。"其所称之"稿本",或为《总目》著录的"清抄本",而"初刻完整版"即其在"整理说明"中所称的"《珍版海外回归中医古籍丛书》(第九册)收录的日本国立公文书馆内阁文库藏康熙三十年(1691年)本澄堂初刻"本。

① 陈士铎. 本草新编 [M]. 柳长华,徐春波,校注. 北京:中国中医药出版社,1996.
② 陈士铎. 本草新编 [M]. 柳璇,宋白杨,校注. 北京:中国医药科技出版社,2011.
③ 陈士铎. 精校本草新编 [M]. 王景,整理. 北京:人民军医出版社,2013.

关于陈氏现存著作,柳长华在《陈士铎医学全书<sup>①</sup>》"校注说明"中认为,陈士铎为清初著名医家,其著作有十六种之多,今存世八种,包括《外经微言》9 卷、《脉诀阐微》(不分卷)、《本草新编》5 卷、《石室秘录》6 卷、《辨证奇闻》15 卷、《辨证录》14 卷、《辨证玉函》4 卷、《洞天奥旨》16 卷。

2011 年与 2012 年,山西科学技术出版社分别出版《陈士铎医学丛书》(文红旗等点校)和《陈士铎医学全书》,所收录各书与上述相同。

上述陈氏各书中,据柳长华考证(同上"校注说明"),《外经微言》今仅存一种清抄本,藏于天津市图书馆,书末有"嘉庆二十年静乐堂书"的题记。"从该抄本的纸张墨色等看,当是嘉庆年间之原物,信可宝也"。《辨证玉函》今存世只有康熙间刻本一种(据《总目》载,此书仅上海中医药大学图书馆藏清刻本一部且为残本,所存为卷二与卷四)。今存陈氏诸书大致次第为:《石室秘录》《辨证奇闻》《辨证录》《辨证玉函》《洞天奥旨》《脉诀阐微》《本草新编》《外经微言》,其中流通较广、版本较多的三种为《石室秘录》《辨证录》《洞天奥旨》。对陈氏所著各书来源、成书时间及各书间关系,后世学者多有疑问,大致基于以下原因:一是陈氏各书的序和凡例及友人的序中,称其受术于岐伯天师等;二是陈氏的著作多称"敬习"或"述";三是陈氏著作与今存世傅山的书有相似之处。本馆此部正文前有署为康熙年间的吕道人、张机、岐伯三篇序文,现将相关内容摘录如下,以供对此书及陈氏其他著作进一步研究参考。

吕道人序曰:"吾弟子陈远公,实有志未逮,丁卯失意,肆志轩岐学,著《内经》未已,著《六气》书。今又取《本草》著之,何志大而书奇乎……陈子晚年逢异人燕市,多获秘传,晨夕研求,几废寝食,竟不知身在客也。"

张机序曰:"吾与天师岐伯、纯阳吕公,嘉陈子有著作,下使再读碧落文,其奇应不止此。丁卯秋,访陈子燕市,陈子拜吾三人於座上,天师将碧落文尽传之,余传《六气》诸书。陈子苦不尽识,余牖迪三阅月。"

岐伯序曰:"纯阳子吕巖与余同志,招余、长沙使君张机,遊燕市,访陈子远公,辩晰刀圭,陈子再拜,受教古书,尽传之。张公又授《六气》诸书,因勸陈子著述,不可讓之來者也。陈子著《内经》成,著《六气》,今又著《本艸》,勤矣。"

本馆此部《本草新编》为金以谋所校订并刊刻,除上文卷五末金氏跋语外,尚有康熙三十年金氏序文,称"浔是书而乐为之序,又减俸而付诸梓,亦欲举世读是书者,务求尽乎其心之仁,而不徒鹜乎其术之奇焉"。

参见《洞天奥旨》《辨证录》《石室秘录》。

---

① 陈士铎. 陈士铎医学全书 [M]. 柳长华,主编. 北京:中国中医药出版社,1999.

## 0607 食物本草会纂 十卷图一卷附日用家抄一卷脉诀秘传一卷

清乾隆四十八年（1783）刻本金阊书业堂藏板　索书号 R291.3/m1

### 一、分册（卷）版本叙录

1 册：首为书名页，以界行分三列，中列刻大字双行"重鐫食物本／草會纂"，右列上首小字"精鐫繪像"，左列下首小字"金閶書業堂藏板"，书首小字横署"乾隆癸卯年新鐫"，皆为楷体；

次为"序"，六行行十四字，末署"昔」康熙辛未孟春西湖沈李龍雲將氏題於欲靜樓"；

次为"食物本草會纂」凡例"，末署"西湖沈李龍雲將氏謹識"，并有摹刻方形篆字原印二枚，一为阴文"沈李龍印"，一为阳文"艺南閣"；

次为卷首所冠"食物本草圖"五十页，一般每页绘图八幅，分属各部各卷（卷一至卷十，版心鱼尾下有部名与卷次）；

次为"食物本草會纂卷一目"，包括"水部"各篇名；

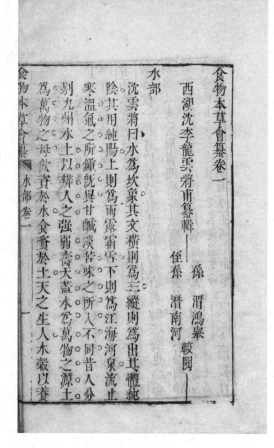

次为正文，首页首行"食物本草會纂卷一"，二、三行间上部"西湖沈李龍雲將甫纂輯"，二、三行下部"孫　渭鴻舉」侄孫　潛南河 （較閱）"，四行"水部"。

2 册：首为"食物本草會纂卷二目"（以下除卷七外，各卷正文前分别有"食物本草會纂卷三∥十二目"，其中卷十分为"卷十上／下目"），包括"火部"各篇名；

次为"食物本草會纂卷二"（以下各卷正文卷端分别有"食物本草會纂卷三∥十二"，其中卷十分为"卷十"与"卷十　下"），内容属"火部"，卷末有"食物本草會纂卷二終"；

次为卷三目,包括"穀部"各篇名;次为卷三,内容属"穀部"。

3 册:首为卷四目,包括"菜部"各篇名;次为卷四,内容属"蔬菜部"。

4 册:首为卷五目,包括"菓部 上"各篇名;次为卷五,内容属"菓部 上",卷末有"食物本草會纂卷五終";

次为卷六目,包括"菓部 下"各篇名;次为卷六,内容属"菓部」下集"。

5 册:首为卷七,内容属"鱗部";(此前疑缺"卷七目")

次为卷八目,包括"介部"各篇名;次为卷八,内容属"介部",卷末有"卷八終";

次为卷九目,包括"禽部"各篇名;次为卷九,内容属"禽部",卷末有"卷九 終"。

6 册:首为卷十上目,包括"獸部 上"各篇名;次为卷十,内容属"獸部",末有"食物本草會纂卷十終";

次为卷十下目,包括"獸部 下"各篇名;次为卷十下,内容属"獸部",卷末有"食物本草會纂卷十下終"。

7 册:首为卷十一目,包括"日用家鈔"各篇名;次为"食物本草會纂卷十一"(首行),二、三行间上部"西湖沈李龍雲將甫纂輯",二、三行下部"孫渭 鴻舉」侄孫潛 南河 (較閱)",四行"日用家鈔",卷末有"終"。

8 册:首为卷十二目,包括"脉訣秘傳"各篇名;末为"食物本草會纂卷十二"(首行),二、三行间上部"西湖沈李龍雲將甫纂輯",二、三行下部"(孫) 清范登」沆餐之 (較閱)",四行"脉訣秘傳"。

## 二、版本特征描述

(食物本草会纂)正文每半叶九行,行二十二字,小字双行同,四周单边,无行格线,白口,单黑鱼尾,版框 18.1 × 11.8 ㎝,开本 24.1 × 15.5 ㎝;

版心上方刻"序""凡例""食物本草圖""食物本草會纂",鱼尾下方分别刻"水部卷一目""水部卷一""火部卷二目""火部卷二""穀部卷三目""穀部卷三""菜部卷四目""菜部卷四""菓部卷五目""菓部卷五""菓部卷六目""菓部卷六""鱗部卷七""介部卷八目""介部卷八""禽部卷九目""禽部卷九""獸部卷十上目""獸部卷十上""獸部卷十下目""獸部卷十下",版心下方刻页码;

有墨钉;

有朱笔圈点,有朱笔与墨笔校字,墨钉内有朱笔补字,无批注题跋。

(日用家抄)正文每半叶九行,行二十二字,小字双行同,四周单边,无行格线,白口,单黑鱼尾,版框 18.1 × 11.7 ㎝,开本 24.1 × 15.5 ㎝;

版心上方刻"食物本草會纂",鱼尾下方刻"日用家鈔卷十一目""日用家鈔卷

十一",版心下方刻页码;

有朱笔圈点,无批校题跋。

(脉诀秘传)正文每半叶九行,行二十二字,小字双行同,四周单边,无行格线,白口,单黑鱼尾,版框 17.8×11.7 ㎝,开本 24.1×15.5 ㎝;

版心上方刻"食物本草會纂",鱼尾下方刻"脉訣秘傳卷十二目""脉訣秘傳卷十二",版心下方刻页码;

正文有图如"五臟外發見之圖";

无圈点,无批校题跋。

(全书)原刻有圈点与其他标记符号;品相良好,无修复(《食物本草会纂》有少量虫蛀待修复),无补配;四眼线装;八册(一函,樟木夹板);各册书衣或第二书衣(第一、五、六册无)题签处均有墨书"食物本草",并分别墨书"明""且""哲""其""身"(所缺三字为"既""以""保",即"既明且哲 以保其身");各册书根分别墨书"總目 水部""火部 穀部""菜部""菓部""鱗部 介部 禽部""獸部""日用家鈔""脉訣秘傳",书根末端分别墨书"壹"至"八";各册书衣右上角分别印有序号"壹"至"捌",后书衣均有日期印(壹玖伍柒年柒月叁拾壹日);各册均有馆藏 2 号章,并分别有财产登记号 01715~01722。

## 三、版本特色及考证说明

此书以汇集群书而成,故书名曰"会纂"。

关于编纂主旨与方法,自序云:"予年来二豎为崇(按,应为'祟'),切知病由口入,故於日用飲食間殊切戒嚴。但苦《綱目》太繁,而他本太簡,因廣輯羣書,除近時坊刻十餘種外,博求往古,如:淮南王崔浩之《食經》、竺暄之《膳饈養療》、遜(按,应为'孫')思邈之《古今食治》、孟詵之《食療》、陳良士之《食性》、昝殷之《食經心鑑》、婁居中之《食經通說》、陳直之《奉親養老》、吳瑞之《日用本草》、汪穎之《食物八類》、甯原之《食鑑》、周憲王之《救荒本草》,一一窮蒐,摘其精要,益以見聞,著為是編。末後附以《日用家鈔》《脉學秘傳》,俾世之讀是書者,人人可以鑑物窮理,庶不致名不析而悮取,性不識而悮食,以戕其生矣。"

关于本书附录内容,凡例云:"同一時也,同一物也有彼治之異常可口,此治之醜惡不堪,物類相感,失其調制故也。茲特將治物秘方另為一帙,附於《日用家鈔》卷內,以備詳察。""是書之作,原以備四民之日用,非為醫林而設。但恐行旌旅次、僻野窮鄉諛劣庸醫悮人不少,特將藥性脉理一一附載,亦明哲保身之要務也。"

此本为早期刻本之一。

关于本书卷次,《总目》著录为十二卷另附有《日用家抄》一卷《脉诀秘传》一卷,疑为卷次重复著录,正文本草部分应为十卷。

此外,又著录有十卷本与八卷本,如《中国饮食典籍史》称"全书十二卷(又有八卷本,内容相同),收录食药 220 种[①]";《中医大辞典[②]》与《中医文献学辞典[③]》均载:八卷(又有十二卷,内容相同)。另附二卷,一为《日用家钞》,一为《脉诀秘传》。

本馆另藏有清嘉庆、道光等刻本。

《总目》另载有著者佚名《(会纂)食物本草》,应不同于本馆此书。

---

① 姚伟钧,刘朴兵,鞠明库. 中国饮食典籍史 [M]. 上海:上海古籍出版社,2011:469.
② 中国中医研究院,广州中医学院. 中医大辞典 [M]. 北京:人民卫生出版社,1995:1120.
③ 赵法新,胡永信,雷新强,等. 中医文献学辞典 [M]. 北京:中医古籍出版社,2000:311.

## 0608　增订本草备要四卷附汤头歌括一卷经络歌诀一卷

清康熙程士任成裕堂刻本　索书号 R932.3/m5-9

### 一、分册（卷）版本叙录

1册：首为"增補本草備要敘"，四行
行九字，末署"康熙甲戌（按，应为'戌'）
歲陽月休寧八十老人訒菴汪昂書于延
禧堂"；

次为"序"，四行行十一字，末署"時
康熙三十三年夏愚弟桓拜序"，并有摹刻
方形篆字原印二枚，一为阴文"汪桓之
印"，一为阳文"伐檀同學"；

次为"原叙"，九行行二十二字，末署
"眷同學弟陳豐拜譔"，并有摹刻方形篆
字阳文原印二枚，一为"陳豐之印"，一为
"來章門"；

次为"原自叙"，九行行二十四字，末
署"休陽訒菴汪昂題于延禧堂"，并有摹
刻方形篆字原印二枚，一为阴文"訒菴"，
一为阳文"汪昂之印"；

次为"增訂本草備要凡例"；

次为"增訂本草備要 藥性總義"；

次为"增訂本草備要目錄"，为"一卷"草部药名；

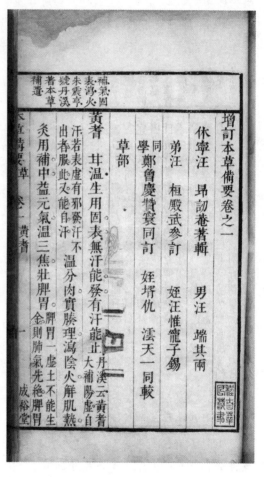

次为正文，首页首行"增訂本草備要卷之一"，二至四行上部分别为"休寧汪　昂
訒菴著輯 弟汪　桓殿武參訂 同／學　鄭曾慶贊寰同訂"，二至四行下部分别为"男
汪　端其兩 姪汪惟寵子錫 姪壻仇　澐天一　（同較）"，五行"草部"，首页首行末端
有摹刻长方形篆字阳文原印"程自莘氏藏書"（印1，以下二至四卷同）。

2册：首为"增訂本草備要目錄"，为"二卷"草部药名；

次为"增訂本草備要卷之二"，内容为"草部"各药。

3 册：首为“增訂本草備要目錄”，包括“三卷”之“木部”与“菓部”各药名；

次为“增訂本草備要卷之三”，内容为上述各药。

4 册：首为“增訂本草備要目錄”，包括“四卷”之“穀菜部”“金石水土部”“禽獸部”“鱗介魚虫部”“人部”各药名；

次为“增訂本草備要卷之四”，内容为上述各药，此卷末页末行刻有“新安程士任自莘氏重較梓”。

5 册：首为书名页，以界行分三列，中部刻大字“湯頭歌括”，右列上首小字“汪訒菴先生編輯”，左列上、下首分别为小字“經絡備考附”“成裕堂新鐫”，书首小字横署“明醫必讀”；

次为“湯頭歌括敘”，末署“康熙甲戌(按，应为‘戌’)夏月休寧八十老人汪昂題”，并有摹刻方形篆字原印二枚，一为阴文“汪昂之印”，一为阳文“訒菴”；

次为“湯頭歌括凡例”，末署“訒菴汪昂漫識”；

次为(正文，首页首行)“醫方湯頭歌括”，二行“休寧汪　昂訒菴編輯　男汪　端其兩較”，三行“補益之劑”等，首页首行末有摹刻原印一枚同印 1；

次为(正文，首页首行)“經絡歌訣”，二行“休寧汪　昂訒菴編輯　男汪　端其兩較”，三行“十二經脉歌”等；

次为“奇經八脉　訒菴補輯”(为“經絡歌訣”之第二篇)，卷末有“終”字；

末为“湯頭歌括後」附小兒稀痘方”一篇(此篇版心仅上方刻有“湯頭歌訣後”五字，无鱼尾、无页码标识)。

## 二、版本特征描述

(增订本草备要)正文每半叶八行，行二十二字，小字双行同，四周单边，上下分栏，白口，无鱼尾，版框 21.4(其中上栏 2.3)× 13.8 cm，开本 27.4 × 16.5 cm；

版心上方分别刻“序”“原叙”“原自叙”“凡例”“總義”“本草備要目錄”、“本草備要”及各部名简称，鱼尾位置下方分别刻“一 // 四卷”、“卷一 // 四”及药名，版心下方刻页码，(每卷首页)版心最末刻“成裕堂”；

原刻有圈点及其他标记符号；上栏(眉栏)有刻字(注释、批语、强调)并圈点，如“耎音軟”“陶景弘註明醫別錄，發明藥性”“黃耆”之上的眉栏内刻“補氣、固表、瀉火”；

无圈点，无批校题跋。

(汤头歌括)正文每半叶八行，行二十二字，小字双行同，四周单边，上下分栏，白口，无鱼尾，版框 21.1(其中上栏 2.2)× 13.8 cm，开本 27.3 × 16.5 cm；

版心上方分别刻“湯頭歌括敘”“湯頭歌括凡例”“湯頭歌括”及方剂分类简名，鱼

尾位置下方无刻字,版心下方刻页码;

原刻有圈点及其他标记符号;上栏(眉栏)刻有注释或批语,如"四君子湯"之上的眉栏内刻"助陽補氣";

有朱笔圈点,有朱笔校字如"鼠粘"改"牛蒡";无批注题跋。

(经络歌诀)正文每半叶八行,行二十二字,小字双行同,四周单边,上下分栏,白口,无鱼尾,版框 21.7(其中上栏 2.2)×13.8 ㎝,开本 27.3×16.5 ㎝;

版心上方刻"經絡歌訣",鱼尾位置下方无刻字,版心下方刻页码,首页版心最末刻"成裕堂";

原刻有圈点及其他标记符号;上栏(眉栏)无刻字;

有朱笔圈点,无批校题跋。

(全书)品相良好,无修复,无补配;四眼线装;五册(一函,樟木夹板);各册书脑上下端有绫绢包角保护,书衣右上角分别印有序号"壹"至"伍";各册均有馆藏 6 号章,并分别有财产登录号 00440~00444。

## 三、版本特色及考证说明

本书初版名为《本草备要》,是汪昂在《本草纲目》《本草经疏》诸书基础上删繁取要而成,"以云备则已备矣,以云要则又要矣",故名。《增订本草备要》为汪昂在初版基础上增订补充而成。成书 300 多年来,流传极广。作为一部影响深远的普及性本草名著,它至今仍是临床中药学的重要参考教材。据不完全统计,该书仅现存 1949 年以前的版本即达二百多个,为历代本草著作之冠。

《汤头歌括》又名《汤头歌诀》,它与汪氏的《经络歌诀》二书亦流传甚广。

此本是《增订本草备要》的早期刻本之一,版刻精美端正,印刷极为清晰,惜无书名页,为确定版本增添了麻烦,但据"新安程士任自莘氏重較梓"一语,可著录为清新安程士任校刻本;也可据本书版心的"成裕堂"字样,著录为清康熙成裕堂刻本;当然还可以将上两个要素结合,著录为清康熙新安程士任成裕堂刻本。

书末所附《汤头歌括》《经络歌诀》,亦是他们的早期版本,具有较高的文献价值。

《总目》著录本书为"清新安程士仕校刻本",其中"程士仕"当为"程士任"之误。

《总目》载首都图书馆藏有"清康熙成裕堂刻本(题新镌增补详注本草备要)",与本书应为同一版本,但首都图书馆藏本未见载附有《汤头歌括》《经络歌诀》。

既然清新安程士任校刻本与清康熙成裕堂刻本为同一版本,《总目》在重版时应当考虑将两者合并而不再分别著录。

《续修四库全书》993 册收有《增订本草备要》四卷,"據上海圖書館藏清康熙三十三年還讀齋刻本影印,原書版框高二一五毫米,寬二七六毫米"。正文每半叶八行,行二十二字。该本书名页大字双行"新鐫增補詳/註本草備要",中列刻小字"還讀齋藏板",书首小字"汪訒菴先生重定";书名页后为"增補本草備要敘",次为凡例、药性总义、目录,以及正文四卷,无汤头歌括与经络歌诀;此还读斋刻本正文卷一首页版心最末刻有"還讀齋"(其余各卷无),卷四末页末行刻有"康熙甲戌休寧吳德輝志貞謹較梓",全书行款、版式与成裕堂本颇为相似,但非同一版本。

《总目》著录江西省图书馆藏有"清康熙休宁吴德辉还读斋刻本"《增订本草备要》,此本应与上海图书馆藏清康熙三十三年还读斋刻本为同一版本。人民卫生出版社2005年版《中医临床必读丛书》本《本草备要》的整理者郑金生在"后记"中以为,此本是《本草备要》的最早增订本,他以此本为底本,校以康熙二十二年还读斋初刻本、康熙间成裕堂本、乾隆间文盛堂本,整理成新的点校本《本草备要》。

成裕堂刻本等既名《增订本草备要》,从常理上来说,应当是在初刻本的基础上增订的。《本草备要》的初刻本过去一直不为人知,中医古籍出版社2005年版《海外回归中医古籍善本集萃》第24册内收入了日本国立公文书馆藏《本草备要》初刻本的影印本。此本分为两卷。书名页以界行分三列,中列刻大字"本草備要",右列上首小字"汪訒菴先生著輯",右列下首小字"延禧堂藏板",左列上首刻小字四行"本草一書,坊刻多種……",左列下首小字"還讀齋梓行",书首小字横署"醫林必讀書";首为"叙",末署"康熙癸亥夏月眷同學弟陳豐拜譔";次为"叙",末署"康熙癸亥夏月休陽訒菴汪昂題于延禧堂";次为凡例、药性总义、目录;次为正文,首行首页"本草備要上卷",二、三行为"休寧訒庵汪昂著輯"等,内容为"草部";下卷又细分为"本草備要下卷之一"(木部)至"本草備要下卷之七"(人部);正文每半叶九行,行二十四字,小字双行同,四周单边,上下分栏,白口,无鱼尾;正文版心上方刻"本草備要"及各部名简称,鱼尾位置下方刻"卷上/下"及药名,版心下方刻页码,原刻有圈点及其他标记符号;上栏(眉栏)有刻字(注释、批语、强调)。

《本草备要》的初刻本收药402味,为适应临床需要,《增订本草备要》收药479味,较初刻本增加药物77味。除此之外,增订本也对初刻本中药物的内容有所增补。

《增订本草备要》版本极多。其单行的刻本、石印本、铅印本等小计116种(含3种清抄本),部分还附有《经络歌诀》《汤头歌诀(括)》《图说》等内容。其卷次则有不分卷、四卷、六卷、八卷等不同,甚至还有五卷者,大体前期以四卷为主,后期则八卷通行。此外,有丛书五种收录有《增订本草备要》,计有版本97种,《增订本草备要》合计为213个版本,此数据仅为全国150个图书馆、博物馆所藏的1949年以前出版的该书,加上近代以来的抄本、整理本及现代的铅印本、影印本、校点本等,其版本数量之巨,流布之广,影响之大,可想而知。

本馆另藏有《增订本草备要》的以下版本:

(1)清同治三年(1864)刻本(四卷,上下分栏,有图;附汤头歌诀、经络歌诀);

(2)清光绪十二年(1886)刻本海陵大酉山房藏板(四卷,上下分栏,有图;无附录);

(3)清光绪十二年(1886)扫叶山房刻本(四卷,上下分栏,有图;附经络歌诀、经络图说);

(4)清光绪二十四年(1898)刻本京都泰山堂藏板(详下);

(5)清光绪三十三年(1907)三益堂刻本(四卷,上下分栏,有图;附经络歌诀、经络图说);

(6)清刻本(待考);

(7)民国三年(1914)上海共和书局石印本:按部分为八卷,即卷一草部、卷二木部、卷三果部、卷四谷菜部、卷五金石水土部、卷六禽兽部、卷七鳞介鱼虫部、卷八人部;不分栏(天头有刻字,但无栏),有图;附汤头歌诀;

(8)民国上海锦章图书局石印本(书衣墨书"与医方集解合编共二厚本"):按部分为八卷,即卷一草部、卷二木部、卷三果部、卷四谷菜部、卷五金石水土部、卷六禽兽部、卷七鳞介鱼虫部、卷八人部;不分栏(天头有刻字,但无栏),有图;附汤头歌诀;

(9)民国十三年(1924)上海锦章图书局石印本:按内容篇幅并结合部类,分为八卷,即卷一、二、三均为草部,卷四为木部与果部,卷五为谷菜部与金石水土部,卷六为禽兽部,卷七为鳞介鱼虫部,卷八为人部;不分栏(天头有刻字,但无栏),有图;无附刻(书名页印有附汤头歌诀,但未见,或属本馆所藏有缺);

(10)上海大成书局石印本:四卷,不分栏(天头有刻字,但无栏),有图;附汤头歌诀、经络歌诀、药性歌括。

馆藏清光绪二十四年(1898)刻本京都泰山堂藏板(索书号 R932.3/m5-9),基本特征为:

书名页以界行分四列,中间两列分别刻大字"增訂圖註本/草備要",右列上首单行小字"光緒戊戌年 重鐫",左列下首小字"京/都 泰山堂校",皆为隶书;

(增订本草备要)正文每半叶十行,行二十八字,小字双行同,四周双边,上下分栏,白口,单黑鱼尾,版框 18.2(其中上栏 2.2)×13.6 cm,开本 24.1×15.2 cm;

版心上方刻书名与部名,鱼尾下方刻药名,版心下方刻卷次,版心最末刻页码;

上栏有刻字;有图;原刻无句读。

(汤头歌诀)正文每半叶十行,行二十八字,小字双行同,四周双边,上下分栏,白口，单黑鱼尾，版框 18.0（其中上栏 2.1）×13.6 cm，开本 24.1×15.2 cm；

版心上方刻书名与方剂简名，鱼尾下方无刻字，版心下方刻页码；

上栏有刻字；原刻无句读；（无图）。

（濒湖二十七脉歌）正文每半叶十行，行二十八字，小字双行同，四周双边，上下分栏，白口，单黑鱼尾，版框 17.7（其中上栏 1.9）×13.3 cm，开本 24.1×15.2 cm；

版心上方刻"脉訣歌"，鱼尾下方无刻字，版心下方刻页码；

上栏有刻字；原刻无句读；（无图）。

（经络图说）正文每半叶十二行，行二十四字，小字双行同，四周单边（不分栏），白口，单黑鱼尾，版框 18.0×13.4 cm，开本 24.1×15.2 cm；

版心上方刻"經絡圖說"，鱼尾下方无刻字，版心下方刻页码；

原刻无句读；有图。

（经络歌诀）正文每半叶十行，行二十八字，小字双行同，四周双边，上下分栏，白口，单黑鱼尾，版框 18.2（其中上栏 2.1）×13.5 cm，开本 24.1×15.2 cm；

版心上方刻"經絡歌訣"，鱼尾下方无刻字，版心下方刻页码；

上栏无刻字；原刻无句读；（无图）。

（全书）各册均有馆藏 3A 章，并分别有财产登录号 023259~023261；原为五册，合订为三册（一函，蓝皮硬纸板书盒）；书盒贴有题签"（改良／增圖）　本草备要　泰山堂藏板"，并钤有朱文方印"朱炎培"（系 2014 年 5 月我省马鞍山市朱炎培先生赠送我馆）。

## 0609　本草从新 十八卷附药性总义

清嘉庆十一年（1806）书业堂刻本　索书号 R932.3/m1

### 一、分册（卷）版本叙录

1 册：首为书名页，以界行分三列，中列刻大字"本草從新"（行楷），左右两列无刻字；

首为"原序"，末署"乾隆丁五（按，应为'丑'）岁三月上巳日澉水吴仪洛遵程書於硖川之利濟堂"；

次为"本草從新凡例"；

次为"本草從新」藥性總義"；

次为"本草從新總目"，包括"草""木""果""菜""穀""金石""水""火土""禽獸""蟲魚鱗介""人"各部各类药名；

次为"本草從新卷一目錄"，为"草部　山草類五十四種"药名；

次为正文，首页首行"本草從新卷一"，二行"草部　山草類"，三行"人参"等；

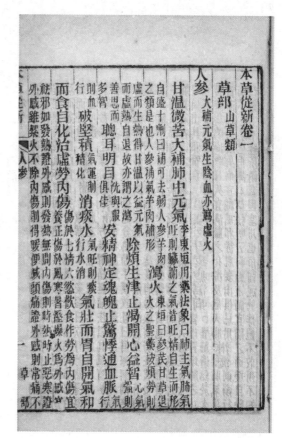

次为"本草從新卷二目錄"（以下各卷正文前分别有"本草從新卷三 // 十八目錄"），为"草部　芳草類三十四種"药名；

次为"本草從新卷二"（以下各卷正文卷端分别有"本草從新卷三 // 十八"），内容为"草部　芳草類"各药；

后书衣内侧贴有售书标签"编号　册数 6　售价 2.00"。

2 册：首为卷三目录，为"草部　隰草六十五種"药名；次为卷三，内容为"草部　隰草類"各药；

次为卷四目录，为"草部　毒草類三十種"药名；次为卷四，内容为"草部　毒草類"各药；

次为卷五目录,为"草部　蔓草類二十八種"药名;次为卷五,内容为"草部　蔓草類"各药。

3 册:首为卷六目录,为"草部　水草類""石草類""苔類"药名;次为卷六,内容为上述各药;

次为卷七目录,为"木部　香木類二十五種"药名;次为卷七,内容为"木部　香木類"各药;

次为卷八目录,为"木部　喬木類二十四種"药名;次为卷八,内容为"木部　喬木類"各药;

次为卷九目录,为"木部　灌木類""苞木類""寓木類"药名;次为卷九,内容为上述各药。

4 册:首为卷十目录,为"果部　五果類""山果類""夷果類""味果類""蓏類""水果類"药名;次为卷十,内容为上述各药;

次为卷十一目录,为"菜部　葷辛類""柔滑類""蓏菜類""水菜類""芝栭類"药名;次为卷十一,内容为上述各药;

次为卷十二目录,为"穀部　麻麥稻類""稷粟類""菽豆類""造醸類"药名;次为卷十二,内容为上述各药。

5 册:首为卷十三目录,为"金石部　金類""玉類""石類""鹵石類"药名;次为卷十三,内容为上述各药;

次为卷十四目录,为"水部　天水類""地水類"药名;次为卷十四,内容为上述各药;

次为卷十五目录,为"火土部　火類""土類"药名;次为卷十五,内容为上述各药;

次为卷十六目录,为"禽獸部　原禽類""水禽類""林禽類""畜類""獸類""鼠類"药名;次为卷十六,内容为上述各药。

6 册:首为卷十七目录,为"蟲魚鱗介部　化生類""卵生類""溼生類""有鱗類""無鱗類""龍類""蛇類""龜鱉類""蛤蚌類"药名;次为卷十七,内容为上述各药;

次为卷十八目录,为"人部　十四種"药名;次为卷十八,内容为"人部"各药;

末为跋,无标题,末署"乾隆丁丑中冬月長至前三日吳儀洛又書";后书衣有破损。

## 二、版本特征描述

正文每半叶十行,行二十四字,小字双行同,左右双边,白口,单黑鱼尾,版框 19.7×14.4 cm,开本 24.2×15.6 cm;

版心上方刻"本草從新",鱼尾下方分别刻"原序""凡例""總義""總目""目錄"、药名、"書後",版心下方刻页码,版心最末分别刻"草部卷一//六""木部卷七//九""果部卷十""菜部卷十一""穀部卷十二""金石部卷十三""水部卷十四""火土部卷十五""禽獸部卷十六""蟲魚鱗介部卷十七""人部卷十八";

原刻无句读;

无圈点,无批校题跋;

品相较好,有少量破损待修复,无补配;

四眼线装;六册(一函,蓝皮硬纸板书盒);

书衣右上角分别印有序号"壹"至"陆";

各册均有馆藏 3B 章,并分别有财产登录号 010635~010640。

## 三、版本特色及考证说明

此书是在新安医家汪昂《本草备要》基础上重订而成,吴氏《成方切用》与《伤寒分经》二书亦以同种方式编辑而成。

关于书名与编撰主旨,吴氏"原序"曰:"夫醫學之要,莫先於明理,其次則在辨證,其次則在用藥。理不明,證於何辨?證不辨,藥於何用?故拙著醫學十種,其一曰《一源必徹》,其二曰《四診須詳》……新安汪氏祖述二書,著《備要》一編,卷帙不繁,而採輯甚廣,宜其為近今膾炙之書也。獨惜其本非岐黃家,不臨證而專信前人,雜採諸說,無所折衷,未免有承誤之失。余不揣固陋,取其書重訂之,因仍者半,增改者半,旁掇舊文,糸以涉愍,以擴未盡之旨。書成,名曰《本草從新》。付之剞劂,庶幾切於時用,而堪羽翼古人矣乎。其餘數種,當次第刊布,與有識者商之。"

据《总目》载,该书现存版本较多,其中大多数刻本江西中医药大学图书馆均有收藏。

《总目》著录本馆此部为"清乾隆 22 年丁丑(1757)序刻本",即为最早刻本,但本书从形式到内容均明显不似初刻本:(1)吴氏之序名作"原序",表明并非初刻;(2)书名页仅中列刻有书名,左右两列无刻字,与吴氏另二书(即《成方切用》《伤寒分经》,均另有著录)书名页不同;(3)跋似为补刻,与正文刻风不同,是否为吴氏原作待考;(4)本书整体版刻风格(如卷端页)与吴氏另二书乾隆初刻本有很大不同;(5)卷次不同:此书乾隆时期各版本均为六卷(每卷又再分上、中、下三个子卷),经嘉庆书业堂增订,其后各版本多为十八卷;(6)收载药物种数不同:该书所收载药物,乾隆本为 670 余种(附药 210 余种),经嘉庆书业堂增订后,载药 720 种;本馆此部有跋曰:"本集所錄,凡七百二十有餘種,視《備要》加五之二,於世所常用之品,庶幾備焉。"(7)部分文字有差异:如本书末篇"人骨"内载有:"燼葬之慘,仍佛氏之流禍也。"其中"葬",乾隆本作

"葙",嘉庆本作"葬"。

该书的初刊本,即《总目》所著录的"清乾隆 22 年丁丑(1757)序刻本",据吴氏自序及其另二书著录情况,似宜补入刻书地点与堂号,如"碤川利济堂"(或"吴氏利济堂")等。

本馆另藏有清光绪刻本、民国石印本等。

《上海中医药大学中医药古籍善本提要目录》载该馆所藏清乾隆二十二年刻本,行款与版框尺寸为"9 行 19 字;半框 18.5×13.5 ㎝"。

此书为《吴氏医学述》第三种,参见《伤寒分经》。

## 0610 本草图谱 九十三卷索引二卷

日本文政十一年（1828，清道光八年）东京博文馆刻本　索书号 R291.8/m1

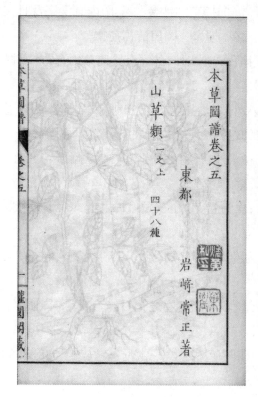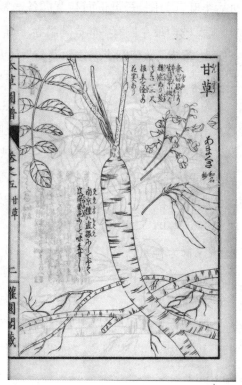

## 一、分册（卷）版本叙录

　　1 册：首为摹写（隶书）书名页，中列墨书大字"本草圖譜"，右列上首单行小字"灌園岩崎先生著"，右列下首双行小字"芳草部﹂山草部"，左列"東京　博文馆藏版"；

　　次为"牟草晶譜敍"，六行行十一字，楷体，首页钤有朱文方印"武進去非園趙氏家藏"，末署"文政十一年晚秋望日奉朝請醫官喜多村直撰"，后有摹刻（大）方形篆字原印二枚，一为阴文"藤原直印"，一为阳文"子温"，最末有"鈴木清熙書"，并另有摹刻方形篆字原印二枚，一为阴文"鈴木清熙"，一为阳文"成□"；

　　次为"本草圖譜序"，八行行十三字，行书，末署"文政戊子冬至日灌園岩崎常正"，并有摹刻大方形篆字原印二枚，一为阴文"岩崎常正"，一为阳文"灌園之印"；

次为"凡例";

次为"本草圖譜卷之五目錄",为"山草類　一之上",首页钤印二枚,即朱文圆印(周围饰有图案)"趙"、朱文方印"多識於鳥獸虫木之名";

次为正文,首页首行"本草圖譜卷之五",二行"東都　岩崎常正著",三行"山草類　一之上　四十八種",首页钤印二枚,即白文方印"爛黄私印"、朱文方印"藥農";首页后半叶起为图,每页正面与背面各一幅,如"甘草""沙參"等,图内有汉字及日文符号,末页图内最左侧有"本草圖譜卷之五　終　椿齊　岡田清福摸寫"。

2册:首为"本草圖譜卷之六目錄"(以下除缺卷八外,各卷正文前分别有"本草圖譜卷之七∥十目錄"),为"山草類　一之下";

次为"本草圖譜卷之六"(以下除缺卷八外,各卷正文卷端分别有"本草圖譜卷之七∥十"),"山草類　一之下　四十四種",包括"狗脊"等图,末有"本草圖譜卷之六　終　椿齊　岡田清福摸寫"(以下除缺卷八外,各卷末分别有"本草圖譜卷之七∥十　終　椿齊　岡田清福摸寫")。

3册:首为卷七目录"山草類　二之上";次为卷七"山草類　二之上　六十二種",包括"黄連"等图。

4册:首为卷九目录"芳草類　上";次为卷九"芳草類　上　四十七種",包括"當歸"等图。

5册:首为卷十目录"芳草類　下",末有"本草圖譜卷之十目錄　終";末为卷十"芳草類　下　四十七種",包括"瑞香"等图;

后书衣贴有售书标签"杭州／新中國書店／經售」地址:解放街588—590號　￥10.00"。

## 二、版本特征描述

文字每半叶八行,行二十字,图占满半幅,四周单边,白口,单黑鱼尾,版框21.1×14.9㎝,开本25.8×18.1㎝;

版心上方刻"本草圖譜",鱼尾下方分别刻"序""卷之五序""卷之五凡例""卷之五∥十目錄"(缺"八")、"卷之五∥十"及草名(缺"八"),版心下方刻页码,版心最末刻"灌園閣藏";

原刻无句读;

无圈点,无批校题跋;

品相良好,存5~7、9~10卷,无修复,书名页为抄配;

四眼线装;五册(一函,樟木夹板);

各册书衣右下角分别印有序号"壹"至"伍",后书衣均有日期印(壹玖伍柒年拾贰月贰拾伍日);

各册均有馆藏2号章,并分别有财产登录号00230~00234。

### 三、版本特色及考证说明

此书为日本人岩崎常正撰,全书共九十三卷索引二卷。

本馆此部为现存最早刻本,惜为残本,存五卷。

据《总目》著录,该书国内现仅存两种刻本(另一种为玉山堂本),均为日本文政十一年本,各存一部(另一部存于上海辞书出版社图书馆),且均为残本。

此本图谱刻印精细、清晰。除酿造类无图外,每药绘一彩色工笔图。文字部分上记汉名,取自《本草纲目》等,下记日本古名及当时通行名称,取自《本草和名》等。2015年浙江人民美术出版社影印出版《古刻新韵 本草图谱》,认为其图是以日本江户时代流行的套色木版画技法制作,不仅有学术价值,亦有艺术欣赏价值。

本馆此部内钤印有"武進去非園趙氏家藏""多識於鳥獸虫木之名"(出自《论语·阳货》)、"燏黄私印""藥農",可知此书曾为赵燏黄所收藏。赵燏黄(1883—1960),字午乔,号药农,又名一黄,江苏武进人。用现代科学办法整理《本草纲目》,考订本草药品名实,并为国家培育了几代药学科技人才。曾任南京临时政府卫生局科长,1949年以后曾任中国医药研究所顾问,被称为一代本草学家,中国生药学先驱者。

《上海中医药大学中医药古籍善本提要目录》载该馆所藏日本大政十年至十一年日本本草图谱刊行会刻本,版式为"半框20.5×14 cm"(九十三卷,附索引二卷)。

《总目》另载有明代周祜与周禧绘图、周仲荣撰文《本草图谱》(不分卷)。

《〈本草品汇精要〉校注研究本 [1]》内有曹晖等人所撰《明抄彩绘本〈本草图谱〉考察》一文。据该文载,北京图书馆善本特藏部《部藏中国古代科技文献简目》著录有"本草图谱□卷 存三卷 明抄彩绘本三册",范行准《栖芬室架书目》也著录了《本草图谱》两卷残本。"经逐一考察并经版本结构分析,两者系同一抄绘本的不同卷册。此本不著撰人,无序跋和成书年代署款。蝴蝶装,叶高33 cm,广25.1 cm,画面约23×20 cm。行款每半叶8行,行19、21字不等,无界。每药文图2叶,右彩图,绢本;左图说,纸本。各册卷首目录2叶,仅书'卷之'或'卷'后无序号"。绢本药图形态逼真。关于此《本草图谱》的作者,该文认为,据画面印鉴推断,药图为周淑祜、周淑禧合绘,图说为周荣起手书。《本草图谱》出于周氏父女之手,实属本草图绘之精品。同书第735—737页

---

① 曹晖.《本草品汇精要》校注研究本 [M]. 北京:华夏出版社,2004:732-734.

载曹晖撰《明抄彩绘本〈本草图谱〉再考察》一文认为，"文俶本草图就是《金石昆虫草木状》，周氏《本草图谱》亦就是据《金石昆虫草木状》节摹成绘的。"周起荣为明末清初人，工书画。"女淑祜、淑禧亦精画"。"《本草图谱》成书年代初步可定在明万历庚申至崇祯辛未年间。"《中国医籍大辞典[①]》载周氏此书成书于明崇祯三年(1630)，一名《本草图绘》，实为《本草品汇精要》之转绘本。

---

① 裘沛然. 中国医籍大辞典：上册 [M]. 上海：上海科学技术出版社，2002：267.

## 0611 药治通义 十二卷

日本天保十年（1839，清道光十九年）刻本　索书号 R291.9/m1

### 一、分册（卷）版本叙录

1 册：首为书名页，以界行分三列，中列刻大字"藥治通義"，右列上首小字"天保己亥鐫"，左列下首"存誠藥室叢書"，皆为单行行书；

次为"藥治通義序"，末署"天保丙申正陽之月東都醫官丹波元堅亦柔一字莅庭撰"；

次为"藥治通義目錄"，包括"卷第一"至"卷第十二"各篇目，末有"藥治通義目錄　終"；

次为正文，首页首行"藥治通義卷第一"，二行"丹波元堅亦柔撰"，三行"用藥勿偏執"，卷末有"藥治通義卷第一　終"；

次为"藥治通義卷第二"（以下各卷正文卷端分别有"藥治通義卷第三 // 十二"），内容包括"治病求本"等，卷末有"藥治通義卷第二　終"（以下各卷末分别有"藥治通義卷第三 // 十二　終"）。

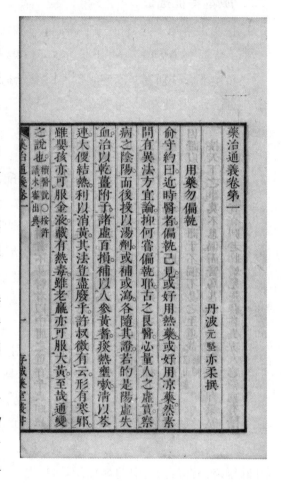

2 册：首为卷三，内容包括"方法大綱"等；次为卷四，内容包括"汗吐下總說"等；次为卷五，内容包括"下法大旨"等。

3 册：首为卷六，内容包括"吐法"等；次为卷七，内容包括"補法大旨"等；次为卷八，内容包括"清法"等。

4 册：首为卷九，内容包括"諸劑概略"等；次为卷十，内容包括"方藥離合"等。

5 册：首为卷十一，内容包括"藥分三品"等；次为卷十二，内容包括"煮藥總說"等，

卷末并有"弟子來里醫員堀川濟舟菴校";

次为"醫學館御藏板"（书目）；末为"江户本石町十軒店萬笈堂英平吉郎藏版醫書目錄"；

后书衣内侧版框内印有"三都""發行""書林"等。

## 二、版本特征描述

正文每半叶十行，行二十四字，小字双行同，四周单边，白口，单黑鱼尾（靠近版框上部），版框 18.0×13.5 ㎝，开本 25.8×17.9 ㎝；

鱼尾下方分别刻"藥治通義序""藥治通義目錄""藥治通義卷一 // 十二"，版心下方刻页码，版心最末刻"存誠藥室叢書"；

原刻有句读；文字旁注有日文假名；

无圈点，无批校题跋；

品相良好，无修复（需重新订线），无补配；

四眼线装；五册（一函，樟木夹板）；书脊上下端有绫绢包角（部分已脱落）；

各册书签上均印有"藥治通義"，并分别印有"一"至"五"，书衣右上角分别印有序号"壹"至"伍"，后书衣均有日期印（壹玖伍柒年柒月叁拾壹日）；

各册均有馆藏 2 号章，并分别有财产登录号 00235~00239。

## 三、版本特色及考证说明

关于此书编撰缘起与过程，自序曰："用藥一法，實為緊要。但前賢所論，頗失泛穴，且從無纂本，人少尋繹。元堅不敏，深嘅于斯。因取家所藏書，鉤索討究，旁互而參審，掇其精切者，辜為十二卷，名曰《藥治通義》。言者之後先，固所不拘，然事必徵古，其次第諸說，要義趣相須，詳略相資，其餘義可證。及宜備一說者，並類附各歟。倘遇語句有疵，夾注于其下。更質諸實驗，贅述鄙見。如諸迂拘難信，杜撰無據者，概置不錄。卅餘年來，易稾者五，中間補葺，不知凡幾也。"

此本属最早刻本，具有和刻（日版）图书的典型特点（参见《脉学辑要》）。

此本属《存诚药室丛书》本。

该书现存刻本数量较少。

《总目》著录本馆藏本为"日本江户书林英氏万笈堂刻本（书口题存诚药室丛书）"。

《上海中医药大学中医药古籍善本提要目录》载该馆所藏日本天保十年存诚药室刻本，行款与版框尺寸为"10 行 24 字；半框 17.5×13 ㎝"。

参见《聿修堂医学丛书》。

## 0612　本草纲目易知录 七卷附万方针线易知录一卷

清光绪十三年（1887）婺源思补山房刻本　索书号 R932.2/m20

### 一、分册（卷）版本叙录

1 册：首为书名页，前半叶文字分三列，右列与中列刻大字（篆字）"本艸綱目／易知錄"，左列小字"光绪十三年岁次丁亥炼七月署"，并有摹刻方形篆字阳文原印"本艸綱目"；后半叶版框内刻篆字双行"婺源思補／山房藏板"；

次为"序"，末署"賜進士第……張貴良謹序」晋」光绪十二年岁次丙戌春王正月吉日"；

次为"序"，末署"時」光绪十一年岁次乙酉孟春月穀旦心田戴葆元書於思補山房"；

次为"條目"，即凡例；

次为"本草綱目易知錄目錄一卷"，为"草部"各药名；

次为正文，首页首行"本草綱目易知錄卷一"，二行上部"和州鮑孝光伯熙甫」蕭山任玉琛筱園甫 （仝校刊）"，二行下部"婺源心田戴葆元編輯"，三行"草部"。

2 册：首为"本草綱目易知錄目錄卷二"

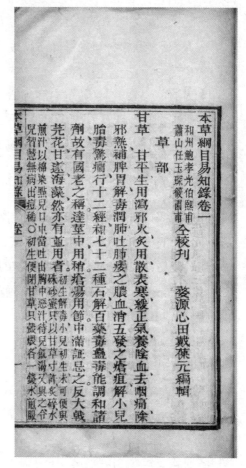

（以下至第五册，各册首页分别有"本草綱目易知錄目錄卷三∥五"），为"草部""穀部"各药名；

次为"本草綱目易知錄卷二"（以下至卷七，各卷正文卷端分别有"本草綱目易知錄卷三∥七"），内容为上述各药。

3 册：首为卷三目录，为"菜部""果部"各药名；次为卷三，内容为上述各药。

4 册：首为卷四目录，为"木部""服器部""蟲部"各药名；次为卷四，内容为上述各药。

5 册：首为卷五目录，为"蟲部""鱗部""介部""禽部"各药名；次为卷五，内容为上述各药。

6 册：首为"本草綱目詳要目錄卷六"，为"獸部"各药名；次为卷六，内容为上述各药。

7 册：首为"本草綱目易知錄目錄"，为"人部""水部""火部""土部""金部""石部"各药名；次为卷七，内容为上述各药。

8 册：首为"序"，末署"婺源七十老人戴葆元守愚氏心田識"；

次为"萬方鍼線易知錄目錄"，包括"通治部""上 // 下部""女科""小兒科""外科"各门；

末为"萬方鍼線易知錄"，内容包括上述各门；

本册末页有圆珠笔书"10.00"，标明此书的购入价为人民币 10 元。

该册内夹有书名题签："本艸綱目易知錄"（篆字）。

## 二、版本特征描述

正文每半叶九行，行二十五字，小字双行同，四周双边，无行格线，白口，单黑鱼尾，版框 17.9 × 11.9 cm，开本 25.2 × 14.4 cm；

版心上方刻"本草綱目易知錄"，鱼尾下方分别刻"卷一序""卷一條目""卷一 // 八目錄""卷一 // 八""序"，版心下方刻页码；

原刻有句读；

无圈点，无批校题跋；

品相良好，无修复，无补配；

四眼线装；八册（一函，樟木夹板）；

各册书衣右上角分别印有序号"壹"至"捌"，后书衣有日期印（壹玖伍柒年柒月叁拾壹日）；

各册均有馆藏 3B 章，第一至七册另有馆藏 2 号章，第八册另有馆藏 3A 章；各册分别有财产登录号 015242~015248，020327。

## 三、版本特色及考证说明

此书主要以《本草纲目》与《本草备要》二书为基础删节补订而成。关于此书名与编纂缘起，自序曰："讀《綱目》而苦其煩，讀《備要》而嫌其畧，煩則難以記憶，畧則隘所見聞，二者均不可拘守焉……故於《綱目》《備要》二書，酌其繁畧，可去者去之，宜增者增之，輯為八卷，俾子侄輩初學披閱，廣所見聞，仍便記憶，名曰《綱目易知錄》。"

此书现存有刻本、抄本、影印本三种版本：

《本草纲目易知录》的刻本属于戴葆元私家刻本，刊刻于清光绪十三年丁亥（1887）七月。因书前镌有"婺源思補山房藏板"牌记，因此称之为婺源思补山房刻本。时至今日，国内仅有两家收藏单位存有婺源思补山房刻本：一是安徽中医药大学图书馆，二是江西省图书馆。

江西省图书馆藏本《本草纲目易知录》共八册，正文半叶九行，行二十五字，小字双行同，白口，单黑鱼尾，四周双边。版心上镌"本草綱目易知錄"，中镌具体卷目，下镌页码。卷一首页版框18.0×12.0cm。每卷首页内有"江西省立圖書館藏印""江西省人民圖書館珍藏"篆字印章。馆方著录此书为"清婺源戴葆元辑，清光绪十三年刊本，八卷，八册。"索书号为20352。

《本草纲目易知录》的抄本存济南市图书馆。该本为残本，仅存3册。第1册含有序、目录和卷一的内容，第2册为卷四，第3册为卷七。其中第1册卷一末有阙，第2册卷四目录不全。白口，无鱼尾，第1、2册版心上标"本草纲目易知录"，中为卷数，下为页数；第3册卷七或有版心，或无版心，有版心者也仅标页码而无其他文字。半叶九行，行二十四字，小字双行同。馆方著录为清抄本。索书号为264/4341/07551。

《本草纲目易知录》的影印本见于《中国本草全书》第142~143卷内，书前有王咪咪撰写的"解题"。解题中说影印本所据底本为"清光绪十三年（公元一八八七年）婺源思補山房刻本"，将影印婺源思补山房刻本与安徽中医药大学图书馆、江西省图书馆藏婺源思补山房刻本比对，发现他们的形式及内容相同。

此书前七卷为正文，其中卷一为草部，卷二为草部、谷部，卷三为菜部、果部，卷四为木部、服器部、虫部，卷五为虫部、鳞部、介部、禽部，卷六为兽部，卷七为人部、水部、火部、土部、金部和石部。"卷八"名曰《万方针线易知录》，是《本草纲目易知录》整部书的病证方药索引，编写目的是"俾未见者易寻，已见者易记"。《总目》著录此书为八卷。但此书"卷八"不仅与前七卷性质不同，而且在该书正文卷端并未标明其卷次；同时，该部分另有自序。按照著录规则，宜作为"附录"著录。

# 07 方书

## 0701 备急千金要方 九十三卷目录二卷

明嘉靖二十二年（1543）小丘山房乔世定刻本　索书号 R292.1/m1

### 一、分册（卷）版本叙录

1册：首为"真人列傳"；

次为"新刻千金方序"，末署"皇明嘉靖二十三年甲辰秋八月望日谿田居士三原馬理著"；

次为"刻千金方序"，末署"嘉靖二十二年夏四月十三日承德郎南京户部贵州司署郎中耀州乔世寧序"；

次为"孫真人備急千金要方序"，末署"太子右贊善大夫臣高保衡……臣錢象先等謹上"；

次为"本序"，末无署名；（此为孙思邈自序）

次为"孫真人備急千金要方凡例"；

次为"孫真人備急千金要方目錄　上"，包括"卷之一"至"卷之三十五"各篇目，末有"孫真人備急千金要方目錄　上"；目录内有朱笔标明各卷所属册次并有钤印三枚，一为朱文方

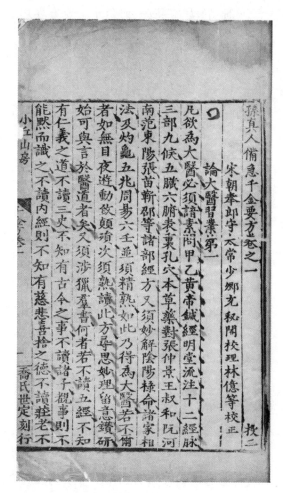

印"海仙",另二枚(相同)为朱文方印"馬氏家藏";

次为目录一整页,内含有"卷之三十八",此页应调至第二册内相应位置。

2 册:为"孫真人備急千金要方目録下"(首页首行最末刻有"投二"二字),包括"卷之三十六"至"卷之九十三"各篇目,末有"孫真人備急千金要方目録終";(目录内有朱笔标明各卷所属册次,此目录中第二个"卷之九十"应为"卷之九十一",所缺"卷之三十八"误装于第一册最末)

3 册:首为正文,首页首行"孫真人備急千金要方卷之一"(此行最末刻有"投三"二字),二行"宋朝奉郎守太常少卿充秘閣校理林億等校正",三行"論大醫習業第一",卷末有"孫真人備急千金要方卷之一";

次为"孫真人備急千金要方卷之二"(此行最末刻有"投四"二字),内容为"婦人方",卷末有"孫真人備急千金要方卷之二";

末页贴有售书标签"編號 1465  册數 32  售價 480.00"。

4 册:首为"孫真人備急千金要方卷之三"(以下各卷正文卷端分别有"孫真人備急千金要方卷之四∥九十三",但卷十四"孫真人"三字处版面有残损,卷五十三漏刻"方"字,卷八后有"九同卷"三字),内容为"婦人方",卷末有"孫真人備急千金要方卷之三"(以下除卷十三、十九、二十三、六十八外,各卷末分别有"孫真人備急千金要方卷之四∥九十三",但卷五无"要"字,卷四十九无"四十九"三字,卷六十七无"備急"二字,卷八十无"千金"二字);

次为卷四,内容为"婦人方"。

5 册:首为卷五(首页首行末刻有"投七"二字),内容为"婦人方";次为卷六(首页首行末刻有"分一"二字),内容为"婦人方"。

6 册:首为卷七(首页首行末刻有"分二"二字),内容为"婦人方";次为卷八(首页首行末刻有"分三"二字,以下卷九至卷十八,除卷十七外,相应位置依次刻有"分三∥十一",但卷十四对应的"分八"处版面有残损),内容为"少小嬰孺方";次为卷九,内容属"少小嬰孺方";次为卷十,内容为"少小嬰孺方"。

7 册:首为卷十一,内容为"少小嬰孺方";次为卷十二,内容为"少小嬰孺方";次为卷十三,内容为"少小嬰孺方"。

8 册:首为卷十四,内容为"少小嬰孺方";次为卷十五,内容为"目病"方;次为卷十六,内容为"七竅病方"。

9 册:首为卷十七,内容为"七竅病方";次为卷十八,内容为"七竅病方";次为卷十九,内容为"七竅病方";次为卷二十(首页首行末刻有"切一"二字,以下至卷三十,相应位置分别刻有"切二∥十一"),内容为"七竅病方"。

10 册：首为卷二十一，内容为"七窍病方"；次为卷二十二，内容为"風毒脚氣方"；次为卷二十三，内容属"風毒脚氣方"。

11 册：首为卷二十四，内容为"風毒脚氣方"；次为卷二十五，内容为"治諸風方"；次为卷二十六，内容为"治諸風方"。

12 册：首为卷二十七，内容为"治諸風方"；次为卷二十八，内容为"治諸風方"；次为卷二十九，内容为"傷寒方"；次为卷三十，内容为"傷寒方"。

13 册：首为卷三十一（首页首行末刻有"磨一"二字，以下至卷四十，相应位置分别刻有"磨二∥十"），内容为"傷寒方"；次为卷三十二，内容为"傷寒方"；次为卷三十三，内容为"傷寒方"；次为卷三十四，内容为"傷寒方"。

14 册：首为卷三十五"，内容为"傷寒方"；次为卷三十六，内容为"肝臟方"；次为卷三十七，内容为"肝臟方"。

15 册：首为卷三十八，内容为"膽腑方"；次为卷三十九，内容为"膽腑方"；次为卷四十，内容为"心臟方"。

16 册：首为卷四十一（首页首行末刻有"箴一"二字），内容为"心臟方"；次为卷四十二（首页首行末刻有"箴二"二字），内容为"心臟方"；次为卷四十三（首页首行末刻有"箴三"二字），内容为"小腸腑方"。

17 册：首为卷四十四（首页首行此下刻有"腸腑方"三字），内容属"腸腑方"；次为卷四十五（首页首行末刻有"箴五"二字），内容为"腸腑方"；次为卷四十六，内容为"脾臟方"；次为卷四十七（首页首行此下刻有"脾臟方"三字），内容属"脾臟方"。

18 册：首为卷四十八（首页首行此下刻有"脾臟方"三字），内容属"脾臟方"；次为卷四十九（首页首行此下刻有"脾臟方"三字），内容属"脾臟方"；次为卷五十，内容为"脾臟方"；次为卷五十一，内容为"脾臟方"；次为卷五十二，内容为"胃腑方"。

19 册：首为卷五十三，内容为"胃腑方"；次为卷五十四，内容为"肺臟方"；次为卷五十五（首页首行此下刻有"規□"二字），内容为"肺臟方"。

20 册：首为卷五十六（首页首行末刻有"規六"二字），内容为"肺臟方"；次为卷五十七（首页首行末刻有"規七"二字），内容为"大腸腑方"。

21 册：首为卷五十八（首页首行末刻有"規八"二字），内容为"大腸腑方"；次为卷五十九，内容属"腎臟方"。

22 册：首为卷六十，内容为"腎臟方"；次为卷六十一，内容为"膀胱腑"方。

23 册：首为卷六十二（首页首行此下刻有"仁二"二字，以下至卷六十七，相应位置分别刻有"仁三∥七"），内容为"霍亂"方；次为卷六十三，内容为"消渴"方；次为卷六十四，内容为"淋閉"方。

24 册:首为卷六十五,内容为"丁腫"方;次为卷六十六,内容为"癰疽"方;次为卷六十七,内容为"發背"方。

25 册:首为卷六十八,内容为"瘰疬"方;次为卷六十九,内容为"九漏"方;次为卷七十,内容为"腸癰"方。

26 册:首为卷七十一(首页首行此下刻有"仁十"二字),内容为"五痔"方;

次为卷七十二(首页首行此下刻有"慈一"二字,以下至卷八十二,相应位置分别刻有"慈二 // 十一"),内容为"解毒并雜治方";次为卷七十三,内容为"解毒雜治方";次为卷七十四,内容为"解毒方"。

27 册:首为卷七十五,内容为"備急方";次为卷七十六,内容为"備急方";次为卷七十七,内容为"備急方"。

28 册:首为卷七十八,内容为"火瘡"方;次为卷七十九,内容为"食治"方;次为卷八十,内容为"食治"方。

29 册:首为卷八十一,内容为"養性"方;次为卷八十二,内容为"養性";次为卷八十三(首页首行末刻有"隱一"二字,以下至卷九十三,相应位置分别刻有"隱二 // 十一"),内容为"養性"方;次为卷八十四,内容为"養性平脉方"。

30 册:首为卷八十五,内容为"平脉方";次为卷八十六,内容为"平脉方";次为卷八十七,内容为"針灸方"。

31 册:首为卷八十八,内容为"針灸方";次为卷八十九,内容为"針灸方";次为卷九十,内容为"針灸"方。

32 册:首为卷九十一,内容为"針灸孔穴方";次为卷九十二,内容为"針灸孔穴方";末为卷九十三,内容为"針灸孔穴方"。


## 二、版本特征描述

正文每半叶十一行,行二十四字,小字双行同,左右双边,白口,单黑鱼尾,版框 20.1×14.7 ㎝,开本 26.6×16.7 ㎝;

版心上方刻"小丘山房",鱼尾下方分别刻"千金序""千金方目錄上 / 下""千金方卷一 // 九十三",版心下方刻页码,版心最末刻"喬氏世定刻行";

原刻无句读,有墨钉;有少量断版痕迹;

有朱笔与墨笔圈点,天头有朱笔批语(如"治虚病加减藥不可不细看")与墨笔批语(如"三部九候如此看得详细"),正文内有朱笔夹批(如"三品藥不可不细查看")与墨笔夹批(如"古人作大方大剂原欲人时时不断藥力"),并有朱笔与墨笔同时夹批,如"此方妙甚,只是分量太多耳"(前朱后墨);

品相良好,原书有少量修复;有少量破损及虫蛀待修复(需慎重),无补配;

四眼线装;三十二册(二函,函各十六册,全樟木抽屉式定制书匣);各册有绫绢包角;

各册书衣右上角分别印有序号"壹"至"叁贰";

各册均有馆藏 5A 章,并分别有财产登录号 00066~00097。

### 三、版本特色及考证说明

书名"千金",孙氏"本序"曰:"以為人命至重,有貴千金,一方濟之,德踰於此,故以為名也。"

此书又名《孙真人备急千金要方》。傅增湘《藏园群书经眼录》卷七著录此本,即题书名为"孙真人备急千金要方"。

《四库全书》收录《备急千金要方》九十三卷。

2008 年 4 月此部入选第一批《国家珍贵古籍名录》:"经国务院批准,安徽中医学院图书馆藏明嘉靖二十二年乔世定小丘山房刻本《孙真人备急千金要方九十三卷》,入选第一批《国家珍贵古籍名录》(编号 01803)。"

此本前有明嘉靖二十三年马理序,称"今萬石喬氏乃梓而傳之,非孫子勒方華表意邪"。乍看之下,易认为本书为该年或稍后刊成,其实不然。嘉靖二十二年乔世宁序曰:"余嘗欲列孫公事蹟,稍為論次其事,俾覽者信焉。會自刻千金方成,因辯證其畧如此,以俟洽聞者訂議焉。"此序明确了其时书已刻成。故上述《国家珍贵古籍名录》著录此本时间无误,而《总目》著录为明嘉靖二十三年,是为小误。据马理序,乔父因慷慨赈饥,被尊称为"萬石君",其长子乔世宁为明嘉靖戊戌进士,次子乔世定为此书刊刻者。乔世定曾患伤寒病欲绝,以孙氏之神方而疾愈,故乔父"捐三百金刊之""梓傳神方於世"。

《备急千金要方》多为三十卷本,此本为九十三卷,这与明代编纂的《正统道藏》相关。明英宗正统年间,道教书籍的总汇《正统道藏》刊成,藏中道书已重新分卷,其中所收的《孙真人备急千金要方》原为 30 卷,因每卷包含的内容较多,被重新分为 93 卷。30 卷与 93 卷,虽然数量差异很大,但这仅仅是分卷不同而已,书中的内容仍是相同的。

《道藏》本《孙真人备急千金要方》的形成,导致世上形成了《备急千金要方》的第三个传承系统。这三个系统是:未经北宋校正医书局校定的唐宋早期传本系统,经北宋校正医书局校定的两宋官刻本系统,《道藏》传承本系统。

《备急千金要方》在明代罕见刻本,当时在中国北方只能见到孙思邈的《千金宝要》,全本《备急千金要方》极难见到,陕西人乔世宁得见建宁本,即明正德年间福建建宁府刘洪慎独斋刊本,因此便下定决心校正并刊行。他在序言中说到了刊行《备急千金要方》的经过："余父封君,命余弟世定,自刻於家,將以示世之好孫公者。建寧本類三十卷,今依道經定次,為九十三卷云。"

小丘山房乔世定刻本《备急千金要方》的行世,是敬爱乡贤孙思邈和崇尚道教的结果,对《备急千金要方》的传播起到了一定的作用,此本在《道藏》传承本系统中有着承前启后的作用。

此书目录上下卷与正文各卷卷端名称下(首页首行末)分别刻有"投""分""切""磨""箴""规""仁""慈""隐"字及序号,此九字出自《千字文》(交友投分,切磨箴规。仁慈隐恻,造次弗离)。

本馆另藏有日本嘉永二年(1849)江户医学据北宋本影刻本《备急千金要方》,二者相较,乔世定本在卷首多出了《真人列传》、马理序和乔世宁序。

孙氏《千金翼方》本书另有著录。

## 0702  千金翼方 三十卷

清乾隆二十八年（1763）金匮华希闳刻本（据《总目》暂定）    索书号 R292.1/m2

### 一、分册（卷）版本叙录

1 册：首为序，残存末页，末署"念西居士王肯堂宇泰甫"；

次为"重刻千金翼方序"，末署"時」乾隆二十有八年癸未五月金匱華希閎賷闓氏書"；

次为"校正千金翼方敘"，末署"太子右贊善大夫（臣）高保衡尚書都官員外郎（臣）孫奇太常少卿充秘閣校理（臣）林億等謹上"；

次为"千金翼方敘  唐逸士孫思邈撰"；

次为"重刻孫真人千金翼方綱目"，包括"卷一"至"卷三十"纲目，末有"千金翼方綱目"；

次为"重刻孫真人千金翼方目錄"，包括"卷之一藥錄纂要"至"卷之三十禁經  下"各篇目，末有"千金翼方目錄"；（各卷卷名为大字，占两行）

次为正文，首页首行"千金翼方卷第一  藥錄纂要"，二行"宋朝奉郎守太常少卿充秘閣校理林億等校正"，三行"明翰林院檢討國史纂修官王肯堂重校"，四行"內閣撰文中書舍人加四級金匱華希閎校刻"，七行"採藥時節第一"；本卷内容包括"採藥時節第一"至"藥用處方第四"，卷末有"千金翼方卷第一  終"。

2 册：首为"千金翼方卷第二  本草上"（以下除卷六外，各卷正文卷端分别有"千金翼方卷第三 // 三十"），内容包括"玉石部上品"至"草部中品之下"；

次为卷三"本草中"，内容包括"草部下品之上"至"人獸部"，卷末有"千金翼方卷第三  終"。

3 册:首为卷四"本草下",内容包括"蟲魚部"至"穀部"及"有名未用";

次为卷五"婦人一",内容包括"婦人求子第一"至"生髮黑髮第八";

次属卷六,内容为"虛煩第二"至"虛損第七"(按目録,本卷内容不缺),末頁末行有"千金翼方卷第六"(下并刻有頁碼"二十二")。

4 册:首为卷七,内容包括"虛乏第一"至"淋渴第七";

次为卷八"婦人四",内容包括"崩中第一"至"損傷第三";

次为卷九"傷寒上",内容包括"太陽病用桂枝湯法第一"至"少陽病狀第九"。

5 册:首为卷十"傷寒下",内容包括"太陰病狀第一"至"陰易病日後勞復第七",卷末有"千金翼方卷第十";

次为卷十一"小兒",内容包括"養小兒第一"至"眼病第三"。

6 册:首为卷十二"養悖",内容包括"養性禁忌第一"至"養老食療第四",卷末有"千金翼方卷第十二"(以下除卷十五、十六、十九、二十六外,各卷末分别有"千金翼方卷第十三//三十",其中卷十三、十四、十七、二十一、二十五、二十九、三十末并有"終"字);

次为卷十三"辟穀",内容包括"服茯苓第一"至"服水第六";

次为卷十四"退居",内容包括"擇地第一"至"雜忌第七"卷;

次为卷十五"補益",内容包括"叙虛損論第一"至"補虛丸散第六"。

7 册:首为卷十六"中風上",内容包括"諸酒第一"至"風眩第六";

次为卷十七"中風下",内容包括"中風第一"至"癧瘍第四";

次为卷十八"雜病上",内容包括"霍亂第一"至"厭熱第六"。

8 册:首为卷十九"雜病中",内容包括"消渴第一"至"雜療第八";

次为卷二十"雜病方",内容包括"備急第一"至"陰病第八"。

9 册:首为卷二十一"萬病",内容包括"總療萬病第一"至"蹠麴療冷第四";

次为卷二十二"飛鍊",内容包括"飛鍊研煮鍾乳及和草藥服療第一"至"解石及寒食散并下石第四"。

10 册:首为卷二十三"瘡癰上",内容包括"黃父相癰疽論第一"至"處療癰疽第九";

次为卷二十四"瘡癰下",内容包括"癰疽發背第一"至"濕熱瘡第十";

次为卷二十五"色脉",内容包括"診氣色法第一"至"診尺中脉第六"。

11 册:首为卷二十六"針灸上",内容包括"取孔穴法第一"至"瘧病第十";

次为卷二十七"鍼灸中",内容包括"肝病第一"至"膀胱病第十"。

12 册:首为卷二十八"鍼灸下",内容包括"消渴第一"至"鍼灸宜忌第十";

次为卷二十九"禁經上",内容包括"持禁齋戒法第一"至"禁產運第十一";

末为卷三十"禁經下",内容包括"禁金瘡第十二"至"呪童子令說鬼姓字第二十二"。

## 二、版本特征描述

正文每半叶十行,行二十字,小字双行同,四周单边间四周双边,白口,单黑鱼尾,版框 20.9×14.4 cm,开本 24.8×16.2 cm;

版心上方刻"千金翼方",鱼尾下方分别刻"序""自序""綱目""目錄""卷一 // 三十",版心下方刻页码;

原刻无句读;少数文字较模糊,有版框残损及断版现象,有墨钉;

无圈点,无批校题跋;

品相较好,有少量破损待修复,无补配;

四眼线装;十二册(一函,蓝皮硬纸板书盒);

各册书衣下部均有墨书"新 262 號"并分别墨书"1."至"12.",书根整体有墨书"新贰陆贰號",各册书根均另有墨书"千金翼方",并分别墨书"一"至"十二";各册书衣右上角分别印有序号"壹"至"拾贰";

各册均有馆藏 1 号章,并分别有财产登录号 04990~05001。

## 三、版本特色及考证说明

关于书名与著述主旨,孙氏自序曰:"撰方一部,號曰千金,可以濟物攝生,可以窮微盡性。猶恐岱山臨目,必昧秋毫之端;雷霆在耳,或遺玉石之響。所以更撰方翼三十卷,共成一家之學。譬輶軒之相濟,運轉無涯;等羽翼之交飛,搏摇不測。矧夫易道深矣,孔宣繫《十翼》之辭;玄文奥矣,陸績增玄翼之說。或沿(按,同'沿')斯義,述此方名,以貽厥子孫,永為家訓。"可见,孙氏撰此书与其《备急千金要方》互为羽翼,相辅相成。陈振孙《直斋书录解题》曰:"孫思邈撰《千金方》既成,恐其或遺也,又為此以翼之[①]。"

此本属早期刻本(详下)。

关于此书的版本,以下两篇论文具有较大的参考价值。

苏礼《〈千金翼方〉版本考[②]》一文,将其版本分为宋以前的早期传本、宋元刊本及宋元以后的复刊本、现代排印校注本三类,认为《千金翼方》的宋刊本今已无存。据宋刊本复刻的刊本,既知主要有以下几种":(1)元·大德十一年(1307)梅溪书院刊本。据日本森立之《经籍访古志》,此本原系日本医家白贞庵秘藏,后为丹波氏家族的

---

① 陈振孙. 直斋书录解题 [M]. 上海:上海古籍出版社, 1987:387.
② 苏礼. 《千金翼方》版本考 [J]. 陕西中医, 1996, 17(8):381-382.

聿修堂所得,文政十二年(1829)曾摹刻。光绪四年(1878)灵芬阁曾据此本之日本摹刻本重印。1955年及1982年人民卫生出版社先后两次据此本以四合一版面影印,即今国内《千金翼方》的主要通行本。(2)明万历三十三年乙巳(1606)王肯堂刊本。此本所据之本乃源于宋本之本而非宋刻善本。清乾隆十一年丙寅(1746)华希闳保元堂刊本,据考是王肯堂本之覆刻本。又有明·华氏刊本,《孙氏书目》《四库书目邵注》《邵亭知见传本书目》均有著录,然今已罕见。日本复刻之王肯堂本,北京大学图书馆有藏。(3)清同治七年戊辰(1868)扫叶山房刊本。此本即华希闳保元堂版易其扉页。国内多家图书馆有藏。(4)日本明和七年(1770)东都书肆植村藤刻本。明和七年望月三英翻刻,幽松堂藏版。据信此本是王肯堂本的日本翻刻本。清代以后国内所流传的《千金翼方》刊本、石印本,多为清初保元堂的复刊本。

钱超尘《〈千金翼方〉版本简考①》一文,认为《千金翼方》之最后落成当在681年或将终之年,绝笔之作也。"当属可信。此文介绍了唐传本、宋刊小字本、元大德梅溪书院刊本、明王肯堂刻本、清乾隆二十八年(1763)有华希闳(1669—1770)刻本等,"总之,《千金翼方》北宋版天壤之间已经不存。宋版之后,唯一较好之本为元大德十一年梅溪书院翻刻本,这一版本中国无存,日本丹波元简一人曾据有两部,今不详所在。日本文政十二年据元大德板重刊,元大德本翻刻本普及于日本与中国。清末中国学者莫绳孙从日本把文政十二年雕版版木购回,并于光绪四年戊寅(1878)据以摹印。目前,中国流行的《千金翼方》本,是人民卫生出版社据日本文政本之版木刷印而影印的,扉页上题'光绪戊寅上海印行 独山莫绳孙补署检'字样者,表示此板木已经由莫氏购归了。后之《千金翼方》铅字本、电子本多据人卫版录排发行。有否据光绪四年版翻刻者,笔者未见。"

其中《千金翼方》的元大德刊本与明王氏刻本的差异,《医籍考②》丹波按曰:"王宇泰刊本,较之家藏元板,不唯误文居多,甚至脱数十页。元板目录末有'大德乙未良月梅溪书院刻梓'木记,先考得之於城东医生白氏,其文字端雅,卷帙完好,惜使王氏校刊之日,不视是善本。"同书郭秀梅注曰:"白氏,号贞菴,成东市医。秘藏元版《千金翼方》。天明丙午(1786)冬,因米价高涨,生活窘迫,将该书售於多纪元简。文政己丑(1829),诸医官醵金摹刻。因原本舛讹较多,纂'考异'二卷,附刻於後。"

余嘉锡《四库提要辨证》卷十二《子部三·医家类一》"千金要方九十三卷"条目下载有:"其《千金翼方》三十卷,目录一卷,亦林亿等校正者,有元大德丁未梅溪书院刻本(见《访古志》)。明万历间王肯堂刻本(见《访古志》及《四库简明目录标注》《邵

① 钱超尘. 《千金翼方》版本简考[J]. 中医药文化, 2012, 7(3): 37-40.
② 丹波元胤. 医籍考[M]. 郭秀梅, 冈田研吉, 校译. 北京: 学苑出版社, 2007: 312.

亭知見傳本書目》,今故宮所藏觀海堂書及北平圖書館並有之)。又有乾隆癸未金匱華希閔校刻本(見《訪古志》,行款字數與王刻同,《孫祠書目》及邵、莫兩家均作明華氏刻本,疑誤也)。至日本文政己丑據元大德本覆刻(見《訪古志》《訪書志》及各家書目),而書亦易得矣。又考錢曾《述古堂書目》卷三於《要方》《翼方》皆注宋閣本鈔,則疑《翼方》宋本,清初尚有存者,而朱學勤《結一廬書目》卷三兩書皆有明初刊小字本,不知是何時所刻。明·周弘祖《古今書刻》載明各直省所刻書,袁州府有《孫真人方》,建寧府書坊有《千金方》,亦不知所據何本,是皆不可得而詳也。夫宋元本固不易得,日本覆刻又出在後,皆不可以責《提要》,然如慎獨齋所刻之《要方》,王肯堂、華希閔所刻之《翼方》,在乾隆時當不難得(華氏即刻於乾隆二十八年),而竟不獲著於錄,豈非失之眉睫之前也歟[①]!"

上述两篇论文皆载有乾隆华希闳刻本,但刊刻时间有差异。《总目》著录有三种乾隆刻本,其中"清乾隆 11 年丙寅(1746)金匮华氏据元大德刻本影刻本",现存一部,藏于甘肃中医学院图书馆。而余氏则称华氏为"乾隆癸未金匱华希闵",显然有误,因为华希闵早于此前十二年即 1751 年已去世(时年八十岁)。当然不排除余氏笔误的可能性,但也可能由于以下原因所致:(1)两人姓名极似,仅末字最末四笔有差异;(2)皆称为乾隆时期;(3)皆有刻书,且华希闵剑光阁刻书名气更大;(4)皆与金匮有关,华希闵自序署"金匮华希闵",本书卷端页刻有"加四级金匮华希闵",而华希闵以金匮(县)华氏著称,又"以名节自负"。故稍有疏忽即易误两人为同一人,甚或以为前书所刻"闳"字应为"闵"字之误。其实二人的字号是不同的。

至于余氏怀疑"《孙祠书目》及邵、莫兩家均作明华氏刻本"有误,似乎证据亦不充分。本馆此书虽有署为"乾隆二十有八年癸未五月金匱华希闵蕡圃氏书"的序文,但综观全书,全无清代的避讳现象,不仅"弦"与"眩"均不避讳(如卷九倒数第二页有此二字),大量的"玄"字皆不避讳,如孙思邈序内、卷二"玉石部中品"篇内"玄石"、卷二"草部中品之二"篇内"玄参"等;更有甚者,"卷之十三辟穀"内"服松栢脂第二"篇内"取破松脂法"载有"此弘農車君以元封元年入此山,食松脂十六年",此处"弘"字亦不避讳,这在避讳已发展到极致的乾隆中期,殊难想象,恐怕不是一句"摹刻"所能解释。此部据王肯堂本所刻应无疑义,不仅各卷端页刻有"王肯堂重校",而且目录中也多处刻有"方缺""方并缺"。再结合该版本的一些特点,笔者以为不能排除此即明代华氏刻本的可能性。关于本馆此部版本,以及其他所称乾隆刻本或华氏刻本者,因时间所限,笔者拟于今后再作进一步研究。

余嘉锡《四库提要辨证》是中国现代学术史上最有影响的著作之一,内容博大精

---

① 余嘉锡. 四库提要辨证:全四册 [M]. 北京:中华书局,1980:666-667.

深,地位毋庸置疑。然文献考证,实难毕其功于一役。辛苦不说,且往往动辄得咎。再就《四库全书总目》而言,其所著录的《医宗金鉴》即有明显疏忽之处,余氏未及考证。现将该总目原文与文津阁库书卷前提要原文一并附后供比较、参考。据此我们可以发现:

1. 差异比较及判定

(1)文字总数:《四库全书总目》(以下简称"总目提要")775字(电脑统计,含标点),文津阁库书卷前提要(以下简称"津本提要")370字(同上),前者文字多出一倍。

(2)成书年代:总目提要称"乾隆十四年奉敕撰",津本提要称"乾隆四年……至乾隆七年书成刊行",前者误。该书卷首所冠奏疏三篇,进表一篇,已经明确编纂与成书时间,如乾隆七年十二月十五日,"照管医书馆事务"的和亲王弘昼等进表称"奉敕纂修醫書,今已告成"。

(3)"诸科心法要诀"卷次:总目提要称"五十四卷",津本提要称"五十一卷",前者误。

(4)《正骨心法要旨》卷次:总目提要称"五卷",津本提要称"四卷",前者误。

(5)《四脉要诀》:二者相同,"脉"应为"診",皆误。

(6)书名冠词:总目提要称"御定",津本提要称"御纂",前者为其独有,后者更为通行。

(7)少数文字的不同写法:如"卷""脉",表明出自不同抄手,二者无实质差异。

2. 结论

(1)除一处二者同误外,总目提要另有三处明显错误,成书年代上文已说明,而其两处卷数之误,使该总目提要总卷数累计达到九十四卷,与首句"九十卷"前后矛盾,实为低级错误,但津本提要皆正确。

(2)津本提要字数虽不及总目提要之一半,但并不是对后者文字的简单删节,而是刻意精炼。如关于此书编撰经过、编者、成书与刊行时间等,总目提要总字数虽多,却仅有一句"乾隆十四年奉敕撰"共八字,模糊且有误。而津本提要则扩展为"乾隆四年詔出内府所藏醫書善本,命大學士臣鄂爾泰董率醫院諸臣編纂,至乾隆七年書成刊行",十分清楚明确。又如,津本提要删除了关于林亿等校书一段,又删去了原"案"及崔道士等与本书无直接关联的内容,从而更加简明扼要,突出主题。

(3)仅就《医宗金鉴》而言,两部提要内容差异明显,优劣之分亦明显,津本提要更加精当。通行而影响广泛、长期被奉为圭臬的《四库全书总目》(以文渊阁本卷前提要为基础)质量明显不及此文津阁库书卷前提要。(乾隆五十二年与五十六年,乾隆皇帝翻阅文津阁《四库全书》时,分别发现其讹谬与脱漏之处,引发内廷四阁全书经过了两

次全面的校查）

3. 原因分析

两部提要总纂官、总校官均相同,造成上述内容差异乃至失误,首要原因应是文渊阁本及其提要作为首部成书,时间较为仓促所致。正如余氏《四库提要辨证》序录所言"成於眾手,迫之以期限……自不免因陋就简,倉卒成篇<sup>①</sup>"。然而该提要属于直接呈送皇帝御览,理当谨慎认真,又由饱学之士撰写,且经多人反复校对,错误自然应降至最低。况且《医宗金鉴》一书同样是由当朝乾隆皇帝"御纂"、内府刊刻,此书与提要二者成书相距不过三十六年,并正在广泛使用。出现如此多处错误,让人费解,恐亦非"千虑一失"四字即可概括。

原因之二,津本提要确是经过认真修订的结果。两部提要撰成时间相差六年,后期形成的文津阁库书卷前提要,并非一味地简单重抄了事,而是确实进行了认真修改,故准确且扼要。这应是纪昀与周永年于医家类提要"倾力独多"的结果,但不知为何后来并未替换原总目提要相关内容。

其实,两部提要的差异不仅表现于《医宗金鉴》,《推求师意》等书也有类似情况,《四库全书总目》所载张璐籍贯也有问题(参见本书另著录的《张氏医通》),有兴趣的读者可作比较。

综上可知,《千金翼方》刊刻者华氏实属巧合太多,偶然之误难以避免,更或余氏所见文献与今不同也未可知。《四库全书总目》之误则主要由于时间过于仓促所致。我们并非苛求余氏,更非苛责四库馆臣,文献研究实无止境。其实,通过古籍实物和相关文献研究,我们还可以确定《中医总目》所著录《医宗金鉴》"清乾隆武英殿聚珍本"之误(参见本书另著录的《钱氏小儿药证直诀》)。再就《医宗金鉴》与《四库全书》而言,进一步研究还可发现,前者的编撰过程实际上可看作是后者的预演或尝试,如:(1)均由乾隆皇帝下令编纂,一在初期,一在中后期;(2)均设有修书馆,医书馆非独立设置,四库馆独立且时间长;(3)均由全国协作,政府组织人员(官员、专家、抄写手等)分工合作完成;(4)均由内府出书并全国征集各地藏书(医书最后未实际征集);(5)均为丛书,一为专科性,一为综合性;(6)书名相似,一为御纂,一为钦定,一为医家之宗,一为四库之全。可见,从诏令设馆到奏请征书,从诸臣参编到书成命名,《医宗金鉴》为《四库全书》的编纂积累了经验,奠定了基础。

再回到《千金翼方》。值得注意的是,《四库全书》《四库全书存目丛书》与《续修四库全书》均未收载《千金翼方》,不详何故。仅《续修四库全书总目提要》(简称《续修四库全书提要》《续修四库提要》)撰写了此书的提要。同属孙氏《千金方》,《翼方》与

---

① 余嘉锡. 四库提要辨证:全四册 [M]. 北京:中华书局,1980:序录 49.

《要方》(本书另有著录)待遇相差何至若此,令人困惑。书的命运有时与人的际遇何其相似!

本馆另藏有清光绪石印本及三种民国石印本。

《上海中医药大学中医药古籍善本提要目录》载该馆所藏明万历三十三年王肯堂刻本与清乾隆年间金匮华希闳刻本,行款与版框尺寸均为"10行20字;半框20.5×13.5 cm"。

附

《欽定四庫全書總目》"卷一百四子部醫家類二 [①]"("御定醫宗金鑑"原文)

《御定醫宗金鑑》九十卷,乾隆十四年奉勑撰。首為《訂正傷寒論注》十七卷,次為《訂正金匱要畧注》八卷。葢醫書之最古者無過《素問》,次則《八十一難經》,然皆有論無方。(案,《素問》有半夏湯等一二方,然偶然及之,非其通例也。)其有論有方者自張機始,講傷寒及雜證者,亦以機此二書為宗。然《傷寒論》為諸醫所亂,幾如爭《大學》之錯簡,改本愈多而義愈晦,病其說之太襍;《金匱要畧》雖不甚聚訟,然注者罕所發明,又病其說之不詳。是以首訂二書,糾訛補漏,以標證治之正軌。次為《刪補名醫方論》八卷,輯醫方者往往僅題某丸某散治某病,不知病狀相似者病本多殊。古人隨證消息,君臣佐使有其宜,攻補緩急有其序,或以相輔為用,或以相制為功,甚或以相反相激,巧投而取效。必明制方之意,而後能詳審病源,以進退加減,故方論並載也。次為《四脉要訣》一卷,取崔紫虛《脉訣》,糸以《內經》,闡虛實表裏之要。紫虛者,宋道士崔嘉彦之號也,其書簡括而精密,李時珍《瀕湖脉學》嘗錄以弁首,故兹亦取以為準。次《運氣要訣》一卷,闡《素問》五運六氣之理。葢運氣雖不可拘泥,亦不可竟廢,故次於診法。次為諸科《心法要訣》五十四卷,以盡雜證之變。次為《正骨心法要旨》五卷,則古有是術,而自薛己《正體類要》以外無專門之書,故補其遺。皆有圖、有說、有歌訣,俾學者既易考求,又便誦習也。自古以來惟宋代最重醫學,然林億、高保衡等校刊古書而已,不能有所發明。其官撰醫書如《聖濟總錄》《太平惠民和劑局方》等,或博而寡要,或偏而失中,均不能實裨於治療,故《聖濟總錄》惟行節本,而《局方》尤為朱震亨所攻。此編仰體聖主仁育之心,根據古義而能得其變通,糸酌時宜而必求其徵驗,寒熱不執成見,攻補無所偏施,於以拯濟生民,同登壽域,涵濡培養之澤,真無微之不至矣。

注:此總目与文渊阁库书卷前提要相比,完全一致,无任何实质差异。仅有的形

式上差异表现于两点:(1)由于编撰体例不同,该总目无标题"御定醫宗金鑑 醫家類 提要",无起首"臣等謹案"四字,无落款"乾隆四十三年五月恭校上」總纂官臣紀昀、臣陸錫熊、臣孫士毅」總校官臣陸費墀。"(2)少数文字(即撰、卷、蓋、爭、發、急、減、準、廢、於、旨、高、已、宜)由于非出自同一抄手,写法不同,此《总目》中的写法更为规范。

文津阁库书卷前提要[①]("御纂醫宗金鑑"原文)

臣等謹案《醫宗金鑑》九十卷,乾隆四年詔出内府所藏醫書善本,命大學士臣鄂爾泰董率醫院諸臣編纂,至乾隆七年書成刊行。首以《訂正傷寒論注》十七卷,次以《訂正金匱要畧注》八卷。蓋醫書始於《靈樞》《素問》,有法無方,猝難施用。至漢張機《傷寒論》《金匱要畧》二書,乃立為方法,而義理深奧,舊注罕能闡發,兹逐條詮釋,用為察脈立方之本。次為《刪補名醫方論》八卷,以推求古人立方之意。次為《四脈要訣》一卷,取崔紫虛《脈訣》,合於《靈》《素》之說,詳論望聞問切之法。次為《運氣要訣》一卷,以闡五運六氣之理。次為諸科《心法要訣》五十一卷,《正骨心法要旨》四卷。皆有圖有說、有方有論、有歌訣,俾學者既易考求,復便成誦,為自來醫家諸書所未有。誠能熟而習之,庶幾和扁可學而至,而我皇上仁民壽世之盛心,覃被無疆矣。乾隆四十九年四月恭校上」總纂官臣紀昀、臣陸錫熊、臣孫士毅」總校官臣陸費墀。

---

① 商务印书馆《四库全书》出版工作委员会. 文津阁四库全书医书集成 [M]. 北京:商务印书馆,2006:(193-96)-(193-98).

## 0703　卫生易简方

清初刻本　索书号 R292.2/m5-2

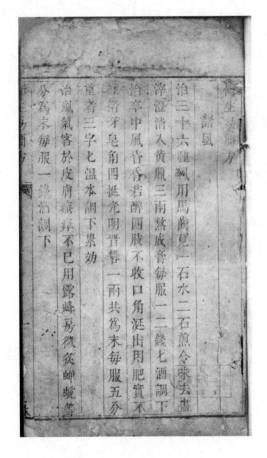

### 一、分册（卷）版本叙录

1 册：首为序，残损并有修复，六行行十五字，标题与署名均缺失；

次为正文，首页首行"衛生易簡方"，二行"諸風"，本册末为"癲癇"篇（相当于原十二卷本卷之六的第四个病证）。

2 册：首为"積熱"篇（相当于原十二卷本卷之六的第五个病证），末为"五疳五软"篇（后应缺丹毒疮疖、虫痛疝气、杂证等三个病证，即约缺一至二页）。

### 二、版本特征描述

正文每半叶九行，行二十字，小字双行同，四周双边，白口，单黑鱼尾，版框 22.0×14.9 cm，开本 27.2×16.6 cm；

版心上方刻"衛生易簡方"，鱼尾下方无刻字，版心下方刻页码；

原刻无句读；

无圈点，无批校题跋；

品相较好，有少量虫蛀及破损并已修复；无补配；

四眼线装；二册（一函，樟木夹板）；

各册书衣右上角分别印有序号"壹""贰"；

各册均有馆藏 1 号章，并分别有财产登录号 03163~03164。

### 三、版本特色及考证说明

《卫生易简方》为明代胡濙（源洁）编，全本为十二卷及附录一卷，包括内、外、妇、儿、五官各科病证 147 种,选列南北简易验方近四千首。

本馆此部为两册,书中载有原十二卷本的全部病证,但各病证下所列选方大幅度精减,一般仅保留三五个,如"诸淋"下仅选列原本三十七方中的三方,"诸疟"下仅选列原本二十五方中的四方,甚至有选方更少者,如"积聚痞结"下原本为十四方,此本仅保留一方。此本也对原十二卷本中的少数病证进行了合并,如"泄精""赤白浊"二者合并为"泄精并赤白浊",原分别有十三方与十五方,合并后仅保留四方;又如,"头风""头痛""眩晕"三者合并为"头风并头痛眩晕",原分别为二十二、十九、七方,合并后仅为十一方。

本馆此书页码连续且完整,仅第二册末有个别页面残损并可能缺最末一至二页,当为原十二卷本的节选本或缩编本。

本书正文内不分大小题,且页码连续,按《汉文古籍著录规则》有关规定,可著录为"一卷"。

《上海中医药大学中医药古籍善本提要目录》载该馆所藏《卫生易简方》(十二卷)两部,分别为明嘉靖四十一年江西刻本(缺卷7、8、9)与年代不详的日本翻刻明嘉靖江西刻本,行款与版框尺寸均为"10行20字;半框21×15.5cm"。

《中国古籍善本总目[①]》第三册著录十种明刻本《卫生易简方》,皆为半叶十行、行二十字本。

《中国医学书目》著录:"《衛生易簡方》十二卷,六册,十行,二十五字(框横一五·四,縱二〇·七),胡翰軒輯,留芝堂發行,乾隆辛丑。序,胡文英,乾隆四十六年。目錄[②]。"

上述三种书目的记载,皆无半叶9行、行20字本,因此可以断定此本是一种值得关注的版本。

《总目》著录本馆此部为"清刻本"且记为残本,应作为另一条目(删节本)或在此版本后增注为"一卷",且将本馆代号后的"残"字删除。

文献记载此书亦有四卷本,如《医籍考》载有:"《明志》四卷。存。《明志》注曰……一作十二卷[③]。"

本馆另藏有"清乾隆四十六年(1781)刻本留芝堂藏版"(索书号 R292.2/m5),基本特征为:

书名页以界行分三列,中列刻大字(隶书)"衛生易簡方",右列上首小字"乾隆歲次辛丑重鐫",左列下首"留芝堂藏板";

① 翁连溪. 中国古籍善本总目 [M]. 北京:线装书局,2005:853.
② 黑田源次. 中国医学书目 [M]. 台北:文海出版社,1971:323.
③ 丹波元胤. 医籍考 [M]. 郭秀梅,冈田研吉,校译. 北京:学苑出版社,2007:424.

正文每半叶十行,行二十四字,小字单行同,左右双边,白口,单黑鱼尾,版框 20.6×15.0 ㎝,开本 27.7×17.8 ㎝;

版心上方刻"序""衛生易簡方",鱼尾下方分别刻"目錄""卷之一∥十二""卷之 十二附錄",版心下方刻页码;

原刻无句读;

无圈点,无批校题跋;

品相良好,无修复,无补配;各册书脊上下端有绫绢包角保护;

四眼线装;十二册(一函,樟木夹板);

各册书衣右上角分别印有序号"壹"至"拾貳";

各册均有馆藏 5A 章,并分别有财产登录号 03063~03074。

上述《中国医学书目》记载留芝堂本《卫生易简方》为每行二十五字,误。对照本 馆所藏留芝堂本,当为每行二十四字。又,此处说《卫生易简方》为"胡輶轩辑",本馆 藏本无如此记录,疑为未解序文(此序全文附后)而致误。"輶軒",古代使臣乘坐的一 种轻车,也是古代使臣的代称。

附

序:余家自宋文恭公,力於為善,故司馬溫公輓詩云陰德在民物,蓋實事也。嗣後 如忠獻公之善政,見載《蜀志》,應炎公之父子兄弟節烈,同時見於《江南通志》《高季迪 集》,尤善根之綿著不朽者。由文恭公十七傳而至忠安公,輶軒所至,幾徧寰區。所輯《易 簡方》,流惠已久,顧板經迷失,世所罕覯。戊戌冬,余姪載馨於琉璃廠買得淮安府鋟板 一部,己亥余攜至常郡,因姪孫昞吾博窺醫學,屬其取家藏本校對謬訛,復攜至都。辛 丑夏,余舊友啟昌張孝廉至署相晤,一見是書,擊節歎賞,因曰此書不見者已五十餘年, 是大有益於人者,曷不公諸世耶。啟兄博雅,明理於岐黃,精究元妙,余素所膺服。遂 懇其點竄差謬,重付剞劂。夫人生駒隙易過,非數數為善,於聖賢經籍不幾謬對而偽附 於人耶。旹乾隆四十六年秋八月中浣晉陵忠安公十代孫胡文英頓首拜書於高陽官署。

## 0704　摄生众妙方 十一卷附伤寒金镜录

明隆庆三年（1569）衡王府增补刻本　索书号 R932.81/m3-2

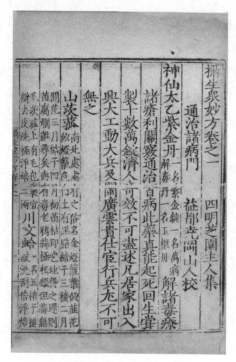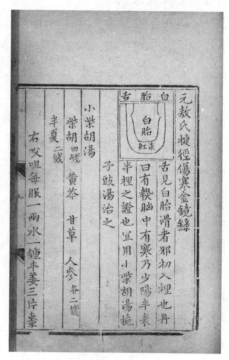

## 一、分册（卷）版本叙录

1 册：书衣贴有题签"攝生衆妙方"；

首为"重刊攝生衆妙方序"，七行行十五字，楷体，末署"衡王樂善子書"，并有摹刻方形篆字原印二枚，一为阴文"皇明宗室"，一为阳文"衡王圖書"；

次为"攝生衆妙方序"，十行行二十字，楷体，末署"皇明嘉靖二十有九年歲次庚戌夏六月望四明芝園主人張時徹著"；

次为"攝生衆妙方目錄"，包括"卷之一"至"卷之十一"各门名称；

次为正文，首页首行上部"攝生衆妙方卷之一"，一、二行下部"四明芝園主人集 益都堯岡山人校"，二行上部"通治諸病門"，三行"神仙太乙紫金丹"等，卷末有"攝生衆妙方卷之一終"；

次为"攝生衆妙方卷之二"（以下各卷正文卷端分别有"攝生衆妙方卷之三∥十一"），内容包括"補養門"各方，卷末有"攝生衆妙方卷之二終"（以下各卷末分别有

"攝生衆妙方卷之三 // 十一終");

次为卷三,内容包括"諸風門"各方。

2 册:首为卷四,内容包括"傷寒感冒門"等各方;

次为"續刊傷寒金鏡錄序",九行行十七至十八字不等,楷体,末署"賜同進士出身大理寺左寺正陳楠書";

次为"傷寒金鏡錄論",九行行十七字,楷体,末署"峕」嘉靖己丑歲仲冬吉旦」南京太醫院院判長洲薛己識」青藩良醫所良醫馬崇儒校刊";

次为"元敖氏傷寒金鏡錄"(首行),二行"青碧學士杜先生著",末署"至正元年一陽月上澣之日";

次为"傷寒用藥說",末署"至正改元一陽吉日」永和三仙至人蕭璜鳴書";

次为"元敖氏捷徑傷寒金鏡錄"(正文);

次为"傷寒金鏡錄後序",末署"西蜀篤齋湯紹恩謹識」嘉靖己未仲夏日」北海堯岡馬崇儒校刊";

次为卷五,内容包括"霍亂門"等各方;

次为卷六,内容包括"積滯門"等各方。

3 册:首为卷七,内容包括"淋濁門"等各方;

次为卷八,内容包括"諸瘡門"各方。

4 册:首为卷九,内容包括"眼目門"等各方;

次为卷十,内容包括"婦人門"等各方;

次为卷十一,内容包括"子嗣門"各方;

末为"重刊攝生衆妙方後",末署"隆慶三年歲次己巳仲春之吉青藩迪公郎良醫正馬崇儒謹跋";

后书衣贴有售书标签"杭州 / 新中國書店 / 經售」地址:解放街 588—590 號　80.00"。

## 二、版本特征描述

(摄生众妙方)正文每半叶十行,行二十字,小字双行同,四周双边,白口(个别为阔黑口),无鱼尾(上下各有一短横),版框 20.0 × 15.8 ㎝,开本 24.9 × 17.6 ㎝;

版心中部分别刻"攝生衆妙方序""攝生衆妙方目錄""攝生衆妙方卷之一 // 十一""攝生衆妙方後跋",版心下方刻页码。

(伤寒金镜录)正文每半叶九行,行一般十七字,小字双行不等,四周双边,白口,双顺黑鱼尾,版框 18.0 × 13.3 ㎝,开本 24.9 × 17.6 ㎝;

版心上方无刻字,版心中部双鱼尾之间刻有页码,版心下方无刻字;

文中有图。

（全书）原刻无句读；无圈点，无批校题跋；品相良好，无修复，无补配；四眼线装；四册（一函，樟木夹板）；前三册书根末端分别墨书"摄""生""众"；各册书衣右上角分别印有序号"壹"至"肆"，后书衣均有日期印（壹玖伍柒年捌月壹拾肆日）；各册均有馆藏 5A 章及 2 号章，并分别有财产登录号 00088~00091。

## 三、版本特色及考证说明

《四库全书·医家类存目》收录《摄生众妙方》十一卷。

此本属早期刻本，为明代藩府刻本。

《总目》未载此书本馆有藏。《总目》著录"明隆庆 3 年己巳（1569）衡王府增补刻本（附急救良方）"，与本馆此本所附《伤寒金镜录》不同。

《元敖氏捷径伤寒金镜录》，即《元敖氏伤寒金镜录》《敖氏伤寒金镜录》，又名《伤寒舌诊》《伤寒舌镜》《外伤金镜录》，为现存第一部舌诊专著。

《续修四库全书》998 册内收录有《元敖氏伤寒金镜录》，称"据上海圖書館藏明嘉靖八年馬崇儒刻本影印，原書版框高一八一毫米，寬二六八毫米"。此说有误。该影印本与本馆此本各部分内容及版本特征完全一致，应源自同一版片。细察可见，其文字清晰度、版框与鱼尾完整度均不及本馆藏本，表明其印刷时间稍晚，其保存状况亦不及本馆藏本。此影印本后序署有嘉靖己未（三十八年，1559）汤绍恩识、马崇儒校刊（参见上文），而其首序前半叶虽破损严重，但后半叶清楚地署有"賜同進士出身大理寺左寺正陳楠書"。正如梁嵘[1]所云，根据陈序可推知此本应刻于汤绍恩刊本之后不久，亦即在嘉靖三十八年之后；同时，梁文亦明确该书由薛己首刊于明嘉靖己丑（1529 年）。唯梁文在嘉靖己丑首刊本、汤绍恩刊本下所附书影均出自上述《续修四库全书》，恐易引起误解。

《敖氏伤寒金镜录》曾附于《摄生众妙方》印行，因此便被人误以为张时彻撰有《伤寒金镜录》。如，《中国医籍通考》第一卷载有："《伤寒金镜录》，张时彻，一卷，存。现有版本：明隆庆三年己巳（1569）重刻本[2]。"《浙江医籍考》也说："《伤寒金镜录》一卷　未见　明鄞县张时彻（维静，芝园主人）撰。时觉按：《中国医籍通考》载录明隆庆三年己巳重刻本。《全国中医图书联合目录》不载[3]。"上述梁文内对此书作者也进行了考证。

本馆所藏《敖氏伤寒金镜录》证实：（1）《中国医籍通考》记录的《伤寒金镜录》并

① 梁嵘.《敖氏伤寒金镜录》的作者及版本流传 [J].中华医史杂志，2017，47（2）：115-120.
② 严世芸.中国医籍通考：第 1 卷 [M].上海：上海中医学院出版社，1990：833.
③ 刘时觉.浙江医籍考 [M].北京：人民卫生出版社，2008：265.

非张时彻撰，而是与张时彻《摄生众妙方》同时印行本。（2）与张时彻《摄生众妙方》同时印行的《敖氏伤寒金镜录》为明嘉靖三十八年之后陈楠刊本。（3）《医经病源诊法名著集成》内的《敖氏伤寒金镜录》"点校说明"云："嘉靖己未年（1559），马崇儒、李用中校刊张时彻《摄生众妙方》时，又将《敖氏伤寒金镜录》附入该书卷四下。薛氏所刊《金镜录》，后来辑入《薛氏医案》中，易名为《外伤金镜录》，现有明万历年间所刻《薛氏医案二十四种》本和崇祯元年三径草堂所刊《薛氏医案十六种》本[①]。"本馆藏明隆庆三年（1569）衡王府增补刻本《摄生众妙方》四卷下确实附有《敖氏伤寒金镜录》，但其行款、板式与《摄生众妙方》有较大区别，应当是采用了刻于此前不久的陈楠刊本的原版片，而非隆庆三年重新雕版。（4）本馆所藏的《敖氏伤寒金镜录》刊刻时间当在明嘉靖三十八年之后，而在明隆庆三年之前，大致可确定为明嘉靖后期刻本。

《中国古籍善本总目》载："《攝生衆妙方》十一卷，明張時徹撰；《急救良方》二卷，明張時徹辑；《傷寒金鏡錄》一卷，元杜本撰。明隆慶三年衡府刻本，十行二十字，白口，四周雙邊[②]。"此书中国中医科学院图书馆、上海图书馆、上海中医药大学图书馆、河北医科大学图书馆均有收藏。

依上述的记录，《摄生众妙方》《急救良方》《伤寒金镜录》三书行款都是十行二十字，但根据本馆藏《摄生众妙方》为十行二十字、《伤寒金镜录》为九行十七字的情况，上述记录未必准确。

《上海中医药大学中医药古籍善本提要目录》分别著录有：（1）"摄生众妙方：十一卷 . 急救良方：二卷 /（明）张时彻（芝园主人）编 .——增刻本 .——：衡王府增补重刻，明隆庆三年（1569）。10 行 20 字；半框 19.5×15cm。卷端题名：急救良方。"（2）"摄生众妙方：十一卷 /（明）张时彻（芝园主人）编 .——增刻本 .——：衡王府增补重刻，明隆庆三年（1569）.—— 5 册（1 函）。10 行 20 字；半框 19.5×15cm。附：元敖氏伤寒金镜录一卷。"（3）"摄生众妙方：十一卷 /（明）张时彻（芝园主人）编 .——增刻本 .——：衡王府增补重刻，明隆庆三年（1569）.—— 4 册。10 行 20 字；半框 19.5×15cm。"

据上述记录，在《摄生众妙方》《急救良方》《伤寒金镜录》三种书同时印行之外，《摄生众妙方》曾分别与《急救良方》或《元敖氏伤寒金镜录》相配印行，亦曾单独印行。

依据本馆所藏《摄生众妙方》与《伤寒金镜录》同时印行的实际情况，建议《总目》的《摄生众妙方》条目下增加"明隆庆 3 年己巳（1569）衡王府增补刻本（附元敖氏伤寒金镜录）"版本项，并在《敖氏伤寒金镜录》条目下增加相应版本说明与藏馆代号（《总目》载此本仅国家图书馆有藏）。

---

① 高文铸. 医经病源诊法名著集成 [M]. 北京：华夏出版社，1997：635-636.
② 翁连溪. 中国古籍善本总目 [M]. 北京：线装书局，2005：854.

　　《四库全书存目丛书》子部43册有影印"北京大學圖書舘藏明隆慶三年馬崇儒刻本"《摄生众妙方》十一卷,基本特征为:

　　首为"重刊攝生衆妙方序",末署"衡王樂善子書";次为"攝生衆妙方序",末署"皇明嘉靖二十有九年歲次庚戌夏六月望四明芝園主人張時徹著";次为"攝生衆妙方目錄",次为正文,首页首行"攝生衆妙方卷之一　四明芝園主人集",二行"通治諸病門　益都堯岡山人校",三行"神仙太乙紫金丹"等,卷末有"攝生衆妙方卷之一終";以下各卷均相同,最末为"重刊攝生衆妙方後"。正文每半叶十行,行二十字,小字双行同,四周双边,白口,无鱼尾(上下各有一短横)。以上内容及特征均与本馆刻本相同,其各处断版痕迹乃至个别版心的阔黑口与本馆所藏亦完全一致,可以断定北大馆藏此书与本馆所藏出于同一版片,甚至为同时印刷。但并未见有本馆之"傷寒金鏡錄"各部分。

　　本馆藏有1980年江苏广陵古籍刻印社影印本《摄生众妙方》两部(索书号R932.81/m3),均为六册,每册书衣题签"攝生眾玅方",下有朱红篆字印章"廣陵古籍刻印社"(分别为朱文方印与白文长方印),分别为玉扣纸本(售价二十元)与白棉纸本(售价二十八元)。第一册内首为"序",末署"民國二十三年十月後學張壽鏞序";次为"自序",末署"皇明嘉靖二十有九年歲次庚戌夏六月望四明芝園主人張時徹著";次为"四庫全書存目"提要;次为"鄞縣志本傳";次为"攝生眾妙方目錄";目录后为十一卷正文。卷之一首页首行题"攝生眾妙方卷之一",二行题"明四明張時徹維靜集";十一卷末题"攝生眾妙方卷之十一"。正文每半叶九行,行二十一字,小字双行同,左右双边,(上下均为)细黑口,无鱼尾;版心中部刻"攝生眾妙方"及卷次等,版心下方刻页码;原刻无句读;有图。印刷十分清晰。

## 0705 医便初集二卷 医便续集四卷 附胎产护生篇一卷

明崇祯九年（1636）康庄修竹庐刻本 索书号 R242/m1-1

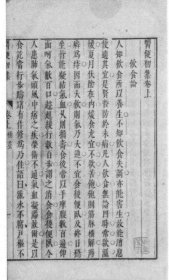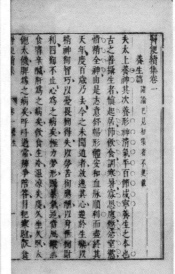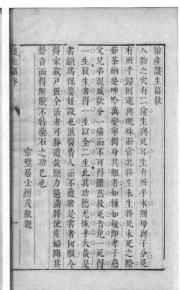

## 一、分册（卷）版本叙录

1册：首为书名页，版框内左右列分别刻大字"重校醫便""初集"，中列刻小字"康莊原板"，钤有朱文方印"心耕居士"（印1）、"少峰鑑藏"（钤于印1之内）；版框外左下角有墨书价格"實洋四角正"；

次为"重訂醫便原序"，首页另钤有朱文方印（模糊不清），末署"萬曆壬寅歲清和月吉平山吳秀頓首書"；

次为"醫便初集目錄"（首行），二、三行"悉照原本方藥，詳開目錄，以便簡用。其間方可通治，症須互条者，更宜前後細查，慎勿執一"；

次为正文，首页首行"醫便初集卷上"，二行"飲食論"，首页钤印一枚同印1。

2册：首为"醫便初集卷下"，内容包括"秋月諸症治例"等；

次为"禁方 附"。

3册：首为书名页，版框内刻大字两列"增補醫便／續集"，左列下并刻有小字"附胎產護生篇"；

次为"醫便續集序"，六行行十四字，末署"崇禎九年歲在丙子十二月廿有一日書於康莊之修竹廬”；

次为“醫便續集凡例”；

次为“醫便續集目錄”，包括“卷一”至“卷四”各篇目；

次为正文，首页首行“醫便續集卷一”，二行“養生篇　諸論已見初集者不更載”；

次为“醫便續集卷二”，内容包括“瘧”等。

4册：首为“醫便續集卷三”，内容包括“調經”等；

次为“醫便續集卷四”，内容为“外科雜方”；

次为“胎產護生篇敘”，末署“宗璧居士顏茂猷題”；

次为序，无标题，末署“廣仁居士李長科小有氏謹述”；

末为“胎產護生篇”（首行），二行“淮南李長科小有輯”，三行“當產”，末页末行有“終”字。

## 二、版本特征描述

（初集）正文每半叶十行，行二十二字，小字双行同，左右双边，白口，单黑鱼尾，版框 20.9 × 14.8 ㎝，开本 27.1 × 17.9 ㎝；

版心上方刻“醫便初集”，鱼尾下方分别刻“原序”“目錄”、“卷上 / 下”及篇名、“附卷禁方”，版心下方刻页码。

（续集）正文每半叶十行，行二十二字，小字双行同，左右双边，白口，单黑鱼尾，版框 21.4 × 14.8 ㎝，开本 27.1 × 17.9 ㎝；

版心上方刻“醫便續集序”“醫便續集”，鱼尾下方分别刻“凡例”“目錄”、“卷一 // 三”及篇名、“卷四外科”，版心下方刻页码。

（胎产护生篇）正文每半叶十行，行二十二字，小字双行同，四周单边，白口，单黑鱼尾，版框 21.3 × 14.6 ㎝，开本 27.1 × 17.9 ㎝；

版心上方刻“護生篇序”“護生篇”，鱼尾下方无刻字，版心下方刻页码。

（全书）原刻有圈点；无圈点，无批校题跋；品相良好，无修复，无补配；四眼线装；四册（一函，樟木夹板）；各册书衣题签处均有墨书“醫便”并分别墨书“一”至“四”，书衣右上分别有墨书“初集”（第一、二册）、“續集”（第三、四册）；各册书根分别有墨书“醫便初集上 / 下”“醫便續集上 / 下”，且书根末端分别墨书“册一 // 四”；各册均有馆藏3A 章，并分别有财产登录号 023816~023819。

## 三、版本特色及考证说明

书名“医便”出于王君赏序（详下），意指不用请医生就能得到对症的药方，方内药物不多却效果良好，因此命名为《医便》。

《总目》著录有《医便》二卷，未载《医便续集》，亦未著录与本馆相同《医便》版本。现将此书内《重订医便原序》《医便续集序》，以及凡例、目录附后供参考。同时，本馆此书内《胎产护生篇》是目前所见最初刊本，至今尚未有人介绍，其两篇序言及详细目录也一并附后。

本馆此部《医便》是 2011 年笔者参与自皖南购得，故 2007 年出版的《总目》未记载本馆此藏本。

《医便》需研究的问题颇多，首先是卷数颇为歧异。

《总目》记载 "《医便》二卷" 有十一个版本及《珍本医书集成》本，其实这些版本并非全是二卷，还有五卷本、八卷本（附《胎产护生篇》）、十三卷本（附《脉便》《本草便》）。

二卷本中的 "黔南沈一中刻本"，《天一阁书目》卷三之一记载了此本，"《增刻醫便》二卷，刊本，不著撰人姓氏。明沈一中序[①]"。

五卷本《医便》，书目亦有记载。《上海中医药大学中医药古籍善本提要目录》："医便：五卷／（明）王三才（侍卿）编；（明）张受孔、姚学颜重订．——刻本．——明代．——2 册（1 函）。9 行 20 字；半框 21×13.5cm[②]。"

《贩书偶记续编》卷九则将五卷本记为六卷，"《醫便》五卷《提綱》一卷，明王三才辑。張受孔、姚學顏同訂。無刻書年月，約天启間刊[③]"。五卷本与六卷本的区别是计卷方式不同：如果不将《提纲》单独计卷，就是五卷本；如果将《提纲》单独计卷，就是六卷本。

五卷本易见。世界书局在 1936 年出版了排印本，此为《珍本医书集成》的一种。中国中医药出版社在 2015 年也出版了排印本，此为《中国古医籍整理丛书》的一种。上海古籍书店 1980 年影印了线装本《医便》，首为徐应登序，后面内容依次为辑校人名单、医便凡例、医便提纲、卷一至卷五。书的撰辑人为王三才、饶景曜，校订人为洪有助、嵇汝沐、郭钟秀、李夔龙、张汝懋，提纲及各卷首页内都题 "（海陽） 張受孔心如父、姚學顏伯愚父 （重訂）"。

五卷本与本馆所藏《医便初集》二卷本相较，前者比后者多《提纲》部分。五卷本的 "卷上" 为《提纲》部分。五卷本没有卷下，《提纲》后为卷一至卷五。本馆所藏《医便初集》二卷本分为卷上、卷下。

《总目》记载的八卷本我们没有见过，无法作出判断。

《总目》记载的十三卷本是《医便》《脉便》《本草便》合刊本的抄本之一，此本仅

① 范邦甸，司马懋敏. 天一阁书目　天一阁碑目 [M]. 江曦，李婧，点校. 上海：上海古籍出版社，2010：243.
② 周士琴，马茹人. 上海中医药大学中医药古籍善本提要目录 [M]. 上海：上海中医药大学图书馆印，2006：280.
③ 孙殿起. 贩书偶记续编：12 卷 [M]. 上海：上海古籍出版社，1980：122-123.

见于中国国家图书馆。登录该馆网站,检索得知为《医便》五卷《提纲》一卷,《二集》六卷《提纲》一卷。抄本之外,《马继兴医学文集》中的"海外收藏古代中医文献研究"记载日本公文书馆内阁文库存有 13 卷刊本:"此外该馆馆藏编号为'301 函,76 号'的书名也是《医便》,共 13 卷,系明·张受孔撰。姚学颜校者①。" 2016 年 10 月,中华书局《海外中医珍善本古籍丛刊》第 236、237 册影印了日本公文书馆内阁文库本,郑金生在提要中介绍说:

"醫便五卷醫便二集六卷　明張受孔、姚學顏重訂。明刻本。日本國立公文書館內閣文庫藏。七冊。書號:301–76。該書為《醫便》《醫便二集》合刊之本。《醫便》版框高 22.3 釐米,寬 11.6 釐米。每半葉八行,行二十字。白口,無魚尾,四周單邊。上書口題'醫便'。首為徐應登'醫便序',未署年代。《醫便二集》版框高 19.7 釐米,寬 13.2 釐米。每半葉九行,行二十字。白口,上黑魚尾,四周單邊。扉頁題'太醫院重訂 / 醫便二集 / 武林藏珠館梓'。此二書卷首所題書名雖不同,然責任人署名均為'海陽張受孔心如父 / 姚學顏伯愚父重訂'。

"《醫便》正文首為'提綱'一卷,錄方二百二十六首。諸方僅載主治,不出方組。據徐應登序,此'提綱'乃其父所增補,以資省覽。此後五卷,卷三'外科'以前之'飲食論'、'男女論'、'四季諸症治例'均為明王君賞所編《醫便》原文。然卷三'外科'及其以後文字多與萬曆間明吳秀重訂《醫便》本相同。可見該書是在徐應登之父、吳秀等增補重訂《醫便》基礎上再予改編。

"《醫便二集》首為'醫便序',序末殘,不知撰人及年代。序稱'余友姚愚公,修長者行,凡拯人之事,無所不用,因合前集併行之'。據此,作序人似為張受孔,《醫便二集》乃張受孔、姚學顏(伯愚)聯袂編集合刊。該書六卷,卷首為'提綱',乃仿《醫便》而設,其中諸方取自明吳秀補輯之《醫便續集》,增編序號,列其主治,共載方四百二十八首。正文卷一至卷四均本諸吳秀《醫便續集》。然卷五之'禁方',卷六所附薛己注《敖氏傷寒金鏡錄》,皆為張受孔、姚學顏所補,與《醫便續集》卷五所附《胎產護生篇》不同。

"明王君賞《醫便》二卷,經吳秀重訂原集,又增補《醫便續集》四卷。張受孔等再將吳秀重訂之《醫便》二卷編為五卷,又本諸《醫便續集》增補為《醫便二集》六卷。此張受孔《醫便》五卷見於《澹生堂藏書目》《千頃堂書目》著錄。張受孔,海陽休寧(今屬安徽)人,萬曆三十四年(1606)舉人。其餘不詳。今國內藏《醫便》甚多,然均混雜於一書名之下,難以判斷其版本來源。"

马继兴说日本公文书馆内阁文库本为 13 卷,郑金生说为 11 卷,实为一计提纲部分,一不计提纲部分,所指对象是同一版本,并非两个版本。

---

① 马继兴. 马继兴医学文集:1943–2009[M]. 北京:中医古籍出版社,2009:458.

　　《聿修堂藏书目录》记载了与《总目》不同的六卷本、五卷本。"《医便》二卷,《续集》四卷。五册,崇祯丙子刻。明王君赏撰。《医便》二卷,《续》三卷。五册,万历壬寅原本。明沈与龄撰。《医便》"。本馆所藏的明崇祯九年丙子(1636)康庄修竹庐刻本《医便初集》二卷、《续集》四卷附《胎产护生篇》一卷,如果不计《胎产护生篇》,正好符合《聿修堂藏书目录》记载的六卷本(《医便》二卷、《续集》四卷)特征。本馆所藏《医便》,《马继兴医学文集》记载日本还藏有类似版本:"《医便》7卷,6册——明·王君赏撰。卷首有1614年(万历四十二年)吴秀序。同年刊本。全书分为正编(又称'初集')2卷,续编(又称'续集')4卷。及'护生篇'(又称:'胎产护生篇')1卷。现此本收藏于日本公文书馆内阁文库。其馆藏号为'30l 函,77号'。"(同上,第457页)

　　《医籍考》记载《医便》有张受孔刊本四卷,《医便续集》有张受孔刊本六卷。四卷本的内容,马继兴有记载。《马继兴医学文集》(同上,457—458页)载:"按,日本公文书馆内阁文库中另有馆藏编号为:'子42函,18函'的王君赏《医便》全书共4卷。即正编2卷,提纲1卷,禁方1卷。"

　　总之,《医便(初集)》有二卷、四卷、五卷、六卷之别,《续集》有三卷、四卷、六卷、七卷之别,其中还有《提纲》《禁方》《胎产护生篇》等是否计入卷数等问题。

　　《医便》的作者也有数种说法。

　　作者为王君赏说。《医籍考》卷五十九题为"王氏君赏《醫便》二卷",并且录入了王君赏的序言。其中说道:"余遊京師時獲茲集,檢其方甚約,諦試之輒驗,因益以續收諸條,更裁定焉……醫弗煩而藥足,方弗繁而用備,名之曰《醫便》……舉而籌之太守。太守曰:藏有廢版,可更。遂以命梓人。隆慶己巳重陽日,巡按陝西監察御史王君賞識[①]。"即王君赏在京师得到了一本方书,方简效验,因而加以增补,并且命名为《医便》,巡按陕西时,持书与太守筹划刊刻,太守利用废版刊刻成书。按照王君赏的叙述,《医便》的原作者及书名不详,此书由王君赏在原作的基础上增补、命名《医便》,交付刊刻,刊刻地点在陕西,是官刻本。

　　作者为王三才、饶景曜说。五卷本《医便》内有"奉勅整饬徽安等处兵备江西提刑按察司按察使王三才、奉勅管理宁太分巡兵备浙江提刑按察司按察使饶景曜同辑",标明作者为王三才、饶景曜。

　　作者为张受孔、姚学颜说。五卷本《医便》提纲及各卷首页内都题"海阳张受孔心如父、姚学颜伯愚父重订",这提示五卷本的实际撰人应为张受孔、姚学颜。

　　作者为沈竹亭说。《医籍考》卷五十九:"按,萬曆壬寅吳秀序曰:震澤沈竹亭與齡所錄也。《蘇州府志》又曰:沈與齡,號竹亭,吳江人。工醫,能決生死,著《醫便》行世。

―――――――――――――

① 丹波元胤. 医籍考[M]. 郭秀梅,冈田研吉,校译. 北京:学苑出版社,2007:457-458.

然據徐應登序稱，按是編為王侍御公按秦時所輯，則知其出君賞矣 [1]。"

《医便》二卷的内容略显单薄，于是徐应登的父亲为之补辑《提纲》一卷。徐应登在《医便序》中说到此事："余先公得而宝之，为补其《提纲》，以资省览。"

总之，首先是王君赏在京师得到一本医书，他加以增补，订为二卷，命名《医便》，巡按陕西时刊刻。之后王三才、饶景曜共同辑有《医便》五卷，此本五卷正文前有徐应登父亲辑《提纲》一卷。五卷本虽标明王三才、饶景曜同辑，但实际撰辑人应是海阳张受孔（心如）、姚学颜（伯愚）。大约在王三才、饶景曜同辑《医便》之前，沈竹亭亦辑有《医便》，本馆的康庄修竹庐刻本《医便初集》二卷即源于沈竹亭辑本。此本与王三才、饶景曜本相较，文字有部分差异，如"秋月诸症治例"，王三才、饶景曜本作"秋月诸症治例附"；再如"秋月诸症治例"内"损有余，益不足"一语，王三才、饶景曜本作"损其有余，益其不足"。

《续集》四卷的撰辑人为吴秀。吴秀在书的序言中说，武林有托名御院本的《医便》，茗中有朱济川、黄文洲补遗本，"余合兩書刪訂之，補以己試方，用續先刻"，在《医便初集》二卷之外，成《续集》四卷（附《胎产护生篇》一卷）。

《医便》初版为二卷，终极版为十三卷，且有人受到启发，撰《脉便》二卷、《本草便》二卷，与之共同刊行。《医便》在明代后期曾一度风行，版本颇多，流布颇广，以上只是略为叙述而已，但不知是何原因，此书的风行势头却戛然而止，清代三百年未有再版记录，民国年间才有《珍本医书集成》铅字排印本行世。热极顿冷，世事真是难以逆料。


附

重訂醫便原序

竹亭沈先生，震澤里人也。醫名於時，四方迎者踵至不遇，覓之於所往，爭求先過，嘗見誼譁，蓋先生一舟，而尾之者數舟，若官府然，醫可謂良矣。余幸相鄰，誼通家，病不俟迎，愈不受謝，自垂髫以迄登第三十年，保弱齡，全戚屬，不知有迎醫之難，亦不知有簡方之勞，唯祝先生無疆，奉以終身。一日謂余曰：吾數將不久，汝善保，無危疑疾，所錄方書，對病用之可也。余泣而受之，日恐恐焉，慮病之及身，而望名醫之去我遠也。道府公祖縣父母頒其所刻《醫便》，來對閱之，同者十八九，惠養子民，仁壽友朋，意相似矣。持以宦游，歸老泉石，試無不効，而摩閱既久，且將殘缺，亟以舊本較梓，告之同我者曰：名醫難致，非妄尊大，求之者衆，酬之者厚也。富家尊生，遠方奇藥力致之，飲參术如飲茶飯，名醫環視，下劑惡用閱方書為？我等中人家難効此，然又不能不藥，按《醫

① 丹波元胤. 医籍考 [M]. 郭秀梅，冈田研吉，校译. 北京：学苑出版社，2007：458.

便》以嘗，可幸無悔。是刻也，其推廣道府公祖縣父母之心，竹亭先生愛我之心乎。先生諱與齡，資敏而思沉，通星曆，能詩章，善譚論，履仁蹈義，忘勢利人也。貌清古，眉長二寸，卒年八十餘，士大夫無不哀悼，余何敢忘。萬曆壬寅歲清和月吉平山吳秀頓首書。

醫便續集序

餘家舊有《醫便》集，蓋得之竹亭先生，云迄今三十年，索者猶踵至。武林因之有二刻，托為御院本，繼又見茗中刻補遺，則歸之朱濟川、黃文洲兩人。兩人固良醫也，所採集當不謬，余合兩書刪訂之，補以己試方，用續先刻，世有不能致醫藥與能致而付之庸工之手者，覽此庶有瘳乎？抑吾聞之人有所以生而非形也，形有所以促而非病也，病有所以治而非藥也。以病病者十之一，以不病病者十之九。彼夫重裀華閣，適意恣情而致不起者，蓋可勝道哉。若夫犯霜露，苦筋骨，而神志乃日進，是遵何術歟？慎起居，節飲食，屏嗜欲，此三言者方最便，亦最良，願與天下共守之。精神不能止邪氣而欲求治於枯莖，雖司命且奈何？扁鵲曰：越人非能生死人也，此自當生者，越人能使之起耳。神農曰：上藥養命，中藥養性，下藥養病。性命之間，固非人力之所能代也。崇禎九年歲在丙子十二月廿有一日書於康莊之修竹廬。

醫便續集凡例

一初集以襟症分配四季，雖本《內經》，然初學不便尋閱。今以病症分類，庶對症覓方，為易得耳。

一婦女雜症與男子同，不更詳載。止將經產諸方開列于後，更有未盡，則《護生篇》中言之詳矣。

一幼科所最重者，惟痘疹及初生諸症耳，皆命在呼吸，未易揣摩，雖方經己試，不敢輕載。若保護大略，亦具《護生篇》中。

一每類之後必留空幅，俟有驗方再續于後。倘同志仁人各肯筆記賜我，陸續流通亦一快也。

一醫繇意運，藥不執方，非博學苦心，虛懷體認，未可輕言起死也。每見草澤庸人，慣用青皮枳實，甚而芒硝大黃，貴介之醫則又不問虛實，妄投參附，二者之殺人日不知其幾千萬矣。又如，種子則必用辛熱，治血則必用寒凉，治鬱治痰則必用香燥。推此而論，未易詳陳，每欲一一著論，用破群迷而愁冗相，仍尚未就緒。倘海內同志有秘傳有心得，尚祈明與商確，開示將來，此亦利物之最切者，原拭目俟之。

醫便續集目錄

胎產護生篇敍

人物之灾有二途,生與死耳。生有所乎來,則母與子分;死有所乎歸,則魂與魄殊。而當其將生未生,將死未死之際,茹荼納楚,呻吟萬變,寧獨身其艱者,如棘如疑,即孝子慈父兄弟親戚,欲分一痛而不可得。雖然救死者免一死,得一生,救生者得一生,以全二生,此其功德,尤恢乎大哉。是書顯為保嬰妊設也,浪醫費人而不獲睹是書者何限?令得家藏戶置,全活者可勝道哉。願力遍滿,將使產婦聞其聲音而得解脫,不特藥石之功已也。宗璧居士顏茂猷題。

(胎产护生篇序)

予壯歲艱嗣,服祖傳秘方,聊舉六子。每值閨中坐草時,輒為魄動心驚。壬申夏,產第四兒難甚,兼以收生老嫗毛而駭,母若子幾致俱殞,亟用萆蔴子,徽幸無恙。因是發願輯《胎產護生篇》。即欲刊行,以為保妊婦嬰兒生死關頭第一著。遷延至今,僅得家大人已試良方一帙耳。會予友乳遷孫仲氏授我《產要訣》一書,為四明卜氏所傳,又復旁搜遍採,共成茲編,亦既備厥苦心矣。但保妊自受胎始,前此諸症有婦科崇門在,予不問也。保嬰自出胎數日止,後此諸症有幼科崇門在,予亦不問也。因述顛末如此。廣仁居士李長科小有氏謹述。

胎產護生篇篇目

當產　生候　轉身　產門　瀝漿　盤腸　三難　蓄參　熱產　凍產　胎死　胎衣　血暈　半產　(附)原序。

## 0706（1）　医方考六卷

明万历亮明斋刻本　索书号 R292.1/m3–1

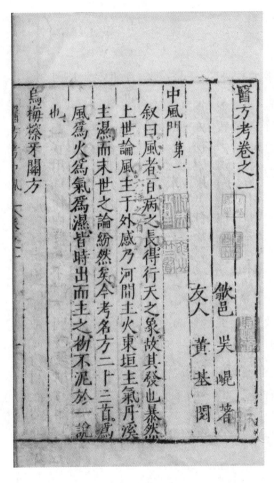

### 一、分册（卷）版本叙录

1 册：扉页背面有墨书"英洋六角"；

首为"脉语序"，二行"枀黄子　吴崐譔"，首页另钤有白文长方印"隆恰菴"（印 2）；

次为"醫方考序"，末署"皇明萬曆十二年歲次甲申孟冬月古歙吴崐序"，并另有标题"□方考序"；（该序末页误装订于首页之前）

次为"目錄"，包括"第一卷"至"第六卷"各篇目，末有朱笔书"丁酉春日采山氏閱"；

次为正文，首页首行"醫方考卷之一"，二行"歙邑　吴　崐　著"，三行"友人　黄　基　閱"，四行"中風門　第一"；首页钤印六枚，即白文方印"王潘少峰""保赤堂"、朱文方印"奄從竺賢""云峰"（无框，不清晰），另二枚同印 1 印 2；本卷最末一页似为另补配（版式不同）。

2 册：首为"醫方考卷之二"（以下各卷正文卷端分别有"醫方考卷之三 // 六"）（首页第三行有"方外友蔣中穀　梓"），内容包括"火門　第八"等；

次为卷三（首页第三行有"門人　方元振　梓"），内容包括"虚損勞瘵門　第十八"等，卷末有"醫方考卷之三"（以下各卷末分别有"醫方考卷之四 // 六"，其中卷六末并有"終"字）；末页及后扉页有墨书"黄胆方"等。

3 册：为卷四（首页第三行有"門人　汪躍德　梓"），内容包括"脾胃門　第二十八"等。

4 册：首为"醫方考卷之五"（首页第三行有"友人　汪栻　梓"），内容包括"痿痹
門　第四十五"等；

末为"醫方考卷之六"（首页第三行有"從姪　吳子湛　梓"），内容包括"蟲
門　第六十五"等。

## 二、版本特征描述

正文每半叶十行，行二十字，小字双行同，左右双边间四周单边，白口，单白鱼尾，
版框 18.9 × 13.2 ㎝，开本 23.6 × 15.1 ㎝；

版心上方刻"脉語""醫方考""醫方考"及篇名，鱼尾下方分别刻"序""目錄""卷
之一 // 六"，版心下方刻页码；

原刻有句读；

有朱笔圈点，天头有朱批如"邪閉之故"，正文内有朱笔夹批如"邪塞孔竅"；

品相良好，无修复，无补配；

四眼线装；四册（一函，樟木夹板）；

各册书衣题签处均有墨书"醫方考"，书根均有墨书"醫方考"并分别墨书"元"至
"四"，书衣均钤有朱文方印"少峰鑑藏"（印 1）；

各册均有馆藏 3A 章，并分别有财产登录号 023799~023802。

## 三、版本特色及考证说明

此书是我国第一部注释医方的专著。关于书名及编撰主旨，自序曰："廼為之愍惻，
取古昔良醫之方七百餘首，揆之於經，酌以心見，訂之於證，發其微義，編為六卷，題之
端曰《醫方考》。盖以考其方藥，考其見證，考其名義，考其事迹，考其變通，考其得失，
考其所以然之，故匪徒苟然誌方而已。"

此本为最早刻本之一，无附录（即缺脉语）。

此部为 2010 年笔者参与在皖南购得。

与友益斋刻本相较，二书行款极似，但此部无汪道昆引，且二者各卷首页所署校阅
人不同。

与中国中医科学院图书馆所藏相同版本对照，本书缺方时化、江东之的序。

本书卷二、卷三分别刻有蒋中谷、方元振梓（友益斋本均无），《总目》分别载有"明
万历蒋中谷刻本"（藏于国家图书馆）、"明万历方元振刻本"（藏于中国科学院国家科
学图书馆），可能是据此著录，未必准确。

《中国善本书提要 [①]》著录有此书的三个版本,均为"明萬曆間刻本",不同之处为:

(1)卷次不同:分别为六卷本、八卷本、十二卷本。六卷本,王重民据自序及他本内万历十三年汪道昆序认为,此书"原本僅六卷;八卷本當是崐三十三歲以後所增訂者也"。八卷本,王氏按语曰:"按是書原本六卷,此本卷七、卷八為《脈語》兩篇:《下學篇》十三條,《上達篇》五十條"。十二卷本则未提及卷次划分。

(2)参阅者不同:六卷本卷端题"友人黃基閱",八卷本与十二卷本均题"同里方處厚閱"。

(3)行款与版框尺寸不同:六卷本"十行二十字,17.7×12.7";八卷本与十二卷本均为"十行二十字,18.6×12.6"。

《总目》著录有《医方考绳愆》六卷附《医方考脉语绳愆》二卷,为日本人北山友松撰,内有《鹤皋山人小传》。

本馆另藏有此书明友益斋刊本,著录于后。

---

① 王重民. 中国善本书提要 [M]. 上海:上海古籍出版社,1983:265.

## 0706（2） 医方考六卷附脉语二卷

明万历友益斋刻本 索书号 R292.1/m3

### 一、分册（卷）版本叙录

1 册：首为"醫方攷引"，二行"千秋里人汪道昆著"，六行行十二字，楷体，末署"萬曆乙酉浴佛日書于肇林精舍"，并有摹刻方形篆字阴文原印二枚，一为"左氏司馬"，一为"明玉"；

次为"目錄"，包括"第一卷"至"第八卷"各篇目，末有"目錄終"；

次为正文，首页首行"醫方考卷之一"，二行"歙邑 吳 崐 著"，三行"同里 方處厚 閱"，四行"中風門 第一"，卷末有"終"；

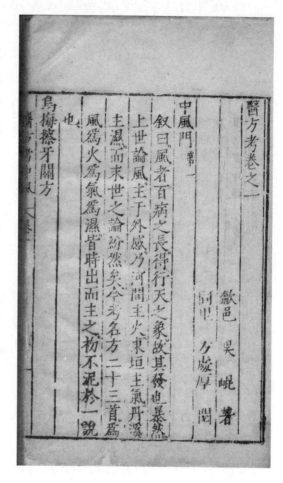

后书衣内侧贴有售书标签"冊數8 定價 50.00 編號乙」北京市中國書店定價簽"。

2 册：为"醫方考卷之二"（以下至卷六，各卷正文卷端分别有"醫方考卷之三∥六"），内容包括"火門 第八"等，卷末有"醫方考卷之二"（以下至卷六，各卷末分别有"醫方考卷之三∥六"，其中卷六末并有"終"字）。

3 册：为卷三，内容包括"虛損勞瘵門 第十八"等。

4 册：为卷四（首页第三行有"門人 汪躍德 梓"），内容包括"脾胃門 第二十八"等。

5 册：为卷五（首页第三行有"友人 汪栻 梓"），内容包括"痿痹門 第四十五"等。

6 册：接上册，内容包括"腹痛門 第五十六"等。

7 册:为卷六(首页第三行有"從姪 吳子湛 梓"),内容包括"蟲門 第六十五"等。

8 册:首接上册,内容包括"廣嗣門 第七十一"等;

次为"□證脉語序說 糸黄子吳 崐鶴皐氏撰";(该序及其后目录均缺最上一行字,此处所缺应为"考"字)

次为目录,包括"□學篇"与"□達篇"各篇目,末有"□證脉語目錄終";

次为"醫方考脉語卷之七"(首行),二行"下學篇 歙邑鶴皐山人吳崐述",三行"取詠(按,应为'脉')入式",卷末有"醫方考脉語卷之七終";

末为"醫方考脉語卷之八",内容为"上達篇",卷末有"八卷終"。

## 二、版本特征描述

(医方考)正文每半叶十行,行二十字,小字双行同,左右双边,白口,单白鱼尾,版框 18.7×13.4 ㎝,开本 24.3×16.0 ㎝;

版心上方刻"醫方考""醫方考"及篇名,鱼尾下方分别刻"引""目錄""卷之一 // 六",版心下方刻页码。

(脉语)正文每半叶十行,行二十字,小字双行同,左右双边,白口,单白鱼尾,版框 18.8×13.0 ㎝,开本 24.3×16.0 ㎝;

版心上方刻"脉語目錄""脉語",鱼尾下方分别刻"卷之七 / 八",版心下方刻页码。

(全书)原刻有句读;有少数断版痕迹(脉语无);无圈点,无批校题跋;品相良好,无修复,无补配;四眼线装;八册(一函,樟木夹板);各册均有馆藏 5B 章,并分别有登录号 00155~00162。

## 三、版本特色及考证说明

此本为早期刻本之一,附《脉语》二卷。

《总目》所著录"明万历 13 年乙酉(1585)汪道昆序刻本"与"明万历友益斋刻本"两种,实为同一版本,宜合并著录。

《医方考》未有清代刊本,"主要是汪昂的《医方集解》取代了吴崐的《医方考》。直到民国及至解放后,特别是民国年间曹炳章辑《中国医学大成》,其中收入了《医方考》,这才引发人们重新重视《医方考》[①]。"

参见第一部。

---

① 王旭光,陆翔. 吴崐著作版本考 [J]. 中华医史杂志,2013,43(2):115.

## 0707 本草万方针线 八卷

清康熙五十八年（1719）武林山寿堂刻本　索书号 R932.3/m18

### 一、分册（卷）版本叙录

1册：首为书名页，以界行分三列，中列刻大字"本草萬方鍼□"，右列上首小字"山陰蔡繭齋輯"，左列下首小字"武林山壽堂藏版"；

次为"序"，四行行九字，末署"旹」康熙五十八年長至日江南郵醝觀察使漢陽徐克祺題"，并有摹刻方形篆字原印二枚，一为阴文"徐克祺印"，一为阳文"徵菴"；

次为"序"，六行行十八字，末署"山陰丁鉉重勝氏別號鑑湖序"；

次为"自叙"，九行行二十四字，末署"古越種山蔡烈先承侯氏繭齋識"；

次为"本草萬方鍼線凡例"；

次为"同校姓氏"；

次为"本草萬方鍼線總目"，包括"卷一"至"卷八"各部各门名称；

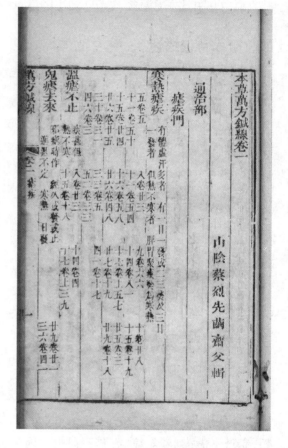

次为"本草藥品總目"（首行），二行"山陰蔡烈先繭齋父輯"，包括"卷五"至"卷五十二"各部药名，末有"本草藥品總目終"；

次为正文，首页首行"本草萬方鍼線卷一"，二行"山陰蔡烈先繭齋父輯"，三行"通治部"；

次为"本草萬方鍼線卷二"（以下各卷正文卷端分别有"本草萬方鍼線卷三∥八"），内容包括"通治部"之"中濕門"至"失血門"，卷末有"本草萬方鍼線卷二終"（以下除卷四、八外，各卷末分别有"本草萬方鍼線卷三∥七終"）；

次为卷三，内容包括"通治部"之"諸氣門"至"積聚門"；

次为卷四,内容包括"通治部"之"脾胃門"至"製造門";

2 册:首为卷五,内容包括"外科"各门;

次为卷六,内容包括"婦科""兒科"各门;

次为卷七,内容包括"上部"各门;

末为卷八,内容包括"中部""下部"各门,卷末有"□□□□□□□□終";

后书衣贴有售书标签"杭州 / 新中國書店 / 經售」地址:解放街 588—590 號　¥2.50"。

## 二、版本特征描述

正文每半叶十行,行三十字,小字双行同,左右双边间四周单边,白口,单黑鱼尾,版框 19.5×13.7 cm,开本 25.0×16.0 cm;

版心上方刻"序""丁序""自叙""萬方鍼線""姓氏",鱼尾下方分别刻"凡例""目錄"、"卷一 // 八"及各门名称,版心下方刻页码;

原刻无句读;

无圈点,无批校题跋;

品相良好,无修复,无补配;

四眼线装;二册(一函,樟木夹板);

各册书衣右上角分别印有序号"壹""貳",右下角分别有墨书序号"1""2";

各册均有馆藏 1 号章,并分别有财产登录号 00408~00409。

## 三、版本特色及考证说明

本书简称《万方针线》。

关于此书的编撰缘由、作用等,丁铉序说得明确:"閱李時珍先生所集《本草綱目》内載醫方甚多,爰知古今治療之方悉出於此,惜各繫於藥品之下,散而難稽……分門別類,症無不備;列卷記篇,方無不得也。因鍼引線,晷刻可以畢查也……夫本草由來久矣,本草所載新舊之方散而難稽亦久矣。從末(按,应为'未')聞謀及尋查之法。茲之鍼線一出而萬方朗在目前。雖非新裁奇見,即其可以濟世活人之法(按,同'法'),謂足以輔贊前賢也,可謂足以啟引後學也,可直將為天下後世方藥之功臣。"

"自叙"曰:"共約得方一萬五六千之數……庶幾本草所載之方,皆以適用,而更不必別具方書也。則非目錄也,即方也……命名曰《本草萬方鍼線》,蓋因鍼引線萬無一失,雖不敢謂為本草功臣,但有本草者不可無此鍼線,家家有本草有此針線,百病千方頃刻可用,人盡醫矣。於以救人不無小補,遇病叩方者,首查門類,細審吻合;再查卷篇,應手而得。排列諸篇,擇妥而行,隨便而用,豈不捷乎?"

《本草纲目》内容丰富,卷帙浩繁,为方便查阅其所载方药,蔡氏将此书所载各方按病证分列,编成分类索引,以"因针引线"而命名为《本草万方针线》。此书亦被称为我国最早的书后索引①。从自序看,蔡氏编辑此书尚有另一目的,即本身作为一部方书,"则非目錄也,即方也"。这一点往往容易被人忽视。

本馆此部为最早刻本。第一册为原有两册合订(原第一册为卷首各部分及卷一,原第二册为卷二至卷四),第二册为原有两册合订(原第三册为卷五卷六,原第四册为卷七卷八)。

关于此书的成书时间,《总目》著录为 1655 年,有误。

本书"自叙"曰:"自己丑三月起至壬辰二月止,踰年者三,手錄者三,乃始告厥成功。"《总目》问题主要出在自序中"己丑"至"壬辰"这一段时间的定位上:若在顺治朝应为六年至九年(1652),在康熙朝则为四十八年至五十一年(1712)。

其实此书含自序在内的三篇序文中,徐序明确署为"康熙五十八年"(1719),此可视为刊刻时间;同时也应注意到自序有云"然所記卷篇,就近行時珍本草,如太和堂、本立堂卷篇皆合"。马继兴②认为:《本草纲目》有清顺治十二年"吴毓昌氏杭州太和堂刊本"、康熙五十二年与五十六年"苏州本立堂两次刊本"(均属钱本系统)。若将自序"己丑"定位于顺治时间,则此两个版本的《本草纲目》均未问世,所谓"卷篇皆合"就无从谈起,二者之中最早的太和堂刻本成于顺治十二年(1655),这或许是《总目》将《本草万方针线》成书时间自顺治九年壬辰向后推三年至 1655 年的一个考虑。

综上,此书成书时间应为康熙五十一年(1712),经试用于此前的太和堂本及稍后刊出的本立堂本,均"卷篇皆合",方于康熙五十八年正式刊刻。

由于实用价值高,后人刊印《本草纲目》时,常将此书附于书末。本馆所藏清乾隆四十九年(1784)金阊书业堂刻本《本草纲目》(本书另有著录)即附刻有此书。

参见《本草纲目》。

---

① 张文玲. 我国古籍之最 [M]. 福州:福建人民出版社,1983.
② 马继兴. 中医文献学 [M]. 上海:上海科学技术出版社,1990:285.

## 0708　成方切用十二卷卷首一卷卷末一卷

清乾隆二十六年（1761）吴氏利济堂刻本　索书号 R292.2/m18

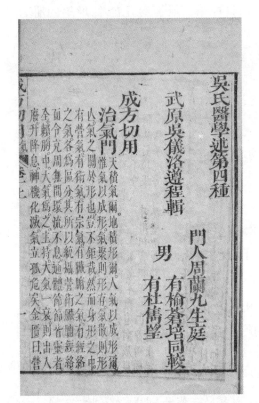

## 一、分册（卷）版本叙录

1册：首为书名页，以界行分三列，中列刻大字"成方切用"，右列上首小字"澂水吴遵程辑"，左列下首小字"硤川利济堂藏板"，书首小字横署"乾隆辛巳季新镌"；

次为"序"，九行行十九字，末署"乾隆辛巳中冬月长至日澂水吴仪洛遵程书於硤川之利济堂"，并有摹刻方形篆字原印二枚，一为阴文"吴仪洛印"，一为阳文"遵程"；

次为"吴氏醫學述第四種成方切用總目"，包括"卷首"、"卷一"至"卷十二"上下各门、"卷末"；

次为"吴氏醫學述第四種成方切用目錄」卷首"，为"内經方"各方名；

次为"凡例"；

次为"方制總義"；

次为"吴氏醫學述第四種"（首行），二、三行间上部"武原吴仪洛遵程辑"，二、三行下部"（門人）周蘭九生庭」殷豫龍浩如（同較）"，四行"成方切用"，五行"内經方"等；

次为"吴氏醫學述第四種成方切用目錄」卷一上"，为"治氣門"各方名；

次为正文，首页首行"吴氏醫學述第四種"，三行上部"武原吴仪洛遵程辑"，二至四行下部"門人周蘭九生庭」（男）有榆蒼培」有杜雟望（同較）"，五行"成方切用"，内容为"治氣門"各方。

2册：首为"吴氏醫學述第四種成方切用目錄（按，以下各卷上／下目录均有此十四字）」卷一下"，为"理血門"各方名；

次为卷一下，内容为"理血門"各方；首页首行与四行分别有"吴氏醫學述第四種""成方切用"（以下各卷上／下正文首页同此）；

次为"卷二上"目录,为"補養門"各方名;次为卷二上,内容为"補養門"各方。

3 册:首为"卷二下"目录,为"濇固門"各方名;次为卷二下,内容为"濇固門"各方;

次为"卷三上"目录,为"表散門"各方名;次为卷三上,内容为"表散門"各方;

次为"卷三下"目录,为"涌吐門"各方名;次为卷三下,内容为"涌吐門"各方。

4 册:首为"卷四上"目录,为"攻下門"各方名;次为卷四上,内容为"攻下門"各方;

次为"卷四下"目录,为"消導門"各方名;次为卷四下,内容为"消導門"各方;

次为"卷五上"目录,为"和解門"各方名;次为卷五上,内容为"各解門"各方;

次为"卷五下"目录,为"表裏門"各方名;次为卷五下,内容为"表裏門"各方,卷末有"終"。

5 册:首为"卷六上"目录,为"祛風門"各方名;次为卷六上,内容为"祛風門"各方;

次为"卷六下"目录,为"祛寒門"各方名;次为卷六下,内容为"祛寒門"各方。

6 册:首为"卷七上"目录,为"消暑門"各方名;次为卷七上,内容为"消暑門"各方;

次为"卷七下"目录,为"燥溼門"各方名;次为卷七下,内容为"燥溼門"各方;

次为"卷八上"目录,为"潤燥門"各方名;次为卷八上,内容为"潤燥門"各方;

次为"卷八下"目录,为"瀉火門"各方名;次为卷八下,内容为"瀉火門"各方。

7 册:首为"卷九上"目录,为"除痰門"各方名;次为卷九上,内容为"除痰門"各方;

次为"卷九下"目录,为"殺蟲門"各方名;次为卷九下,内容为"殺蟲門"各方;

次为"卷十上"目录,为"經带門"各方名;次为卷十上,内容为"經带門"各方;

次为"卷十下"目录,为"胎產門"各方名;次为卷十下,内容为"胎產門"各方;

次为"卷十一上"目录,为"嬰孩門"各方名;次为卷十一上,内容为"嬰孩門"各方。

8 册:首为"卷十一下"目录,为"癰瘍門"各方名;次为卷十一下,内容为"癰瘍門"各方;

次为卷十二上,内容为"眼目門"各方;次为"卷十二上"目录,为"眼目門"各方名;(该目录在眼目门正文第一页与第二页之间,属装订顺序之误,应调至本卷正文前)

次为卷十二下,内容为"救急門"各方;次为"卷十二下"目录,为"救急門"各方名;(此目录应调至本卷正文前)

次为"吴氏醫學述第四種成方切用目錄」卷末",为"勿藥元詮"各篇名;

末为"吴氏醫學述第四種""成方切用",内容为"勿藥元詮"各篇。

## 二、版本特征描述

正文每半叶九行,行十九字,小字双行同,左右双边,一般无行格线,白口,单黑鱼尾,版框 19.0×14.1 ㎝,开本 24.2×15.7 ㎝;

版心上方分别刻"序""成方切用""成方切用内經"、"成方切用"及各门简称、"成方切用元",鱼尾下方分别刻"總目""凡例""總義""卷首"、"卷首"及方名、"卷一∥十二上目錄""卷一∥十二上"（无"卷七上""卷十上""卷十一上""卷十二上"）、"卷一∥十二上"及方名、"卷一∥十二下目錄"、"卷一∥十二下"（无"卷二下""卷九下""卷十下""卷十二下"）、"卷一∥十二下"及方名,版心下方刻页码;

原刻有圈点及其他标记符号;天头刻有批语,如"先病為本,後病為標;脉為本,證為標";

无圈点,无批校题跋;

品相较好,有少量虫蛀,有少量修复,无补配;

四眼线装;八册(一函,樟木夹板);

第一至五册书衣题签处均有墨书"成方切用"并分别墨书"壹"、"二"至"五",第七册墨书"成方切用　六"(应为"七"),第六、八册无墨书;各册书衣右上角分别印有序号"壹"至"捌",后书衣均有日期印(壹玖伍柒年柒月叁拾壹日);

各册均有馆藏 2 号章,并分别有财产登录号 08021~08028。

## 三、版本特色及考证说明

本书是在两位新安医家的著述,即吴崐《医方考》与汪昂《医方集解》基础上增辑而成。因所录皆为切于时用之方,故名。自序曰:"近日汪訒菴傚成氏(按,指成无己)吴氏(按,指吴鹤皋)之意而擴充之,採輯古方,名曰《集解》,先詳受病之由,次解用藥之意,碩論名言,採搜甚富,然不能無承訛襲愆之說,且于新方,揔未採錄,均未可以語全書也。洛不揣愚陋,取吴氏、汪氏所輯而增改之,得古今良方凡一千三百餘首,稟諸經以觀其合,訂之證以發其微,編為十四卷,題其端曰《成方切用》,以所錄皆取切於時用之方,而尤期用方者之切于病情也。"

《四库全书·医家类存目》收录《成方切用》十四卷。

此本为最早刻本。

本书正文十二卷,每卷内又各分为上下两个子卷,另有卷首、卷末,按《古籍著录规则》,本书应著录为"十二卷卷首一卷卷末一卷",而不宜著录为"二十六卷"或"十四卷"。

本馆另藏有清刻本及清嘉庆刻本(残本)。

《上海中医药大学中医药古籍善本提要目录》载该馆所藏清乾隆二十六年硖川利济堂刻本,行款与版框尺寸为"9 行 19 字;半框 18.5×13 cm"。

此书属《吴氏医学述》(丛书)第四种,参见《伤寒分经》。

## 0709 怪疾奇方

清嘉庆六年（1801）刻本古愚山房藏板　索书号 R292.4/m8

### 一、分册（卷）版本叙录

　　首为书名页，以界行分三列，中列刻大字"怪疾奇方"，右列上首小字"嘉慶六年夏鐫"，左列下首小字"古愚山房藏板"，皆为隶书；

　　首为"小序"，五行行十二字，隶书，首页钤有白文方印"吳□藩□鉴攷藏之印"，末署"嘉慶六年辛酉季夏天貺日平階楊光衡琴書"，并有摹刻方形篆字原印二枚，一为阴文"光衡"，一为阳文"保勤"；

　　次为"四庫全書目錄"（全文附后）；

　　次为"怪疾名目"；次为"怪疾奇方目"；

　　次为正文，首页首行"怪疾奇方"，二行"五世同堂老人手錄"，三行"夏子益奇方二十六則如左"，四行"遍身波浪聲"等；

　　次为"李樓怪症奇方八則如左"，次为"危氏得效九則如左"，次为"孫真人千金方五則如左"，次为"葛稚川肘後方五則如左"，次为"聖惠方四則如左"等，本册末篇为"痺病"方。

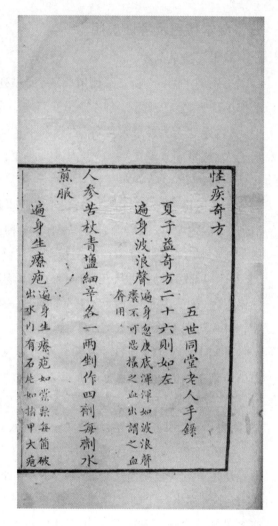

### 二、版本特征描述

　　正文每半叶八行，行十八字，小字双行同，四周单边，无行格线，白口，无鱼尾，版框 14.8×11.1 ㎝，开本 24.4×15.3 ㎝；

　　版心上方分别刻"小序""怪疾名目""怪疾奇方目""怪疾奇方"，版心下方刻页码；

原刻无句读；

无圈点，无批校题跋；

品相较好，有少量破损（含书衣）待修复并重新订线，无补配；

四眼线装；一册（无函套）；

有馆藏 1 号章及财产登录号 05996。

## 三、版本特色及考证说明

此本属最早刻本。

王乐匋主编的《新安医籍考[①]》将此书列为"考证医籍"篇，即"在现版的有关医学著作中认为是新安医籍，今考证为非新安医籍"。

《古愚老人消夏录》，又名《古愚丛书》，清汪汲撰。汪汲，字葵田，号海阳竹林人、古愚老人、五世同堂老人、漱经老人等。是书汇集汪氏著述十七种，合计六十七卷，其中包括医书《解毒编》一卷、《怪疾奇方》一卷、《汇集经验方》一卷。《〈古愚老人消夏录〉著者汪汲里籍考辨[②]》一文认为，关于汪氏里籍，有山东海阳、河北海阳、江苏淮阴、江苏清河、安徽休宁、安徽婺源、广东海阳等七种说法。此文作者王爱亭据《（江苏）清河县志》之人物志查得历算家汪椿之祖父为汪汲，又查同志之艺文志著录有汪汲所撰诸书（含上述三部医籍）。再从汪汲所撰之《事物原会》中陈师濂序及该丛书内所含诸书中的谈泰序，进一步证实汪汲为江苏清河县（1914 年更名为淮阴县）人。至于为何自号"海阳竹林人"，则无从知晓。

事实上，《总目》所载《古愚老人消夏录》丛书版本为"清乾隆嘉庆间清河汪氏古愚山房刻本"，也间接说明了汪氏里籍。

夏子益，宋代医家，字德懋（一名德）。取师传方药及家藏方，编《卫生十全方》十二卷，附自著《奇疾方》一卷，原书佚。今有从《永乐大典》辑本《卫生十全方》三卷。

清乾隆嘉庆间汪氏编校此书，并增附了后世医家所著的内容。本书"小序"称："辛酉长夏古愚老人集汉唐迄今诸名家奇疾方如千则，彙为一编，繕寫工整，讐校詳晰。"当然，杨序所称集方千则是为虚数，按目录统计，该书实际收录奇方 145 首。同时，据此亦序可知该书成于清嘉庆六年辛酉（1801）。而关于成书时间，《总目》给出的参考年代为 1795 年。

本书目录末有"附天成中进士侯宁極藥譜"等六篇，但本馆此册篇目内容与版面均完整无缺，页码连续，且末有版面结束标志，并无所附六篇，或为未刻，或为另刻有

---

① 王乐匋. 新安医籍考 [M]. 合肥：安徽科学技术出版社，1999：654-655.
② 王爱亭.《古愚老人消夏录》著者汪汲里籍考辨 [J]. 新世纪图书馆，2009，（1）：56-57.

一册。

按《汉文古籍著录规则》有关规定,本书可著录为"一卷"。

《总目》另载有清·费伯雄编《(费氏)怪疾奇方》及著者佚名《怪疾奇方》,均应为同名异书。


附

四库全书目録:衛生十全方三卷奇疾方一卷,注:〔宋〕夏德撰,原本散佚,今從《永樂大典》録出。《十全方》皆出舊傳,《奇疾方》三十八則出德自造,其證皆古所罕見,然天地之大何所不有,亦未可遽斥為無用也。

## 0710 单方新编全集

民国三十五年（1946）湘潭刘氏培根堂木活字本　索书号 R932.93/m8

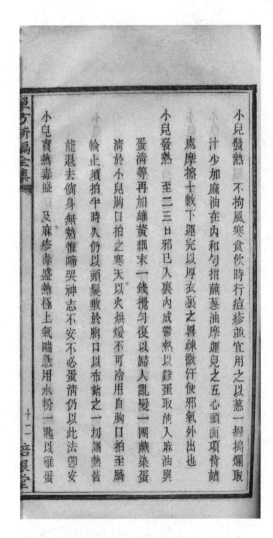

### 一、分册（卷）版本叙录

书衣题签处印有"單方新編　全 /集"；

首为"單方新編序"，末署"民國壬午仲夏湘潭周章鸞順堂氏謹識""湘潭劉本昌篤生氏編輯"，并有"中華民國三十五年丙戌孟夏月　湘潭漣南鄉　培根堂鐫"；

次为"單方新編目錄"（首页首行下有双行小字"正方四百九十六"複方一百十八方"），目录包括"小兒發熱"等各方及"預先採取備製藥品"各药；

次为正文，首页首行"小兒發熱"等，全书末篇为"治魘死方"。

### 二、版本特征描述

正文每半叶九行，行二十七字，小字双行同，四周双边，白口，单黑鱼尾，版框 22.7×13.3 cm，开本 27.5×15.6 cm；

版心上方印"單方新編全集"，鱼尾下方无印字，版心下方印页码，版心最末印"培根堂"；

原本无句读；

无圈点，无批校题跋；

品相良好，无修复，无补配；

四眼线装；一册（无函套）；

有馆藏 1 号章及 3A 章，并有财产登录号 016969。

### 三、版本特色及考证说明

此木活字本为该书唯一版本。

此本具有较为明显的活字本特征,如无断版与裂版现象,字与字之间无笔画交叉现象,书口上下栏线整齐划一等。

此书编撰者未载于正文首页,而在首序之后(详上)。

此书目录内载其收录医方为"正方四百九十六"及"複方一百十八方"。《中国医籍大辞典[①]》载此书收录正方数量相同,复方一百九十八首,未知其所据,或是录入有误。

周序:"姻丈劉篤生先生蚤歲以醫鳴,應診之暇,手不釋卷,今年七十有一矣,猶點勘丹黃,竟日不倦。既撰《類脈訣新編》付之剞劂,復手出單方輯本以相示,且語余曰:此不過以備門下諸生之循習,非敢自附於古方書之林也。予謂先生是輯義明而方簡,不獨為醫者惟一無二之袖珍本,亦可為家庭醫學之一助。曩余所謂易簡實用方絕少善本可採者,乃今可以無憾也。"据此,本书最迟于民国壬午年(1942)已撰成。

该书自署:中华民国三十五年湘潭涟南乡培根堂镌,可知为1946年湘潭培根堂本。《湘人著述表[②]》载,刘氏此书及所撰另二书(《脉诀新编全集》《温病条辨歌括》)均为1946年湘潭刘氏培根堂木活字印本。

此书目录与正文均不分大小标题(仅有各篇名),页码连续,按《汉文古籍著录规则》规定,应著录为"一卷"。

① 裘沛然. 中国医籍大辞典:上册 [M]. 上海:上海科学技术出版社,2002:545.
② 寻霖,龚笃清. 湘人著述表:一 [M]. 长沙:岳麓书社,2010:245.

# 08 临证各科（一）临证综合

## 08A01 儒门事亲十五卷

明新安吴勉学校刻五车楼藏板　索书号 R24/m9-2

### 一、分册（卷）版本叙录

1册：首为书名页，以界行分三列，版框中列刻大字"儒門事親"，左列下首刻小字"五車樓藏板"，右列无刻字，正中钤有圆形朱色图章一枚；

次为"重刊儒門事親序"，末署"嘉靖辛丑三月戊子復元道人邵輔序"，后有"儒門事親序畢"；

次为"儒門事親後序　跋"，末署"嘉靖十九年歲次庚子孟冬朔日錢唐者相聞忠機于南圃陋室中"，后有"後序畢"；

次为"儒門事親論方目錄"，包括"卷之一"至"卷之十五"各篇目，末有"儒門事親論方目錄"；

次为正文，首页首行"儒門事親卷之一"，二、三行"戴人張子和著」新安吳勉學校"，四行"七方十劑繩墨訂一"，卷末有"儒門事親卷之一"；

次为"儒門事親卷之二"（以下除

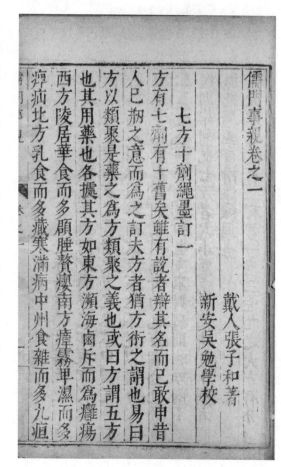

卷十外,各卷正文卷端分别有"儒門事親卷之三 // 十五"),内容包括"偶有所遇厥疾獲瘳記十一"等,卷末有"儒門事親卷之二"(以下各卷末分别有"儒門事親卷之三 // 十五");

次为卷三,内容包括"喉舌緩急砭藥不同解二十一"等;

后书衣贴有售书标签"書名儒門事親　冊數 3　定價 3.00　編號　字第 200 号」北京市中國書店定價簽"。

2 册:首为卷四,内容包括"風一"等;

次为卷五,内容包括"瘡癤瘤腫五十一"等;

次为卷六,内容包括"風形"等;

次为卷七,内容包括"燥形"等;

次为卷八,内容包括"内積形"等;

次为卷九,内容包括"雜記九門"等;

次为"儒門事親撮要圖卷之十",内容包括"難素撮要究治"等。

3 册:首为卷十一,内容包括"風論"等;

次为卷十二,内容包括"吐劑"等;

次为卷十三,内容包括"劉河間先生三消論"等;

次为卷十四,内容包括"扁鵲華陀察聲色定死生訣要"等;

末为卷十五,内容包括"瘡瘍癰腫第一"等。

## 二、版本特征描述

正文每半叶十行,行二十字,小字双行同,四周双边,白口,单黑鱼尾,版框 20.1 × 13.7 ㎝,开本 23.2 × 15.9 ㎝;

版心上方刻"儒門事親",鱼尾下方分别刻"序""後序""目錄""卷之一 // 十五",版心下方刻页码,版心最末刻有字数;

原刻无句读;正文有图(表)如"從其氣則和";

无圈点,无批校题跋;

品相较好,有少量虫蛀待修复,无补配;

四眼线装;三册(一函,全樟木抽屉式定制书匣);

各册书衣题签处均有墨书"明 / 板　儒門事親",并分别墨书"上册""中册""下册",书衣右上角分别印有序号"壹""貳""叁";

各册均有馆藏 5A 章,并分别有财产登录号 00545~00547。

### 三、版本特色及考证说明

关于此书名，张从正以为只有儒者才能明白医学奥理，以之事亲，故名。邵辅序曰："是書也，戴人張子和專為事親者著……蓋以醫家奧旨，非儒不能明；藥品酒食，非孝不能備也，故曰'為人子者不可不知醫'。"

《四库全书》收录《儒门事亲》十五卷。

《总目》著录此书为"明嘉靖五车楼刻本"，且载仅本馆及成都中医药大学图书馆有藏。

本馆另藏一部《儒门事亲》，《总目》著录为"明嘉靖 20 年辛丑（1541）序刻本"（索书号 R24/m9），基本特征为：

正文每半叶十行，行二十字，小字双行同，四周双边，白口，单黑鱼尾，版框20.1 × 13.7 ㎝，开本 24.1 × 15.9 ㎝；

版心上方刻"儒門事親"，鱼尾下方分别刻"序""目錄""卷之一 // 十五"，版心下方刻页码，版心最末刻有字数（如"二百八十四"）；

原刻无句读；有少量字迹模糊；正文有图（表）；

有朱笔圈点，有朱笔校（改）字，如"朝戈暮戰"改为"朝戈暮戟"；

品相较好，有少量虫蛀及残损，已修复；无补配；

四眼线装；五册（一函，与上书同函）；

各册书根均有墨书"儒門事親"，书衣右上角分别印有序号"壹"至"伍"，后书衣均有日期印（壹玖伍柒年柒月叁拾壹日）；

各册均有馆藏 1 号章，并分别有财产登录号 00540~00544。

经比对，以上两部《儒门事亲》均与《古今医统正脉全书》（本书另有著录）中的同名书一致（惟第二部缺"后序"），包括断版痕迹与残缺部位。细察之下，可以发现，"五车楼藏板"本较另两部文字更清晰，残缺与断版处有时较另二部轻微（如"儒门事亲卷之十三"末页）。由此可推知，此"五车楼藏板"与"明嘉靖 20 年辛丑（1541）序刻本"、《古今医统正脉全书》本，三者实出于同一版片，但前者印刷时间要早于后二者。

## 08A02　玉机微义 五十卷目录一卷

日本宽文四年（1664，清康熙三年）刻本清末印本　索书号 R24/m82-1

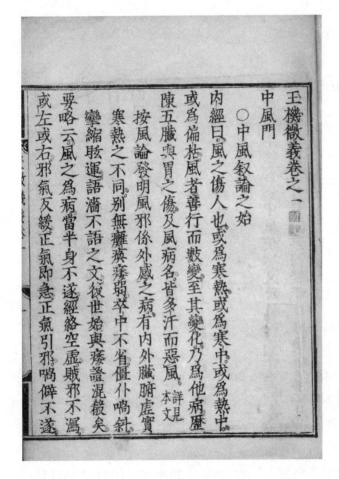

### 一、分册（卷）版本叙录

1册：扉页背面有墨书价格及编号"第十弍號」实洋一元六角"；

首为"重刊玉機微義序"，九行行十六字，首页钤印二枚，即白文方印"王睿"（印1）、（小）朱文方印"少峯"（印2），末署"正德丙寅上元日新安汪舜民序"；

次为"玉機微義序"，九行行十六字，末署"正統巳（按，应为'己'）未正月……華蓋殿大學士廬陵楊士竒序"；

次为"玉機微義序"，九行行十六字，末署"洪武丙子九月初吉吳興莫士安序"；

次为"玉機微義序"，九行行十六字，末署"洪武丙子三月朔且（应为'旦'）吳陵劉純序"；

次为"玉機微義」門類目錄"；

次为"玉機微義目錄"，包括"卷之一"至"卷之五十"各篇目，首页钤有白文方印"王濬少峰"，卷末有"玉機微義目錄終"。

2册：首为正文，首页首行"玉機微義卷之一"（以下除卷二十三外，各卷正文卷端分别有"玉機微義卷之二∥五十"），二行"中風門"，首页有钤印二枚分别同印1印2，卷末有"玉機微義卷之一終"（以下除卷三十五、三十七、四十五、四十六、四十八外，各卷末分别有"玉機微義卷之二∥五十終"）；

次为卷二,内容为"痿證門";次为卷三,内容为"傷風門";次为卷四,内容为"痰飲門",卷末另钤有朱文方印"王睿醫案"。

3册:首为卷五,内容为"滯下門";次为卷六,内容为"泄瀉門";次为卷七,内容为"瘧門"。

4册:首为卷八,内容为"欬嗽門";次为卷九,内容为"熱門";次为卷十,内容为"火門"。

5册:首为卷十一,内容为"暑門";次为卷十二,内容为"濕門";次为卷十三,内容为"燥門";次为卷十四,内容为"寒門";此卷在第八、九页之间有跋二整页(标题为"書玉機微義後",末署"正統庚申春二月……右布政使會稽王暹書」左布政使郭堅等同校正";该跋属误装订于此处,应调至本书末),卷末另钤有白文方印"王氏少峰"。

6册:首为卷十五,内容为"瘡瘍門";次为卷十六,内容为"氣證門"。

7册:首为卷十七,内容为"血證門";次为卷十八,内容为"内傷門"。

8册:首为卷十九,内容为"虛損門";次为卷二十,内容为"積聚門";次为卷二十一,内容为"消渴門";次为卷二十二,内容为"水氣門"。

9册:首为卷二十三,首页首行无字(应为"玉機微義卷之二十三"),二行"脚氣門";次为卷二十四,内容为"□□門"(此二字处页面破损,应为"諸疝");次为卷二十五,内容为"反胃門";次为卷二十六,内容为"脹滿門"。

10册:首为卷二十七,内容为"喉痺門";次为卷二十八,内容为"淋閟門";次为卷二十九,内容为"眼目門";次为卷三十,内容为"牙齒門"。

11册:首为卷三十一,内容为"腰痛門";次为卷三十二,内容为"腹痛門";次为卷三十三,内容为"心痛門";次为卷三十四,内容为"頭痛門";次为卷三十五,内容为"頭眩門";次为卷三十六,内容为"欬逆門";次为卷三十七,内容为"心下痞滿門",卷末另钤印四枚,分别为白文长方印"王濬之印"、(大)朱文方印"少峯"、朱文长方印"岐伯典醫"、白文椭圆印"□尚林之树多"。

12册:首为卷三十八,内容为"吐酸門";次为卷三十九,内容为"痓門";次为卷四十,内容为"癧風門";次为卷四十一,内容为"風癇門";次为卷四十二,内容为"破傷風門";次为卷四十三,内容为"損傷門";次为卷四十四,内容为"瘕疹門";次为卷四十五,内容为"黄疸(按,应为'疸')門"。

13册:首为卷四十六,内容为"霍亂門";次为卷四十七,内容为"厥門";次为卷四十八,内容为"痺證門";次为卷四十九,内容为"婦人門",卷末钤有白文方印"休甯王少峯診"。

14册:为卷五十,内容为"小兒門";后书衣缺失。

## 二、版本特征描述

正文每半叶十一行，行二十字，小字双行同，四周双边，无行格线，（上下均为）阔黑口，三花鱼尾，版框 20.9 × 18.0 ㎝，开本 26.8 × 20.2 ㎝；

版心上鱼尾下方分别刻“重刊玉機微義序”“玉機微義序”“玉機微義門類序”“玉機微義目錄”“玉機微義卷一 // 二十”“玉機微義卷卄一 / 卄二”“玉機微義卷卄四 // 卄九”“玉機微義卷三十 // 五十”，部分上鱼尾下无刻字，中鱼尾下方刻页码；

原刻有句读，天头刻有校语并分别加框，如“流，一本作留”“失，局方發揮作快”，少数版面及文字较为模糊；

有朱笔圈点，无批校题跋；各册首页均有剜去钤印现象；

品相良好，个别书衣有破损或缺失，无补配；

四眼线装；十四册（无函套）；

各册书衣题签处均有墨书“玉機微義”并分别有墨书序号“一”至“十四终”；各册书根均有墨书“玉機微義”并分别有墨书卷篇名称（第一册为目录），且书根末端靠书脑处分别有墨书序号“一”至“十四”；各册书脊均有墨书“共十四本”，书衣均钤有朱文方印“愛我廬藏書記”（印 1）；

各册均有馆藏 3A 章，并分别有财产登录号 023872~023885。

## 三、版本特色及考证说明

此书原为明初徐用诚所撰的《医学折衷》，后由刘纯增补并更名为《玉机微义》。刘序曰：“以先生所著，取欬、熱、火、暑、燥、濕、寒等門診證方例，妄意續于諸門之末，雖心同理，而不免獲狂僭之過。因摭諸《内經》至數至名之旨，乃目其書曰《玉機微義》。”《素问 · 玉机真脏论》：“至数之要，迫近以微，著之玉版，藏之藏府，每旦读之，名曰玉机。”玉机微义，即写在玉版上的医学道理的精微含义。《中国书名释义大辞典》载，玉玑代指北斗，微义即精微之义，“此书论医理、医方极为精微，故名《玉机微义》[①]”。

《四库全书》收录《玉机微义》五十卷。

此部为 2010 年笔者参与在皖南购得。

《玉机微义》刊行不久，即流传朝鲜、日本等国。

此部缺书名页，经与本馆所藏“日本宽文 4 年甲辰（1664）刻本杭州通德堂藏板”本（详下）比较，版刻一致，属同一版片所印（如二者卷二十三全部上鱼尾之下均无刻字，不同于其他各卷，但版刻风格与各卷一致），印刷时间亦无明显不同。

① 赵传仁，鲍延毅，葛增福. 中国书名释义大辞典 [M]. 济南：山东友谊出版社，2007：223.

馆藏"杭州通德堂藏板"本（版框 20.9×17.8 ㎝，开本 28.0×19.9 ㎝，索书号 R24/m82-1，财产登录号 016231~016246）：书名页前半叶中列刻大字"玉機微義"，右列上首刻小字"明劉宗厚著"，左列中部刻小字"岸吟香題"并在其下摹刻方形篆字原印二枚，一为阴文"岸国華印"，一为阳文"吟自"；书名页后半叶中部框内刻有篆字"板藏杭州／通德堂内"，左下角刻有小字"此板不准翻刻"。

岸田吟香（1833—1905），又名岸吟香、岸国华等，曾在上海开设乐善堂书药局，并从事对华军事谍报活动。

杜敏称，"天津中医学院图书馆 1981 年从长春吉林大学罗继祖手中，购得《玉机微义》明刻本一部，即《联目》中提到的明正统陕西官刻本。书前有明正统己未正月癸卯（1439 年）华盖殿大学士杨士奇之序，扉页有罗振玉在清光绪三十四年二月（1908 年）书写的题跋三条，目录下端钤盖两枚印章，即'罗振玉印'，'继祖之印'。每卷尚有'森氏印章'，乃日本森立之氏的旧藏。此本刻印精良，字体遒劲，实非寻常多见之本[1]"。

《上海中医药大学中医药古籍善本提要目录》载该馆所藏明正统四年延平黄焯校刻蓝印本、明正德元年叶春分等人写刻本、明刻本，行款与版框尺寸分别为"10 行 21 字；半框 20.5×13 ㎝""9 行 20 字；半框 24×15.5 ㎝""10 行 20 字；半框 22×13 ㎝"。

---

① 杜敏. 馆藏明刻本《玉机微义》述略 [J]. 天津中医学院学报，1998，17（1）：31.

## 08A03　医学正传 八卷

明万历六年（1578）刻本　索书号 R24/m3

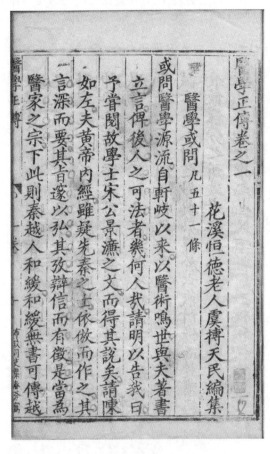

### 一、分册（卷）版本叙录

1 册：首为"刻醫學正傳叙"，六行行十二字，行书，末署"時」萬曆戊寅夏日」賜進士出身直隸大名府推官吳興顧爾行孟先甫書"；

次为"凡例"，末署"□學正傳卷之一凡例終"；

次为"醫學正傳卷之一目錄"，首页钤有朱文方印"盛氏珍藏"，末有"醫學正傳卷之一目錄終"；

次为正文，首页首行"醫學正傳卷之一"，二行"花溪恒德老人虞搏天民編集"，三行"醫學或問　凡五十一條"，卷末有"醫學正傳卷之一終"。

2 册：首为"醫學正傳卷之二目錄"（以下各册首页分别有"醫學正傳卷之三 // 八目錄"），末有"醫學正傳卷之二目錄終"（以下除卷三、八外，各卷目录末分别有"醫學正傳卷之四 // 七目錄終"）；

次为"醫學正傳卷之二"（以下各卷正文卷端分别有"醫學正傳卷之三 // 八"），内容包括"瘟疫"等，卷末有"醫學正傳卷之二終"（以下除卷六外，各卷末分别有"醫學正傳卷之三 // 八終"）。

3 册：首为卷三目录，末有"醫學正傳三卷目錄終"；次为卷三，内容包括"痢"等。

4 册：首为卷四目录；次为卷四，内容包括"眩運"等。

5 册：首为卷五目录；次为卷五，内容包括"麻木"等。

6 册：首为卷六目录；次为卷六，内容包括"便濁遺精"等。

7 册：首为卷七目录；次为卷七，内容为"婦人科"。

8 册：首为卷八目录；末为卷八，内容包括"小兒科"等，卷末并刻有"醫官陳心學"等字；

后书衣贴有售书标签"杭州 / 新中國書店 / 經售」地址：解放街 588—590 號 120.00"。

## 二、版本特征描述

正文每半叶九行，行二十字，小字双行同，四周双边，白口，单黑鱼尾，版框 23.3 × 16.1 ㎝，开本 27.0 × 17.7 ㎝；

版心上方刻"醫學正傳"，鱼尾下方分别刻"前序""一卷凡例""一 // 八卷目錄""一 // 八卷"，版心下方刻页码，版心最末刻有写工"布政司吏姚世用寫""布政司吏葉春芬寫""布政司吏沈惟一寫"等；

原刻无句读，正文有图如"四花六穴人形圖式"；软体字刻印；

有朱笔圈点与画线，有墨笔与蓝笔圈点，有朱笔校字，天头有朱批如"此後講形诊"，文中有朱笔夹批如"乱也"；

品相良好，无修复，无补配；

四眼线装；八册（一函，全樟木抽屉式定制书匣）；

各册书根均有墨书"醫學正傳"，并在书根末端分别有"一"至"八"，第一册书根并有墨书"八卷"；各册书脊最上端分别有墨书序号"一"至"八"，正文首页均有白文方印"春"与朱文方印"林"；各册书衣右上角分别印有序号"壹"至"捌"，后书衣均有日期印（壹玖伍柒年捌月壹拾捌日）；

各册均有馆藏 2 号章，并分别有财产登录号 00142~00149。

## 三、版本特色及考证说明

虞氏上宗《素》《灵》，幼承家学，私淑丹溪，"以集醫道之大成而歸之正"，故曰《医学正传》。

《四库全书·医家类存目》收录《医学正传》八卷。

本馆此部 2015 年入选首批《安徽省珍贵古籍名录》："00116 医学正传八卷 （明）虞抟编 明万历刻本 安徽中医药大学图书馆"。

此本为早期刻本。

《总目》著录本馆与浙江图书馆所藏均为"明万历 6 年戊寅（1578）边有猷刻本"，有误，本馆所藏并非边有猷刻本。

《四库全书存目丛书》子部 42 册内有《新编医学正传》八卷,影印底本为"浙江圖
書館藏明萬曆六年刻本"。此本首为"刻醫學正傳敘",次为"凡例",次为卷一目录,次
为正文(八卷),首页首行"新编醫學正傳卷之一",二行"花溪恒德老人虞搏天民編集",
三行"姪孫虞守愚惟民校正",四行"醫學或 問凡五十三條";本书最末有"重刊醫學
正傳序",末署"萬曆戊寅五月望日」賜進士出身文林郎長垣縣知縣邊有猷謹書"。全
书仅卷一、三、五、七之卷端页书名前有"新编"二字,其他各卷端及尾题、目录首尾、版
心均无"新编"二字;正文每半叶九行,行二十字,小字双行同,四周双边,白口,单白鱼
尾(首末两序为单黑鱼尾);版心上方刻书名,鱼尾下方刻卷次,版心下方刻页码,版心
最末刻"倉""火""杜"等字或字数;有图。

《续修四库全书》1019 册收有《新编医学正传》八卷,"據中國醫學科學院圖書館
藏明嘉靖刻本影印,原書版框高一九〇毫米,寬二五二毫米"。此本首为"醫學正傳序",
署"正德乙亥正月之望花溪恒德老人虞搏序",之后有凡例、医学正传卷之一目录。第
一卷首页首行"新编醫學正傳卷之一",二行"花溪恒德老人虞搏天民編集",三行"姪
孫虞守愚惟明校正"。正文每半叶十二行,行二十四字,四周单边,白口,双顺白(或双
顺黑)鱼尾,有图。书末有"醫學正傳後叙",署"嘉靖辛卯仲春之吉吳郡蔣詔識";"醫
學正傳後再叙",署"嘉靖辛卯仲春之吉莆田史梧識"。

《总目》另著录有虞氏原撰、王溥增补《(增补)医学正传》四卷。

## 08A04　订补明医指掌 十卷

明天启二年（1622）刻本　索书号 R24/m2

### 一、分册（卷）版本叙录

1 册：首为"訂補明醫指掌序"（有少部分破损，已修复），八行行十七字，行书，末署"龍飛天啓壬戌菊月朔旦"賜同進士出身翰林院庶吉士蘇郡許士柔書扵碩寬堂"，并有摹刻方形篆字原印二枚，一为阳文"許士柔印"，一为阴文"仲嘉"；

次为"訂補明醫指掌凡例"，末署"葑溪邵達識"；

次为"訂補明醫指掌目錄"，包括"一卷"至"十卷"各篇目，末有"訂補明醫指掌目錄終"；

次为正文，首页首行"訂補明醫指掌卷之一"，二至四行"仁和雲洲皇甫中撰註」金壇宇泰王肯堂訂補」長洲念山邵從皋叅校"，五行"病機賦"；

次为"訂補明醫指掌卷之二"（以下各卷正文卷端分别有"訂補明醫指掌卷之三 // 十"），内容包括"眞中風"等，卷末有"訂補明醫指掌卷之二　終"（以下各卷末分别有"訂補明醫指掌卷之三 // 十"，其中卷四、九、十末并有"終"字）。

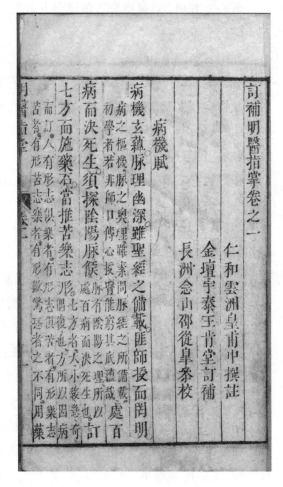

2 册：扉页有墨书"十二經病歌"等；

首为卷三，内容包括"諸氣症"等；次为卷四，内容包括"内傷"等。

3 册：首为卷五，内容包括"脾胃症"等；次为卷六，内容包括"頭痛症"等。

4 册：首为卷七，内容包括"瘤症"等；次为卷八，内容包括"雜科"与"外科"各篇。

5 册：首为卷九，内容包括"婦人科"各篇；末为卷十，内容包括"小兒科"各篇；

后扉页有墨书卷五卷六各篇名。

## 二、版本特征描述

正文每半叶十行,行二十字,小字双行同,四周单边,白口,单黑鱼尾,版框 20.5×14.4 cm,开本 25.6×16.5 cm;

版心上方刻"明醫指掌",鱼尾下方分别刻"凡例""目錄""卷一 // 十",版心下方刻页码;

原刻有句读;

有朱笔圈点与画线,有墨笔圈点,有朱笔校字,无批注题跋;

品相良好,仅序有修复,仅卷九有一整页为抄配;

四眼线装;五册(一函,全樟木抽屉式定制书匣);

各册书衣右上角分别印有序号"壹"至"伍";

各册均有馆藏 1 号章,并分别有财产登录号 00150~00154。

## 三、版本特色及考证说明

《明医指掌》为明代医家皇甫中仿吴恕(号蒙斋)《伤寒指掌图》而作,后经明·王肯堂订补,邵氏父子参补,名为《订补明医指掌》。

关于"明医""指掌":"明医"为六类医者之一。明代李梴在《医学入门[①]》"历代医学姓氏"篇中将相关医者分为六类,即:上古圣贤(三代以前,圣君贤相,创为医药,以济死生者也)、儒医(秦汉以后,有通经博史,修身慎行,闻人巨儒,兼通乎医)、明医(医极其明者也。如扁鹊,华佗)、世医(以医为业,世代相承者也)、德医(乃明医、世医中之有德者)、仙禅道术(如长桑君等)。"指掌",比喻事理浅显易明或对事情非常熟悉了解。亦比喻事情容易办。明医指掌,即明医容易成就。许序曰:"雲洲皇甫翁以三世良醫,具普利心,必大願力,著為《明醫指掌》。若歌若賦若箋,而系以胗視,贅以形方,展卷便於吟呻,辨證按其標本。指掌云者,即吾夫子'示斯'之说,所谓道在目前,凝眸即是,轉盼則飛,難言之矣。"

此本属最早刻本之一。

根据本书各卷卷端页所署,除卷一为"皇甫中撰註"外,其他各卷均为"皇甫中编輯","卷三"与"卷五"并有"王肯堂校訂",除卷一、三、五外,其他各卷均有"念山邵從皋校正 / 校訂 / 訂補 / 參補","卷二"至"十卷"多题有"男(或'子')繩山邵達炱補(校閱 / 校)"。

---

① 李梴. 医学入门 [M]. 田代华,金丽,何永,点校. 天津:天津科学技术出版社,1999:17-53.

据该书天启二年邵达"自記"，此书是邵达以皇甫中《明医指掌》为基础，"原其所载，目则分之以門，方则聚之以類，而附列歌注，各以己意参入①"而成。故《总目》所著录该书的责任者应补入邵氏父子，至少应在"王肯堂"后增加"邵达（订补）"。《医籍考》即分别著录为皇甫氏中《明医指掌图》与邵氏达《订补明医指掌》。

该书各卷端页"邵從皋"之后"邵達"之上多有"子"或"男"字，同时邵达"自記"中明确其大父（即祖父）"釜山先生"，其父"自號念山"。而《（民国）吴县志》卷五十七《艺文考三》载"邵達，《明醫指掌》六卷，字從皋，號念山"（见中国地方志集成江苏府县志辑11册940页，江苏古籍出版社1991年版），显然是将父子二人名号混淆了。

据本书"凡例"，邵达以陶节庵氏《家秘》为主，参以蒙斋《歌赋》，另撰有《续明医指掌》一书。

《总目》另著录有明·皇甫中撰《明医指掌图》前集五卷后集五卷。

---

① 丹波元胤. 医籍考 [M]. 郭秀梅，冈田研吉，校译. 北京：学苑出版社，2007：452.

## 08A05　医林绳墨大全九卷

清康熙十六年（1677）周氏向山堂刻本　索书号 R24/m8

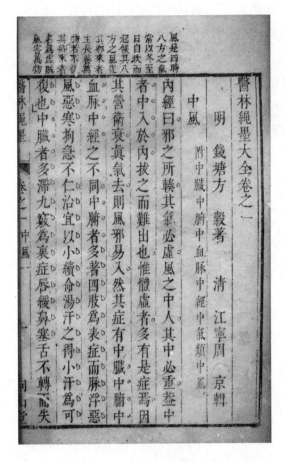

### 一、分册（卷）版本叙录

1册：首为书名页，以界行分三列，中列刻大字"醫林繩墨大全"，右列上首小字"東吳周雨郁編"，左列上首双行小字"男婦諸症各有」脉訣方論詳載"，左列下首小字"向山堂藏版"，书首小字横署"錢塘方諱穀先生著"；

次为"醫林绳墨大全序"，六行行十二字，行书，末署"時」康熙十六年歲在丁巳立春後九日向山堂夕惕主人周京雨郁氏敘"，并有摹刻方形篆字原印三枚，一为阴文"周京之印"，一为阳文"臣京字雨郁別号向山"，一为阳文"鳳皇臺□儳客"；

次为"醫林繩墨自序"，末署"萬曆甲申八月既望日七十有七老人錢塘醫官方穀書"；

次为"醫林繩墨大全目錄"，包括"卷之一"至"卷之九"各篇目，末有"醫林繩墨大全目錄終"；

次为正文，首页首行"醫林繩墨大全卷之一"，二行"明　錢塘方　穀著　清　江寧周　京輯"，三行"中風"等。

2册：接卷一内容，首为"風寒"篇，卷末有"醫林繩墨大全卷之一　終"。

3册：为"醫林繩墨大全卷之二"（以下各卷正文卷端分别有"醫林繩墨大全卷之三∥九"），内容包括"氣"等，卷末有"醫林繩墨大全卷之二　終"（以下除卷八外，各卷末分别有"醫林繩墨大全卷之三∥九　終"）。

4册：为卷三，内容包括"嘔噦吐"等。

5 册：为卷四，内容包括"驚悸"等。

6 册：为卷五，内容包括"眩運"等。

7 册：为卷六，内容包括"秘結"等。

8 册：为卷七，内容包括"痺"等。

9 册：为卷八，内容包括"耳"等。

10 册：为卷九，内容包括"婦人調經"等；

后书衣贴有售书标签"杭州／新中國書店／經售」地址：解放街 588—590 號　100.00"。

## 二、版本特征描述

正文每半叶九行，行二十一字，小字双行同，左右双边，白口，单黑鱼尾，版框 19.2×13.4㎝，开本 27.2（金镶玉；原为 23.8）×16.5㎝；

版心上方刻"醫林繩墨大全序""醫林繩墨"，鱼尾下方分别刻"方原序"、"目錄"、"卷之一∥九"及篇名，版心下方刻页码，版心最末刻"向山堂"；

原刻有圈点与其他标记符号，天头刻有批语如"風是四時八方之氣"；

有朱笔圈点与画线，有朱笔校（描）字；天头有朱批如"補腎"，天头有墨批如"此方見外科樞要"，文中有朱笔夹批如"表热"；

品相较好，原有少量虫蛀已修复，改装为金镶玉；无补配；

四眼线装；十册（一函，樟木夹板）；

各册书衣右上角分别印有序号"壹"至"拾"；

各册均有馆藏 2 号章，并分别有财产登录号 00364~00373。

## 三、版本特色及考证说明

书名"绳墨"，原指木工画直线用的工具，此处比喻为规矩、法度。"医林绳墨"，意指该书可作为医界遵循的规矩与法度。

关于该书著者，本馆此书（或称九卷本，下同）方谷自序曰："《繩墨》一书，乃為後學習醫之明鑑，俱領内經、景升（按，他本多作'仲景'）、東垣、丹溪、河間諸先生之成法而著方立言，非方穀一人之私論也。"此部正文各卷端页均题有"方穀著"，而正文及自序均未提及方隅。

八卷本方谷原序（转引自 1957 年商务印书馆排印本《医林绳墨》，下同）云："繩墨一書，逎为後學習醫之龜鑑，非穀一人之私意。但領内經、仲景、東垣、丹溪、河間諸先生之成法者，著方立論……今幸豚兒立志集成方論一册，壽之於梓，與天下後世共。老朽再加愚按校正,定立主意。"九卷本无上述后一段,前一段亦有差异。八卷本卷端题有"錢塘醫士方隅著集　醫官方穀校正",九卷本与此不同(详上)。

以上二序文字虽有不同(周氏有改),但关键一句"非谷一人之私意(论)"相同,结合卷端题名,可推知此书实际作者应为方谷,其子方隅对成书起了协助作用。

关于周氏改编目的、内容及卷次,周序曰:"於友人祕笈中淂見錢塘方先生所著《醫林繩墨》一書,書分九卷,卷各九篇,篇詳八十一症,症各有論,論列有方,方有加減……余取而讀之,既喜其博取而精研,復愛其深思而透悟……因嘆余不習醫,又非知醫,療不切眽,病惟問證,而授藥即報痊可者,要不過奉此繩墨以為救人之針筏耳。後漸為工醫者所知,每每索錄。余因不惜資費,梓而布之,更附以家藏奇効諸驗……先生何時人?生於前之隆慶,失厥禰字,其著是書也,乃在萬曆之甲申,有引,自號為七十有七老人。"

刘时觉、林士毅等认为,周氏把本书的篇目加以调整,改为九卷,每卷九证,改题名为《医林绳墨大全》,称为"向山堂刻本"。与原刊本比较,内容进行了增删,文字出入很大,甚至有些地方学术观点都有所改动,并附以各病主方和家藏奇效诸验方,进一步阐发、完善了病症证治,已与旧本大不相同。从临床角度看,经周京整理本在体例编排、行文语句、学术内容等方面更具有实用价值。

据林士毅等《〈医林绳墨〉版本源流考 [1]》一文,和周坚等整理本《医林绳墨 [2]》"校注说明",该书版本流传分为两大系统,二者篇目、文字、内容出入较大。《医林绳墨》八卷本版本系统流传次序为:明万历初刊本——清抄本——商务印书馆铅印本。《医林绳墨大全》九卷本版本系统流传次序为:清康熙十六年周氏向山堂刻本——康熙四十九年赵氏廓然堂刊本——康熙修吉堂刻本——嘉庆松江陈熙重刻向山堂本——清抄本。(按,另有日本抄本不详)

据《总目》著录,此书明刊本仅存一部于南京图书馆(《总目》未注明为八卷本)。1957年商务印书馆根据明万历初刊本,结合周京刊本,加以断句整理校勘,竖排铅印出版。其"出版说明"称,"曾從王玉振醫師處借到所藏明萬歷十二年甲申(一五八四)初刊本《醫林繩墨》,原書每半葉十行,行二十字。卷四'牙痛'門脫漏一頁,據中醫研究院圖書舘藏周京刊本《醫林繩墨大全》補,兩本內容基本相同,唯文字間互有出入"。

上述刘时觉等人的系统研究成果较为有据可信,对比之下,本馆此本可确定为康熙十六年周氏向山堂原刊本(《总目》著录为康熙四十九年而无康熙十六年刻本),理由如下:

(1)不同于康熙四十九年赵氏廓然堂本:林士毅等认为,此本是在周京原梓板基础

① 林士毅,周坚,刘时觉.《医林绳墨》版本源流考 [J]. 浙江中医药大学学报,2012,36(6):628-629,645.
② 方谷. 医林绳墨 [M]. 周坚,林士毅,刘时觉,校注. 北京:中国中医药出版社,2015.

上修整重印，各卷首页书口均有"廓然堂"字样，扉页亦作"廓然堂"，附载赵氏临证验方。本馆此书皆无，且首页署名与赵氏刊本亦不同；

（2）不同于嘉庆二十年陈熙据周京刊本重刻本：林士毅等认为，此本与廓然堂本行款一致但更美观，然并非同一版片，虽然扉页有亦政堂藏版与同善堂藏版二种，但属同一版片。笔者所见此陈氏重刻本书名页、序所用字体与本馆藏本明显不同，且本馆此部"扉页"明确刻为"向山堂藏版"；

（3）并非清康熙刻本修吉堂藏板：林士毅等认为，此本仅藏中国中医科学院图书馆有藏，其梓板原为廓然堂板，故与后者相同；

（4）版刻风格与避讳字：本馆此部校刻严谨，文字规整，行款疏朗，纸墨俱佳，具有清代早期刻本的明显特点，而不似嘉庆时期的刻书风格；同时，书内既有"玄"字避讳，也有"弦""眩"不避讳的情况，当刻成于清初避讳未严之时。

《上海中医药大学中医药古籍善本提要目录》载该馆所藏清康熙四十九年廓然堂刻本与清嘉庆间松江陈熙向山堂重刻本，行款与版框尺寸分别为"9 行 21 字；半框 19 × 13 ㎝"与"9 行 21 字；半框 18.5 × 13 ㎝"。

## 08A06 窥垣秘术 *红格抄本 索书号 R241.1/m2*

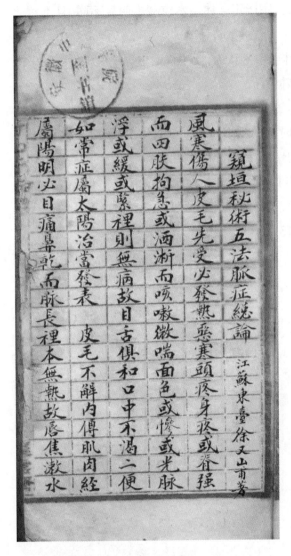

### 一、分册（卷）版本叙录

首为正文，首页首行"窥垣秘術五法脈症總論　江蘇東臺徐又山甫著"；

次为"傷寒五法總論"，次为"諸切脉法"；

次为"五法大意""吐法大意""陽明分經腑"等篇，末为"辨六經有表當汗有裡當下論"篇（共计九十五篇）。

### 二、版本特征描述

正文每半叶六行，行二十字，无小字，四周双边，红方格（线），白口，单朱鱼尾，版框 16.8×11.0 cm，开本 22.5×12.2 cm；

版心上方印有红字"寸心千古"，鱼尾下方无字，无页码标识，版心最末印有红字"慶雲齋"；

原抄本无句读；

无圈点，有个别墨笔校字；无批注题跋；

品相较好，书口有部分破损待修复，无补配；

四眼线装；一册（一函，樟木夹板）；

书衣题签处有墨书"窥垣秘術五法脈症總論"，扉页钤有白文方印一枚（有破损，无法辨识）；

有馆藏 6 号章及财产登录号 03899。

### 三、版本特色及考证说明

此本为正楷抄写，字迹隽秀清晰，无涂改。

高雨[①] 针对现有文献记载的问题，将该书作者、题名及版本进行了系统梳理，考证有据。《续修四库全书总目提要》亦云"参攷两序（按，指雷芳序与志明自序），是书受之於陳長卿，而非長卿所作[②]。"但高文及《续修四库提要》关于该书作者的结论值得商榷。主要是由于二者所据陈志明序可能出自石楷刻本，与早期原序有较大差别，略作比较如下：

（1）石楷本（版本特征详下）"傷寒五法原叙"："夫槖籥於天地之間者……至傷寒一証，自仲景立論後，業此道者更僕難数……惟《五法》一書，惜未知刱自何人，淂之如獲異寶，携至白下晤筠倩雷先生……予唯唯，遂詮次，糸以舊聞，俾得成帙，付之剞劂，以公諸世之為人醫而醫人者。崇禎四年嘉平月楚黄陳志明養晦甫撰。"

（2）日本抄本（版本特征详下）"叙"："夫槖籥於天地之間者……至傷寒一訣，乃陳公長卿之所傳也。仰思上古仲景而外，業此道者更僕難數……得之如獲異寶，携至白下晤筠倩先生……予唯唯，歸而詮次，糸以舊聞，俾得成帙，遂付先生授之剞劂，以廣諸宇内之為子而知孝者，為臣而知忠者，抑以公諸世之為人醫而醫人者，是為贅諸簡首。峕」崇禎四年嘉平月楚黄陳志明撰。"

日本抄本属早期抄本，陈志明序中并无"惟《五法》一書，惜未知刱于何人"，而明确有"乃陳公長卿之所傳也"。同时，该抄本雷芳序称"窺垣秘術者，即傷寒五法之易名也……羽客陳養晦之所持《傷寒五法》也。五法出自陳氏長卿"，即雷氏亦认为此书出自陈长卿。郭绍仪"窺垣秘術引"云："陳養晦先生……出囊中《傷寒五法》。"明末十竹斋刻本（版本特征详下）同此义。可见，清初石楷本对原陈志明序作了部分删节且有重要改动，故致对该书原作者产生分歧。此即《中国医籍通考》第一卷《伤寒五法》所云："按：丹波元胤《医籍考》按，谓陈养晦序曰伤寒一诀乃陈公长卿之所传，然今读陈序却无此语，或丹波氏所见别有本欤？又《窥垣秘术》别名《五法总论》，陈长卿著，今存其抄本[③]。"

综合各本及相关文献记载可知，此书原名《（伤寒）五法》，卷次未详，出自陈长卿。明末陈志明（字养晦）得到此书后十分重视，加以诠次增补，成书二卷（上下卷又各分一、二），交由雷芳重刻并易名为《窥垣秘术》。"窥垣"与"上池"均比喻医术高明，出自

---

① 高雨. 《伤寒五法》版本考略 [J]. 中医文献杂志，2011，29（6）：10-12.
② 王式通，王孝鱼，王重民，等. 续修四库全书总目提要（稿本）[M]. 中国科学院图书馆，整理. 济南：齐鲁书社，1996：（10-421）.
③ 严世芸. 中国医籍通考：第1卷 [M]. 上海：上海中医学院出版社，1990：398.

《史记·扁鹊仓公列传》(本书另有著录,参见《扁鹊仓公传四种》)。至清初康熙时石楷增补、校刻本书,增至四卷,复名《伤寒五法》,此后又有天都陈维坤重订的五卷本《伤寒五法》等。

日本抄本《窥垣秘术》见于《海外中医珍本古籍丛刊①》第 23 册(称据"日本江户后期抄本,底本为明崇祯五年序刊本"),内有:"窥垣秘術引"(郭绍仪撰,末署"崴在玄黓涒灘",即壬申年),"窥垣秘術叙"(雷芳撰,末署"崇祯五年"),"敘"(陈志明),目录包括卷上一、卷上二,卷下一(伤寒赋)、卷下二[含:六经总说(正文无此内容)、伤寒赋、选陶节庵六经用药法、纂仲景诸死症、纂仲景诸病欲愈症、纂仲景当吐症、纂仲景诸杂症];正文首行首页"窥垣秘術卷之上一",二、三行"楚安陸雷 芳筍倩甫發刻」黄安陳志明養晦甫糸閲",四行"傷寒五法總論"。

《十竹斋刊袖珍本医书》(丛书)子目有《伤寒五法》两卷,正文首页首行"傷寒五法卷上",二至六行为新安胡氏引言[全文:"是書出自陳氏長卿,多發前人所未發者。其辨别諸證,已糸入《秘要》(按,即该套丛书中的《伤寒秘要》)中,可謂精且悉矣。余復纂其尤者,次于後。与《秘要》互相發,神而明之。此道無餘蘊矣。新安胡正心識 胡正言較閲"],七行"傷寒總論";下卷首页有"新安胡正心纂次"等。《中国本草全书②》第 242 卷有据明崇祯五年十竹斋袖珍本影印该书卷下两篇(辛凉药味辨、服药说),基本特征为:半叶七行十五字,未见小字,四周单边,单白鱼尾;版心上方刻"傷寒五法",鱼尾下方刻卷次,版心下方刻页码,版心末刻"十竹齐";原刻有句读。

笔者所见超星电子图书石楷增补本(康熙二十二年刻本),首有四序,撰者分别为康熙癸亥范正辂(载瞻)、崇祯四年陈志明(养晦)、康熙癸亥石楷、康熙五年杨雍建,次为《伤寒五法》卷一至卷四目录,次为正文,首页首行"新刻陳養晦先生傷寒五法卷之一",二、三行(合并为一大行)有"東海石楷臨初父撰述"等,四行"五法總論"。正文半叶九行二十字,小字双行同,(边框被切去),白口,无鱼尾;原刻有句读。

《上海中医药大学中医药古籍善本提要目录》载该馆所藏《新刻陈养晦先生伤寒五法:五卷》清康熙年间四种刻本(六年颐志堂、六年树滋堂、未明时间与堂号、二十二年),行款相同,均为"9 行 20 字",但版框尺寸略有差异。另载有该馆所藏《窥垣秘术》清康熙四十二年抄本与《五法总论》清抄本,均题作陈长卿撰。

本馆此书无陈志明、石楷等人增补内容,且属原书的节略本,如"傷寒五法総論"篇,首一段为"或問之曰:傷寒為病,何以居多?予曰:春氣温和、夏氣暑熱、秋氣清凉、冬氣嚴寒,此四時正氣之序也,皆能傷人,而獨寒之傷人居多者,何也?蓋冬寒凛冽,以

① 郑金生. 海外中医珍善本古籍丛刊 [M]. 北京:中华书局,2016.
② 中国文化研究会. 中国本草全书 [M]. 北京:华夏出版社,1999.

其最成殺厲之氣也。"

日本抄本在"此四時正氣之序也"与"皆能傷人"之间，尚有"至於春應温而反大寒，夏應熱而反大涼，秋應涼而反大熱，冬應寒而反大温，此四時不正之氣也"。

石楷本（同上）不仅具有日本抄本之全部文字，且将"傷寒為病，何以居多"八字扩展为"傷寒為病，證何獨多，治傷寒之法，法何獨煩？不知何道之從，得其要法，而不畏乎證之多也？"

本馆此书首页首行署有"徐又山甫著"，可知徐氏为此书删订者，且进行了部分编次的调整，书名亦有所不同。此本未标示页码，仅标有各篇名，无大小标题之分，按《汉文古籍著录规则》有关规定，本书可著录为"一卷"。

《总目》分别著录有《窥垣秘术》二卷（又名"五法总论"）、《伤寒五法》五卷，作者均为"（明）陈长卿（养晦）"。"养晦"为陈志明之字，并非陈长卿。《中医文献辞典》"伤寒五法"条目载："明陈长卿（宁澜）撰，撰年不详[1]。"《总目》此二书亦可考虑合并著录，其不同书名、卷次可作为附注列于版本之后。

[1] 余瀛鳌，李经纬. 中医文献辞典 [M]. 北京：北京科学技术出版社，2000：241.

## 08A07 程敬通先生心法歌诀 新安程六如抄（校）本 索书号 R22/m54

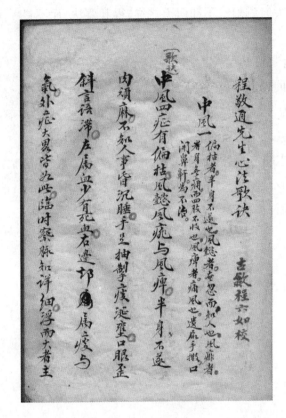

### 一、分册（卷）版本叙录

首为"程敬通先生心法歌訣原序"，末署"崇禎丙子季秋穀旦書扵槐塘之松竹軒"；

次为"心法目錄"，包括"中風一"至"脚氣五十七"，末有"目錄終後附秘方"；

次为正文，首页首行"程敬通先生心法歌诀"（下有朱笔书"古歙程六如校"），二行"中風一"等，正文末篇为"脚氣五十七"；

末为附方（"抄方"）。

### 二、版本特征描述

正文每半叶六行，行十八至二十字不等，小字（三行）不等，无版框、无行格线、无鱼尾，白口，开本 23.2 × 18.1 cm；

版心处无文字及页码标识；

原抄本无句读；

有朱笔圈点，天头有程六如朱批如"歌诀"；

品相良好，无修复，无补配；

四眼线装；一册（无函套）；

有馆藏 3A 章及财产登录号 023212。

### 三、版本特色及考证说明

黄孝周《杏林第一枝——新安医学绽奇葩》称，"《心法歌诀》撰于明崇祯九年（1636），共载 54 种（按，本馆此部目录为 57 种）病症。他将其编成歌诀，文字流畅，简明扼要，立论多有心得，便于初学入门。明末医学家李中梓盛赞此书'博而约之，神而明之，为医道之舟楫，岐黄之模范'[①]"。

此书为新安医籍，且由新安程六如手抄并加校订。

此本为行书抄写，字体清晰、隽秀，有少量涂改。

此部为 2009 年笔者参与在皖南购得。

此书《总目》无载。

按《汉文古籍著录规则》有关规定，本书可著录为"一卷"。

《总目》分别著录有《仙方遗迹》与《仙方注释》各二卷，此二者与排印本《程敬通医案》实为同一种书的不同名称，可合并著录，或将《仙方遗迹》编撰者删去"程曦（锦文）等注"。

程敬通医名远播，在徽州地区有"医仙"之称，其所遗医案（医方）有抄本流传，称为《仙方遗迹》（其稿本现存中国中医科学院图书馆）。清光绪九年（1883）春，其族裔程曦（锦雯）得其医案（医方）真迹五十七则（内有八方无案；后藏于筱窗山房），如获至宝。因"殊觉古奥，未易瞭然"，故在其师雷丰指点下，与同门江倬、雷大复一同参订，详加注释，易名为《仙方注释》。1977 年安徽省歙县卫生局据该书手抄本排版翻印（对"带有唯心主义色彩的词句"作了删节，如凡例中"是书原名《仙方遗迹》，钩摹费工，姑从原书一一抄录，易其名曰《仙方注释》"删去），因属程氏之医案，故直接改易其名为《程敬通医案》。

程敬通所撰医籍今尚存有《迈种苍生司命》《医法心传》（不同于新安程芝田所撰同名书），二者未见载于《总目》，今均存抄本与铅印本。

此外，《总目》另著录有《眼科易知录》《歙西槐塘松崖程正通先生眼科家传秘本》《（古歙槐塘）程松崖眼科》，皆题"（明）程正通（松崖）撰"。此将"正通"与"松崖"混淆，实均为程松崖所撰。程玠，字文玉，号松崖，明成化人。其所撰眼科诸书，在清代屡经刊刻，或加补订，或易其名，然内容大同小异，影响很大。程衍道，字敬通，又名正通，明末清初人，系程松崖侄孙，二人均为新安歙县槐塘人。

---

① 黄孝周，黄熙. 杏林第一枝：新安医学绽奇葩 [M]. 合肥：黄山书社，2001：39.

## 08A08（1） 医门法律六卷

清乾隆三十年（1765）黎川陈守诚刻本集思堂藏板　索书号 R24-51/m3-2

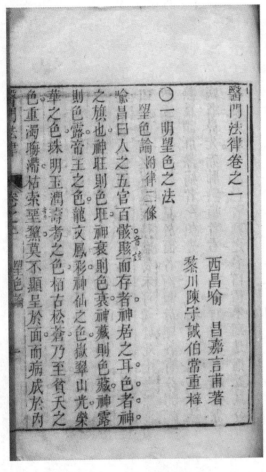

### 一、分册（卷）版本叙录

1 册：首为书名页，以界行分三列，中列刻大字"醫門法律全集"，右列上首刻小字"新建喻嘉言先生著"，左列下首刻小字"集思堂藏板"，书首小字横署"乾隆三十年重鐫"；

次为"醫門法律序"，十行行二十字，末署"歲在甲午春王正月□□□□□□□□謹序"；（此序为墨笔楷书抄补，落款中有九字被墨笔涂抹去）

次为"醫門法律自敍"，八行行十六字，末署"順治十五年上元吉旦西昌喻昌嘉言老人時年七十有四序"；

次为"一卷目錄"；

次为正文，首页首行"醫門法律卷之一"，二行"西昌喻　昌嘉言甫著"，三行"黎川陳守誠伯常重梓"，四行"一明望色之法"；次为"申明内經法律"，次为"申明仲景律書"；次为"先哲格言"，卷末有"醫門法律卷之一　終"；

后书衣贴有售书标签"书名医门法律 版别　册数 12 纸　議价 5.00 議价章 年 月 日 编号中字第 453 号」北京市圖書業同業公会印制"。

2 册：首为"醫門法律二卷中寒門目錄"；次为"醫門法律卷之二"，内容为"中寒門"；次为"二卷中寒門方目"；次为"中寒門諸方卷之二"。

3 册：首为"醫門法律卷之三"，内容为"中風門"；次为"三卷中風門方目"；次为"中風門諸方卷三"。

4 册：首为"四卷三氣門方目 附燥門方目"；次为"醫門法律卷之四",内容包括"熱濕暑三氣門"等；次为"熱濕暑三氣門諸方"；次为"傷燥門」秋燥論"；次为"燥門諸方"。

5 册：首为"醫門法律卷五諸方目錄"；次为"醫門法律卷之五",内容包括"瘧證門"等；次为"金匱治咳五方"；次为"關格門",卷末有"醫門法律卷之五 終"。

6 册：首为"醫門法律卷六諸方目錄"；次为"醫門法律卷之六",内容包括"消渴門」消渴論"等；次为"消渴門諸方"；次为"虛勞門」虛勞論"；次为"律十條"；次为"虛勞門諸方"；次为"水腫門」水腫論"；次为"水腫門諸方"；次为"黃癉門"；次为"黃癉門諸方"；次为"肺癰肺痿門方目"；次为"肺癰肺痿門"；末为"肺癰肺痿門金匱諸方"。

## 二、版本特征描述

正文每半叶十行,行二十字,小字双行一般同（亦有少量不同,如卷三之一部分）,左右双边,白口,单黑鱼尾,无行格线,版框 18.2 × 13.2 ㎝,开本 24.1 × 15.2 ㎝;

版心上方刻"自序""醫門法律",鱼尾下方分别刻"卷之一 // 二十四"及篇名（或目录;详见附录）,版心下方刻页码;

原刻有句读,有墨钉;

有朱笔与墨笔圈点,有朱笔与墨校（改、描）字（如"則陽病而熱"改为"則陽勝而熱"）,有朱笔在墨钉上补字;有墨笔夹批如"抂,音狂";有夹签（飞签）并朱笔书"真武湯」茯苓 芍藥 乾姜 白术 附子"等;

品相良好,无修复,序为抄配,其他无补配;

四眼线装;六册（一函,樟木夹板）;

各册书衣题签处均有墨书"醫門法律"并分别墨书"禮""樂""射""御""書""数",书衣右上角分别印有序号"壹"至"陸";

各册均有馆藏 5A 章,并分别有财产登录号 05446~05451。

## 三、版本特色及考证说明

关于书名"法律"：该书除卷一为基本理论外,其余各卷为外感与内科杂病,包括中寒、中风、热湿暑、伤燥、疟证、痢疾、痰饮、咳嗽、关格、消渴、虚劳、水肿、黄癉、肺痈等十四门,每门之下先论病因病机,次立"法",再列"律",末为附方。"法"为辨证施治之法则,"律"为防治失误之禁例。《四库全书总目》曰："法者,治療之術,運用之機。律者,明著醫之所以失而判定其罪,如折獄然[①]。"

① 傅景华, 高兆孚. 景印文渊阁四库全书：目录索引 医家类 [M]. 北京：中医古籍出版社, 1986：

此本正文标明卷次为六卷,但版心刻为二十四卷(详下)。《四库全书》收录《医门法律》为十二卷(详见第二部)。

此部首序末被涂去的九个字是"虞山文人蒙叟錢谦益"。钱谦益的诗文集在乾隆年间被查禁,故上述九字被人抹去。钱序在第二部则直接被抽去,而在第三部完整保留了此序,亦间接证明了该部为早期刻本。

本馆藏有另一部相同刻本及清康熙刻本(均著录于后),并藏有清光绪刻本、宣统及民国石印本。

《总目》另著录有何舒编《医门法律续编》。

附

此部版心鱼尾下方刻字(按分册及装订顺序):

第一册:"卷之一目録"(P1—2)、"卷之一"及篇名[望色論(P1—4)、聞聲論(P5)、辨息論(P6—8)、大氣論(P9—11)、問病論(P12)、問證論(P13)、切脉論(P14—16)、合色脉論(P17—18)、營衛論(P19—22)、絡脉論(P23—26)、答問(P27—32)]、"卷之二 申明内經法律"(P1—18)、"卷之三 申明仲景律書"(P1—11)、"卷之四 先哲格言"(P1—40)。

第二册:"卷之五目録"(P1)、"卷之六中寒門"(P1—46)、"卷之六中寒方目"(P1—2)、"卷之五諸方"(P1—23,为中寒门诸方)。

第三册:"卷之八中風論"(P1—4)、"卷之八中風門"(P5—25)、"卷之七中風方目"(P1—4)、"卷之七諸方"(P1—52,为中风门诸方)。

第四册:"卷之九三氣方目"(P1—4)、"卷之九秋燥方目"(P5)、"卷之十熱濕暑三氣門"(P1—4)、"卷之十痙病論"(P5—8)、"卷之十痙脉論"(P9—11)、"卷之十熱濕暑三氣門"(P12—18)、"卷之十三氣門"(P19—23)、"卷之十熱濕暑三氣門"(P24—34)、"卷之九熱濕暑三氣門"(P35)、"卷之九律"(P36—38)、"卷之九諸方"(P1—34,为三气门诸方)、"卷之十一秋燥論"(P1—10)、"卷之十一秋燥論律"(P11)、"卷之九諸方"(P1—5,为燥门诸方)。

第五册:"卷之十二諸方目録"(P1—8)、"卷之十三"及篇名[瘧證論(P1)、瘧證門(P2—11)、瘧證諸方(P12—20)、痢疾論(P21—23)、痢疾門(P24—29)、痢疾諸方(P30—38)、痰飲論(P39—41)、痰飲脉論(P42—44)、痰飲門(P45—53)、痰飲諸方(P54—64)、咳嗽論(P65—69)、咳嗽法(P70—72)、咳嗽律(P73)]、"卷之十四咳嗽諸方"（P1—10）、"卷之十二關格論"（P1—6）、"卷之十二關格方"（P7—12）。

第六册："卷之十五諸方目錄"（P1—7）、"卷之十五消渴論"（P1—6）、"卷之十五消渴法"（P7—8）、"卷之十五消渴律"（应为P9，无版心但内容完整）、"卷之十六消渴方"（P1—13）、"卷之十八虛勞論"（P1—4）、"卷之十八虛勞脉論"（P5）、"卷之十八虛勞門論"（P6）、"卷之十八虛勞門"（P7—22）、"卷之十七虛勞律"（P1—3）、"卷之十七虛勞方"（P1—14）、"卷之十九水腫論"（P1—6）、"卷之十九水腫門"（P7—16）、"卷之二十水腫門方"（P1—14）、"卷之二十二黃癉門"（P1—15）、"卷之二十一黃癉門諸方"（P1—5）、"卷之二十一黃癉門方"（P6—12）、"卷之二十三肺癰門方目"（P1）、"卷之二十四肺癰肺痿門"（P1—11）、"卷之二十四肺癰肺痿律"（P1）、"卷之二十三肺癰肺痿諸方"（P1—7）。

## 08A08（2） 医门法律六卷

清乾隆三十年（1765）黎川陈守诚刻本集思堂藏板　索书号 R24-51/m3-2

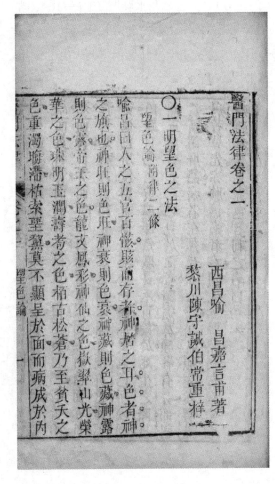

### 一、分册（卷）版本叙录

1册：首为书名页，以界行分三列，中列刻大字"醫門法律全集"，右列上首刻小字"新建喻嘉言先生著"，左列下首刻小字"集思堂藏□"，书首小字横署"乾隆三十年重鐫"；

次为"醫門法律自敘"，八行行十六字，末署"順治十五年上元吉旦西昌喻昌嘉言老人時年七十有四序"；

次为"一卷目錄"；

次为正文，首页首行"醫門法律卷之一"，二行"西昌喻　昌嘉言甫著"，三行"黎川陳守誠伯常重梓"，四行"一明望色之法"；

次为"申明内經法律"；次为"申明仲景律書"；

后书衣贴有售书标签"書名医门法律　版别　册数8　紙　議价4元　議价章　58年1月5日　编号前字第1215号」北京市圖書業同業公會印制"，标签下有朱笔书"通544"。

2册：首为"先哲格言"（仍属卷之一），卷末有"醫門法律卷之一　終"；次为"醫門法律二卷中寒門目錄"；次为"中寒門諸方卷之二"。

3册：首为"二卷中寒門方目"；次为"醫門法律卷之二"，内容为"中寒門"；次为"三卷中風門方目"；次为"中風門諸方卷三"。

4册：首为"醫門法律卷之三"，内容为"中風門"；次为"四卷三氣門方目　附燥門方目"；次为"熱濕暑三氣門諸方"。

5 册：首为"燥门诸方"（仍属卷之四）；次为"醫門法律卷之四"，内容包括"熱濕暑三氣門"等；次为"傷燥門」秋燥論"；次为"醫門法律卷五諸方目錄"；次为"關格門"，缺最末一页。

6 册：为"醫門法律卷之五"，内容包括"瘧證門"等。

7 册：接上卷内容，首为"金匱治咳五方"（属卷之五"咳嗽諸方"）；次为"醫門法律卷六諸方目錄"；次为"醫門法律卷之六"，内容包括"消渴門」消渴論"等；次为"消渴門諸方"；次为"律十條"；次为"虛勞門諸方"；次为"虛勞門」虛勞論"。

8 册：首为"水腫門」水腫論"（仍属卷之六）；次为"水腫門諸方"；次为"黃癉門諸方"；次为"黃癉門"；次为"醫門法律卷六諸方目錄"；次为"肺癰肺痿門方目"；次为"肺癰肺痿門金匱諸方"；末为"肺癰肺痿門"，缺最末一页半。

## 二、版本特征描述

版本基本特征同第一部，开本 24.5×15.7 cm；

版心上方刻"自序""醫門法律"，鱼尾下方所刻详见附录，版心下方刻页码；

原刻有句读，有墨钉；

有朱笔圈点，有夹签（飞签）并墨书"醫門法律計八本"；

品相较好，有少部破损并已修复，无补配；

四眼线装；八册（一函，樟木夹板）；

各册书衣右上角分别印有序号"壹"至"捌"；

各册均有馆藏 5A 章，并分别有财产登录号 04175~04182。

## 三、版本特色及考证说明

经比勘，此部（以下称第二部）与第一部为同一版片，版框残缺处亦相同。此部版心所刻文字（与全书篇目名称对应）附后。

比较第一、二部版心鱼尾下文字（可代表装订顺序乃至全书内容组织体系）可知，第一部大体按卷次顺序，但多有前后顺序颠倒问题，如"卷之八中風論""卷之八中風門"之后分别为"卷之七中風方目""卷之七諸方"（为中风门诸方），其他如卷五与六、卷九与十、卷十七与十八等均如此。第一部按版心卷次看似有误（或凌乱），实则为按内容体系组织全书，各门之下大致依次为"目""論""法""律""方"，即论在前而方在后，较有合理有序；但仍有少数须调整装订顺序，如"卷之二十三肺癰門方目"应后调至"卷之二十三肺癰肺痿諸方"之前。

第二部完全按版心卷次顺序装订，看似正确无误，但阅读时感觉内容编排不甚合理,即方在前而论在后,如"卷之二十一黄瘅門諸方""卷之二十一黄瘅門方",之后为"卷之二十二黄瘅門"。

以上两部中,第一部装订侧重于内容组织,第二部装订侧重于版刻次序(原有形式),但皆不尽完善,这与其二十四卷本身编次时有关。从第三部(清初的较早版本,另有著录)看,其所刻版心为六卷,而到乾隆重刻时,由于该书内容较多,重点将内伤杂病部分进行了拆分并重加编次,在刻印时版心卷次由原来六卷扩增为二十四卷;但由于版心卷次编排不甚合理,导致上述两种装订组织方式均感有所欠缺。

从形式上看,第三部(版心六卷本)版心与正文卷次一致,分卷明确且各卷页码连续,刻印装订与内容组织较为合理有序,但其也存在少部分顺序问题,如"咳嗽諸方"与"咳嗽論(法、律)"之间有"關格論(方)","黄瘅門"论在方后等;同时,版心有少数明显刻印问题(详见该版本附录)。由于该部刻印成书较早,或更接近于原著思想。

《四库全书》收录的《医门法律》分为十二卷,卷一为"申明内經法律"及其之前各部分,卷二为"申明仲景律書"与"先哲格言",卷三为中寒门,卷四为中寒门诸方,卷五为中风门,卷六为中风门诸方,卷七为热湿暑三气门,卷八为伤燥门及燥门诸方,卷九为疟证门与痢疾论,卷十为痰饮门、咳嗽门及关格门,卷十一为消渴门及诸方、虚劳与黄瘅二门诸方,卷十二为肺痈肺痿门、虚劳门、水肿门、黄瘅门及胀病论。

附

此部版心鱼尾下方刻字(按分册及装订顺序):

第一册:"卷之一目錄"(P1—2)、"卷之一"及篇名[望色論(P1—4)、闻聲論(P5)、辨息論(P6—8)、大氣論(P9—11)、問病論(P12)、問證論(P13)、切脉論(P14—16)、合色脉論(P17—18)、營衛論(P19—22)、絡脉論(P23—26)、答問(P27—32)]、"卷之二 申明内經法律"(P1—18)、"卷之三 申明仲景律書"(P1—11)。

第二册:"卷之四 先哲格言"(P1—40)、"卷之五目錄"(P1)、"卷之五諸方"(P1—23,为中寒门诸方)。

第三册:"卷之六中寒方目"(P1—2)、"卷之六中寒門"(P1—46)、"卷之七中風方目"(P1—4)、"卷之七諸方"(P1—52,为中风门诸方)。

第四册:"卷之八中風論"(P1—4)、"卷之八中風門"(P5—25)、"卷之九三氣方目"(P1—4)、"卷之九秋燥方目"(P5)、"卷之九諸方"(P1—34,为三气门诸方)、"卷之九熱濕暑三氣門"(P35)、"卷之九律"(P36—38)。

第五册:"卷之九諸方"(P1—5,为燥门诸方)、"卷之十熱濕暑三氣門"(P1—4)、

"卷之十痉病論"（P5—8）、"卷之十痉脉論"（P9—11）、"卷之十熱濕暑三氣門"（P12—18）、"卷之十三氣門"（P19—23）、"卷之十熱濕暑三氣門"（P24—34）、"卷之十一秋燥論"（P1—10）、"卷之十一秋燥律"（P11）、"卷之十二諸方目錄"（P1—8，为疟证至咳嗽门）、"卷之十二關格論"（P1—6）、"卷之十二關格方"（P7—11，缺第十二頁）。

第六册："卷之十三"及篇名[瘧證論（P1）、瘧證門（P2—11）、瘧證諸方（P12—20）、痢疾論（P21—23）、痢疾門（P24—29）、痢疾諸方（P30—38）、痰飲論（P39—41）、痰飲脉論（P42—44）、痰飲門（P45—53）、痰飲諸方（P54—64）、咳嗽論（P65—69）、咳嗽法（P70—72）、咳嗽律（P73）]。

第七册："卷之十四咳嗽諸方"（P1—10）、"卷之十五諸方目錄"（P1—7，消渴门至黄瘅门）、"卷之十五消渴論"（P1—6）、"卷之十五消渴法"（P7—8）、"卷之十五消渴律"（P9）、"卷之十六消渴方"（P1—13）、"卷之十七虛勞律"（P1—3）、"卷之十七虛勞方"（P1—14，含最末頁无版心）、"卷之十八虛勞論"（P1—4）、"卷之十八虛勞脉論"（P5）、"卷之十八虛勞門論"（P6）、"卷之十八虛勞門"（P7—22）。

第八册："卷之十九水肿論"（P1—6）、"卷之十九水肿門"（P7—16，含最末頁无版心）、"卷之二十水肿門方"（P1—14）、"卷之二十一黄瘅門諸方"（P1—5）、"卷之二十一黄瘅門方"（P6—12）、"卷之二十二黄瘅門"（P1—15）、"卷之二十三肺癰門方目"（P1）、"卷之二十三肺癰肺痿諸方"（P1—7）、"卷之二十四肺癰肺痿門"（P1—10，缺本门"论"半頁、"律"一頁）。

## 08A08（3） 医门法律六卷

清初刻本 索书号 R24-51/m3-5

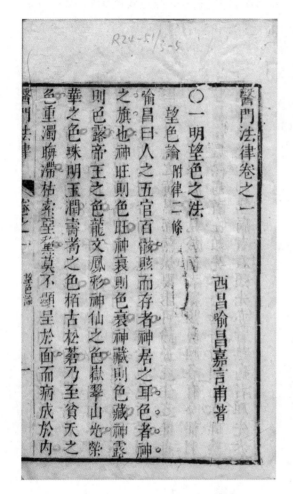

## 一、分册（卷）版本叙录

1册：首为"醫門法律序"，六行行十五字，末署"歲在甲午春王正月虞山文人蒙叟錢謙益謹序"；

次为"一卷目錄"；

次为正文，首页首行"醫門法律卷之一"，二行"西昌喻昌嘉言甫著"，三行"一明望色之法"，卷末有"醫門法律卷之一 終"；

次为"醫門法律二卷中寒門目錄"；

次为"醫門法律卷之二"，内容为"中寒門"；

后扉页贴有售书标签"编号 册数 12 售价 12.00"，标签上并有自来水笔书"配"字。

2册：首为"三卷中風門方目"；次为"醫門法律卷之三"，内容为"中風門"；次为"中風門諸方卷三"；

次为"醫門法律卷之四"，内容包括"熱濕暑三氣門"等；次为"四卷三氣門方日（按，应为'目'）附燥門"；次为"熱暑濕三氣門諸方"等。

3册：首为"醫門法律卷五諸方目錄"；次为"醫門法律卷之五"，内容包括"瘧證門"等。

4册：首为"醫門法律卷六諸方目錄"；末为"肺癰肺痿門金匱諸方"等，其中"消渴門"之首页首行刻有"醫門法律卷之六"。

## 二、版本特征描述

正文每半叶九行，行二十字，小字双行一般同，四周单边，白口，单黑鱼尾，无行格线，版框 20.1×13.1 ㎝，开本 24.3×15.6 ㎝；

版心上方刻"宗伯錢叙""醫門法律"，鱼尾下方分别刻"卷之一∥六"及（卷）篇名（或目录），版心下方刻页码（页码有"百一終""又八"等）；

原刻有圈点，有墨钉；

有朱笔与墨笔圈点，天头有墨批如"趺阳足脉"，有墨笔夹批如"脾肺肝心肾"，有在墨钉旁补字如"氣上壅"；

品相较好，有少量虫蛀已修复，无补配；

四眼线装；四册（一函，樟木夹板）；

各册书衣题签处均有墨书"醫門法律"，书衣右上角分别有墨书"卷一二""卷三四""卷五""卷六"；

各册均有馆藏 3B 章，并分别有财产登录号 015255~015258。

## 三、版本特色及考证说明

《总目》著录此本为"清康熙 53 年甲午（1714）刻本"且载该版本仅本馆有藏，定本依据或为此本内的钱序落款时间（甲午）。此书内"玄"字均不避讳，当属清早期刻本。

本书所著录的三部《医门法律》内容相同，仅序稍有差别，即第一部同时有自序和钱序（抄配），第二仅有自序，第三部（此部）仅有钱序，但三部装订册数各有不同，即分别为六册、八册、四册。第一、二部虽为同一版本，装订次序亦有明显差异。

附

此部版心鱼尾下方刻字（按分册及装订顺序）：

第一册："卷之一"及：目錄（P1—2）、望色論（P1—4）、聞聲論（P5—6）、辨息論（P7—9）、大氣論（P10—12）、問病論（P13—14，未刻"問證論"三字）、切脉論（P15—18）、合色脉論（P19—20）、營衛論（P21—25）、絡脉論（P26—28）（或絡脉 P29）、答問（P30—35）、申明内經法律（P36—55）、申明仲景律書（P56—67）、先哲格言（P68—112）；

"卷之二"及：目錄（P1）、中寒方目（P2—3）、中寒門（P1—49）、諸方（P50—74）。

第二册："卷之三"及：中風方目（P1—5）、中風論（P1—4）、中風門（P5—28）、諸方

（P29—85）；

"卷之四"及：熱濕暑三氣門（P1—5）、痙病論（P6—9）、痙脈論（P10—13）、熱濕暑三氣門（P14—20）、三氣門（P21—25）、熱濕暑三氣門（P26—37）、秋燥（個別誤為"澡"）論（P38—47）、秋燥（P48）、秋燥門律（P49）、三氣方目（P50—54）、秋■（原文如此）方目（P55）、諸方（P56—92）、律（P93—96）、諸方（P97—101，原刻為"九七"至"百一終"）。

第三冊："卷之五"及：諸方目錄（P1—6）、瘧證論（P1—2）、瘧證門（P3—12）、瘧證諸方（P13—22）、痢疾論（P23—25）、痢疾門（P26—31）、痢疾諸方（P32—41）、痰飲論（P44）、痰飲脈論（P45—47）、痰飲留伏（P48）、痰飲門（P49—57）、痰陰門（P58，"陰"字有誤）、痰飲諸方（P59—70）、咳嗽論（P71—76）、咳嗽法（P77—79）、咳嗽律（P80）、關格論（P81—87）、關格方（P88—93，未刻"關格門"三字）、咳嗽諸方（P94—104）。

第四冊："卷之六"及：諸方目錄（P1—7）肺癰門方目（P8）、肺癰肺痿諸方（P1—7）、肺癰肺痿律（P8）、肺癰肺痿門（"又八"及P9—19）、消渴（部分誤為"濕"）方（P20—33）、消渴論（P34—40）、消渴法（P41—42）、消渴律（P43）、虛勞論（P44—47）、虛勞脈論（P48—49）、虛勞門論（P50）、虛勞門（P51—65）、虛勞方（P66—82）、虛勞律（P83—85）、水腫論（P86—92）、水腫門（P93—102）、水腫門方（P103—117）、黃癉門諸方（P118—124）、黃癉門方（P125—130）、黃癉門（P131—146）。

## 08A09　石室秘录六卷

清雍正八年（1730）马弘儒刻本广陵萱永堂藏板　索书号 R24/m39-3

### 一、分册（卷）版本叙录

1 册：首为书名页，以界行分三列，右列与左列刻大字"重刻石室""秘籙醫法"，中列刻小字"萱永堂藏板"，书首小字横署"雍正八年新鐫"；

次为"重刊石室秘籙敘"，末署"皆雍正八年八月望日宛平馬弘儒濂臣甫題"，并有摹刻方形篆字原印二枚，一为阴文"馬弘儒印"，一为阳文"濂臣氏"；

次为"石室秘籙序"，末署"吕道人題於燕山"；

次为"石室秘籙序"，末署"時｜康熙二十八年歲次己巳仲秋上浣之吉｜義烏後學金以謀孝芑氏敬題"，并有摹刻方形篆字原印二枚，一为阴文"臣以謀"，一为阳文"孝芑"；

次为"石室秘籙序"，末署"漢長沙守張機職拜廣德眞人題於玉河之南時｜康熙丁卯冬至後十日也"；

次为"序"，末署"天師岐伯職拜中清殿下弘宣秘籙無上天眞大帝眞君岐伯書於玉河之南時｜康熙丁卯冬至前一日也"；

次为"石室秘籙源流姓氏"；

次为"石室秘籙　目錄"（首行），二行"山陰陳士鐸遠公甫敬習"，包括"卷之一　禮集""卷之二　樂集""卷之三　射集""卷之四　御集""卷之五　書集""卷

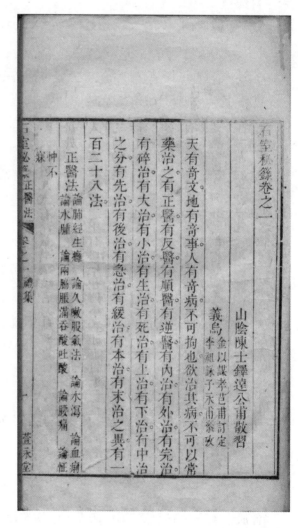

之六　數集"各篇目;

次为"石室秘錄卷之一　目錄";

次为正文,首页首行"石室秘錄卷之一",二行"山陰陳士鐸遠公甫敬習",三行"(義烏)　金以謀孝芑甫訂定」李祖詠子永甫糸攷",九行"正醫法"等。

2册:首为"石室秘錄卷之二　目錄"(以下各册首页分别有"石室秘錄卷之三∥六　目錄");

次为"石室秘錄卷之二　樂集"(以下各卷正文卷端分别有"石室秘錄卷之三∥六"),内容包括"上治法"等。

3册:首为卷三目录;次为卷三,内容包括"王治法"等。

4册:首为卷四目录;次为卷四"御集",内容包括"富治法"等。

5册:首为卷五目录;次为卷五"書集",内容包括"久治法"等。

6册:首为卷六目录;次为卷六"數集"(首行),二行"山陰陳士鐸遠公甫敬習",三行"義烏金以謀孝芑甫訂增",四行"雷眞君親傳活人錄",内容包括"傷寒門"等;

末为跋(接正文),无标题,末署"以謀謹識"。

## 二、版本特征描述

正文每半叶十行,行二十五字,小字双行同,左右双边,白口,单黑鱼尾,版框 19.7 × 14.8 cm,开本 27.2 × 17.0 cm;

版心上刻"敘""石室秘錄"、"石室秘錄"及篇名,鱼尾下方分别刻"吕序""金序""張序""岐伯序""源流姓氏""目錄""卷之一∥六目錄""卷之一禮集""卷之二樂集""卷之三射集""卷之四御集""卷之五書集""卷之六數集",版心下方刻页码,版心最末刻"萱永堂」藏板";

原刻有句读与其他标记符号,天头刻有批注如"清金消毒湯";

无圈点,无批校题跋;

品相较好,有少量虫蛀已修复,无补配;

四眼线装;六册(一函,樟木夹板);

各册书衣均贴有题签(第一册无),上均有墨书"石室秘錄"并分别有墨书"卷二"至"卷六";各册书衣右上角均有墨书"石室秘錄"并分别有墨书"數"(应为"禮")、"樂""射""御""書""禮"(应为"數");各册书衣均钤有朱文方印二枚(相同)"□雅堂印"(第一册无);各册书衣右上分别印有序号"壹"至"陸",后书衣均有日期印(壹玖伍柒年柒月叁拾壹日);

各册均有馆藏 2 号章,并分别有财产登录号 07728~07733。

### 三、版本特色及考证说明

书名"石室"，指传说中的神仙洞府（石室亦指古代藏图书档案处）。作者署为"陈士铎敬习"，自谓得"岐伯天师""雷公"等异人秘授，故名《石室秘录》。此书被认为是中医古籍中唯一一部以治法为主要内容和标目的著作。

此书各卷次以古代六艺之名"礼""乐""射""御""书""数"为序。

《四库全书》收录《石室秘录》六卷。

此萱永堂刻本为精刻精校本，较康熙各版本为佳。《重订石室秘录临症一百二十八法①》"前言"称：本书初刻于康熙间。雍正八年，宛平马弘儒见之，认为"内外之理咸备，正反之论有条，缓急奇异之推求，各尽其极，叹斯人之用意，良厚且周也"，乃重为精刊于邗江，由扬州诗局代刻，刻工甚精，即今传萱永堂之刊本也。按，扬州诗局是清代为刊刻钦定《全唐诗》而于康熙四十四年专设的出版机构，由江宁织造兼两淮盐漕监察御使曹寅主持。所刻《全唐诗》以缮写之精、刻印之美而被后世版本学家奉为圭臬。诗局此后刻印过曹寅私人藏书，如《楝亭藏书十二种》等②。

张灿玾点校《石室秘录③》"点校说明"称：《石室秘录》初刊于康熙二十八年，"检今存世的数种版本，以萱永堂刻者为佳，精校精刻，讹误较少。其他称康熙本者数种，均无明确的刊刻年代。"其中本澄堂、绿荫堂、明德堂、三元堂诸本皆坊间刻本，刻工较粗，讹误亦多。

柳长华整理《陈士铎医学全书④》"校注说明"称，此书初刻于康熙年间，后流传广泛，刻本较多。"其中称康熙本者，均无明确刊刻年代，系著录者根据序文而定其年代，刻工较粗，恐非康熙原本"。"诸本中以萱永堂刊本为最善"。

王树芬等整理《石室秘录⑤》"整理说明"称，"约成书于清康熙二十六年（1687），初版于清康熙二十八年（1689）……现存版本不下50余种。其中尤以清雍正八年（1730）广陵萱永堂刻本为最佳，精刻精校，内容也最全面而完整"。

与署名陈士铎的其他著作一样，此书的真正作者亦有不同看法。《四库全书总目》云："是書托名岐伯所傳，張機、華佗等所發明，雷公所增補……方術家固多依托，然未有怪妄至此者，亦拙於作偽矣。"

《重订石室秘录临症一百二十八法》（参上）称：《石室秘录》与《辨证录》《洞天奥旨》

① 陈士铎. 重订石室秘录临症一百二十八法 [M]. 耿胤漳，类次. 北京：北京科学技术出版社，1984.
② 曹红军. 曹寅与扬州诗局、扬州书局刻书活动考辨 [J]. 南京师大学报（社会科学版），2005，（6）：151–157.
③ 陈士铎. 石室秘录 [M]. 张灿玾，点校. 北京：中国中医药出版社，1991.
④ 陈士铎. 陈士铎医学全书 [M]. 柳长华，主编. 北京：中国中医药出版社，1999.
⑤ 陈士铎. 石室秘录 [M]. 王树芬，裘俭，整理. 北京：人民卫生出版社，2006.

《本草新编》等为姊妹篇,相传为明末清初付青主先生医学讲稿,更由其子付眉及门徒与问业者补充插话。康熙间,山阴陈士铎得其传授,记录成书。

《石室秘录评述[①]》"前言"称,陈士铎"医学见解与明末清初医家傅山甚有渊源"。"清·陈梦雷等编撰《医部全录》时,所收录之医书,其下限至《石室秘录》止,可见该书在清代医林即有相当影响"。

本馆另藏有清三让堂刻本、两种民国石印本。

《续修四库全书》1025 册收有《石室秘录》六卷,"據上海圖書館藏清康熙二十八年本澄堂刻本影印,原书版框高二〇五毫米,寬三〇〇毫米"。

《上海中医药大学中医药古籍善本提要目录》载该馆所藏清康熙本澄堂刻本,行款与版框尺寸为"10 行 25 字;半框 20×14.5 ㎝"(本书为后印本)。

参见《本草新编》。

---

① 程丑夫. 石室秘录评述 [M]. 长沙:湖南科学技术出版社,1991.

## 08A10　辨证录 十四卷附脉诀阐微

清乾隆三十八年（1773）宜磬堂刻本　索书号 R24/m43-2

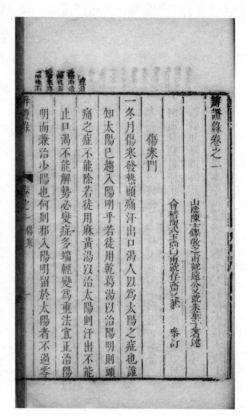

## 一、分册（卷）版本叙录

1册：首为书名页，以界行分三列，中列刻大字"辨證錄"，右列上首小字"山陰陳遠公先生著"，左列下首小字"宜磬堂藏板"，书首小字横署"乾隆癸巳春鐫"，皆为楷体；

首为"辨證錄序"，五行行八字，楷体，末署"大清雍正三年……年希堯撰"；

次为"鬼眞君脉訣序"，末署"山陰陳士鐸敬之甫別號遠公題於文筆峯之小瑯琊"；

次为"辨證錄自序"，楷体，末署"山陰陳士鐸敬之甫別號遠公又號朱華子題於大雅堂"；

次为"凡例"，末署"大雅堂主人遠公識"；

次为"辨證錄總目",包括"卷之一"至"卷之十四幼科"各篇目,末有"辨證錄□□□";

次为"洞垣全書脉訣闡微"(首页首行),二行"山陰陳士鐸敬之甫別號遠公述",三行"鬼叟樞眞君傳",内容共五篇(自"第一篇"至"第五篇　婦人小兒脉訣");

次为正文,首页首行"□證錄卷之一",二行"山陰陳士鐸敬之甫號遠公又號朱華子著述",三行"會稽陶式玉尚白甫號存齋又號　枀訂",四行"傷寒門"。

2 册:为"辨證錄卷之二"(以下至十二卷,各卷正文卷端分别有"辨證錄卷之三 // 十二"),内容包括"中風門"等,卷末有"辨證錄卷之二終"(以下三、四、六卷末分别有"辨證錄卷之三 / 四 / 六終")。

3 册:为卷三,内容包括"咽喉痛門"等。

4 册:为卷四,内容包括"五鬱門"等。

5 册:为卷五,内容包括"關格門"等。

6 册:为卷六,内容包括"火熱症門"等。

7 册:为卷七,内容包括"痙痓門"等。

8 册:为卷八,内容包括"瘧疾門"等。

9 册:为卷九,内容包括"大便閉結門"等。

10 册:为卷十,内容包括"鶴膝門"等。

11 册:首为卷十一,内容包括"婦人科」帶門"等;

次为卷十二,内容包括"安胎門"等。

12 册:首为"辨證錄外科卷之十三",内容包括"背癰門"等;

次为"辨證錄幼科卷之十四",内容包括"驚疳吐瀉門"等,卷末有"辨證錄幼科卷之十四　終";

末为"辨證錄跋",末署"鄞縣樓慶昌敬跋",并有摹刻方形篆字原印二枚,一为阴文"慶昌",一为阳文"永嘉"。

## 二、版本特征描述

(脉诀阐微)正文每半叶九行,行二十二字,无小字,左右双边,白口,单黑鱼尾,版框 18.2×13.7 cm,开本 25.4×15.7 cm;

版心上方刻"序""辨證錄"(正文此处无刻字),鱼尾下方分别刻"序""自序""凡例""總目""脉訣闡微",版心下方刻页码。

(辨证录)正文每半叶九行,行二十二字,小字双行同,左右双边,白口,单黑鱼尾,版框 18.3×13.7 cm,开本 25.4×15.7 cm;

版心上方刻"辨證錄""跋"，鱼尾下方分别刻"卷之一//十"（也有"卷之十"）及篇名、"卷十一/十二"及篇名、"卷之十三/十四"及篇名，版心下方刻页码；

天头刻有眉批，天头及版框内有少部分文字较模糊。

（全书）原刻无句读；无圈点，无批校题跋；品相较好，无修复，无补配；四眼线装；十二册（一函，樟木夹板）；各册书脊上下端均有绫绢包角保护；各册书脊分别有墨书"一"至"十二"，第一册并有墨书"共十弍夲"；各册书衣右上角分别印有序号"壹"至"拾贰"，首页均钤有白文长方印"宸北"；各册均有馆藏 1 号章，并分别有财产登录号06359~06370。

## 三、版本特色及考证说明

书名"辨证录"，意为"斯編辨病體之異同，證藥味之攻補"（楼跋）。

此本为早期刻本之一。

据《总目》所载，该版本仅本馆有藏；《总目》著录为"清乾隆 38 年癸巳（1773）宣罄堂刻本"，其中"宣"字当为"宜"字之误。

本书又名《伤寒辨证录》，据柳长华考证，"乃后世重刻而易其名者，前有年希尧的刻书序，喻义堂藏版。考此本与乾隆十二年喻义堂刊本的行款内容相同，当是后人重印时所增，并删去黄序，题名为《伤寒辨证录》[1]"。

《辨证录》与《辨证奇闻》《辨证冰鉴》三者，内容或完全相同或密切相关，《总目》分别著录为三书。此三种属同书而异名，其中《辨证冰鉴》最为晚出，是在光绪年间初刻，其内容与《辨证录》完全相同，乃后之传是书者改易其名而得。《辨证奇闻》与《辨证录》在文字上有较大差别，但内容结构完全相同，《辨证录》是《辨证奇闻》的增删本。"今所存之《辨证奇闻》乃是原本，《辨证录》一书，当是经后人删改过的本子，已非其旧[2]"。

关于此书版本，任翼[3]根据实际调研和文献分析认为，现存《辨证录》诸本中，既无所谓"雍正间刊本"，也无所谓"乾隆十二年文诚堂刊本"。乾隆十三年戊辰喻义堂藏版的黄退菴校刊本为最早刊本。

关于此书原作者，凡例称"是編皆岐伯天师、仲景张使君所口授，鐸敬述廣推以传世"。一说此书为傅青主遗著。

本书卷十一、十二为妇科部分，与《傅青主女科》内容一致，李树德[4]认为，二者皆

① 陈士铎. 陈士铎医学全书 [M]. 柳长华，主编. 北京：中国中医药出版社，1999：1144.
② 陈士铎. 陈士铎医学全书 [M]. 柳长华，主编. 北京：中国中医药出版社，1999：1141.
③ 任翼. 《辨证录》成书年代及版本考略 [J]. 上海中医药杂志，1985，（6）：44-45.
④ 李树德. 也谈《傅青主女科》和陈士铎《辨证录》——与贾得道先生的商榷 [J]. 山西中医，1995，11（2）：48-51.

是傅氏的医学著作,只是不同时期、不同背景下,后人以适于当时的方式整理出版而已。卫云英①认为,《傅青主女科》抄录自《辨证录》而伪托傅山之名。

《续修四库全书》1023~1024册收有《辨证录》十四卷《洞垣全书脉诀阐微》一卷,"据南京圖書館藏清乾隆十二年黄晟槐蔭草堂校刻本影印,原书版框高一八二毫米,宽二七四毫米"。

本馆另藏有清咸丰、光绪刻本,两种民国石印本及抄本等。

《上海中医药大学中医药古籍善本提要目录》载该馆所藏清雍正三年刻本与清乾隆十二年槐荫草堂刻本,行款与版框尺寸分别为"9行22字;半框18×13㎝"与"9行22字;半框17.5×13㎝"。

本书的参订者为陶式玉。陶式玉,字尚白,号存斋,会稽人,康熙丙辰进士。曾为陈士铎的另一种医书《洞天奥旨》(本书另有著录)作序并评。乾隆《绍兴府志·人物志·乡贤》有陶氏小传。

《脉诀阐微》全称《洞垣全书脉诀阐微》,又名《鬼真君脉诀》。卷端所题作者与著作方式为"鬼叟枢真君傅"。此书共五篇,因内容较少(卷帙较小),不易单行,多附于《辨证录》之后。楼庆昌跋曰:"其書總名《洞垣全書》,其中最有益於人世者,莫若《辨證錄》。"据柳长华考证(同上),《脉诀阐微》今存最早的刻本是乾隆间的本子。

参见《本草新编》。

---

①卫云英.《傅青主女科》与《辨证录》内容及语言考察[J]. 江西中医学院学报,2010,22(3):25-27.

## 08A11 张氏医通 十六卷

清康熙四十八年（1709）宝翰楼刻本　索书号 R2-51/m3-6

### 一、分册（卷）版本叙录

1册：首为书名页，以界行分三列，中列刻大字"張氏醫通"，右列中上首刻"吳門張路玉先生纂述"，右列下首刻小字"千金方衍義嗣出"，左列下首刻"寶翰樓梓"；

次为"序"（首页首行下盖印有红字"漢/鎮　玉蘭堂發兌"），五行行十一字，末署"康熙己巳即墨通家弟郭琇譔"，并有摹刻方形篆字原印二枚，一为阴文"郭琇之印"，一为阳文"學士宗伯之章"；

次为"醫通序"，七行行十六字，末署"康熙癸酉端午後三日晉江弟汝瑚拜書"；

次为"醫通自序"，七行行十六字，末署"康熙乙亥季夏石頑張璐時年七十有九"；

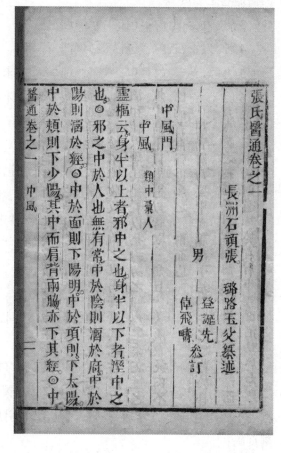

次为序，无标题，六行行十四字，末署"康熙四十八年春王正月南書房舊史官秀水朱彝尊序"，并有摹刻方形篆字原印二枚，一为阴文"朱彝尊印"，一为阳文"竹垞"；

次为序，无标题，十行行二十字，末署"康熙三十八年歲次己卯仲冬月朔姪大受百拜序"，并有摹刻篆字原印三枚，一长方形阳文"□門書屋"，一为方形阳文"大受之印"，一为方形阴文"□□"；

次为"凡例　六则"；次为"進醫通疏"；次为"石頑老人醫門十戒"；次为"張氏醫通引用書目"；次为"張氏醫通參閱姓字"；

次为"張氏醫通目錄"，包括"卷之一"至"卷十六"各篇目，末有"張氏醫通目錄終"；

次为正文,首页首行"張氏醫通卷之一",二行"長洲石頑張　璐路玉父纂述",三、四行"(男)　登誕先」倬飛疇 (糸訂)",五行"中風門",卷末有"張氏醫通卷之一終"。

2 册:为"張氏醫通卷之二"(以下除缺卷八至卷十一外,各卷正文卷端分别有"張氏醫通卷之三 // 十六",但卷十二、十四至十六无"之"字),内容为"諸傷門",卷末有"張氏醫通卷之二終"。

3 册:为卷三,内容包括"寒熱門"等。

4 册:为卷四,内容包括"諸氣門下"等。

5 册:为卷五,内容包括"諸血門"等,卷末有"張氏醫通卷五終"。

6 册:为卷六,内容包括"痿痹門"等,卷末有"張氏醫通卷之六終"。

7 册:为卷七,内容为"大小府門",卷末有"七終"。

8 册:为卷十二,内容包括"嬰兒門下"等。

9 册:为卷十三,内容包括"中風門方"等,卷末有"十三卷終"。

10 册:为卷十四,内容包括"噎膈門"等,卷末有"張氏醫通卷十四終"。

11 册:为卷十五,内容包括"目門"等,卷末有"張氏醫通卷十五　終"。

12 册:为卷十六,内容为"祖方",卷末有"張氏醫通卷十六終";后书衣缺失。

## 二、版本特征描述

正文每半叶十行,行二十字,小字双行同,四周单边间左右双边,白口,无鱼尾,版框 18.2 × 13.8 ㎝,开本 23.9 × 16.1 ㎝;

版心上方分别刻"序""張序""自序""朱序""張氏醫通""疏""醫戒""醫通卷之一 // 七"、"醫通卷十二 // 十六"(个别刻为"醫通卷",个别"卷十四"误刻为"卷士四"),相当于鱼尾位置下方分别刻"序""凡例""引用書目""姓字""目錄"、篇名,版心下方刻页码;

原刻有句读;

有朱笔圈点,天头有朱笔与墨笔批语;

品相较好,无修复,缺八至十一卷,第十二卷为别版配补;

四眼线装;十二册(无函套);

各册书衣右上角分别有序号"壹"至"拾贰";除第一册外,各册书衣有墨书本卷各篇名;

各册均有馆藏 3A 章,并分别有财产登录号 025036~025047。

### 三、版本特色及考证说明

《四库全书·医家类存目》收录《张氏医通》十六卷。

此本属最早刻本，但缺卷八至卷十一。

此部为 2010 年笔者参与在皖南购得。

张璐与喻昌、吴谦齐名，并称为清初三大名医。其籍贯应为江苏长洲。但：（1）《四库全书总目》载张氏父子均为江苏吴江人；（2）文渊阁本卷前提要——《伤寒舌鉴》载张登为长洲人，璐之子；《伤寒兼证析义》载张倬为吴江人，张璐为其父。故以上属前后矛盾。文津阁本同此误。

本馆另有日本文化元年思得堂刻本、清光绪铅印本与民国石印本，并藏有《张氏医通》丛书本。

馆藏日本文化元年（1804）思得堂刻本亦西斋藏板（索书号 R2-51/m3），基本特征为：

正文每半叶十二行，行二十三字，小字双行同，四周双边，无行格线，白口，无鱼尾，版框 20.4×15.2 ㎝，开本 28.1×17.6 ㎝；

版心上方分别刻"醫通""叙""醫通卷之一 // 十"、"醫通卷十一 // 十六"（个别为"醫通卷"），相当于鱼尾位置下方分别刻"序""醫戒""引用書目""凡例""姓字""疏""目録"、篇名等，版心下方刻页码，版心最末刻"思得堂藏"；

原刻有句读，文字旁注有日文假名；

有朱笔圈点，内有夹签（其上有墨书"张氏醫通"并钤朱印三枚，即白文方印"王氏少峰"、朱文方印"沈□岩孙胥涛"、朱文方印"少峰鑑藏"）；

品相良好，无修复，无补配；

四眼线装；十六册（一函，樟木夹板）；

各册书衣题签处均有墨书"張氏醫通"并分别墨书"一"至"十六終"，书根均有墨书"張氏醫通"并分别墨书"元"至"十六"；各册书衣与首页均分别钤有朱文方印"王少峰印""少峰鑑藏"；

各册均有馆藏 3A 章，并分别有财产登录号 023856~023871。

此部为 2010 年笔者参与在皖南购得。

馆藏有日本文化元年甲子（1804）思得堂刻本清光绪二十五年浙江书局重印本《张氏医通》（丛书，或称《张氏医书七种》，包括子目：张氏医通、本经逢源、诊宗三昧、伤寒绪论、伤寒缵论、伤寒舌鉴、伤寒兼证析义，索书号 R2-51/m3-5），基本特征（以《张氏医通》为例）为：

书名页以界行分三列，中列刻大字"張氏毉通"，右列上首小字"光緒己亥年孟夏"，左列下首小字"浙江官書局藏板"；

正文每半叶十二行，行二十三字，小字双行同，四周双边，无行格线，白口，无鱼尾，版框 20.3×15.1 cm，开本 27.2×16.7 cm；

版心上方分别刻"叙""醫通""醫通卷之一 // 十"、"醫通卷十一 // 十六"（个别为"醫通卷"），相当于鱼尾位置下方分别刻"序""疏""目錄""引用書目""凡例""姓字""醫戒"、篇名等，版心下方刻页码，版心最末刻"思得堂藏"；

原刻有句读，文字旁注有日文假名；

有墨笔圈点，无批校题跋；

品相良好，无修复，无补配；

四眼线装；全书二十六册（二函，分别为十六册、十册，樟木夹板）；

各册（不含第九册）书衣右上角分别印有序号"壹"至"貳伍"，后书衣均有日期印（壹玖伍柒年柒月叁拾壹日）；

各册（不含第九册）均有馆藏 2 号章，并分别有财产登录号 00736~00760。

此部内第九册序号（书衣右上角印有"壹"）、馆藏章（2 号章、3A 章）、财产登录号（0020233）均不同于其他各册，但书衣用纸、日期印均相同，当属原著录时未见此册，后来整理时成功拼部。

此部重印痕迹明显，极个别页面较模糊。


《续修四库全书》1022~1023 册收有《张氏医通》十六卷，"據遼寧省圖書館藏清康熙寶翰樓刻本影印，原書版框高一八六毫米，寬二六二毫米"。

《四库全书存目丛书》子部 50 册内有《张氏医通》十六卷，所据底本为"中國科學院圖書館藏日本文化元年思德堂刻本"。

《上海中医药大学中医药古籍善本提要目录》载该馆所藏清康熙四十八年宝翰楼刻本张氏医通十六卷，两部均为"9 行 20 字"，但版框尺寸不同，分别为"半框 18×12 cm""半框 19×12 cm"。又载该馆所藏清康熙四十八年宝翰楼刻本张氏医通七种，行款与版框尺寸为"9 行 20 字；半框 18×12 cm"。

## 08A12 （增补）医方一盘珠全集十卷

清蜀西什邑富兴堂刻本　索书号 R22/m5

### 一、分册（卷）版本叙录

1 册：首为书名页，前半叶版框分上下两栏，上栏分两列，内分别刻大字"醫""方"，下栏分三列，中列刻大字"一盤珠"，左右列无刻字；后半叶版框内分为两列，分别刻有"蜀西什邑""富興堂藏"；

次为"自叙"，九行行十八字，末署"乾隆十四年己巳歳冬月　穀旦""金川洪金鼎玉友氏謹識"，二者之间有摹刻方形篆字原印二枚，一为阴文"洪金鼎印"，一为阳文"玉友"；

次为"條論"，相当于凡例；

次为"增補醫方一盤珠首卷目錄"，包括"卷之一"至"卷之十"各篇目；

次为正文，首页首行"增補醫方一盤珠全集卷之一"，二行"金川邑庠生洪金鼎玉友氏纂男濂　洛泰訂"，三行"五運六氣所屬"；

次为"增補一盤珠全集卷二"，内容包括"頭痛門"等；

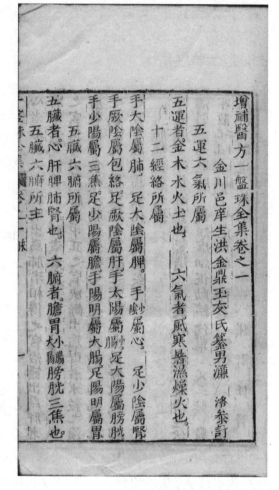

后书衣盖有售书印"中国书店标价□」册数 5　定价 2.50"，并另贴有售书标签"北京　公私合营　中原/申明　联合书店，书名　价格　册数 5」地址：东安市场　电话 5.2357"。

2 册：首为"增補醫方一盤珠卷之三"，内容包括"眩暈門"等；

次为"增補醫方一盤珠卷之四"，内容包括"咳嗽門"等。

3 册：首为"□補醫方一盤珠巻之五"，内容包括"怪病方俗覽"等，首页首行下有墨书"宋文典讀"；

次为"增訂洪氏女科一盤珠上卷"，内容包括"調經論"等。

4 册：首为"增補洪氏女科一盤珠下卷"，内容包括"產育門類"等；

次为"增訂洪■（原文如此）小兒一盤珠上卷"，内容包括"小兒要略論"等。

5 册：首为"增訂洪氏小兒下卷一盤珠"，内容包括"痘科撮要"等；

末为"增補洪氏眼科一盤珠"，内容包括"目疾總論"等。

## 二、版本特征描述

正文每半叶十一行，行二十二字，小字双行同，四周单边或左右双边，（行格线多不清晰或无），白口，单黑鱼尾，版框 19.7×13.6 ㎝，开本 26.2×18.3 ㎝；

版心上方刻"序""一盤珠全集"，鱼尾下方分别刻"條論""首卷目錄"、"卷之一∥五"及篇名、"卷之六女科上卷""卷之七女科下卷""卷之八小兒上卷""卷之九小兒下卷""卷之十目科"，版心下方刻页码；（其中"卷"或为"巻"，"女科"有少数误刻为"女利"）

原刻有部分有句读；

"自叙"与"條論"有墨笔圈点，正文无圈点，无批校题跋；

品相良好，无修复，无补配；

四眼线装；五册（一函，樟本夹板）；

各册书衣右上角分别印有序号"壹"至"伍"；

各册均有馆藏 5A 章，并分别有财产登录号 00553~00557。

## 三、版本特色及考证说明

关于"一盘珠"之名，自序曰："名曰《一盤珠》，圓通無滯之意也。"同治《新淦县志》卷八《人物志·方技》载："名曰《一盘珠》，取临症便于记诵，园通无滞，如弹丸脱手云。"（转引自《中国分省医籍考 上册》1284—1285 页，天津科学技术出版社 1984 年版）

此本目录及版心均列为十卷，正文由医方一盘珠五卷、女科一盘珠上下卷、小儿一盘珠上下卷、眼科一盘珠组成，故《总目》著录书名为《医方一盘珠全集》，亦有称该书为"中医临床学丛书"。

该书于雍正乙卯（1735）年初成后，因"特患其畧而弗詳耳"，故洪氏"復揣摩十餘年"，至乾隆十四（1749）年梓行于世。

据《总目》著录，此版本仅本馆有藏。

高晶晶在《〈医方一盘珠全集〉版本源流考[①]》一文中，将调研考证所得 35 种版本按形制内容特点进行梳理，以类相聚，归纳为分别以简文堂藏板刻本与乾隆五十二年益庆堂刻本为代表的两种流传体系。

本馆所藏清锦盛堂刻本（索书号 R22/m5-1），基本特征为：

书名页以界行分三列，中列与左列刻大字"醫方一盤／珠全集"，右列刻小字"金川洪金鼎著"；

正文"增補洪氏眼科一盤珠"卷末刻有"繡谷李錦盛堂　重／刻"；

正文每半叶十一行，行二十二字，小字双行同，四周单边，白口，单黑鱼尾，版框 13.9×10.6 ㎝，开本 17.0×11.7 ㎝；

版心上方刻"序""一盤珠全集"，鱼尾下方分别刻"卷一目錄"、"卷之一／五"及篇名、"卷六女科上卷"、"卷之七女科下卷"（或"卷之七女科"）、"卷之八小兒科上卷"（或"卷之八兒科上"）、"卷之九兒科下卷""卷之十眼科"，版心下方刻页码，部分版心最末刻有"錦盛堂"；（其中"卷"或为"叄"，"兒科"有少数误刻为"兒利"）

原刻无句读，有少部分文字模糊，有部分补版；

有朱笔圈点，有朱笔与墨笔校字，天头有朱批如"鋸分手指法"，有朱笔夹批如"生用下胎"；

品相较好，无修复，无补配；

四眼线装；六册（一函，樟本夹板）；

各册书衣右下均有墨书"許壽祺阅"；

各册均有馆藏 3A 章，并分别有财产登录号 023698~023703。

此"锦盛堂刻本"《总目》无载。

此部为 2010 年笔者参与在皖南购得。

本馆另藏有清尚德堂刻本（据《总目》著录，此本仅本馆及上海中医药大学图书馆有藏）。

① 高晶晶. 《医方一盘珠全集》版本源流考 [J]. 浙江中医杂志，2014，49（7）：503-504.

## 08A13 杂症会心录二卷

清乾隆初刻本　索书号 R24/m94-2

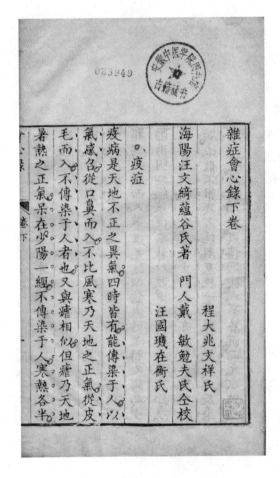

## 一、分册（卷）版本叙录

1 册：首为书名页，以界行分三列，中列刻大字"雜症會心錄"，右列上首小字"張麗田先生評"，上列小字（有框）横署"休寧汪蘊谷先生著"，左列钤有朱文方印二枚，即"王少峰印""潤基"，本页版框外左下角有墨书"英洋四角無扣"；

次为"雜症會心錄上卷目次"（摹抄），首页钤有白文方印"王濬少峰"；

次为正文，首页首行"雜症會心錄"，二行"海陽汪文綺蘊谷氏著"，三至五行"（門人）　程大兆文祥氏」戴　敏勉夫氏」汪國璣在衡氏　（同校）"，六行"魂魄論"；首页钤有朱文方印"少峰鑑藏"（印 1），自第一篇"魂魄論"至第八篇"濕症"均为摹抄补配，自第九篇"頭痛"起为原雕版印制，卷末钤有白文方印"休甯王少峯診"。

2 册：首为"雜症會心錄下卷目次"；

次为"雜症會心錄下卷"（首页首行），三行上部"海陽汪文綺蘊谷氏著"，二至四行下部"（門人）　程大兆文祥氏」戴　敏勉夫氏」汪國璣在衡氏　（全校）"，内容包括"疫症"等篇，首页有钤印一枚同印 1；

末为"婦人雜症"，包括"落三月胎論"等十四篇，卷末有"雜症會心錄下卷　終"。

## 二、版本特征描述

正文每半叶九行，行二十字，小字双行同，左右双边，白口，单黑鱼尾，版框 18.3×14.5cm（下卷正文首页），开本 27.1×17.0cm；（抄本：九行行二十字，小字双行同，

无版框、无行格线，版心处上方有"會心錄"，无鱼尾及其下文字，版心处下有页码，开本同）

版心上方刻"會心錄"，鱼尾下方刻"卷上／下"，版心下方刻页码；

原刻有圈点及其他标记符号；软体字刻印；

有朱笔与墨笔圈点，有朱笔与墨笔校字（如"當歸五分"改为"當歸五錢"）；有夹签墨书如"进於肉裏，當作理"，"'诸逆上'上字上脱一冲字"（并在此页正文中有朱笔补写"冲"字）；

品相较好，抄配见上（即目录1页，正文卷一前半部29页）；

四眼线装；二册（一函，樟木夹板）；

各册书衣题签处均有墨书"會心錄"，并分别有墨书"一／上""二／卷下"；各册书根均有墨书"會心錄"并分别墨书"上""下"，书衣均钤有白文方印"王氏少峰"；

各册均有馆藏3A章，并分别有财产登录号023948~023949。

## 三、版本特色及考证说明

书名"会心录"，自序曰："醫者意也……誠以書不盡言，言不盡意，古人不能以意告今人，今人當以意會古人也……夫子云，蓍之德圓而神，卦之德方以智，方智之中具有圓神之妙，故曰會心錄。"

此本为目前唯一可确定的最早刻本（以下简称"初刻本"），惜非原版完璧，但有前人摹抄补配齐全（详上文）。

此部为2009年笔者参与在皖南地区购得。

本馆另藏有清乾隆率川自余堂增刻本（以下简称"自余堂增刻本"，索书号R24/m94），基本特征为：

正文每半叶九行，行二十字，小字双行同，左右双边，白口，单黑鱼尾，版框18.0×14.5 ㎝（下卷正文首页），开本24.7×16.6 ㎝；

版心上方刻"會心錄"，鱼尾下方刻"卷上／下"，版心下方刻页码；

原刻有圈点；软体字刻印；

有朱笔圈点，版心鱼尾上下有朱笔或墨笔补写篇名（如"喘症""吐血"），并有朱笔补写页码（如"十一"），（卷二目录下）有朱笔补写序号；

品相较好，缺上卷前半部七篇（魂魄论、虚实论、知生死、中风、偏中、眩运、燥症）及下卷最末"婦人雜症"各篇（十四篇）；

四眼线装；一册（一函，樟木夹板）；

有馆藏1号章、3A章、5A章，并有财产登录号016771。

　　馆藏初刻本与自余堂增刻本相较,二者版式、行款等特征完全一致。仔细比勘,可确定两部源自同一版片,不同之处有四点:

　　(1)自余堂增刻本在初刻本原版片上增刻了部分内容并有新增部分版片(页码亦相应增加),如上卷"肺痿"篇最末增刻"人参養肺湯"与"甘草乾姜湯"二方,下卷"黄疸"篇末增刻"茵陳五苓散"等方(计两个半叶),原上、下卷页码分别由初刊本的七十页与七十九页,增至八十一页与九十页;

　　(2)修订了初刻本的个别错漏之处,如下卷"吐屎"篇内有"或者謂諸逆上皆屬於火",其中"上"字之前漏刻了"冲"字,自余堂增刻本将原版"上"字挖去,在其位置改刻为双行小字"冲上";又如卷上"胎瘧併三日瘧"篇中的"小柴胡湯"方末"温服一升進三服",漏刻了"日"字,自余堂增刻本将原版"進"字挖去,改刻为二字"日進",致此处明显拥挤;

　　(3)初刻本刷印十分清晰,自余堂增刻本明显不及;

　　(4)自余堂增刻本版框高度明显不及初刻本,当是在保管过程中由于干燥致版片收缩所致。

　　本馆所藏自余堂增刻本与初刻本,二者上卷前半部分均缺(所缺篇数略有不同),然均有原抄补配齐全,惟皆缺诸序。但馆藏尚有影印本,为1991年中医古籍出版社"据中国中医研究院图书馆藏清乾隆二十年率川自余堂精刻本影印"。此影印本(书名页刻有"率川自餘堂藏板")有序文四篇,分别为乾隆十九年汪氏自序、乾隆二十年汪存宽序、乾隆二十年吴以镇序、乾隆十九年程世法序。此处所谓"率川自余堂精刻本",应是指内容有增补与修订。若就版刻本身而言,增刻部分虽力摹原刻,但其差异仍较明显(非原刻工所刻),初刻本的刻印无疑更为精致。据上述各序,此书初刻时间当在乾隆十九年或二十年。至于增刻时间,似与初刻有一定间隔(版框、清晰度、刻工均不同),是否能确定在乾隆二十年,尚需进一步研究。

　　此外,《总目》除"清乾隆20年乙亥(1755)率川自余堂刻本"(列于版本第一项)外,还著录有"清乾隆20年乙亥(1755)海阳程世法刻本"并载此本仅藏于国家图书馆。

　　《上海中医药大学中医药古籍善本提要目录》载该馆所藏清乾隆二十年率川自余堂精刻本,行款与版框尺寸为"9行20字;半框18×13.5 cm",并著录另一清乾隆二十年刻本,行款与版框尺寸为"9行20字;半框17×11 cm"。

## 08A14　济众新编 八卷目录一卷

朝鲜正祖庚申（1800，清嘉庆五年）内阁刻本　索书号 R24/m13

### 一、分册（卷）版本叙录

1 册：首为"濟衆新編凡例"；

次为"濟衆新編序"，末署"歲己未季秋大匡輔國崇祿大夫議政府左議政（臣）李秉模奉教謹序"；

次为"濟衆新編引用諸方"，即引用书目；

次为"濟衆新編總目"，包括"卷之一"至"卷之八"各纲目；

次为"濟衆新編目錄"，包括"卷之一"至"卷之八"各篇目，末有"濟衆新編目錄終"。

2 册：首为正文，首页首行"濟衆新編卷之一"，二行"内局首醫（臣）康命吉奉　教撰"，三行"風"等，卷末有"濟衆新編卷之一"；

次为"濟衆新編卷之二"（以下各卷正文卷端分别有"濟衆新編卷之三 // 八"），内容包括"内傷"等，卷末有"濟衆新編卷之二"（以下各卷末分别有"濟衆新編卷之三 // 八"）。

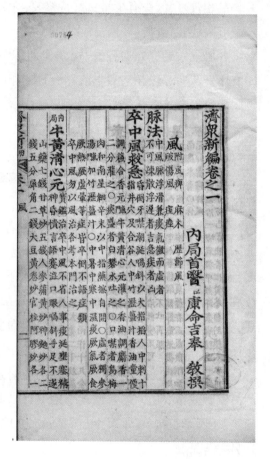

3 册：首为卷三，内容包括"五臟"等；次为卷四，内容包括"頸項"等。

4 册：首为卷五，内容包括"積聚"等；次为卷六，内容包括"婦人"等。

5 册：首为卷七，内容包括"小兒"等；次为卷八，内容为"藥性歌"；

末为跋，无标题，末署"己未四月崇祿大夫行知中樞府事（臣）康命吉拜手稽首謹記"。

### 二、版本特征描述

正文每半叶十行，行二十一字，小字双行同（有少数小字四行），四周双边，白口，单

花鱼尾,版框 24.0×17.8 cm,开本 36.1×23.5 cm;

版心上方刻"濟衆新編",鱼尾下方分别刻"凡例""序""引用諸方""總目""目錄"、"卷一∥八"及篇名、"跋",版心下方刻页码;

原刻无句读,天头有少量刻字;小字中刻有朝鲜文(谚文);

无圈点,无批校题跋;

品相较好,天头有少量虫蛀待修复,无补配;

五眼线装;五册(一函,樟木夹板);

各册书衣题签处均有墨书"濟衆新編"并分别墨书"一"至"五",书衣右上角分别印有序号"壹"至"伍",后书衣均有日期印(壹玖伍柒年柒月叁拾壹日);

各册均有馆藏 2 号章,并分别有财产登录号 00783~00787。

## 三、版本特色及考证说明

该书为康命吉初入太医院时奉王命编纂,历时约三十年,成于正祖己未(1799),次年由内阁刊印。

关于编撰缘起、成书过程及书名,作者自跋曰:"有以知術,莫仁於醫,而司民命者尤不可不致意焉。我朝醫書惟許浚《寶鑑》,雖稱詳悉,然文或繁冗,語或重疊,證或闕漏,而應用之方亦多有不錄者。内經不云乎,知其要者一言而終,不知其要者流散無窮。汝其廣取諸方,芟其煩而取其要,别作一方書以進……謹聚諸方書,一遵聖教,芟煩取要,編成八卷……閱數十載,書始完。乃命内閣印頒中外,使天下萬世咸覩我聖上廣濟生民之德意。"书名"济众",取义于此(广济生民)。

由于此书以《东医宝鉴》(本书另有著录)为基础,删繁取要而编成,故可称为后者的简编版或精要版。卷首所列引用书目二十一种,绝大部分为中国医籍,其中包括《灵枢经》《医学正传》《本草纲目》《赤水玄珠》《景岳全书》《济阴纲目》等(笔者此书内均另有著录)。

此版本为最早刻本。

此部朝鲜刻本幅面宽大,与国内常见的医籍刻本有明显不同。

1983 年中医古籍出版社影印此书(属"中医珍本丛书"),称"据中医研究院图书馆藏朝鲜内阁刊本影印,原书版框高二四零毫米,宽一八零毫米"。

《上海中医药大学中医药古籍善本提要目录》载该馆所藏朝鲜刻本(年代不详),行款与版框尺寸为"10 行 21 字;半框 24×17 cm"(朝鲜内阁刻本)。

## 08A15 医理

清宣统二年（1910）蒋希原抄本　索书号 R2-53/m30

### 一、分册（卷）版本叙录

书衣题签处有墨书"醫理"，右下墨书"鍾山希記珍藏"；

首为"自序"，八行行二十至二十四字不等，末署"咸豐元年歲次辛亥春月婺源余國珮書於金陵官舍"；

次为"醫理目錄"（首行），二行"婺源珮國（按，'珮國'应为'國珮'）余春山先生述"，目录包括"六氣重獨重燥濕論"（第一个"重"字为衍文）至"石膏論附"，计二十一篇；

次为正文，首页首行"六氣獨重燥濕論"，末篇为"石膏論附"；

末为跋（全文详下）；

末页有墨书"宣統二年巧月吉日皋邑蔣希原抄錄珍藏　終"，以及墨书价格"5.00"；后书衣缺失。

### 二、版本特征描述

正文每半叶八行，行二十四至二十六字不等，四周双边，（版心上为）阔朱口，单朱鱼尾，版框 17.9 × 10.5 ㎝，开本 23.3 × 12.8 ㎝；版框与行格线均为桃红色；

鱼尾下分别有墨书"序""目錄"、各篇名，无页码标识，版心最末印有红字"羲源坊"；

本书最末一小部分（十页）用纸（含相应版式）与前部不同（但属同一人抄写），无版框与行格线，半叶八行行二十四字，无鱼尾，版心处有篇名，无页码，开本同前；

原抄本无句读；有极个别校（补）字；

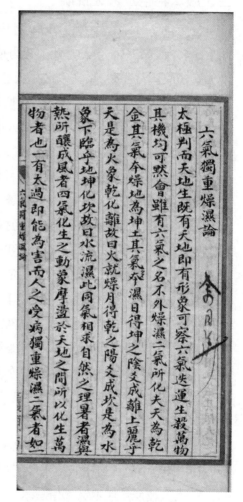

无圈点,无批校题跋;

品相良好,无修复,无补配;

四眼线装;一册(一函,樟本夹板);

有馆藏 6 号章及财产登录号 07442。

## 三、版本特色及考证说明

余氏自序曰,"言醫必先明理,明其理而後能知治病之法,並可悟却病之方",故将此书命名为《医理》。余氏对此书甚为重视,他在书末的跋语中说道:"此係高曾嚴君數世孤意苦心親自體驗,余又以己先人已驗再驗之,由斯屢驗不爽,得此秘傳,補前賢所未及,以冀孝子賢孫奉為極則,援倉(按,应为'蒼')生自培福澤。"仔细玩味上述文字,知余氏所述是高、曾、父及自己四代人的医学体验结晶,在临床实践中屡试不爽,用今天的话来说,即书中所述全是"干货",没有水分。同时亦知余氏撰写此书的目的是希望子孙遵从家传独门经验,用来拯救百姓的疾病之苦。

此本为楷体抄写,字体皆端庄隽秀,全书清晰、无涂改。

《总目》著录此书仅存两部,均为抄本,一为本馆所藏"蒋希元抄本"(有误,"蒋希元"应为"蒋希原"),另一为苏州大学医学院图书馆所藏"抄本"。

按《汉文古籍著录规则》有关规定,本书可著录为"一卷"。

据余氏自序,知此书约撰于"咸丰元年春月",撰写地点为"金陵官舍"。考《婺源余先生医案》(本书另有著录),余国佩在自序末署"咸豐元年春三月婺源余國佩書於金陵官舍之禮畊堂",知《医理》与《婺源余先生医案》撰于同一地点,同一时间。但本书余氏自序署名为"国珮",而《婺源余先生医案》自序署名为"国佩",不详何故。

此部的抄写者为江苏如皋人"蒋希原",抄写时间为"宣统二年巧月",即 1910 年 7 月。

此部仅有抄本存世,各家书目也未记载此书有刊本行世,应是成书后未经公开出版。1987 年,中医古籍出版社出版了边玉麟、夏学传点校的排印本,此为《珍本医籍丛刊》之一,点校所用底本为本馆藏本。

《新安医籍考》之《医理》条目后有"按"曰:"《医理》抄本藏于安徽中医学院、上海中医学院。该书专论燥湿,从理论至临床,颇多创见,所论之言,尚未见于其他文献。另外《婺源县志》载余氏尚有《燥湿论》,不载《医理》一书,疑《燥湿论》为《医理》内容之一,或异名[1]。"

---

① 王乐匋. 新安医籍考 [M]. 合肥:安徽科学技术出版社,1999:72.

## 08A16　精进篇 附兄方拾遗邵方拾遗

民国二十五年（1936）稿本　索书号 R249.7/m3

### 一、分册（卷）版本叙录

1册：首为书名页，左侧墨书"精研/深进　六淫编"，右侧以墨笔、蓝笔、朱笔分别书写"中華民國二十三年初稿""中華民國二十四年修改""中華民國二十五年修正"；

次为正文，首页首行"精进第一篇六淫篇"，首行与二行下分别有墨、蓝、朱笔记录初稿、修改、修正日期，内容为"風"；

次为"精进第二篇六淫篇"，首页分别有墨、蓝笔记录初稿、修改日期（以下第三至第十一篇首页均有此类记录，其中第三篇与第五篇并另有朱笔记录修正日期），本篇内容为"寒"；

次为"精进第三篇六淫编"，内容为"暑"；次为"精进第四编六淫編"，内容为"濕"；次为"精进第五篇六淫篇"，内容为"燥"；次为"精进第六篇六淫篇"，内容为"火"；

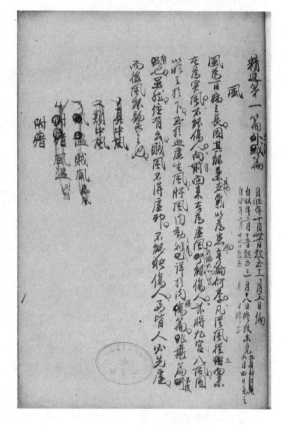

后书衣均贴有售书标签"杭州/新中國書店/經售」地址：解放街588—590號　¥15.00"（以下各册同）。

2册：首为书名页，左侧墨书"精研/深進　内臟編"，右侧以墨笔、蓝笔分别书写初稿与修改日期；

次为"精进第七篇内臟篇"（以下至第十一篇正文卷端分别有"精进第八//十一内臟篇"），内容为"心經諸症"；次为第八篇，内容为"肝經諸症　附婦科各症"；次为第九篇，内容为"脾經各症"；次为第十篇，内容为"肺經各症"；次为第十一篇，内容为"腎經各症"。

　　3 册:首为书名页,左侧墨书"邵方拾遗」附兄方拾遗";

　　次为"兄方拾遗";

　　末为"邵方拾遗"(后半部分有蓝笔书写),最末(尾题)有"邵方拾遗"。

## 二、版本特征描述

　　正文每半叶十二行,行二十二至二十六字不等,小字双行不等,无版框、无行格线、无鱼尾,白口,开本 27.5×19.7 ㎝;

　　部分版心有墨、蓝、朱笔书写篇目名称;部分版心有墨笔书写页码(阿拉伯数字);

　　原本有句读,正文有图如"九宫八風圖",正文有表如"十月胎形表";

　　有蓝笔与朱笔圈点,有蓝笔、朱笔分别所做的修改、修正内容;

　　品相良好,无修复,无补配;

　　四眼线装;三册(一函,蓝皮硬纸板书盒);

　　各册书衣右上角分别印有序号"壹""贰""叁",后书衣均有日期印(壹玖伍柒年拾贰月贰拾伍日);

　　各册均有馆藏 2 号章,并分别有财产登录号 05551~05553。

## 三、版本特色及考证说明

　　该书无刻本行世,据《总目》著录仅存一部抄本且为残本(藏于安徽医科大学图书馆)。

　　本馆此部属全本,底稿为墨笔行书所写,修改、修正分别用蓝笔及朱笔,并分别于各篇首记录有日期,文字皆清晰隽秀,是珍贵的作者手书并亲笔修改的原稿。

　　第一册为六淫六篇,第二册为内脏五篇,第三册均为附录,包括"兄方拾遗"与"邵方拾遗"。

　　本书各篇分别有大标题,页次分别起讫,按《汉文古籍著录规则》规定,正文可著录为"十一卷"。

　　此书撰者佚名,待考。

# 08 临证各科（二）温病

## 08B01　温疫论 二卷

清乾隆六十年（1795）刻本同善堂藏板　　索书号 R254/m6-2

### 一、分册（卷）版本叙录

1 册：首为书名页，以界行分三列，中列刻双行大字"吳又可先生瘟 / 疫全書"，右列上首小字"乾隆乙卯冬新鐫"，左列下首小字"同善堂藏板"；

次为"序"，七行行十三字，楷体，末无署名；

次为"温疫方論　上卷目次"；

次为正文，首页首行"温疫論上卷"，二、三行间上部"延陵吳有性又可甫著"，二至四行下部"甬江徐文炳天章」檇李石　楷臨初」魏塘唐之柱石公 （仝籴）"，四行"原病"，卷末有"温疫論上卷　終"；

后书衣贴有售书标签"中國書店标价籤"编号 31267　本数 2　定价 1.50"。

2 册：书衣题签处墨书"温疫論"；

首为"温疫方論　下卷目次"；

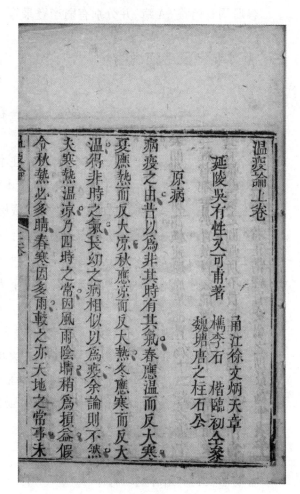

末为"温疫論下卷",内容包括"雜氣論"等;

后扉页与后书衣脱落,夹于第一册内,待重新装订。

## 二、版本特征描述

正文每半叶九行,行二十字,小字双行一般同,四周双边,一般无行格线,白口,单黑鱼尾,版框 17.5×14.1 ㎝,开本 24.3×15.4 ㎝;

版心上方刻"温疫論目錄""温疫論",鱼尾下方刻"上卷""下卷",版心下方刻页码;

原刻有句读;

有朱笔与墨笔圈点,有朱笔校字,天头有墨批如"心下脹满,腹中痛";

品相良好,无修复,需重新订线,无补配;

四眼线装;二册(一函,樟木夹板);

各册书衣右上角分别印有序号"壹""貳";

各册均有馆藏 5A 章,并分别有财产登录号 01951~01952。

## 三、版本特色及考证说明

本书又名《瘟疫论》《温疫方论》。

《四库全书》收录《瘟疫论》二卷《补遗》一卷。

此本属较早期刻本。

该书刻本众多,除吴氏原著本外,尚有补注本、评点本等衍生本。

本馆另藏有多种刻本,其中四部代表性版本(含衍生本)基本特征如下:

1. 清康熙三十三年(1694)刻本葆真堂藏板(刘敞校梓本,索书号 R254/m6-3)

正文每半叶九行,行二十字,小字双行同,四周单边,白口,单黑鱼尾,版框 19.3×13.6 ㎝,开本 24.1×16.0 ㎝;

版心上方刻"温疫論序""温疫論",鱼尾下方刻"上／下卷目次""卷之一／二",版心下方刻页码;

原刻无句读;有墨钉;

有朱笔与墨笔圈点,有朱笔校字,天头有朱批如"五苓散方",天头有墨批如"傷寒之邪入于血分",有墨笔夹批如"如熱極經行宜小柴胡湯加生地……",有朱笔夹批如"達原飲用朴菓仁",墨钉内外有朱笔与墨笔补字;

品相良好,无修复,无补配;

四眼线装;二册(无函套);

各册书衣右上角分别印有序号"壹""貳";

各册均有馆藏 1 号章,并分别有财产登录号 01949~01950。

2. 清道光十三年(1833)谦益堂刻医门普度本(孔毓礼评注本,索书号 R254/m6)

正文每半叶九行,行二十字,小字双行同,四周双边,无行格线,白口,单黑鱼尾,版框 17.3×12.5 ㎝,开本 24.6×15.4 ㎝;

版心上方分别刻"孔序""原序""温疫論""喻論""林論""諸論""法律",鱼尾下方分别刻"卷之上 / 下目次""卷之上 / 下",版心下方刻页码,版心最末刻"谦益堂";

原刻有句读;天头刻有批语并朱笔圈点,如"亦不限定承氣當更有法在";

有朱笔与墨笔圈点,有朱笔与墨笔校改(描补)字,天头有墨批如"導赤散　生地　木通　草稍竹葉　水煎服",文中有朱笔夹批如"予亦經過";

品相良好,无修复,无补配;

四眼线装;二册(一函,樟木夹板);

各册第二书衣题签处分别有墨书"卷之上""卷之下";

各册均有馆藏 5B 章,并分别有财产登录号 01953~01954。

3. 清嘉庆四年(1799)刻本本衙藏版《瘟疫论类编》(刘奎订正本,索书号 R254/m6)

书名页以界行分三列,中列刻大字"瘟疫論類編",右列上首双行小字"吳又可先生原本」劉松峯先生評釋",左列下首刻"本衙藏板",书首小字横署"嘉慶四年新鐫",皆为楷体;

首为"序""自序""叙",次为"瘟疫論類編目錄""發凡",次为正文"瘟疫論類編卷之一"等;

正文每半叶九行,行二十字,小字双行一般同(亦有小字单行),四周单边,白口,单黑鱼尾,版框 18.0×13.6 ㎝,开本 22.6×15.1 ㎝;

版心上方刻"序""自序""瘟疫論類編",鱼尾下方分别刻"卷之一 // 五"及篇名,版心下方刻页码;

原刻有句读;天头刻有批语如"遇此症當細體認";

无圈点,无批校题跋;

品相良好,无修复,无补配;

四眼线装;二册(一函,樟木夹板);

书衣题签处均有墨书"瘟疫論類編",并分别有墨书"卷上""卷下";书衣右上角分别印有序号"壹""貳";

各册均有馆藏 5A 章及 3B 章,并分别有财产登录号 014990~014991。

4. 清同治三年(1864)刻本樊川文成堂藏板《温疫论补注》(郑重光补注本,索书

号 R254/m6-7）

正文每半叶九行,行十九字,小字双行同,左右双边,白口,单黑鱼尾,版框 18.3×13.9 ㎝,开本 25.0×15.9 ㎝;

版心上方刻"温疫論""温疫論補註",鱼尾下方分别刻"原序""序""上／下卷目錄""上／下卷",版心下方刻页码;

原刻无句读;

有朱笔圈点,无批校题跋;

品相良好,无修复,无补配;

四眼线装;二册(一函,樟木夹板);

各册书衣题签处均有墨书"温疫論補註　吳又可著",并分别墨书"上""下";各册书衣右上角分别印有序号"壹""貳";

各册均有馆藏 5A 章及 3B 章,并分别有财产登录号 016049~016050。

《上海中医药大学中医药古籍善本提要目录》载该馆所藏《温疫论》清康熙四十八年刻本与清雍正三年松陵徐永康校刊本,行款与版框尺寸分别为"9 行 20 字;半框 19×13 ㎝"与"9 行 20 字;半框 18×13 ㎝"。

对于《温疫论》版本研究的文献较多,笔者认为以下几种参考价值较大,现将其要点摘录如下:

1. 王兴华[①]认为,《温疫论》最具代表性的版本有张以增本、徐文炳本(按,即石楷校梓本)、孔毓礼本、刘敞本,其中张本、徐本较佳,刘本较差。

2.《中国中医药年鉴 1989》内载有《〈温疫论〉版本考述[②]》一文,"杨进等据有关资料,作版本和注家考正",要点如下:(1)明崇祯刊本,目前未见;(2)石楷校本,为一较早善本,惜现存甚少;(3)张以增评点本,在原文后用小字附有张氏评注,张氏或为《温疫论》的第一位注家;(4)刘敞校本,所据底本原有残缺,为诸版本中最差者,但目前流传最广,影响最大;(5)郑重光补注本,书题《温疫论补注》,各篇顺序作了较大调整,原文字句内容也有所变动,故与吴氏原书有明显不同,其正文部分有许多缺漏错误;(6)熊立品注本,收录于《治疫全书》中,大致与张以增评点本相同,有部分内容增删;(7)洪天锡补注本,原文似以刘敞校本为底本,故脱漏错误甚多;(8)刘奎订正本,书题《瘟疫论类编》,大体是以张以增评点本为底本,予以重新分类,编成绪论、统治、杂症、撮要、正误 5 卷,并增加了一些新篇目;(9)孔毓礼评注本,书题《医门普度瘟疫论》,大

① 王兴华. 中医古籍校勘举隅 [J]. 中国医药学报, 1986, 1(1):41-43.
②《中国中医药年鉴》编辑委员会. 中国中医药年鉴 1989 [M]. 北京:人民卫生出版社,1990:362.

体以张以增评点本为底本，但字句多有删节，原文后有孔氏评注；（10）日本有关刊本，主要刊本和评注本约十种。

3．张志斌《〈温疫论〉现存版本的考证研究①》一文认为，《温疫论》最早的刻本，无论是明末本还是清初本如今均已不存。目前被用作校点底本的康熙序刊本主要有4种：石楷校梓本、张以增评点本、刘敞校梓本、《醒医六书》本。其中"石本""张本"刊行较早，更接近吴氏原著；"刘本"源于"石本"，"醒医本"则与"张本"多同。

4．《本味集——史常永医学杂文》中载有《再谈〈温疫论〉的版本问题②》一文，极具参考价值：（1）杨进推断石楷刊本《温疫论》为康熙中期刻本，是基本可信的。（2）杨文提出："杨润（字润亭）将《温疫论》汇编于《醒医六书》中，刊于1715年……该书前有补敬堂主人序，史文认为补敬堂主人即朱煜。查朱煜为晚清医家，较《醒医六书》刊行晚百余年，不知据从何出？"史氏按：所谓杨润《醒医六书》，实是错误著录书名与时间。"补敬堂主人朱煜一名，见清刻孔毓礼《重订温疫论》。此一刻本与《医门普渡》祖本不同的是无孔评，首有补敬堂主人朱煜叙，末附医案，与年希尧刊本所附补敬堂主人医案一致。而这些附案，《医门普渡》本迳题'朱煜治案'，证明孔本确有补敬堂主人名为朱煜一说"。此朱煜为康熙间人，与另一同名的晚清医家属不同时期的两个人。孔本《温疫论》刊于何时具体不详，但肯定在他乾隆十六年成书的《痢疾论》前若干年。孔与补敬堂主人同时代，其曰补敬堂主人名为朱煜当有所据。而杨进所说的朱煜为晚清医家，与孔本所提的朱煜为不同时期的人。（3）关于葆真堂刊本的初刊年代问题：刘敞葆真堂本确实存在，并推测有康熙二十八年葆真堂初刻本，早于积秀堂二十年，且葆真堂本属刘敞本系统。（按，史文内书名《医门普渡》，笔者所见文献多作《医门普度》）

《总目》另载有明·吴有性撰《（春生妙术）瘟疫论六卷》（清光绪刻本，藏于山西医科大学图书馆）。

参见《瘟疫传症汇编》。

---

① 张志斌．《温疫论》现存版本的考证研究 [J]．中医文献杂志，2006，24（3）：1-4.
② 史常永．本味集：史常永医学杂文 [M]．北京：中国中医药出版社，2007：56-60.

## 08B02 痧脹玉衡 三卷卷末一卷
清康熙十七年（1678）刻本东书业藏板　索书号 R254.7/m12-2

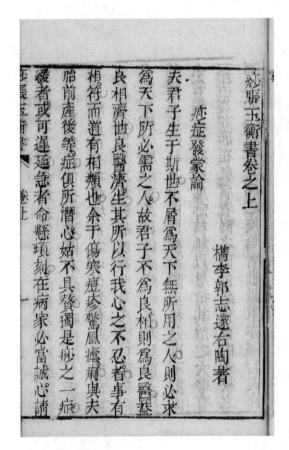

### 一、分册（卷）版本叙录

1册：首为书名页，以界行分三列，中列与左列刻大字"痧脹玉衡／全書"，右列上首小字"郭右陶先生著"，左列下首双行小字"東書業／藏板"，皆为楷体；

次为"序"，五行行十字，首页有摹刻方形篆字阳文原印"莞泉"，末署"峕」康熙十四年乙卯重陽日里人王庭題"；

次为"自敘"，八行行十六字，末署"峕」大清康熙十四年歲次乙卯燈月檇李郭志邃右陶氏自序於裕賢堂"，并有摹刻方形篆字阳文原印"郭志邃印"；

次为"痧脹玉衡書卷之上目次"；

次为"几（按，应为'凡'）例"；

次为"痧脹玉衡全書」糸閱姓氏"；

次为正文，首页首行"痧脹玉衡書卷之上"，二行"檇李郭志邃右陶著"，三行"痧症發蒙論"；

后书衣内侧贴有售书标签"类别乙類　册数4　售價1.40"。

2册：为"痧脹玉衡書卷之中"，内容包括"徧身腫脹痧"等。

3册：为"痧脹玉衡書卷之下"，内容包括"霍亂痧"等。

4册：首为"續敘"，末署"大清康熙十七年戊午歲季秋吉旦郭志邃右陶父載識"；

次为"痧脹玉衡全書　後卷」糸閱姓氏"；

次为"痧脹玉衡書後卷目錄"；

末为"痧脹玉衡書後卷"（首行），二行"檇李郭志邃右陶著"，三行"痧脹看症法"。

## 二、版本特征描述

正文每半叶九行，行二十字，小字双行一般同，左右双边或四周单边，白口，单黑鱼尾，版框 19.5×14.1 ㎝，开本 23.4×15.2 ㎝；

版心上方刻"序""自叙""痧脹玉衡書"（或"痧脹玉衡"），鱼尾下方分别刻"目次""凡例""叅閲姓氏""卷上∥下""續敘""姓氏""後目""後卷"，版心下方刻页码；

原刻有句读；

有朱笔圈点与画线，有朱笔校字，天头有朱批如"處處於痧为急，必當先治"，天头有墨批如"此为痧家谨慎"；

品相良好，无修复，无补配；

四眼线装；四册（一函，樟木夹板）；

各册书衣题签处均有墨书"痧脹玉衡全書"，并分别墨书"卷上∥下""卷後"；各册书根均有墨书"痧脹玉衡"，并分别有墨书"一"至"四"；各册书衣右上角分别墨书"順""風""大""吉"；

各册均有馆藏 5A 章，并分别有财产登录号 00863~00866。

## 三、版本特色及考证说明

此书编撰主旨，自序曰："歷代相沿，神醫迭出，載籍紛紛，惟救疾苦，孰意痧脹一症，時有懸命須臾，兆變頃刻者，竟置不論……余日夕究心，始悟痧脹變端，總其大綱，撮其要領，遂得歷歷措施，無不響驗。余特慮斯疾勿辨，貽禍無窮，故為之推原其始，詳究其終，深憫斯疾之為害，不忍不有斯集也。"

"痧脹玉衡"之名，据《中国医学百科全书 76 医学史》载："痧为天地间之厉气，痧毒壅塞气机，作肿作胀为其常见证候，故称'痧胀'。所谓'玉衡'，表明作者编书时旨在使医者治痧胀有法可依，权衡度测，不越规矩 [1]。"

本书又名《痧胀玉衡书》《痧胀玉衡全书》。

此本属早期刻本。

《总目》著录有"清康熙 14 年乙卯（1675）书业堂刻本"等，但所载本馆藏本仅有民国铅印本。

《北京中医学院中医线装书目（1956．9–1986．8）》（该校图书馆流通室编）载该馆藏有《痧胀玉衡》四卷"清康熙十四年（1676）东书业堂刻本（书名页题痧胀玉衡全

[1] 《中国医学百科全书》编辑委员会. 中国医学百科全书 76 医学史 [M]. 上海：上海科学技术出版社，1987：190.

书）"，且列为善本。

刘玉书整理本《痧胀玉衡①》"点校说明"称，据文献记载，《痧胀玉衡》在康熙年间即先后锓梓3次：康熙十四年初刊为三卷本；康熙十七年在三卷本的基础上增补了后卷，为全帙的四卷本；康熙四十年又出现一种仿刊本。本次点校以康熙17年（公元1678年）扬州有义堂刊本为底本。因为该本是郭氏晚年刊行的，卷帙完整，字迹清晰。以康熙14年（公元1675年）初刊本与康熙40年（公元1701年）仿刊本及1957年上海卫生出版社铅印本为主校本。书中后卷的目录，本次整理统一汇于卷首。王庭的"序言"与作者的"自序""续序"，对阐明作者经历、著书动机以及介绍本书内容等等都有一定参考意义，故此保留之。

超星电子书有《痧胀玉衡》同治甲戌年重镌本，此本内有清同治十三年孔国玉"重刊痧胀玉衡敍"，称"甲戌夏，延工翻刻印送""附救急丹於药方之末"。可知，清同治十三年孔国玉刻本之末有增附内容。

《上海中医药大学中医药古籍善本提要目录》载该馆所藏日本享保九年博爱堂刻本，行款与版框尺寸为"9行20字；半框19×13.5 cm"。

---

① 郭志邃. 痧胀玉衡 [M]. 刘玉书，点校. 北京：人民卫生出版社，1995.

## 08B03　温热暑疫全书 四卷

清乾隆十九年（1754）赵酉序刻本　索书号 R254.2/m1-1

### 一、分册（卷）版本叙录

1册：首为序，无标题，七行行十二字，行书，末署"乾隆十九年歲在甲戌春三月平江太守隴右趙酉文山氏題扵郡齋"，并有摹刻方形篆字原印三枚，一为阴文"趙酉之印"，一为阳文"文山"，一为阴文"漢營平侯之後"；

次为"自序"，末署"康熙巳（按，应为'己'）未辜月吳門周揚俊禹載識"；

次为正文，首页首行"溫病方論卷一"，二、三行间上部"吳門周揚俊禹載輯"，二、三行下部"（後學）薛雪生白」吳蒙正功（重校）"，四行"太陽病發熱而渴不惡寒者为溫病"，卷末有"溫熱暑疫全書卷之一終"；

次为"熱病方論卷二"，内容包括"傷寒脈浮滑此表有熱裏有寒白虎湯主之"等，卷末有墨书"溫熱暑疫全書卷貳終"；

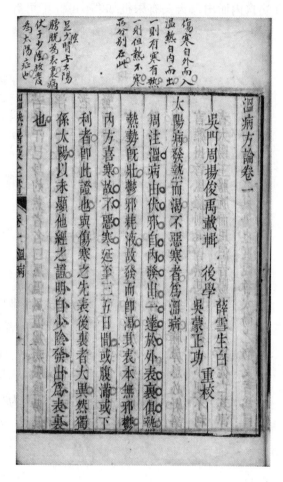

后扉页贴有售书标签"編號 07391　册數 2　售价 3.00"。

2册：首为"暑病方論卷三"，内容包括"暑病論"等，卷末有"溫熱暑疫全書卷三終"；

末为"疫病方論卷四"，内容包括"達原飲"等，卷末有朱笔书"温熱暑疫全書卷四終"。

### 二、版本特征描述

正文每半叶十行，行二十字，小字双行同，左右双边，白口，单黑鱼尾，版框

18.8×14.0 ㎝,开本 24.8×16.0 ㎝;

版心上方刻"序""溫熱暑疫全書",鱼尾下方分别刻"自序"、"卷一∥四"及卷名,版心下方刻页码;

原刻无句读,有墨钉;

有朱笔圈点与画线,有墨笔圈点,有朱笔校字,天头有墨批如"傷寒自外而入,温病自内而出",天头有朱批如"不可汗不可針不可下",地脚有墨批如"春行風木正當少陽司令",有朱笔夹批如"四證固不可不急講";版心有朱墨笔补书篇名;墨钉内有朱笔补字;

有墨笔题跋,如"讀傷寒書只倫冬令一時之用,然有冬温症似傷寒而實非傷寒者,讀溫熱暑疫書得其方法,春夏秋冬隨時可施,且極簡便易曉,何不朝夕诵之";

品相良好,无修复,无补配;

四眼线装;二册(一函,樟木夹板);

各册书根均有墨书"溫熱暑疫"并在末端分别墨书"上""下",书衣右上角分别印有序号"壹""貳";

各册均有馆藏 1 号章,并分别有财产登录号 024138~024139。

## 三、版本特色及考证说明

关于此书编撰缘起,自序曰:"醫之道難矣哉。凡病傷寒最重,温熱尤烈。傷寒僅在一時,溫熱暑疫,每發三季,為時既久,病者益多。苟不明其源,溯流不得清也;不辨其類,療治不得當也……輯仲景《傷寒論》,三注《金匱》。補注之餘,先將溫、熱、暑、疫四證,釐訂經文,采集方論,無背聖法,有合病情,各自成帙。"

本书共四卷,卷端名称各不相同,分别为"温病方论""热病方论""暑病方论""疫病方论"。若按著录一般规则,仅以正文首卷卷端题名著录全书为"温病方论",则不能涵盖其他各卷内容,故以"温热暑疫全书"作为本书名称,而以"温病方论"作为此书又名。

此本属早期刻本之一。

此部为 2010 年笔者参与在皖南购得。

《总目》著录有"清乾隆 19 年甲戌(1754)赵酉文序刻本",其中"赵酉文"应为"赵酉"(赵酉,字文山)。

《中医古籍珍本集成[1]》内收录有此书,称以最早刊行的清康熙十八年刊本为底本

---

[1] 周仲瑛,于文明. 中医古籍珍本集成 温病卷 温热暑疫全书 [M]. 林楠,张孙彪,校注. 长沙:湖南科学技术出版社,2014.

影印，其版本特征为：正文每半叶十行，行二十字，小字双行同，四周单边，白口，单黑鱼尾；版心上方刻"溫熱暑疫全書"，鱼尾下方刻卷次及卷名，版心下方刻页码。

本馆另藏有清道光刻本、民国石印本。

《上海中医药大学中医药古籍善本提要目录》载该馆所藏清康熙十八年刻本与清乾隆十九年吴门蒋氏庸德堂刻本，行款与版框尺寸均为"10 行 20 字；半框 19 × 13.5 ㎝"。

周氏撰有《伤寒论三注》，本书另有著录。

《总目》另载有周氏原编、何其伟节录《温热暑疫节要》（抄本）。

## 08B04　瘟疫传症汇编 三种

清乾隆四十二年（1777）西昌熊氏家塾刻本　索书号 R254/m45

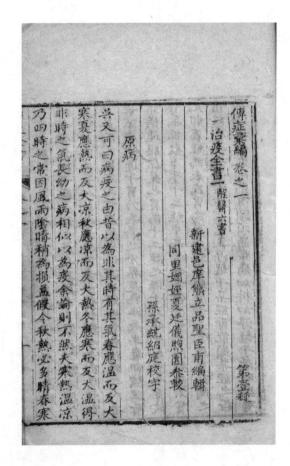

### 一、分册（卷）版本叙录

1册：首为书名页，以界行分三列，中列刻大字"瘟疫傳症彙編"，右列上首单行小字"西昌熊松園先生編次"，左列上首三行小字"治疫全書」痢瘴纂要」痘麻紺珠"，左列下首"家塾藏板"；

次为"傳症全編序"，七行行十五字，行楷，末署"時」乾隆四十二年青龍在疆圉作噩之辰寐月上巳日学橋愚弟為霖拜言"；

次为"傳症彙編總序"，八行行十九字，楷体，末署"乾隆四十一年歲在丙申一陽月西昌松園老人熊立品自述"；

次为序，无标题，七行行十五至十七字不等，行楷，末署"宗愚弟□嶠為霖拜撰"；

次为"醒醫六書原序"，末署"時康熙五十四年歲在乙未孟冬月補敬堂主人謹識"；

次为"醒醫六書瘟疫論原引"，末署"具區吳有性又可甫識"；

次为"治疫全書序"，末署"時乾隆屠維赤奮若中秋上浣年家姻教弟心齋夏朝紳拜序"；

次为"自序"，末署"乾隆丙申一陽月松園老人熊立品自識"；（此为《痘麻紺珠》所作之序，应调整至相应位置）

次为"吳又可先生醒醫六書原序"，末署"欽命巡撫廣東……年希堯撰"；

次为"治疫全書」凡例　八條"；

次为"治疫全书目次"，包括"第一卷"至"第六卷"各篇目；

次为正文，首页首行"傳症彙編卷之一"（此行末刻有"第壹種"），二行"治疫全書一　醒醫六書"，三行"新建邑庠熊立品聖臣甫編輯"，四、五行"同里姻姪夏廷儀煦園叅較」孫承統紹庭校字"，六行"原病"，卷末有"治疫全書一卷終"；

次为"傳症彙編卷之二」治疫全書二　醒醫六書"（以下各卷正文卷端分別有"傳症彙編卷之三∥二十"），内容包括"辯明傷寒時疫"等，卷末有"治疫全書二卷終"。

2 册：首为卷三"治疫全書三　醒醫六書"，内容包括"雜氣論"等，（卷）末有"治疫全書卷三終"；后有"附大頭瘟等症"等篇，（册）末有"治疫全書三卷終"；

次为卷四"治疫全書四　喻氏春温"，内容包括"尚論春三月温証大意"等，（卷）末有"治疫全書四卷終"；后有"附風温湿温等証"等篇，（册）末有"治疫全書四卷終"。

3 册：首为卷五"採錄從前各醫書脉症方法"，内容包括"総論"等，卷末有墨书"读過"；

本册末页末行有"治疫全書五卷終，續有醫門要畧併瘧痢等症俟輯就梓行"。

4 册：首为卷六"治疫全書六　瘟疫客難"；

次为"辨孔瑣言自序"，末署"時乾隆乙未初夏八十一歲老人松園熊立品自識"；

次为"辯孔瑣言"（首行），二行"新建邑庠熊立品聖臣甫辨"，三行"正名原文"等；

次为"治疫全書"之"問答"（即《治疫全书》之"问答篇"）。

5 册：首为"自序"，八行行十九字，楷体，末署"松園老人識"；

次为"自序"，八行行十九字，楷体，末署"乾隆乙未初夏松園熊立品識"；

次为"痢瘧纂要序"，末署"乾隆四十一年歲在丙申九月年家眷世姪劉芬拜書于見山書屋"；

次为"傳症彙編」痢瘧纂要目錄"，包括"卷之一"至"卷之五"各篇目；

次为正文，首页首行"傳症彙編卷之七"，二行"痢瘧纂要　痢脉　因"（此行末刻有"第二種"），三行"新建邑庠熊立品聖臣甫編輯"，四、五行"同里姻姪夏廷儀煦園較訂」孫承統紹庭校字"，六行"脉"；

次为卷八"痢瘧纂要　痢症"，内容包括"症"等；

次为卷九"痢瘧纂要　痢治"，内容包括"治"等。

6 册：首为卷十"痢瘧纂要四　痢治"，内容包括"治裏急後重"等；

次为卷十一"痢瘧纂要五　痢治"，内容包括"治婦人胎前產後痢"等；

次为卷十二"痢瘧纂要五（应为'六'）　瘧　脉　因　症"（此行末刻有"第三種"），内容包括"瘧論"等；

次为卷十三"痢瘧纂要七　瘧　治"，内容包括"治"等；

次为"傅症彙編卷之十四」泄瀉目錄"。(此目录应移至下册最前部)

7 册:首为卷十四"痢瘧纂要八  泄瀉附"(此行末刻有"第四種"),内容包括"治泄九法"等;

次为"痘麻紺珠序",末署"乾隆四十二年歲在丁酉四月年愚弟安茂遠拜書";

次为正文,首页首行"傅症彙編卷之十五"(此行末刻有"第伍種"),二行"痘麻紺珠一  痘",三行"新建熊立品聖臣甫編輯",四、五行"姻姪夏廷儀位三較訂」姪世鑌重玵校字",六行"病原";

次为"引言",末署"松園老人熊立品識";(此处属错误装订,致其混入了第十五卷正文之中,应移至本卷之首)

次为卷十六"痘麻紺珠二  痘",内容包括"症治大要"等。

8 册:首为卷十七"痘麻紺珠三  痘",内容包括"起脹"等;

次为卷十八"痘麻紺珠四  痘",内容包括"痘出夾疹夾瘢"等;

次为卷十九"痘麻紺珠五  痘",内容包括"痘後餘毒"等;

末为卷二十"痘麻紺珠六  水痘麻疹",内容包括"麻疹  全"等。

## 二、版本特征描述

(治疫全书)正文每半叶十行,行二十三字,小字双行同,左右双边,白口,单黑鱼尾,版框 17.2 × 13.2 cm,开本 23.6 × 16.1 cm;

版心上方刻"治疫全書""序""傅症彙編""治疫全書",鱼尾下方分别刻"熊序""自述""序""原引""夏序""痘痲紺珠自序""凡例""目錄""卷之一 // 六",版心下方刻页码;

有朱笔与墨笔圈点,有朱笔校字,天头有墨批如"傳染之證瘟疫何疑",有朱笔夹批如"四物去川芎加知母",有墨笔夹批如"丙子四月晦日讀"。

(辨孔琐言)正文每半叶十行,行二十三字,小字双行同,左右双边,白口,单黑鱼尾,版框 16.9 × 13.4 cm,开本 23.6 × 16.1 cm;

版心上方刻"辨孔瑣言",鱼尾下方无文字,版心下方刻页码。

(问答)正文每半叶十行,行二十三字,无小字,左右双边,白口,单黑鱼尾,版框 17.3 × 13.0 cm,开本 23.6 × 16.1 cm;

版心上方刻"治疫全書",鱼尾下方刻"問答",版心下方刻页码。

(痢疟纂要)正文每半叶十行,行二十三字,小字双行同,左右双边,白口,单黑鱼尾,版框 17.2 × 13.4 cm,开本 23.6 × 16.1 cm;

版心上方刻"自序""傅症彙編",鱼尾下方分别刻"劉序""痢瘧纂要目錄"、"痢瘧

纂要卷七 // 十四"及篇名,版心下方刻页码;

有墨钉,部分版面较模糊。

(痘麻绀珠)正文每半叶十行,行二十三字,小字双行同,左右双边,白口,单黑鱼尾,版框 17.2×13.1 cm,开本 23.6×16.1 cm;

版心上方刻"傳症彙编",鱼尾下方分别刻"安序"、"痘麻紺珠卷十五 // 二十"及篇名,版心下方刻页码。

(全书)原刻无句读;软体字刻印;无圈点(但《治疫全书》有),无批校题跋(但《治疫全书》有);品相良好,无修复,无补配;四眼线装;八册(一函,樟木夹板);各册书衣右上角分别印有序号"壹"至"捌";各册均有馆藏 6 号章及 3B 章,并分别有财产登记号 016034~016041。

## 三、版本特色及考证说明

按著录规则,此书正式名称应作《传症汇编》。

所谓"传症",指传染性病症。"傳症全編序"称:传症有四,一曰疫,一曰疟,一曰痢,一曰痘疹,"因彙编諸傳症為一書,論必有宗,治必有法"。

《痘麻绀珠》书名中的"绀珠"一词,出自五代五仁裕《开元天宝遗事·记事珠》,后用以比喻博记。

《辨孔琐言》书名中的"孔"指孔毓礼,此书所辨驳对象为《医门普度》内孔氏对《温疫论》(本书另有著录)的评注部分。自序曰:"孔君书内論疫之言,有顛倒前輩貽害後人之甚者,又不得不為之辨矣。"

此本为该书唯一版本且属家刻本。此书以软体字刻印,又可称为写刻本。

《传症汇编》主要包括三种书,故《总目》著录其子目为三种。若算上"辨孔琐言"(在"五卷终"之后且有自序)及"(温疫)问答"(在"琐言之后",虽然版心上方刻"治疫全书",但页码单列),则可计为五种。故此书内有部分卷端页分别刻有"第一种"至"第五种",但与上述三书或五书均不完全一致,造成这种现象,或是由于部分所刻位置有误。

关于各书成书时间,(1)乾隆三十四年夏氏"治疫全书序",可知成书于乾隆三十四年(1769);(2)乾隆乙未"辨孔琐言自序",表明此书成于乾隆四十年;(3)乾隆四十一年熊氏"自序",系为《痘麻绀珠》所作之序;乾隆四十一年刘序"痢瘧纂要序",可知此二书皆撰成于乾隆四十一年(1776)。

关于各书刻成时间,乾隆四十一年熊氏自序(傳症彙编総序)曰:"乃取治疫之《醒醫六書》詳加考訂,益以同邑喻徵君之《疫病論》,合為六卷,業付梓人。兹復取痢瘧之症,附以泄瀉為《纂要》八卷,麻痘之症為《紺珠》六卷,同授開雕。竊不自揆,顏曰《傳症彙編》。"

据此可知,《治疫全書》最先付梓(且最先刻成前五卷,详见上文卷五末行文字),《痢疟纂要》《痘麻绀珠》二者在《治疫全书》之后成书,并"同授开雕"。

乾隆四十二年"痘麻紺珠序"亦称,"老友熊松園先生……前有《治疫全書》行世";乾隆四十二年熊学桥"傳症全编序"曰:"書成授余讀之,余故樂為仁人君子暢所云云也。"此处的"書成"应指刻成,因在此之前各书均已撰成,且后两种也已于此前一年开雕。

综上,《总目》可在该书版本项"乾隆"之后加上"42 年丁酉(1777)";又,此书作为家刻本,且仅此一个刻本(藏板),故可将版本项"藏板"直接明确为"刻本",即著录为"清乾隆四十二年(1777)西昌熊氏家塾刻本"。

《本味集——史常永医学杂文》中《再谈〈温疫论〉的版本问题》篇认为,"所谓杨润《醒医六书》,实是误著书名与时间。杨润所辑,本名《遵生要集》(按,成书于清嘉庆四年)。'遵生'并不是养生、卫生之意,乃指瘟疫遵守下法则生的意思。""杨润集内《温疫论》乃据《醒医六书》刊本,其中吴又可原序,题为'醒医六书瘟疫原引';康熙五十四年乙未(1715)年补敬堂主人序,题为'醒医六书原序'。恰巧杨润所集亦为六书,即《温疫论》《舌镜》《增补方论》《存存书屋摘抄》(1722)、《咽喉总论》《产宝家传》(1744)等。疑在 1961 年编写《中医图书联合目录》时,只据'醒医六书原序'云云便定名《醒医六书》,则《遵生要集》反而成了副名。原本《醒医六书》至今未见,殆早已亡佚,杨集虽然也是六书,但非《醒医六书》[1]。"

即史氏认为,由于《遵生集要》与《醒医六书》二者所含均为六种书,又均有《温疫论》,且《遵生集要》内《温疫论》序有"醒医六书",致二者被混为一谈。以笔者所见文献,皆载《遵生集要》(与史氏所称《遵生要集》名称略有不同)又名《醒医六书》,甚至有称吴又可《醒医六书》,独史氏此说正确,否则无法解释本馆熊氏此书内序与正文中所提及的"醒医六书";反之,本馆此书也证实了史氏之说,并可进一步推测,《醒医六书》或为康熙五十四年补敬堂主人朱煜所刊行。

参见《温疫论》。

---

[1] 史常永. 本味集:史常永医学杂文 [M]. 北京:中国中医药出版社,2007:56—57.

## 08B05　伤寒瘟疫条辨六卷

清乾隆五十年（1785）孙宏智校刻本本衙藏板　索书号 R254/m4-4

### 一、分册（卷）版本叙录

1 册：首为书名页，以界行分三列，中列刻大字"傷寒瘟疫條辨"，右列上首小字"乹隆乙巳年鎸"，左列下首"本衙藏板"，均为单行行楷；

次为跋，无标题，七行行十六字，行书，末署"乹隆四十九年歲次甲辰桂月平陰朱續孜敬跋"，并有摹刻方形篆字原印二枚，一为阴文"朱續孜印"，一为阳文"雀山"；

次为"傷寒瘟疫條辨序"，九行行二十字，楷体，末署"賜進士及第……莊存與拜叙于大梁學署乾隆四十年歲在乙未孟春之初"，并有摹刻方形篆字原印二枚，一为阴文"莊存與印"，一为阳文"方耕"；

次为序，无标题，八行行十六字，行书，末署"賜進士及第……杭東里人盧文弨序"，并有摹刻方形篆字原印二枚，一为阴文"盧文弨印"，一为阳文"檠齋"；

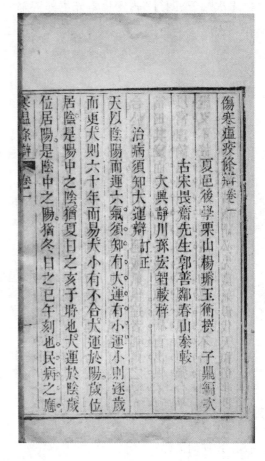

次为跋，无标题，七行行十六字，行书，末署"乾隆乙巳夏五山陰無恙邵颿拜手跋"，并有摹刻方形篆字原印二枚，一为阴文"邵颿之印"，一为阳文"無恙"；

次为序，无标题，七行行十六字，隶书，末署"錢塘袁枚序"，并有摹刻方形篆字原印二枚，一为阴文"袁枚之印"，一为阳文"簡齋"；

次为序，无标题，六行行十三字，行书，末署"乾隆四十九年歲在甲辰仲冬月長至二日晉陽武先振拜謰"；

次为"自序"，七行行十六字，行书，末署"峕」乾隆四十九年歲次甲辰正月既望栗山老人楊璿書于溧水縣署之槐陰軒時年七十有九"，并有摹刻方形篆字原印二枚，一为

阴文"栗山老人",一为阳文"楊璿圖章";

次为"刻傷寒瘟疫條辨序",八行行十六字,楷体,末署"乾隆五十年十一月朔日北平孫宏智叙";

次为"傷寒瘟疫條辯目錄",包括"卷一"至"卷六"各篇目;

次为正文,首页首行"傷寒瘟疫條辯　卷一",二行"夏邑後學栗山楊璿玉衡撰　子鼎編次",三、四行"古宋畏齋先生郭善鄰春山叅校」大興靜川孫宏智較梓",五行"治病須知大運辯　訂正"。

2册:首为"傷寒瘟疫條辯目錄　卷二";次为"傷寒瘟疫條辯　卷二",内容包括"陽證"等。

3册:首为"傷寒瘟疫條辯目錄　卷三";次为"傷寒瘟疫條辯　卷三",内容包括"頭目眩(按,此字缺末笔)"等。

4册:首为"傷寒瘟疫條辯　卷四」醫方目錄";次为卷四(正文),内容包括"醫方辯引""麻黃附子細辛湯"等。

5册:首为"傷寒瘟疫條辯目錄　卷五」醫方目錄";次为卷五(正文),内容包括"吳茱萸湯"等;

次为"跋",末署"戊子春栗山璿書"。

6册:首为"本草類辯目錄　卷六",包括"補劑類"至"吐劑類"各药及"補五種";

末为卷六,内容包括"補劑類"等。

## 二、版本特征描述

正文每半叶九行,行二十字,小字双行同,四周双边,白口,单黑鱼尾,版框18.9 × 13.1 ㎝,开本24.8 × 15.8 ㎝;

版心上方刻"序""寒溫條辯",鱼尾下方分别刻"目錄""卷一∥六""卷二∕三目錄",版心下方刻页码;

原刻有圈点,天头刻有批语如"將一切時氣病说得明白坦亮",行间刻有批注如"栗山曰余讀景岳書得錢氏論而悟";

无圈点,无批校题跋;

品相良好,有修复,无补配;

四眼线装;六册(一函,樟木夹板);

各册书衣右上角分别印有序号"壹"至"陸";

各册均有馆藏6号章、5A章、3A章、3B章,并分别有财产登录号07767~07771,012020。

### 三、版本特色及考证说明

本书又名《寒温条辨》。

此书为杨氏在陈尧道《伤寒辨证》（本书另有著录）一书基础上增润而成。

杨氏撰写此书缘由，卢文弨序说得明白："以古人於病寒病温两者之辨不明，故處方多誤，以至於殺人，而反諉於病之不可瘳（按，同'疗'）也。先生有深痛焉，不惟救耳目所接之人，而且欲救天下之人，此《寒温條辨》之書之所爲作也。"（此序未见于卢氏《抱经堂文集》）

综合本书各序跋及正文卷端页可知：撰者杨氏，名璿，又名璇，字玉横，号栗山。杨氏以号行。

此本属最早刻本（初刊本）。

本馆此部内无"附温病坏症"。

关于成书时间，此书内有乾隆戊子作者自跋，可知此书成于（初撰于）清乾隆三十三年（1768），乾隆四十年庄序亦称书成已数年，乾隆四十九年杨氏七十九岁定稿（自序曰"编次已讫"）。

为考证此书首刊时间与刊刻者，现将四篇序（跋）相关要点摘录如下：

（1）乾隆四十九年朱续孜跋曰："所可惜者，書無刊本，而人苦於謄寫之難，不可以行遠，遂發願創刻是書，捐貲而付梓人……以無負我孫公之意"；

（2）乾隆乙巳（五十年）邵跋称，大都静川孙公欲梓栗山杨先生《寒温条辨》而向其索序；

（3）袁枚序曰："先生此書救世寶書也，而孫君汲汲流布之意……"；

（4）乾隆五十年孙宏智叙曰："自伀兒逝後，合署染此病者幾至十人，驚弓之後，益惶迫不知所從。適明府楊公自溧水来，出其尊甫栗山先生所著《寒温條辨》見示……智於先生之德，無以爲報，爰捐貲付鏤木之工，以廣其傳。"

据上述序跋并参考相关序跋、书名页及正文卷端页，可以确定此书首刊于清乾隆五十年，由孙宏智等捐资并由孙宏智校刻。

故《总目》所著录的最早版本即"清乾隆 49 年甲辰（1784）刻本"，当为相关各馆仅据乾隆四十九年序文所确定，未见孙序、朱邵二跋及书名页所致；而《总目》著录的第二个版本即"清乾隆 50 年乙巳（1785）刻本"宜加入刻书主持者即"孙宏智"；同时，《总目》著录的另一个版本即"清光绪 4 年戊寅（1878）大兴孙宏智刻本"，显然不完整，或为据此本后印或为据此本翻刻。

本馆另藏有三种清光绪刻本，一种民国刻本与两种民国石印本。

《总目》另载有杨氏原撰、李盛卿批校《伤寒瘟疫条辨眉批》。

# 08 临证各科（三）内科

## 08C01　内外伤辨 三卷

明万历二十九年（1601）新安吴勉学校刻本　索书号 R24/m19-1

### 一、分册（卷）版本叙录

1 册：首为"内外伤辩序"，末署"丁未歲"（后缺一行文字，即"重九日東垣老人李杲明之题"）；

次为"内外伤辨目錄"，包括"卷上""卷中""卷下"各篇目；

次为正文，首页首行"内外伤辨卷上"，二、三行"東垣　李　杲　撰」新安　吴勉學　校"，四行"辯陰證陽證"，卷末有"内外傷辨卷上"；

次为"内外傷辩卷中"，内容包括"飲食勞倦論"等，卷末有"内外傷辩卷中"。

2 册：为"内外傷辩卷下"，内容包括"辯内傷飲食用藥所宜所禁"等，末有"内外傷辨卷下　終"。

### 二、版本特征描述

正文每半叶十行，行二十字，小字

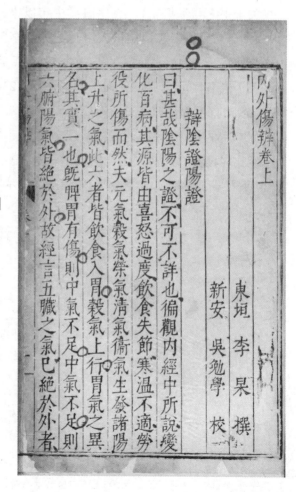

双行同,四周双边,白口,单黑鱼尾,版框 20.0×14.0 ㎝,开本 26.1(金镶玉,原版 23.2)×16.5 ㎝;

版心上方刻"内外傷辨"("辨"或为"辯"),鱼尾下方分别刻"序""目錄""卷上 // 下",版心下方刻页码,(卷下)版心最末刻有字数(如"三百四十八");

原刻无句读;

有墨笔与朱笔圈点,无批校题跋;

品相较好,有部分修复,改装为金镶玉;

四眼线装;二册(与《医贯》同函,全樟木抽屉式定制书匣);

各册书衣右上角分别印有序号"壹""貳";

各册均有馆藏 5A 章,并分别有财产登录号 00140~00141。

## 三、版本特色及考证说明

关于书名与编撰主旨,自序曰:"中年以來,更事頗多,諸所診治,坦然不惑,曾撰《内外傷辯惑論》一篇,以證世人用藥之悮。"李氏为金元四大家之一,因感于时人误治内伤与外感两大类疾病而撰此书,故本书又名(全称)《内外伤辨惑论》。

关于成书时间,李一鸣[①]推断,李东垣在 1231 年完成了本书的初稿,之后或有修改增补,至 1247 年写序时才最后定稿。

此本属早期刻本之一。

经比对,此部与馆藏《古今医统正脉全书》(本书另有著录)中同名书出于同一版片,但印刷早于后者,如卷下首页,较馆藏丛书本版框更完整,文字更清晰。

---

① 李一鸣.《内外伤辨惑论》导读 [J]. 中医文献杂志,2008,26(2):38-39.

## 08C02 症因脉治 四卷

清康熙攸宁堂初刻乾隆博古堂修版民国十一年（1922）重印本　索书号 R25/m6

### 一、分册（卷）版本叙录

　　1 册：首为"序"，七行行十四至十五字不等，行书，末署"康熙四十三年端阳後十日赐进士现任翰林编修同郡沈宗敬书於醉花處"，并有摹刻方形篆字原文二枚，一为阴文"沈宗敬印"，一为阳文"愙庭"；

　　次为"叙"，七行行十四至十六字不等，行草，末署"康熙乙酉除夕赐进士出身现任翰林院编修通家弟查慎行书"，并有摹刻方形篆字原文二枚，一为阴文"查慎行印"，一为阳文"夏重"；

　　次为"證因脈治跋"，六行行十四字，末署"康熙四十七年戊子黓賓朔日年家眷晚弟顧昌朝珮聲氏拜題"，并有摹刻方形篆字原文二枚，一为阴文"顧昌朝印"，一为阳文"珮聲氏"；

　　次为"凡例"，末有"秦皇士識"；

　　次为"症因脈治原序"，末署"崇禎辛巳嘉平月」淡香堂廣野道人秦景明序"；

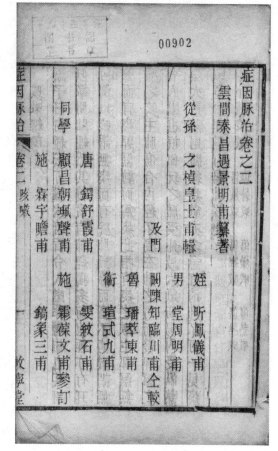

　　次为"症因脈治自序"，末署"旹」康熙四十五年歲在丙戌臘月」秦之楨字皇士纂"；

　　次为"證因脈治目錄"，包括"卷一"至"卷四"各篇目；

　　次为"證因脈治卷一目錄"（实为卷首目录）；

　　次为"論內經金匱中風卒中症因各別治法不同"等"論"六篇；

　　次为正文，首页首行"症因脉治卷之一"，二行上部"雲間秦昌遇景明甫纂著"，三、四行间上部"從孫　之楨皇士甫輯"，十行"中風總論"，卷末有"症因脉治卷一終"。

2 册：为"症因脉治卷之二"，内容包括"咳嗽"等，卷末有"症因脉治卷二終"。

3 册：为"症因脉治卷之三"，内容包括"腫脹摠論"等。

4 册：为"症因脉治卷之四"，内容包括"瘧疾摠論"等。

## 二、版本特征描述

正文每半叶十行，行二十字，小字双行同，左右双边，白口，单黑鱼尾，版框 18.1 × 13.1 ㎝，开本 22.5 × 14.3 ㎝；

版心上方刻"序""跋""症因脉治""論"，鱼尾下方分别刻"卷一凡例""目錄""卷一"、"卷一 // 四"及篇名，版心下方刻页码，版心最末刻"攸寧堂"；

原刻有句读；

无圈点，无批校题跋；

品相较好，有少部分页面破损（缺前书衣），需修复并重新装订；无补配；

四眼线装；四册（一函，樟木夹板）；

各册书衣（第一册无）右上角分别印有序号"貳""叁""肆"，后书衣（第一册无）有日期印（壹玖伍柒年捌月壹拾壹日）；

各册均有馆藏 2 号章，并分别有财产登录号 00901~00904。

## 三、版本特色及考证说明

关于书名来源，秦景明"症因脉治原序"曰："醫有五科，曰脈、曰因、曰病、曰症、曰治，丹溪先生以病症為一，故以四字該之，纂成一帙，名曰《脈因症治》，實為壽世之書……余不諒，敢竊丹溪之餘語，彙成一卷，改名《症因脉治》。先辨其症，次明其因，再切其脈，據症據因據脈用治，庶節節可証而法不謬施，諒必無罪於後世也。""凡例"亦云："（丹溪）先生憑脉尋因尋症施治，暗中摸索，後人苦無下手……今更其名曰《症因脉治》，則四科俱備，開卷了然，亦足以為初學之津梁也。"

此书序跋较为完整，为我们研究其版本情况提供了重要依据，相关内容摘录如下：

崇禎辛巳年秦景明"症因脉治原序"曰："但年邁神衰，恐多疵漏，未敢授梓傳世，待後之賢者詳定而行可也。"

康熙四十三年沈宗敬"序"曰："癸未冬，予以疾告歸，其書適成，會施君宇瞻及昆季……捐資將授梓。"

康熙乙酉除夕查慎行"叙"曰："至季冬單升陳子來入春闱，會家人持方書數卷，名曰《症因脉治》，約五六百帙……既而宇瞻及仲季諸公，捐金鐫刻，以公世用。"

康熙四十五年秦之楨"症因脉治自序"曰："書成之明年，余友施君宇瞻仲季見而悦之,因謂余曰……子為是書以利濟一方,余兄弟為是刻以公天下可乎。"

康熙四十七年顾昌朝跋曰:"予始於攸寧堂中,與秦先生周旋,見其簡易古樸,坦然帖適……故既為之序於前,復為之述於後,誠重之也,誠愛之也。"

据此可以明确或推知以下几点:

（1）此书原由秦景明初撰于明崇祯十四年辛巳（1641）,因其年迈,"恐多疵漏"而未付梓。

（2）此书后由景明之从孙皇士重辑而成,书稿正式完成于康熙四十二年癸未,亦即成书于公元 1703 年。《总目》所著录的成书时间（1706 年）有小误,此或为全书刊成时间。

（3）此书初次开雕不早于康熙四十四年乙酉（1705）冬,极有可能在康熙四十五年。

（4）此书首刻于攸宁堂,并由施氏兄弟出资刊刻。《总目》所著录康熙四十五年刻本应明确为"攸宁堂"刻本。

（5）此书在康熙四十五年已刻成（或初步刻成）,而在康熙四十七年正式刊定印行（面市）,即康熙四十七年与四十五年应为同一版本,故《总目》并未著录康熙四十七年刻本,亦即视其与康熙四十五年本为同一版本。通常情况下,一书在三年内由同一堂号再次雕版的可能性很小,但由其再次修订（版）印行或正式刷印发行则是完全可能的。

（6）此书原应有顾昌朝所作的序文,顾氏为秦皇士同学,参订此书。

此书较有代表性的现代整理本有:1990 年上海科学技术出版社点校本《症因脉治》（冷方南、王齐南点校）"校点前言"称,点校底本为初刻本,即康熙四十五年攸宁堂版,并称 1958 年该社据康熙四十七年攸宁堂版而出版。1998 年中国中医药出版社出版整理本《症因脉治》（王晨等校点）"校注说明"称,"以中国中医研究院图书馆藏清康熙四十七年攸宁堂原刊本乾隆十八年癸酉版（博古堂印行）"为底本。2006 年人民卫生出版社"中医临床必读丛书"本《症因脉治》（郭霞珍等整理）"整理说明"称,初刊本为康熙四十五年攸宁堂刻本,此后有复刻本康熙四十七年攸宁堂藏版（以此为底本）,康熙五十四年上海秦之桢（攸宁堂）重刊本,康熙四十七年攸宁堂原刊本乾隆十八年版归博古堂印行,1922 年上海储梧冈据攸宁堂重刻,近现代有中国医学大成本。

据此三种可知:（1）一般以康熙四十五年攸宁堂为初刻本,康熙四十七年为攸宁堂藏版（顾跋时有或无,故诸家不称该年刻本）;（2）康熙五十四年为攸宁堂重刊本（但本馆此本并无重刊之迹象,却有重印之模糊）;（3）乾隆十八年本为重印康熙四十七年刻本（由博古堂印行或藏版）。

本馆另藏一部相同版本（开本 22.5×14.3 cm,财产登录号 00897~00900）,除欠沈序外，皆同此部(版框与文字残缺处亦完全一致，属同一版片印刷)，惟首末页均钤有朱文长方印(无框)"上/海　储梧冈藏板"。

《总目》著录本馆所藏此两部，一为"清康熙 54 年乙未(1715)攸宁堂刻本"，一为"1922 年上海储梧冈刻本"。

可见，此书虽版本不多(据《总目》所载，含抄本在内仅五个版本，另有中国医学大成本)，但需明确的问题却不少。

本馆此部卷三首页同校者"弘九"(陈仁的字)之"弘"字缺末笔避讳，此字为乾隆时原刻，与该页版刻风格一致，既非在康熙原刻版片上的挖改，更非是民国时的重刻，表明乾隆十八年博古堂重印康熙本时将此页进行了重刻。进一步比较还可发现，卷三首页虽与卷一、卷二首页十分相似，但有错误及不同，如将参订者"字瞻"误刻为"字瞻"，"同校"的"较"字明显较大；此部卷四首页亦为重刻，如"及门"误刻为"反门"，"校"与"参"二字不同于卷一、卷二。此部内各处"玄"字亦均缺笔避讳。

如上所述，馆藏另一部书内"上海储梧冈藏板"七字，并非原版刻印，而是成书后在其首末页另加钤印，与此书刻版无直接关系，仅为"藏版"而已(或加以印行)，即所谓"民国储梧冈刻本"，并非民国重刻，或者说并不存在此刻本，仅是拥有乾隆时的版片而已，此"藏版"并非刻书人的"藏版"。

除版刻相同外，馆藏两部所用纸张亦相同，均属民国时期的机制纸，已严重酸化，发黄发脆，尤其是书衣，有的已分解为数片。

综上，本馆此本为康熙攸宁堂初刻、乾隆时据康熙原版片修版重印(博古堂藏板)、民国时据乾隆时期的修版而重新刷印。

《上海中医药大学中医药古籍善本提要目录》载该馆所藏清乾隆十八年攸宁堂刻本(博古堂藏板)，行款与版框尺寸为"10 行 20 字；半框 19.5×13 cm"(按，攸宁堂本为康熙时刻本)。又载该馆所藏清康熙四十七年(1708)攸宁堂刻本，行款与版框尺寸为"10 行 20 字；半框 19.5×13 cm"。

《总目》另著录有元·朱震亨撰《脉因证治》二卷，与本馆此书之名容易混淆。

# 08 临证各科（四）外科与伤科

## 08D01　外科精要 三卷

清早期刻本　索书号 R26/m20

### 一、分册（卷）版本叙录

首为"外科精要序"，首页钤有朱文长方印（无框）"江都徐氏臧書"，末署"嘉靖戊申歲夏月吉日」賜進士出身承德郎户部陝西清吏司王（按，应为'主'）事成都王詢撰"；

次为"外科精要目錄　薛氏醫按"，包括"卷之上""卷之中""卷之下"（此行空，缺此三字，但有篇目名称）、"續補附錄"各篇名；

首为正文，首页首行"外科精要上卷　薛氏醫按"，二、三行"宋臨　江　陳自明編」明吳郡薛　巳（按，应为'己'）註　新都吳玄有校"，四行"燎發背癰疽灸法用藥第一"；

次为"外科精要中卷　薛氏醫按"，内容包括"癰疽分表裡證論第二十三"等，卷末有"外科精要中卷　畢"；

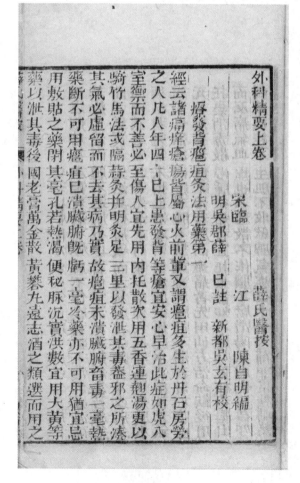

次为"外科精要下卷　薛氏醫按",内容包括"論癰疽麥飯石膏治效第三十九"等;末为"附錄」瘡瘍檃括關鍵處治之法",末有"外科精要下卷　終"。

## 二、版本特征描述

正文每半叶十二行,行二十四字,小字双行同(或三十二字),四周单边或左右双边,白口,单黑鱼尾,版框 19.6×13.7 ㎝,开本 24.4×15.8 ㎝;

版心上方刻"薛氏醫按",鱼尾下方分别刻"外科精要序""外科精要目錄""外科精要上 // 下卷",版心下方刻页码,版心最末刻有字数;

原刻无句读,正文有图如"忍冬藤圖",有断版痕迹;

无圈点,无批校题跋;

品相良好,无修复,无补配;

四眼线装;一册(一函,樟木夹板);

书衣题签处墨书"外科精要上中下卷",书根有墨书"外科精要上中下卷";

有馆藏 6 号章及财产登录号 06408。

## 三、版本特色及考证说明

此书原为宋代陈自明编著,分为上、中、下三卷,后经明代名医薛己校注增补。明嘉靖丁未薛己"序"曰:"外科,蓋指瘡瘍門言也。上古無外科專名,實昉於季世,後人遂分内外為二科……余於時自忌淺鄙,漫倣元本之所既備而未悉者,斷以愚意而折衷之,仍其舊名,釐為四卷。其補錄一卷,則出余管見。"(转引自人民卫生出版社 1982 年排印本《外科精要》,其所据为明版本)

本书又名《外科宝鉴》。

此本属《薛氏醫按》丛书零种。

此部首页有钤印"江都徐氏藏书",表明曾为徐兆丰旧藏。徐兆丰,字乃秋,号癯道人。清代扬州文士、学者、书画家。江苏江都(今扬州)人,同治十二年(1873)进士,改庶吉士,居刑部十余年。后任福建邵武知府、兴泉永道、延建邵道。

本馆另藏有石印本,以及《薛氏医案二十四种》清嘉庆书业堂刻本(残本)。

《总目》另著录有日本刻本《(真本)外科精要》三卷,以及清·冯兆张撰《外科精要》(见《冯氏锦囊秘录》,本书另有著录)。

## 08D02　外科理例 七卷附方一卷

明嘉靖刻崇祯祁门朴墅精舍增刻石山医案八种印本　索书号 R26/m1

## 一、分册（卷）版本叙录

1 册：首为"外科理例前序"，八行行十六字，楷体，末署"嘉靖辛卯冬十一月长至日祁门汪机识"，并有摹刻似方形篆字阳文原印二枚，一为"石山"，一为"省之"；

次为牌记，版框内刻大字"外科理例"；

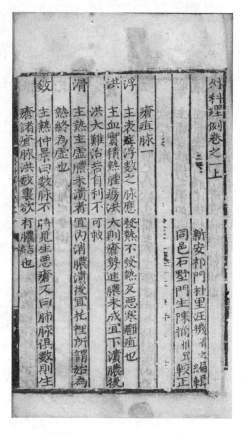

次为"外科理例序"，八行行十六字，行草，末署"新安祁门石墅陈（桷）书"，并有摹刻方形篆字阳文原印"惟宜"；

次为"外科理例目录"，包括"卷之一上"至"卷之三上"，"卷之四下"至"卷之六下"，"卷之七"及"补遗"各篇目，末有"外科理例目录终"；

次为正文，首页首行"外科理例卷之一上"，二行"新安祁门朴里汪机（省之）编辑"，三行"同邑石墅门生陈桷（惟宜）较正"，五行"疮疽脉一"，卷末有"外科理例卷之一终"；

次为"外科理例卷之二"，内容包括"论十六味流气饮五十六"等，卷末有"外科理例卷之二终"（以下第三册各卷末分别有"外科理例卷之五 // 七终"）；

后书衣贴有售书标签"中國書店標價籤」编号 6092527　本数 4　定價 16.00"。

2 册：首为"外科理例卷之三上"，内容包括"头面赤肿一百"等，卷末有"理例卷之三终"；

次为"外科理例卷之四下"（以下第三册各卷次后均有"下"字），内容包括"便毒一□六"（"一□六"应为"一百六"）等，卷末有"外科理例卷之四终下"。

3 册：首为卷五，内容包括"臂疽乙百十五"等；次为卷六，内容包括"脱疽百十九"等；次为卷七，内容包括"天泡疮百三十"等。

4 册：首为"外科理例附方目錄"，末有"外科理例附方目錄終"；

末为"外科理例附方"。（按目录，本卷缺最末四方，即"水澄膏""枯藥""連翹飲子""復元通氣散"，亦即卷末缺一页。但经查阅与本馆版本相同的《四库提要著录丛书》内影印本《外科理例》，"枯藥"一方原未刊刻，故本馆此书实际所缺为三方）

## 二、版本特征描述

正文每半叶十二行，行二十三字，小字双行同，四周单边，（上下均为）黑口，双顺黑鱼尾，版框 19.4×13.1 ㎝，开本 24.3×16.1 ㎝；

版心上方刻"外科目錄"，上鱼尾之下方分别刻"外科序""外科理例卷之一//七""外方目錄""外方"，下鱼尾之下刻页码；

原刻无句读；有个别断版痕迹；

无圈点，无批校题跋；

品相良好，无修复，无补配；

四眼线装；全书四册（与《外科枢要》同函，全樟木抽屉式定制书盒）；

各册书衣右上角分别印有序号"壹"至"肆"；

各册均有馆藏 5A 章，并分别有财产登录号 00017~00020。

## 三、版本特色及考证说明

关于书名，自序曰："名曰《外科理例》，盖其中古人所論治無非理也，學者倣其例而推廣之于焉，而求古人不言之妙旨，庶幾小不惧己，大不惧人抑，亦有補於將來矣。"

《四库全书》收录《外科理例》七卷《附方》一卷。

此部 2015 年入选首批《安徽省珍贵古籍名录》："00111 外科理例七卷补遗一卷附方一卷 （明）汪机撰 明嘉靖刻崇祯祁门朴墅精舍增刻石山医案八种印本 安徽中医药大学图书馆"。

此本为早期刻本之一，《总目》著录为"明嘉靖祁门朴墅汪氏刻本"。

从卷次标识看，此部前三卷为"上"，后四卷为"下"，即正文（不含附方）可分为两大部分。但目录与正文卷次标识（"上"或"下"）不完全相同，如目录"卷之二上""卷之七"，正文分别作"卷之二""卷之七下"。

《四库提要著录丛书》子部第 16 册内有影印《外科理例》七卷补遗一卷附方一卷，底本为明祁门朴墅刻《石山医案》本。此书与本馆所藏之本一致，唯其缺书牌。

## **08D03  外科枢要**四卷

明隆庆五年（1571）刻本  索书号 R26/m32

### 一、分册（卷）版本叙录

1 册：书衣背面蘸水笔书写"月盒草堂藏板"；书名页题写大字"外科樞要"；

首为"刻外科樞要序"，八行行十六字，楷体，末署"隆慶辛未夏五旣望檇李沈啓原道卿譔"；

次为"外科樞要目錄"，包括"卷一"至"卷四"各篇目，末有"目錄  畢"；

次为正文，首页首行"外科樞要卷一"，二行"吳郡立齋薛  巳（按，应为'己'）著"，三行"姪勉學校錄"，四行"論瘡瘍二十六脉所主"；

次为"外科樞要卷二"，内容包括"腦疽  一"等；

后书衣盖有售书印"编号 34328  2 册  售价 1.60」合肥古笈书店"。

2 册：首为"外科樞要卷三"，内容包括"臀癰  一"等；

末为"外科樞要卷四"，内容包括"治瘡瘍各症附方"等。

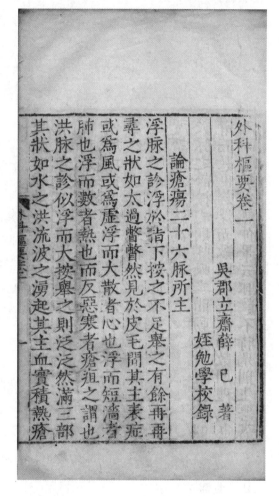

### 二、版本特征描述

正文每半叶十行，行十八字，小字双行同，左右双边间四周单边，白口，单黑鱼尾，版框 18.6×14.2 ㎝，开本 26.6×16.7 ㎝；

版心上方刻无刻字，鱼尾下方分别刻"外科樞要序""外科樞要目錄""外科樞要卷一∥四"，版心下方刻页码，版心最末刻"袁宸刊"；

原刻无句读,正文有图,有墨钉(墨等);

无圈点,有朱笔画线,有墨笔夹批如"病原";

品相较好,无修复,无补配;

四眼线装;二册(与《外科理例》同函,全樟木抽屉式定制书匣);

各册书衣题签处均墨书"外科枢要",书根均有墨书"外科枢要",书衣右上角分别印有序号"壹""贰";

各册均有藏1号章、3B章、4号章,并分别有财产登录号010410~010411。

## 三、版本特色及考证说明

《四库全书》收录的《薛氏医案》内有《外科枢要》四卷。

此本为已知的现存最早刻本。

《总目》著录本馆此部为"明隆庆刻本",另著录有"明隆庆5年辛未(1571)沈启原刻本"(存一部,藏于上海图书馆),因本馆此本有隆庆五年辛未沈启原刻此书序(参上),故二者可能为同一版本。

此书亦见于《薛氏医案》。《中国古籍善本总目》第3册,其中记载明万历刻本《薛氏医案》二十四种的行款为十行二十字,明陈长卿刻本《薛氏医案》二十四种的行款为十行二十字,明崇祯元年朱明刻本《薛氏医书》十六种的行款为九行十九字,明崇祯五年胡氏十竹斋刻本《薛氏医按》六种的行款不详,此书仅中国中医科学院图书馆收藏。登录该馆网站,知该馆未藏《薛氏医按》六种,而藏有《十竹斋刊袖珍本医书》十三种,既然是袖珍本,开本必然较小,因此可以初步肯定本馆藏《外科枢要》非《薛氏医案》另种,而是收入《薛氏医案》前的单刻本。

此本的刻工为袁宸,据《中国古籍版刻辞典①》载,袁宸为"明嘉靖间苏州人,刻字工人"。曾刻过多种书籍,最初在嘉靖三十四年(1555)参加刻《类笺唐王右丞诗集》(奇字斋本),迟至万历七年(1579),参加刻《文心雕龙》(猗兰堂本)、《通州志》。《中国古籍版刻辞典》未记载袁宸刻《外科枢要》,此本的刻工为袁宸,可补《中国古籍版刻辞典》记载之遗漏。

既然袁宸是苏州刻工,因此可以考虑隆庆五年刻本《外科枢要》大概刻于苏州。

---

① 瞿冕良. 中国古籍版刻辞典: 增订本 [M]. 苏州: 苏州大学出版社, 2009: 674.

## 08D04　疡疡经验全书十三卷

清康熙五十六年（1717）据五桂堂本重刻本浩然楼藏版　索书号 R26/m3-1

### 一、分册（卷）版本叙录

1 册：首为书名页，以界行分为三列，中列刻大字"寶太師全書"，右列上首双行小字"照宋刻秘本較／對一字無訛"，下首单行小字"翻刻必究"，左列上下首均为单行小字"外科精選""浩然樓藏板"，书首小字横署"康熙丁酉重鐫"；

次为"序"，五行行十字，首页钤有朱文方印二枚，即"楊"（印 1）、"文燾"（印 2），末署"隆慶三年……吳郡申時行書"，并有摹刻篆字原印三枚，一为长方形阳文"瑤泉"，一为方形阴文"狀元之章"，一为方形阳文"鳳池清暇"；

次为"序"，六行行十二字，末署"康熙丁酉菊秋桐川陳廷柱識"，并有摹刻方形篆字原印三枚，一为阴文"陳廷柱印"，一为阳文"友恭氏"，一为阳文"浩然樓"；

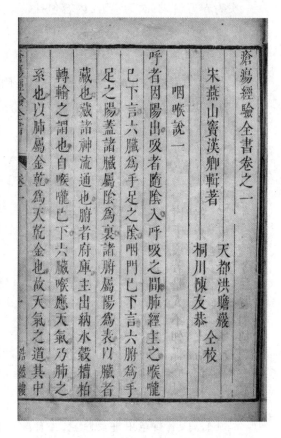

次为"瘡瘍經驗全書總目"，包括"第一卷"至"第十三卷"各篇目，末署"此書悉依五桂堂原本重鐫，兼將宋刻秘本較訂，一字無訛，識者珍焉毋忽　浩然樓書"；

次为"瘡瘍經驗全書目錄」第一卷"；

次为正文，首页首行"瘡瘍經驗全書卷之一"，相当于二、三行间（上部）"宋燕山寶漢卿輯著"，二、三行（下部）"天都洪瞻巖」桐川陳友恭 （仝校）"，四行（或称五行）"咽喉說一"，卷末有"瘡瘍經驗全書卷之一"；

后书衣贴有售书标签"类别乙类　册数 8　售价 8.00"。

2 册：首为"瘡瘍經驗全書目錄」第二卷"（以下各卷正文前分别有"瘡瘍經驗全書目錄」第三／十三卷"）；

次为"瘡瘍經驗全書卷之二"（以下各卷正文卷端分别有"瘡瘍經驗全書卷之三∥十三"），内容包括"發腦"等,卷末有"瘡瘍經驗全書卷之二"（以下除卷六外,卷三至卷九末分别有"瘡瘍經驗全書卷之三∥九"）;

次为卷三目录;次为卷三,内容包括"肺疽肺癰"等。

3册:书衣缺失;首为卷四目录;次为卷四,内容包括"手心毒"等;

次为卷五目录;次为卷五,内容包括"肩疽鼠疽"等。

4册:首为卷六目录;次为卷六,内容包括"鶴膝風"等;

次为卷七目录;次为卷七,内容包括"大麻風毒"等。

5册:首为卷八目录;次为卷八,内容包括"小兒痘症"等;

次为卷九目录;次为卷九,内容包括"瘡瘍總論"等。

6册:首为卷十目录;次为卷十,内容包括"炮製法"等(本卷最末缺半页)。

7册:首为卷十一目录;次为卷十一,内容包括"世傳秘方"等;

次为卷十二目录;次为卷十二,内容包括"世傳秘方"等。

8册:首为卷十三目录;末为卷十三,内容包括"黴瘡秘錄總說"等。

## 二、版本特征描述

正文每半叶十行(正文首页略有不同),行二十字,小字双行同,左右双边,白口,单黑鱼尾,版框 20.5×14.5 cm,开本 23.6×15.6 cm;

版心上方刻"序""瘡瘍經驗全書",鱼尾下方分别刻"總目""卷一∥十三目錄""卷一∥十三",版心下方刻页码,版心最末刻"浩然樓";

原刻无句读,正文有图如"纏喉風";

有朱笔与墨笔圈点,无批校题跋;

品相较好,有少量虫蛀待修复,无补配;

四眼线装;八册(一函,樟木夹板);

各册书衣(存者)均有墨书"瘡瘍經驗",书衣右上角分别印有序号"壹"至"捌"（欠"叁"）,并分别有墨书"金""石""丝"（缺）、"竹""匏""土""革"（缺）、"木";各册首页均钤有朱文方印"季维",部分册内有朱文长方印(四周饰以花纹)"有盛號";

各册均有馆藏 1 号章(第 8 册为馆藏 5A 章),并分别有财产登录号 06419~06426。

## 三、版本特色及考证说明

本书又名《竇太師瘡瘍經驗全書》《竇氏外科全書》《竇太師外科全書》。

《四库全书·医家类存目》收录《疮疡经验全书》十三卷。

此本属早期刻本，为十三卷本中的最早刻本。

明五桂堂刻本为十二卷，清康熙五十六年浩然楼刻本在本书第十二卷"怪症及妇儿杂症"之后另增加"霉疮秘录总说"为第十三卷。

干祖望[①]认为此书写于明末而非宋代，赞同《四库全书总目》之说，即为明代窦梦麟所撰而托名其祖宋代窦汉卿，同时认为申时行序文亦是伪作。此说证据充分，可信度高。

《中国古籍版刻辞典[②]》载，浩然楼为清康熙间人洪瞻岩的室名。刻印过宋窦汉卿《疮疡经验全书》（一名《窦氏外科全书》）13 卷。

《中医古籍珍本集成[③]》内收录有此书，称以明五桂堂刻本为底本影印。其书名页刻有文字三列"寶太師著」外科全書」舒白梓行"，全书十二卷，基本特征为：

正文每半叶九行，行二十二字，小字双行不等，四周单边，白口，单黑鱼尾；版心上方无刻字，鱼尾下方刻"五桂堂精选一卷"等，版心下方刻页码，版心末有刻工名字；正文有图。

《上海中医药大学中医药古籍善本提要目录》载该馆所藏明代三衢大酉堂刻本（重校宋窦太师疮疡经验全书）与清康熙五十六年浩然楼刻本，行款与版框尺寸分别为"9 行 22 字；半框 22×12 ㎝"（存卷 7）与"10 行 20 字；半框 20.5×14 ㎝"。

---

① 干祖望. 《疮疡经验全书》——伪书话题之三 [J]. 江苏中医，2001，22（6）：30.
② 瞿冕良. 中国古籍版刻辞典：增订本 [M]. 苏州：苏州大学出版社，2009：745.
③ 周仲瑛，于文明. 中医古籍珍本集成 外伤科卷 疮疡经验全书 上册 [M]. 邸若虹，校注. 长沙：湖南科学技术出版社，2014.

## 08D05 疡科选粹 八卷

清康熙四十六年（1707）浔溪达尊堂刻本　索书号 R26/m12-1

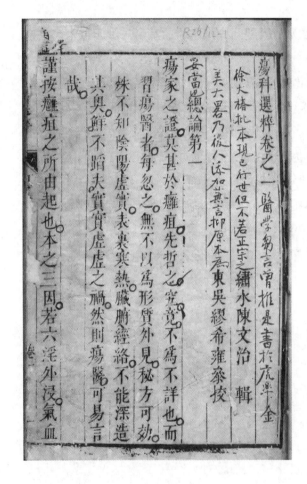

### 一、分册（卷）版本叙录

1册：首为"疡科秘旨叙"，五行行十二字，行楷，末署"崇禎元年戊辰夏至日彭宗孟撰"，并有摹刻方形篆字阴文原印二枚，一为"彭宗孟印"，一为"十海渔人"；

次为"疡科选粹总目"，包括"第一卷"至"第六卷"各篇目（81篇）；

次为正文，首页首行"疡科选粹卷之一"（首页首行末刻有"金"字，以下各卷相应位置分别刻"石""丝""竹""匏""土"字），二行"繡水陈文治　辑"，三行"東吴繆希雍条校"，四行"總論第一"。

2册：首为"疡科选粹目錄」第二卷"（以下各册首页分别有"疡科选粹目錄」第三//六卷"）；

次为"疡科选粹卷之二"（以下各卷正文卷端分别有"疡科选粹卷之三//六"），内容包括"癰疽用藥論第十七"等。

3册：首为卷三目录，末有"疡科选粹目錄卷之三　終"；

次为卷三，内容包括"癰疽兼證第二十五"等。

4册：首为卷四目录，末有"疡科选粹卷之四目錄　終"；

次为卷四，内容包括"頸項疡第四十三"等（按目录，此卷缺"懸癰第六十"篇）。

5册：首为卷五目录；次为卷五，内容包括"臀癰第六十一"等，末有"疡科选粹卷之五　終"。

6 册：首为卷六目录，末有"瘍科選粹卷之□目錄　終"；

末为卷六，内容包括"癩風第七十二"等，末二页有破损并另缺最末半页。

## 二、版本特征描述

正文每半叶十行，行二十字，小字双行同，左右双边，白口，单黑鱼尾，版框 21.1×14.3 ㎝，开本 23.4×16.1 ㎝；

版心上方刻"瘍科選粹"，鱼尾下方分别刻"總目""目錄"、篇目简名或病名，版心下方刻"卷一∥六"，版心最末刻页码；

原刻无句读，正文有图；

有墨笔圈点，天头有墨批如"千古不易之策也"，正文有墨笔夹批如"徐大椿批本现已行世，但不若正宗之美……"；

品相较好，有少部分虫蛀及破损已修复，无补配；

四眼线装；六册（一函，樟木夹板）；

各册书衣右上角分别印有序号"壹"至"陆"，后书衣有日期印（壹玖伍柒年柒月叁拾壹日）；

各册均有馆藏 2 号章、3B 章、4 号章，并分别有财产登录号 010394~010399。

## 三、版本特色及考证说明

此本属早期刻本。

对照古籍实物及诸家书目记载，此本缺革、木两册，分别对应卷七、卷八。本馆此本目录为第一卷至第六卷各篇目，其第六卷末篇"血風瘡第八十一"之后一栏内的"第七卷"三字被抹去，此后第七卷与第八卷各篇目被全部裁去，而正文亦为六卷，与目录一致。若不对照其他实物或文献记载，很容易认为是全本（本馆即曾当作全本著录），此当是书商作伪，以残本充全本。

本馆另藏有清刻本、两种民国石印本。

《中国本草全书》收录有据康熙四十六年浔溪达尊堂刻本影印《瘍科选粹》的部分内容（包括卷一的两页及卷二前八页），与本馆藏本版式完全一致，但不及本馆清晰。

超星电子图书有达尊堂本，其书名页以界行分三列，中列刻大字"瘍科選粹"，右列上首小字"繆仲醇先生訂定"，左列下首小字"潯溪達尊堂藏板"。可见，本馆此本缺书名页。

《中国古籍善本总目》载有"瘍科選粹八卷　明陳文治撰　明崇禎元年許僖刻

本 十行二十字,白口,左右雙邊[①]"。

《上海中医药大学中医药古籍善本提要目录》载该馆所藏清康熙四十六年(1707)浔溪达尊堂刻本,行款与版框尺寸为"10行20字;半框21×14㎝"(缪仲淳先生原本)。

———————————

① 翁连溪. 中国古籍善本总目 [M]. 北京:线装书局,2005:860.

## 08D06　洞天奥旨 十六卷

清乾隆五十五年（1790）山阴陈氏大雅堂刻本　索书号 R26/m21

### 一、分册（卷）版本叙录

1 册：首为书名页，以界行分三列，中列刻大字"外科秘録"，右列上首双行小字"會稽陶尚白先生鑑㝎」山陰陳遠公先生述著"，左列下首小字"大雅堂藏板"，书首小字横署"洞天奥㫖"，皆为楷体；

次为"洞天奥㫖序"，八行行十二至十四字不等，行书，首页有摹刻似长方形篆字阳文原印"志在蓬莱"，末署"山陰陳士鐸字敬之號遠公別號朱華子題于燕市時」康熙甲戌仲冬望浅三日也"，并有摹刻方形篆字原印二枚，一为阴文"陳士鐸印"，一为阳文"遠公"；

次为"洞天奥旨」凡例"，末署"大雅堂主人遠公識"；

次为"洞天奥旨目録"，包括"卷一"至"卷十六"各篇目；

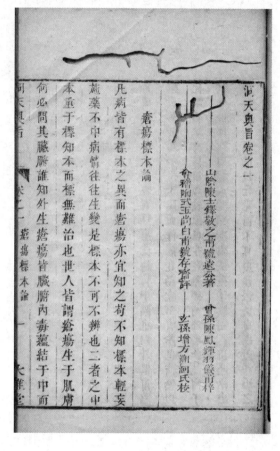

卷一前冠图十四幅，包括十二经络图（如"手太陰肺經"）及督任二脉经图；

次为正文，首页首行"洞天奥旨卷之一"，二、三行间"山陰陳士鐸敬之甫號遠公著　曾孫陳鳳輝羽儀甫梓"，三、四行间"會稽陶式玉尚白甫號存齋評　玄（按，此字缺末笔）孫增方溯洄氏校"，五行"瘡瘍標本論"，卷末有"洞天奥旨卷之一終"；

次为"洞天奥旨卷之二"（以下各卷正文卷端分别有"洞天奥旨卷之三 // 十六"），内容包括"瘡瘍生死論"等，末有"洞天奥旨卷之三終"（该页应为第三卷末页，错装于此；卷二最末缺半页）。

2 册：首为卷三，内容包括"瘡瘍生于富貴論"等，卷末有"洞天奥旨卷之三終"（此页与第一册末页完全相同）；

次为卷四,内容包括"瘡瘍敷藥論"等；

次为卷五,内容包括"背發"等；

次为卷六,内容包括"胸乳上癸"等,卷末有"洞天奧旨卷之六終"。

3 册:首为卷七,内容包括"骨癰"等；

次为卷八,内容包括"疔瘡"等,卷末有"洞天奧旨卷之八終"；

次为卷九,内容包括"杖瘡"等,卷末有"洞天奧旨卷之九終"。

4 册:首为卷十,内容包括"鼻瘜鼻痔"等；

次为卷十一,内容包括"風熱瘡"等,卷末有"洞天奧旨卷之十一終"；

次为卷十二,内容包括"走馬牙疳"等,卷末有"洞天奧旨卷之十二終"。

5 册:首为卷十三,内容包括"跌打損傷瘡"等；

次为卷十四,内容包括"瘡瘍腫潰諸方"等,卷末有"洞天奧旨卷之十四終"。

6 册:首为卷十五,内容包括"瘡瘍刀鍼法"等,卷末有"洞天奧旨卷之十五終"；

末为卷十六,内容包括"雄黃燈"等。

## 二、版本特征描述

正文每半叶九行,行二十二字,小字双行同,左右双边,白口,单黑鱼尾,版框 17.6 × 13.6 ㎝,开本 23.1 × 15.0 ㎝；

版心上方刻"陳序""洞天奧旨",鱼尾下方分别刻"凡例""目錄"、"卷之一 // 十六"及篇名,版心下方刻页码,版心最末刻"大雅堂"；

原刻无句读；

有朱笔圈点,无批校题跋；

品相较好,有虫蛀待修复(个别有朱笔补字),无补配；

四眼线装;六册(一函,蓝皮硬纸板书盒)；

第二至第六册第二书衣(或第三书衣)题签处均有墨书"洞天奧旨外科秘錄",并分别墨书"卷三 / 四 / 五 / 六""卷七 / 八 / 九""卷十 / 十一 / 十二""卷十三 / 十四""卷十五 / 十六";第二至第六册之第二或第三书衣(第五、六册另有扉页,第六册并有后书衣)均有墨书各篇名(或方名);各册书衣右上角分别印有序号"壹"至"陸",第二后书衣均有日期印(壹玖伍柒年柒月叁拾壹日);各册首页均有钤印二枚,即白文圆印"萧"、朱文长方印"秋山寶之"；

各册均有馆藏 1 号章及 2 号章,并分别有财产登录号 07500~07505。

### 三、版本特色及考证说明

关于书名，自序云："名曰《洞天奥旨》。谈醫用药，無非本诸洞天之傳也。"据《汉语大词典》，洞天："道教称神仙的居处，意谓洞中别有天地。"奥旨："奥义；要旨。"

本书又名《外科秘录》，《中医文献学辞典》称又名"外彻秘录[①]"。疑属文字录入错误。

此部为现存最早刻本，惟缺陶式玉序与陈凤辉跋。

此书的早期刻本，孙光荣等点校《洞天奥旨》（1992 年中医古籍出版社）"前言"称，本书始成于公元 1694 年（清·康熙三十三年），初刻于 1790 年（清·乾隆五十五年）。笔者以为，据此点校本内所载陈凤辉跋（详下）的时间可知，《总目》所著录此书的最早版本"清康熙 33 年甲戌（1694）陈凤辉刻本古越大雅堂藏板"有误。柳长华亦认为"今存最早的刊本是乾隆五十五年大雅堂本。今本前有康熙三十六年陶式玉的序，但是否即是康熙间的刊本，今已不得详考[②]"。此书流通较广，至民国时，刻本已有十余种。柳氏认为"以大雅堂刻本为最善"。

陈氏诸书的真正撰者，一直有不同说法。如孙光荣等（同上）称此书"一说为傅山之作"。王小芸[③]从中医文献角度对《青囊秘诀》与《洞天奥旨》二书的关系进行了较为细致的考察，发现虽然二者的形制和规模相差较大，但具有极强的同源性。以下将此书陈氏自序、凡例及陈凤辉跋相关内容附后供进一步研究参考。

康熙甲戌自序曰："醫不窮理，不可谈醫，藥不執方，不可用药，以醫藥之難精也。鐸性喜刀圭，然而獲效者半，每致嘆於無師也。康熙丁卯秋，遇岐伯天師於燕市，谭醫者五閱月。凡脏腑、經絡、陰陽、色脉、氣血、順逆、邪正、虛實、寒熱異同，罔不盡言無隱，且遍傳方術，試之多奇驗。鐸信師之深，退而著述，若《素问》，若《靈樞》，若《六氣新編》，若《辨證錄》，俱已告竣，計八千纸有奇，亦可謂書之富矣……鐸痛悯久之，因再著兹编，名曰《洞天奥旨》。"

"凡例"曰："鐸遇天師岐伯，首講靈素二書，俱載有癰疽之篇，論之甚詳。鐸憫近今人患瘡瘍者衆，加意訊質，天師娓娓言之，鐸記憶不敢忘，今彙成全書云。""鐸自遇聖師已歷年所，所著醫書約八千餘纸，頗倦命筆。伏思聖師傳我異術，秘而失宣難逃罪譴，而救濟心懷，故振興惰氣，再肆文瀾，續成兹编云。"

陈凤辉跋曰："曾祖远公……遂究心于医学焉。一日夜深独坐，忽有二老者扣扉而进，衣冠整肃，所与谈皆青囊之术，情意真切，指示详明，盘桓两月余。临别时谓公曰：

① 赵法新，胡永信，雷新强，等. 中医文献学辞典 [M]. 北京：中医古籍出版社，2000：325.
② 陈士铎. 陈士铎医学全书 [M]. 柳长华，主编. 北京：中国中医药出版社，1999：校注说明 3.
③ 王小芸.《青囊秘诀》与《洞天奥旨》关系的文献考察 [J]. 山西中医，2005，21（6）：47-49.

子可出而救世矣。言讫不见，公始识其为仙子也。由是闭户著书，阐发医理二十余种。所著《素》、《灵》、《本草》、《伤寒》、《六气》、《外经微言》、《石室秘录》、《辨证录》、《脏腑精鉴》、《脉诀阐微》、《辨证玉函》等书，付梓行世已历有年所矣。第前所刊者，俱系内科，而外科不与焉……时乾隆庚戌花朝曾孙风辉谨跋。"

本馆另藏有清光绪刻本及民国石印本等。

《上海中医药大学中医药古籍善本提要目录》载该馆所藏清康熙三十三年古越大雅堂原刻本、清康熙三十七年刻本聚贤堂藏版、清乾隆五十五年刻本，行款均为"9行22字"，版框尺寸前二者为"半框17.5×13 cm"，后者为"半框18×13 cm"。

参见《本草新编》。

# 08 临证各科（五）女科

## 08E01 女科百问 二卷

清乾隆六十年（1795）聚锦堂藏版本　索书号 R271/m13

### 一、分册（卷）版本叙录

　　1册：首为书名页，以界行分三列，中列刻大字"女科百問"，右列上首小字"太醫院齊仲甫先生輯"，左列上首"附產寶雜錄"，左列下首"聚錦堂藏板"，书首小字横署"乹隆乙卯年新鐫"，皆为楷体；

　　次为"女科百問序"，末署"隆慶辛未夏……石城居士許穀譔"；

　　次为"女科百問"（序），末署"崇禎庚辰歲……烏程閔齊伋序"；

　　次为"女科百問序"，末署"旹嘉泰庚辰春二月吉旦太醫局教授齊仲甫謹序"；

　　次为"女科百問目上"；

　　次为正文，首页首行"女科百問卷上"，二、三行"門生翰林醫證入內內宿壽明慈睿殿應奉／侍衛步軍司醫官兼太醫局教授齊仲甫撰"，四行"第一問精血以分男女之本源者何也"。

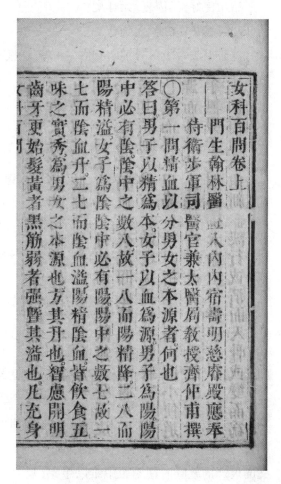

2 册：首为"女科百問目下"；

末为"女科百問卷下"，内容包括"第五十一問男女受形之始何以别之"等（至第一百问）；

后书衣贴有售书标签"杭州／新中國書店／經售」地址：解放街 588—590 號 ￥3.00"。

## 二、版本特征描述

正文每半叶十行，行十九字，小字双行同，四周双边，白口，无鱼尾，版框 19.5×13.0 cm，开本 23.8×15.4 cm；

版心上方刻"女科百問"，版心中部无刻字，版心最末分别刻"許序""序""原序""目上""上""目下""下"及各自序号（页码）；

原刻有圈点，个别版面较模糊，有断版现象；

无圈点，有墨笔校（描）字，无批注题跋；

品相良好，无修复，无补配；

四眼线装；二册（无函套）；

各册书衣右上角分别印有序号"壹""贰"，后书衣均有日期印（壹玖伍柒年捌月贰拾陆日）；

各册均有馆藏 2 号章，并分别有财产登录号 06262~06263。

## 三、版本特色及考证说明

据书名页，本书缺附录（产宝杂录），故馆方据此著录为残本。本馆此书正文至第一百问内容均完整无缺，上下两册各为五十问，若附《产宝杂录》，或应另为一册。

《总目》著录此书有"清乾隆 60 年乙卯（1795）聚锦堂刻本"，但未载此版本有附录，而仅载"明崇祯 13 年庚辰（1640）乌程闵氏刻本"附有《产宝杂录》，也未载本馆藏有该书的任何版本。

《总目》另著录国家图书馆藏有《产宝杂录》，版本为"明崇祯 13 年庚辰（1640）闵齐伋刻本（附芸窗万选方）"。

关于此书版本，有以下三个明显特点：（1）版式与所见清代的多数刻本有明显不同，如版心最末刻有卷次及页码，版心未刻鱼尾或其他相应标记（如短横线）；（2）有明显的断版现象，甚至有个别断版未完全对齐即刷印；文字锋芒多失，有部分文字比较模糊；上述情况表明原刻版片已有较长的保存时间；（3）关于避讳字，此书内"玄理""玄胡索""玄及""眩"等内"玄"字均不避讳，甚至连"弘"字亦不避讳，这种现象发生在文网极严的乾隆时期刻版中难以想象；反之，此书内的"由"字均刻作"繇"，虽可能为撰者、写手或刻工等的用字习惯,但也不能排除属明代避讳。

综上,结合本书书名页所刻的附录,笔者推测此书为明崇祯乌程闵氏所刻版片,清乾隆时加以重印,并新刻了书名页;书名页内的"聚锦堂藏板"仅表明此为藏版处,与刻书无关;所谓"乹隆乙卯年新镌",则疑是印刷年;即此本并未新刻除书名页外的任何版片,亦未见对原版片的明显修补痕迹。这种明刻清印的现象亦并非罕见,《古今医统正脉全书》(本书另有著录)即是一例。本书的特别之处在于用前代的版片当作后来的版本,或是出于节约成本与时间的考虑,与通常不良书商为逐利将后期刻本充作早期版本的行为正好相反。

关于闵氏刻书,陶湘《书目丛刊①》内首种《明吴兴闵板书目》载有傅序、陶序并附"志传",其中傅增湘序曰:"明季吴兴闵齐伋,创朱墨及五色套版。"陶湘序曰:"尝考颜色套印书,始于明季吴兴闵齐伋遇五氏。"所附《乌程县志》云:"闵齐伋,字及五,号寓五,又号遇五。明诸生,不求进取,耽著述。世所传朱墨字板,五色字板,谓之'闵板',多为其所刻。著有《六书通》,盛行于世。"

《上海中医药大学中医药古籍善本提要目录》载该馆所藏清康熙四十二年燕贻堂刻本与清乾隆六十年聚锦堂刻本,行款与版框尺寸均为"10 行 19 字;半框 19.5×12.5 cm"。

《女科百问》一书,观齐氏自序作于"嘉泰庚辰",然查《中国历史纪年表》,南宋宁宗嘉泰年号仅有四年,即辛酉、壬戌、癸亥、甲子,而庚辰岁乃是宁宗嘉定十三年(1220)。故"嘉泰"当属"嘉定"之误,据此本书应成于公元 1220 年。

---

① 陶湘. 书目丛刊 [M]. 窦水勇, 校点. 沈阳: 辽宁教育出版社, 2000: 3, 5, 7.

## 08E02 济阴纲目十四卷附保生碎事

清金阊书业堂刻本　索书号 R271/m2

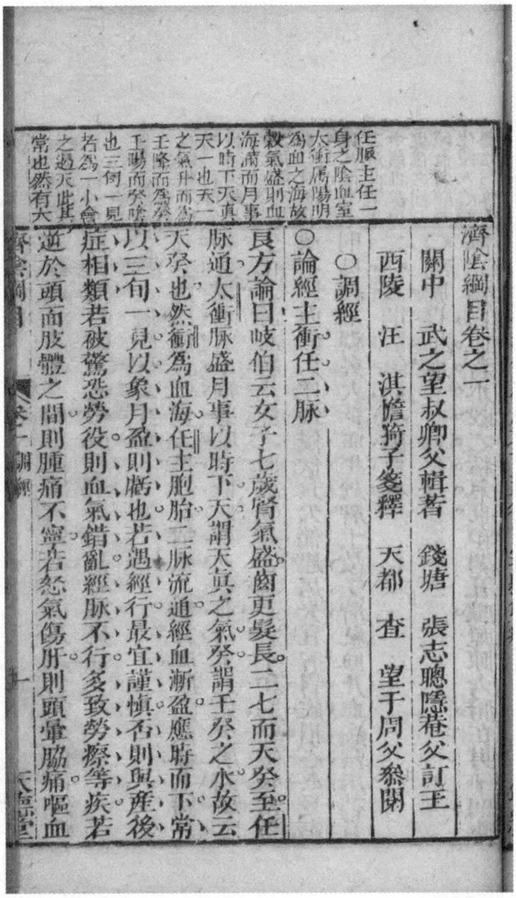
濟陰綱目卷之一
關中　武之望叔卿父輯著　錢塘　張志聰隱菴父訂王
西陵　汪　淇憺猗子箋釋　天都　查　望于周父參閱
○調經
○論經主衝任二脈
良方論曰岐伯云女子七歲腎氣盛齒更髮長二七而天癸至任
脉通太衝脉盛月事以時下天謂天眞之氣癸謂壬癸之水故云
天癸也然衝為血海任主胞胎二脉流通經血漸盈應時而下常
以三旬一見以象月盈則虧也若遇經行最宜謹慎否則與産後
症相類若被驚恐勞役則血氣錯亂經脉不行多致勞瘵等疾若
逆於頭面肢體之間則腫痛不寧若怒氣傷肝則頭暈脇痛嘔血

### 一、分册（卷）版本叙录

1册：首为书名页，以界行分三列，中列刻大字“重訂濟陰綱目”，右列上首小字“關中武叔卿先生著”，左列上首小字“附　保生碎事”，左列下首小字“金閶書業堂梓行”，书首小字横署“女科第一善本”，均为单行楷体；有钤印三枚，一为大圆形（内饰祥云等图案），一为白文圆印“琴書樂”，一为朱文方印“開卷有益”；

次为“濟陰綱目序”，六行行十六字，末署“旹」雍正戊申年孟冬月西陵憺漪子汪淇右子甫題於孝友堂別業”，并有摹刻方形篆字原印二枚，一为阴文“□□之印”，一为阳文“右子氏”；

次为“濟陰綱目凡例”，末署“康熙四年一陽月西陵憺漪子汪　洪（按，应为‘淇’）右子父題于蜩寄”；

次为“重訂濟陰綱目目錄”，包括“卷之一”至“卷之十四”各篇目，末有“目錄終”（“卷之十四”前有“濟陰綱目目錄”六字）；

次为正文，首页首行“濟陰綱目卷之一”，二行“關中　武之望叔卿父輯著　錢塘　張志聰隱菴父訂王（按，应为‘正’）”，三行“西陵　汪　淇憺猗（按，应为‘漪’）子箋釋　天都　查　望于周父叅閱”，四行“調經”，卷末有“重訂濟陰綱目卷之一終”。

2册：首为“濟陰綱目卷之二”（首页首行；以下各卷正文卷端分别有“濟陰綱目卷之三 // 十四”），二行“吳興　金德生閬風父輯著　金斗　張孫振公武父訂正”，内容包括"經閉"等；

次为卷三,内容包括"赤白带下"等。

3册:首为卷四,内容包括"虚勞"等,卷末有"濟陰綱目卷之四終"（以下至卷十,除卷八外,各卷末分别有"濟陰綱目卷之五∥十終"）；

次为卷五,内容包括"積聚癥瘕"等；

次为卷六,内容包括"求子"等。

4册:首为卷七,内容包括"浮腫"等；

次为卷八,内容为"胎前門　上",卷末有"濟陰綱目卷八終"。

5册:首为卷九,内容为"胎前門下"；

次为卷十,内容属"臨產門"。

6册:首为卷十一,内容属"產後門",卷末有"卷之十一終"；

次为卷十二,内容包括"外感風寒"等,卷末有"濟陰綱目卷之十二　終"。

7册:为卷十三,内容为"產後下"。

8册:首为卷十四,内容为"泄瀉",卷末有"濟陰綱目卷之十四　終"；

末为"保生碎事　濟陰慈幼外編"（首行）,二行"西陵憺漪子汪淇右子氏論定",三、四行"（姪）　汪開楚友熊氏」汪　錞鍾如氏　（仝矣）"；

末页末行有"又曰:隨有《濟陰綱目》及《慈幼綱目》即鐫行世謹此預白　終"。

## 二、版本特征描述

（济阴纲目）正文每半叶十一行,行二十五字,小字双行同,左右双边、上下分栏,白口,单黑鱼尾,版框 20.3（其中上框 2.8）×14.1 ㎝,开本 25.3×15.6 ㎝;

版心上方刻"自序""濟陰綱目凡例""濟陰綱目",鱼尾下方分别刻"目錄"、"卷十四目錄"（仅一页）、"卷一∥十四"及篇名,版心下方刻页码,版心最末刻"天德堂";

上栏内刻有批语如"析理無餘,論症極確,豎能悉此,何患不良";正文行间刻有极小字批语如"虛者宜此";

原刻有圈点及其他标记符号。

（保生碎事）正文每半叶十一行,行二十五字,小字双行同,左右双边、上下分栏,白口,单黑鱼尾（部分无）,版框 20.1（其中上框 2.6）×14.3 ㎝,开本 25.3×15.6 ㎝;

版心上方刻"保生碎事",鱼尾下方刻"保嬰經驗方""保產經驗方",版心下方刻页码,页码下有"濟陰慈幼外編",版心最末（部分）有"天德堂";

上栏无刻字;原刻有圈点。

（全书）无圈点,无批校题跋;品相良好,无修复,无补配;四眼线装;八册（一函,樟木夹板）；各册书衣右上角分别印有序号"壹"至"捌"，右下角亦印有相同序号；各册后书衣均有日期印（壹玖伍柒年捌月叁拾壹日）；各册均有馆藏 2 号章，并分别有财产登录号 00510~00517。

## 三、版本特色及考证说明

关于书名，武氏自序（本馆此部缺，转引自李明廉等整理本《济阴纲目》）曰："专以妇人所独者汇为一书，又门分类别，而纲之下各系以目，名曰《济阴纲目》。"据《汉语大词典》，"济"，意为救助，补益；"阴"，指妇人。

此书是武氏以明代王肯堂《女科证治准绳》为基础重新整理编辑而成，但并非如《四库全书总目》（"卷一百五子部醫家類存目"）曰："全相因襲，非別有所發明。葢即王肯堂書加以評釋圈點以便檢閱耳。"

《四库全书·医家类存目》分别收录《济阴纲目》十四卷，《保生碎事》一卷。

此本刻印错误较为明显。

此本内"玄"字等避讳不严格（如卷五首页"疢癖"避讳，但同页另有"弦"不避讳；目录卷九"斑玄丸"不避讳，第一卷有"玄胡索"不避讳，但又有"玄胡索"避讳且较多），或可确定为康熙后期乃至雍正前期刻本。《中国书名释义大辞典 ①》即载有雍正六年金閶书业堂梓行本。又，此部正文版心有部分刻为"天德堂"（雍正序版心有"启元堂"，凡例版心有"蜩寄"），表明其所据刻原本或为"天德堂"刻本。

《济阴纲目》原刊于明万历四十八年（亦称泰昌元年），为五卷本，无附录，该书在明代尚有其他刻本。清康熙初年，汪淇为之笺释并重新刊刻，以该书原有十四门重新分卷，大致以每门为一卷，重分为十四卷（详细比较附后），并另附汪氏个人所撰《保生碎事》。

附刻于《济阴纲目》的《保生碎事》，又名《济阴慈幼外编》，为汪淇撰，成书于康熙四年，属儿科著作，正如《四库全书总目》所云"錄小兒墮地時至七日內醫療之事"，并非如有些文献所称为妇科类著作。《保生碎事》虽为"附刻"，但据此本末页末行文字（详见上文），该书实际刻成时间反而早于《济阴纲目》。

关于《保生碎事》的卷数，若按《古籍著录规则》，应属"对于正文无卷数的古籍文献，卷数著录从略"，即不著录卷数；若按《汉文古籍著录规则》，属于"正文内容完整，首有大题、末有尾题（或仅有大题）者，不论篇幅多寡，均著录为'一卷'"，即著录为一卷。但《总目》载《济阴纲目》十四卷"附保生碎事十四卷"，又著录有单行本《保生碎事》"十四卷"，其卷次皆属录入错误。

---

① 赵传仁，鲍延毅，葛增福. 中国书名释义大辞典 [M]. 济南：山东友谊出版社，2007：838.

文革红①认为，清雍正间天德堂刻本《女科第一善本重订济阴纲目》，汪氏自序题雍正戊申于孝友别业，此序业已考证为伪托（据版心与作序地点），伪托者似为刊刻者"天德堂"。文氏又称，明末至清顺治十五年之间，汪淇以"还读斋"名义刻书，多与儒教举业有关；自顺治十八年以"蜩寄"名义刊书，多与道教有关。陈恩虎②认为，"汪淇，字右子，号憺漪；学道后，取名象旭，别号残梦道人。"汪淇刻书颇有盛名，"蜩寄"为其书坊名称。

李明廉等整理本《济阴纲目》（人民卫生出版社，2006 年，属"中医临床必读丛书"）以"明万历四十八年官任原刻五卷本"为底本，以明万历年间手写五卷本为主校本，以明天启元年王槚重刻五卷本及清康熙四年汪淇笺释十四卷本为校本。整理者认为，天启重刻本较原刻本讹误较少，汪淇将武氏误为清代人且删去原书自序，内容妄删妄改，非本书原来面目。

上述五卷本目录共十四门，以调经、经闭、崩漏、赤白带下为卷一，以虚劳、血风、积块、浮肿、前阴诸证为卷二，以求子、胎前为卷三，以临产、产后上为卷四，以产后下、乳病为卷五。

本馆此部十四卷本，分门卷次为：调经（卷一）、经闭、血崩（卷二）、赤白带下（卷三）、虚劳、血风（卷四）、积聚癥瘕（卷五）、求子（卷六）、浮肿、前阴诸证（卷七）、胎前门上（卷八）、胎前门下（即自伤食起，卷九）、临产（卷十）、产后门上（卷十一）、产后门下（自外感风寒起，卷十二）、产后门下（自虚烦至鼻衄，卷十三）、产后门下（自泄泻起）、乳病（卷十四）共十四门。

可见，不仅是卷数变化，名称顺序均有所改变；也并非以十四门各作一卷，有一卷多门与一门多卷者。

馆藏清早期刻本（索书号 R271/m2-8），基本特征为：

（济阴纲目）正文每半叶十行，行二十五字，小字双行同，四周单边或左右双边，上下分栏，白口，单黑鱼尾，版框 16.3（其中上框 2.4）× 11.1 cm，开本 19.2 × 12.6 cm；

版心上方刻"自序""濟陰綱目"，鱼尾下方分别刻"凡例""目錄"、"卷一 // 十四"及篇名，版心下方刻页码；

上栏（眉栏）内刻有批语如"須識表証，更有次序可法"；正文行间刻有极小字批语如"虚者宜此"。

（保生碎事）正文每半叶十行，行二十五字，小字双行同，四周单边，上下分栏，白

① 文革红. 汪淇"蜩寄"及其所刻书籍考 [J]. 文献，2006，（3）：79-83.
② 陈恩虎. 刻书家汪淇生平考 [J]. 文献，2005，（3）：84-91.

口,单黑鱼尾(均有),版框 16.5 (其中上框 2.6 )× 11.2 ㎝ ,开本 19.2 × 12.6 ㎝ ;

版心上方刻"保生碎事",鱼尾下方刻"保嬰經驗方　濟陰慈幼外編",版心下方刻页码。

(全书)原刻有圈点;无圈点,无批校题跋;品相良好,无修复,无补配;四眼线装;八册(一函,樟木夹板);各册书衣题签处均有墨书"濟陰綱目"并分别墨书"八之一"至"八之八";各册均有馆藏 3A 章,并分别有财产登录号 023514~023521。

此部为 2010 年笔者参与在皖南购得。


本馆另藏有清经纶堂刻本、清裕德堂刻本,以及清光绪石印本(两种)、清宣统石印本等。

《上海中医药大学中医药古籍善本提要目录》载该馆所藏清康熙四年蜩寄刻本,行款与版框尺寸为"10 行 25 字;半框 19 × 13 ㎝"。

据《中国古籍版刻辞典③》载,书业堂为明万历间苏州金阊地区一书坊名。与宝翰楼、绿荫堂(都是清初苏州的著名书坊)齐名。明万历二年( 1574 )刻印过题葆光道人《秘传眼科龙木总论》10 卷。(按,该书本书另有著录)

---

③ 瞿冕良. 中国古籍版刻辞典:增订本 [M]. 苏州:苏州大学出版社,2009:122.

## 08E03　倪氏产宝

清雍正刻本　索书号 R271.43/m1

### 一、分册（卷）版本叙录

1 册：首为"序"，六行行十二字，楷体，末署"峕」雍正六年岁在戊申孟秋月海昌弟徐文祥拜题於孝顺里之培兰軒"；

次为"序"，九行行二十一字，楷体，末署"峕」雍正柒年岁在己酉孟夏月下浣之吉」乡进士稠川陈世德顿首拜撰"；

次为"書倪氏醫序後"，首页钤有朱文方印"郭颜怡號"（印 1），末署"峕」雍正八年岁次庚戌孟春之吉」稠川朱瑞侃晋卿氏撰"；

次为"倪氏產寶目錄"，各篇目名称后有墨书序号（"一"至"三二"）；

次为正文，首页首行"倪氏產寶"，二行"汭水倪枝維鳳賓父纂"，三行"門人于士甲君一校"，四行"產後總論"，首页有钤印一枚同印 1。

2 册：首为（第十四篇）"產後氣短症"，末篇为"產後調護法"，末有"卷全"；

末为跋，无标题，存前半页（此后有缺失）。

### 二、版本特征描述

正文每半叶九行，行二十一字，小字双行同，四周双边，白口，单黑鱼尾，版框 20.4×14.4 ㎝，开本 26.8×17.0 ㎝；

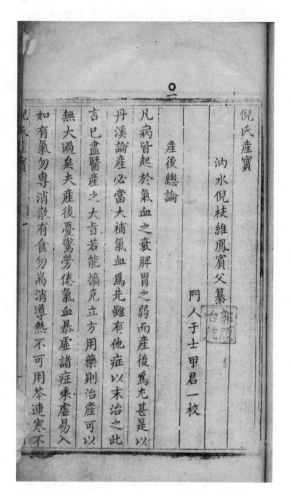

版心上方刻"序""倪氏產寶""後序",鱼尾下方分别有墨书篇目序号(与目录及天头墨书对应,相当于"卷 ×"),版心下方刻"目"或页码;

原刻无句读,有一整行墨条;软体字刻印;

无圈点,天头有墨书各篇目序号,有墨笔夹批;

品相较好,有部分修复,无补配;

四眼线装;二册(一函,樟木夹板);

各册书衣右上角分别印有序号"壹""贰",后书衣有日期印(壹玖伍柒年拾贰月贰拾伍日);

各册均有馆藏 2 号章,并分别有财产登录号 00522~00523。

## 三、版本特色及考证说明

此本属最早刻本之一。

《总目》著录此书名为《产宝》,其中列于第一位的版本(一般是有明确刊刻时间的最早版本)为"清雍正 6 年戊申(1728)门人子士甲校刻本"(仅存一部,藏于陕西省图书馆)。本馆此部卷端页刻有"門人于士甲君一校",不同于上述的"子士甲",首有雍正六年徐序,但此后亦有雍正七年与八年的序与序后(详上),研读此三序,该书刻成时间并不能明确为雍正六年。

据《总目》载,该书现存版本较多(仅同治、光绪间即有 20 个),但各版本现存数量较少,多数仅存一部。

按《汉文古籍著录规则》有关规定,本书可著录为"一卷"。

本馆另藏有清同治与光绪刻本各一部(均为袖珍本),据《总目》著录,均为各该版本现存的唯一一部,其版本特征如下:

1. 清同治十年(1871)三自反斋刻本(索书号 R271.43/m1-2)

书名页前半叶版框内刻大字"產寶",左右两侧分别有墨书"己卯夏至""江都徐氏批注";后半叶版框内刻隶书双行"同治十年弍 / 自反齋栞本";

正文每半叶七行,行十四字,小字双行同,左右双边,(上下均为)细黑口,单黑鱼尾,版框 9.5×7.3 cm,开本 13.1×8.6 cm;

鱼尾下方分别刻"產寶序"("寶"或为"寶")、"产寶目錄"、"产寶"及篇名,下黑口之上刻有页码;

原刻有圈点;

无圈点,无批校题跋;

品相良好,无修复,无补配;

四眼线装;一册(一函,樟木夹板);

有馆藏 5A 章及财产登录号 01465。

2. 清光绪十七年(1891)醉经山房刻本(索书号 R271.43/m1-3)

书名页前半叶版框内刻大字"產寶",后半叶刻篆字双行"光緒拾柒年」醉經山房藏本";

正文每半叶七行,行十四字,小字双行同,左右双边,(上下均为)阔黑口,单黑鱼尾,版框 9.7×7.3 ㎝,开本 14.3×8.5 ㎝;

鱼尾下方分别刻"產寶序""产寶目錄"、"产寶"及篇名,下黑口之上刻有页码;

原刻有圈点;

无圈点,无批校题跋;

品相良好,无修复,无补配;

四眼线装;一册(无函套);

有馆藏 5A 章及有财产登录号 01466。

较之上述"三自反斋刻本",此本多出最末一篇"附十法良方　此種榆山人/胡悦彭傳來"(含"治烟癮法"至"治癱疽腫脹法"共十法)。

### 08E04  宁坤秘笈 三卷附经验神方

清乾隆六十年（1795）刻本慈溪养正堂藏板  索书号 R271/m11

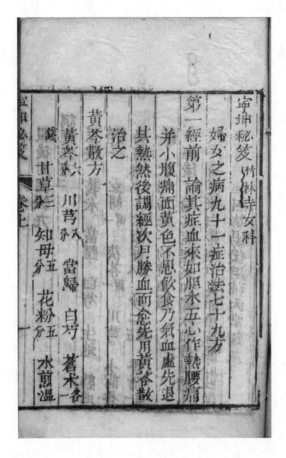

## 一、分册（卷）版本叙录

1册：首为书名页，以界行分三列，中列刻大字"寧坤秘笈"，右列上首小字"乾隆乙夘年鑴"，左列上首小字"附經驗神方"，左列下首双行小字"慈溪養正堂藏板」寧城汲綆齋發兑"，皆为楷体；

次为"序"，七行行十一字，行书，末署"乾隆丙午孟秋閏月中澣耶谿月冈礩堂氏題"；

次为"寧坤秘笈目錄"，包括"上卷""中卷""下卷""附"各篇目，末有"終"；

次为正文，首页首行"寧坤秘笈　竹林寺女科"，二行"婦女之病九十一症治法七十九方"。（属上卷）

2册：首为中卷，首页首行"產後生化湯論　即竹林寺傳秘本"；

次为下卷，首为"伸貽胡公經驗廣育神方原序"，次为"調經種玉方　百發百中"等；

末为附录，包括"山陰倪涵初治痢奇効三方""山陰倪涵初治瘧奇効三方""秘傳治吐血神効方""洗眼仙方""治酒風腳仙方"，最末有墨书"攀癬良方用馬蘭草搗汁搽之即愈"；

后书衣贴有售书标签"杭州／新中國書店／經售"地址：解放街588—590號　¥0.80"。

## 二、版本特征描述

《宁坤秘笈》正文每半叶九行，行十九字，小字双行同，左右双边，白口，单黑鱼尾，版框 13.1×10.4 ㎝，开本 17.5×11.8 ㎝；

版心上方刻"序""宁坤秘笈"，鱼尾下方分别刻"目錄""卷上∥下"，版心下方刻页码；

原刻无句读，天头刻有批语如"不得已而一用之可耳"；

有朱笔与墨笔圈点，有朱笔校字，天头有墨批如"庚午八月十一日，一婦热入血宝，癫症两月"，正文中有墨笔夹批如"三陰瘰石論"等。

（"倪涵初治痢三方"等）正文每半叶九行，行十九字，小字双行同，左右双边，白口，单黑鱼尾，版框 13.4×10.3 ㎝，开本 17.5×11.8 ㎝；

版心上方刻"經驗神方"，鱼尾下方刻"卷下"，版心下方刻页码；

原刻无句读；

无圈点，有朱笔校（改）字，天头有墨批如"截瘧效方"。

（全书）品相良好，无修复，无补配；四眼线装；二册（一函，樟木夹板）；各册书衣右上角分别印有序号"壹""贰"，后书衣有日期印（壹玖伍柒年捌月贰拾陆日）；各册均有馆藏 2 号章，并分别有财产登录号 05933~05934。

## 三、版本特色及考证说明

此本属早期刻本。据《总目》著录，此版本现仅存两部（另一部藏于中国中医科学院图书馆）。

本书又名《竹林寺女科》。书名或又名中含有"竹林寺"或编撰者为"竹林寺僧"的女科医籍，《总目》著录有二十余种，《中国医籍大辞典》亦载有十余种（详下）。初步分析，内容多属大同小异。

《中医文献学辞典[①]》载，《竹林寺女科》含义有二：一为署名竹林寺僧撰写的女科著作之总称，一为《宁坤秘笈》的别称。

《三百种医籍录[②]》载：竹林寺，位于浙江省萧山县（今杭州市萧山区）。相传自五代后晋建寺后，寺中僧人善治女科，世代相传，闻名于世。清以前其著述秘而不传，清以后始有传本或刊本问世。由于辗转传抄，屡屡翻刻，书名各不相同，内容多少亦有出入，流传刊本多达三十种之多。而内容完整、流传较广的有三种：（1）《竹林寺三禅师女科三种》，又名《胎产新书》《竹林寺女科全书》《济坤育麟竹林寺女科全书》。共二十卷，包括三种书，即《女科秘要》八卷、《女科秘旨》八卷、《女科要旨》四卷，刊于乾隆三十六年。（2）《竹林寺女科秘书》，又名《妇科秘传》《妇科秘方》，一卷，刊于乾隆

---

① 赵法新，胡永信，雷新强，等. 中医文献学辞典[M]. 北京：中医古籍出版社，2000：129.
② 贾维诚. 三百种医籍录[M]. 哈尔滨：黑龙江科学技术出版社，1982：303.

六十年。（3）《宁坤秘籍》，又名《竹林寺女科》，三卷。

《中国医籍大辞典[①]》载有：《小蓬莱山馆女科方抄》《女科要旨》《竹林女科要旨》《竹林寺秘授女科一百二十症》《妇科备要》《竹林寺女科秘书》《竹林寺胎前产后症治》《产科秘录》《竹林寺秘传产科》《竹林产科》《竹林寺女科产前产后秘方》《竹林寺女科秘方》等书。

陈光盛《竹林寺女科流派传承及学术特色[②]》一文称，萧山竹林寺女科是浙江中医妇科四大流派之一，至今已有 1000 多年历史。竹林寺女科僧医世系应从一世医王涵碧始，后至 107 世绪辉。绪辉早年还俗，生育二子二女，竹林寺医僧衣钵相传就此结束。

① 裘沛然. 中国医籍大辞典 [M]. 上海：上海科学技术出版社，2002.
② 陈光盛. 竹林寺女科流派传承及学术特色 [J]. 中华中医药杂志，2014，29（2）：353-355.

## 08E05　胎产至宝三卷卷末一卷

清乾隆五十四年（1789）蔡璘刻本　索书号 R271.4/m19

### 一、分册（卷）版本叙录

首为"胎產至寶序"（全文附后），五行行十二字，行书，末署"乾隆五十四年仲秋勉旃蔡璘序"，并有摹刻方形篆字原印二枚，一为阴文"蔡璘之印"，一为阳文"勉旃"；

次为"凡例"；

次为"胎產至寶目錄"，包括"卷上""卷中""卷下""卷末"各篇目；

次为正文，首页首行"胎產至寶卷上"，二行"臨產門"，卷末有"卷上終"；

次为"胎產至寶卷中"，内容为"胎前門"，卷末有"卷中終"；

次为"胎產至寶卷下"，内容为"產後門"；

末为"胎產至寶卷末"，内容为"列方"；末页前半叶刻有"姑蘇胥門譚雲龍子一夔氏刻"，后半叶刻有"卷末終"；后书衣缺失。

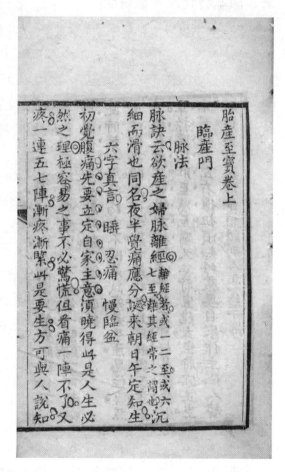

### 二、版本特征描述

正文每半叶九行，行二十字，小字双行同，左右双边间四周单边，无行格线，白口，单黑鱼尾，版框 13.3×10.0 ㎝，开本 18.7×12.1 ㎝；

版心上方分别刻"序""胎產至寶凡例""胎產至寶目錄""胎產至寶卷上 // 下""胎產至寶卷末"，鱼尾下方无刻字，版心下方刻页码；

原刻有圈点，正文大字旁（行间）刻有极小字（注释）；软体字刻印；

有墨笔圈点与画线,无批校题跋;

品相良好,无修复,无补配;

四眼线装;一册(一函,樟木夹板);

有馆藏 5A 章及财产登录号 01460。

## 三、版本特色及考证说明

关于本书内容编排顺序及卷末所附,"凡例"有云:"一先列臨產,所以先其急也。附方中先列調經,次胎前、又次臨產、後產後,所以順其序也。""一調經為種子之由,故卷下末附晉陵蔣君所著《調經至言》一篇。而附方中亦採及調經湯丸共三方。"

《总目》著录此书仅存一部,且为抄本,藏于中国中医科学院图书馆。据此可知,本馆此书或为现存唯一的一部刻本,但《中医古籍珍本提要①》载此书有乾隆刻本,藏于中国科学院图书馆。

关于此书作者,《中医古籍珍本提要》(同上)称此书为"蔡璘辑。清代乾隆年间产科医生,生平不详"。《总目》也著录此书作者为蔡璘(编)。但研读蔡序可知,此书原作者佚名(已不可考),蔡璘"稍為修飾而剞劂之,仍名《胎產至寶》,昭舊志也。刊竣刷印廣送",故蔡璘实为此书刊刻者。

《清稗类钞》"敬信類"载有"蔡璘重諾責"篇:"蔡璘,字勉旃,吳縣人。重諾責,敦風義。有友某以千金寄之,不立券。亡何,其人亡,蔡召其子至,歸之,愕然不受,曰:'嘻!無此事也,安有寄千金而無券者,且父未嘗語我也。'蔡笑曰:'券在心,不在紙,而翁知我,故不語郎君。'卒輦而致之②。"

此本末页有"姑苏胥门谭云龙子一夔氏刻",表明刻工为谭一夔。《中国古籍版刻辞典③》载:谭一夔,或署谭一葵。清乾隆间苏州人,版刻工人,又工石刻,住阊门外上塘街李王庙前。刻过周珠士《十玉人传》不分卷的插图。嘉庆间刻过程思乐《太湖志略》4 卷的插图。道光三年(1823)刻过《虎丘重修祠宇碑》。

谭云龙,人称"谭木匠"。《中国篆刻大辞典》载:"谭云龙 清人。一名化龙,山东潍县东关木工,幼失学而姿性灵敏,仿邑令郑燮书、画几于乱真。又酷嗜金石,著有印谱若干卷,黄县贾筠生相国为之序④。"

以上二人是否为父子关系待考。

① 余瀛鳌,傅景华. 中医古籍珍本提要 [M]. 北京:中医古籍出版社,1992:307.
② 徐珂. 清稗类钞:第六册 [M]. 北京:中华书局,2010:2597.
③ 瞿冕良. 中国古籍版刻辞典:增订本 [M]. 苏州:苏州大学出版社,2009:926.
④ 李毅峰. 中国篆刻大辞典 [M]. 郑州:河南美术出版社,1997:285.

附

　　胎產至寶序：天地之心，生生無窮。生人生物，無時或息。然而，物每淂遂其生，而人反有不能遂其生者，則以物順其自然，而人或不能順其自然，扵是難產者比比矣。昔人慮之，著《產寶》諸書，有保胎、臨產及產後調理之法，固已詳悉無遺。然卷帙浩繁，意旨淵深，非究心有素之人，未易取而用之也。昔先君子於乾隆初得《胎產至寶》一編，見其至精至密，極平極穩，遂鐫板施送。後遭鬱攸，板皆燬燼，久欲重刊，因其書散佚，無從搜尋，稽遲至今。今年長夏無事，繙閱方書，見《胎產》一帙，彙集諸說，言簡意該，淂順其自然、克遂其生之理，而與先君子所刊之本語意相符，因稍為修飾而剞劂之，仍名《胎產至寶》，昭舊志也。刊竣刷印廣送，俾家有此書，先期可以預防，臨時可以應變，產母嬰兒庶可免扵厄難也夫。乾隆五十四年仲秋勉旃蔡璘序。

# 08 临证各科（六）儿科

**08F01　钱氏小儿药证直诀**三卷附钱仲阳传阎氏小儿方论一卷董氏小儿斑疹备急方论一卷　清康熙末期陈世杰起秀堂影宋刻本　索书号 R272/m2-1

## 一、分册（卷）版本叙录

1册：首为书名页，以界行分三列，中列刻大字"錢氏小兒直訣"，右列上首小字"照宋本重刊"，左列下首小字"起秀堂梓"，皆为楷体；

次为"重刻錢氏小兒藥症直訣序"，八行行十六字，楷体，末署"己亥三月望日弟汝楫書于射觀西塾"；

次为"錢氏小兒藥證目錄卷上"，包括"直訣序""脉證治法"各篇目及"卷中」記誉所治病二十三證"；

次为"錢氏小兒藥證直訣目錄下"，末有"錢氏小兒藥證目錄卷下終"；

次为"附方目錄"（首行），二行"閻孝忠"，末有"附方目錄卷終"；

次为"錢仲陽傳"（首行），二行"河間劉跂撰"；

次为正文，首页首行"錢氏小兒藥證直訣上"，二行"閻孝忠集"，三行"脉

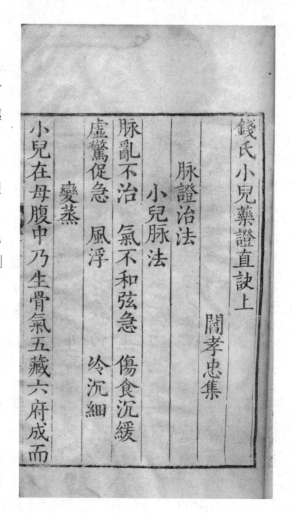

證治法",卷末有"錢氏小兒藥證直訣上";

次为"錢氏小兒病證直訣卷中",内容为"記嘗所治病二十三證",卷末有"錢氏小兒病證直訣卷中　終"。

2 册:首为"錢氏小兒藥證目錄卷下"("目錄"二字属衍文,或应为"直訣"),内容包括"大青膏"等,卷末有"錢氏小兒藥證目錄卷下　終"("目錄"二字属衍文,或应为"直訣");

次为"附方　閻孝忠"(即阎氏小儿方论);

次为"董氏小兒斑疹備急方論序",末署"東平十柳居士孫準平甫序";

次为"又"(序),末署"東平董汲及之序";

次为"董氏小兒斑疹備急方論"(首行),二行"東平董汲及之論次",三行"總論",末有"董氏小兒斑疹備急方論";

末为"後序",末署"時元祐癸酉拾月丙申日翰林醫官太醫丞賜紫金魚袋錢乙題"。

## 二、版本特征描述

(小儿药证直诀)正文每半叶八行,行十六字,小字双行不等,左右双边,白口,单黑鱼尾,版框 21.8×15.7 ㎝,开本 29.4×18.0 ㎝;

版心上方无刻字,鱼尾下方分别刻"序""目錄""錢傳""錢方上 // 下",版心下方刻页码;

有墨钉。

(阎氏小儿方论)正文每半叶八行,行十六字,小字双行不等,左右双边,白口,单黑鱼尾,版框 21.6×15.7 ㎝,开本 29.4×18.0 ㎝;

版心上方无刻字,鱼尾下方刻"閻附方",版心下方刻页码。

(董氏小儿斑疹备急方论)正文每半叶八行,行十六字,小字双行不等,左右双边,白口,单黑鱼尾,版框 21.8×15.7 ㎝,开本 29.4×18.0 ㎝;

版心上方无刻字,鱼尾下方刻"董方",版心下方刻页码。

(全书)原刻无句读;软体字刻印;无圈点,无批校题跋;品相较好,有少部破损待修复(后书衣缺失),无补配;四眼线装;二册(一函,蓝皮硬纸板书盒);各册均有馆藏 1 号章,并分别有财产登录号 05844~05845。

## 三、版本特色及考证说明

关于此书之名,郭君双整理本《小儿药证直诀[①]》"导读"称,"直诀"即"真诀",由

① 钱乙. 小儿药证直诀 [M]. 郭君双, 整理. 北京: 人民卫生出版社, 2006.

于金元异族之讳（女真人）而改"真"为"直"。历代医家在整理这部书时的方式不同而书名有异，如《钱乙方》《类证注释小儿方诀》《校注钱氏小儿直诀》《小儿药证直诀笺正》等。

关于此版本特点，杨金萍等整理本《小儿药证直诀[①]》"点校说明"称，"以清·康熙陈世杰起秀堂影宋刻本为底本，此本字大行疏，每半页8行，每行16字，左右文武栏，写刻精美，颇具宋刻之风，且卷帙完备，谬误较少，有很高的文献价值。"上述郭君双整理本也以清起秀堂本为底本。

关于此本的刊刻时间与刻书主持人，《总目》著录此书单行本为"清康熙起秀堂影宋刻本"，未及具体刊行时间与刻书人。《中国古籍版刻辞典》载，起秀堂为清康熙间上海人陈世杰的室名，"刻印过《钱氏小儿药证真诀》3卷附董汲《小儿斑疹备急方论》1卷（仿宋本）[②]"。马继兴[③]认为，康熙己亥（1719）陈世杰氏曾据南宋复刊本影刊此书。《总目》另著录有丛书《起秀堂刊医书两种》，版本仅一种，即为"清康熙55年丙申（1716）起秀堂刻本"，且载仅中国中医科学院图书馆有藏，含子目两种，一为本书，一为《金匮玉函经》八卷。综上，此书为陈世杰刊于康熙后期。

上述郭氏与杨氏整理本均以清·周学海《周氏医学丛书》内《小儿药证直诀》为主校本，此书收录于《周氏医学丛书》"初集"，刊于清光绪十七年，正文前载有四库提要及周氏题记，摘录如下：

"四庫全書目錄提要：臣等謹按《小兒藥證真訣》三卷，宋大梁閻季忠所編錢乙方論也……明以來舊本久佚，惟雜見諸家醫書中。今從《永樂大典》內掇拾排纂，得論證四十七條，醫案二十三條，方一百一十有四，各以類編，仍為三卷。又得閻季忠序一篇，劉跂所作《錢仲陽傳》一篇，並冠簡端，條理秩然，幾還其舊，疑當時全部收入，故無大佚脫也。"（乾隆四十五年十一月恭校上　紀昀等）

"學海初讀武英殿聚珍本《小兒藥證真訣》一書，仰見聖天子撫育至德，被及萌芽……旋復於書肆得所為仿宋刻者，其次第頗異。而後附有閻孝忠《小兒方》，董汲《斑疹方》各一卷。夫當諸臣蒐採之日，天下藏書之家，莫不爭獻祕笈。卒未得是書真本……是書原刻閻名作'孝忠'，'真訣'作'直訣'，今未敢易也。聚珍本往往有閻氏方論誤入錢書者，今依宋本，則各得其所矣……光緒十七年辛卯長夏內閣中書周學海謹記[④]。"

此处的"四库全书目录提要"并非是我们通常所见的《四库全书总目》，亦非七阁所藏四库原书卷前提要，而是《武英殿聚珍版书》所载的书前提要。

① 钱乙. 小儿药证直诀 [M]. 杨金萍，于建芳，点校. 天津：天津科学技术出版社，2000.
② 瞿冕良. 中国古籍版刻辞典：增订本 [M]. 苏州：苏州大学出版社，2009：678.
③ 马继兴. 中医文献学 [M]. 上海：上海科学技术出版社，1990：234.
④ 钱乙. 小儿药证直诀：三卷 [M]. 周学海，校. 刻本. 池阳：周氏福慧双修馆，1891（清光绪十七年）.

周氏所称的"真本"不详,或指其"于书肆所得仿宋刻者",抑或即此康熙起秀堂影宋刻本。编撰《四库全书》时,馆臣们是否见到此康熙刻本不得而知,但应该是见到的可能性很大。

张升在《关于〈武英殿聚珍版书〉的三个问题》[载于《历史文献研究》(总第31辑)2012年9月,292—301页]一文中认为,聚珍本主要关注的是永典大典本与敕撰本,所收录各书的标准一是流传少,二是内容特别好,尤重于流传少,且聚珍本因活字摆印的技术限制,承办能力有限,主要收篇幅小的书。按张氏此说,笔者以为,由四库馆臣自《永乐大典》中辑佚而出的《钱氏小儿药证真诀》三卷,被以木活字摆印,和百余种图书共同形成了"武英殿聚珍版"这一特定的版本名称。"由于担心《四库全书》编纂时间过长,乾隆三十八年五月一日乾隆命于敏中、王际华等撷取《四库全书》中菁华之书,先编成一部小型全书,名为《四库全书荟要》。可以说,《荟要》与聚珍本同为《四库》菁华之选。"

可能是由于已在前期收入了聚珍版丛书,《钱氏小儿药证直诀》反而未正式入编《四库全书》,这也与多数聚珍版丛书不同。《四库及续修四库医书总目》"前言"称:"再加上《总目》不收而全书著录的《小儿药证直诀》,共计215条237种。"而该书内"《小儿药证直诀》三卷"条目下又注云:"此提要为纪昀等进书表章,《四库总目》不载,据周学海《周氏医学丛书》补入[①]。"

《总目》另著录有清代四库全书馆纂辑《钱氏小儿药证直诀》三卷,并载首个版本即为"清乾隆武英殿聚珍本"。现将聚珍本的产生及其特点略作说明如下:

(1)聚珍本的产生:乾隆三十八年(1773)高宗诏令汇刻永乐大典罕见典籍,负责《四库全书》刊刻刷印装潢事务的金简奏请改用枣木活字排印以"力省功多"。次年得允,帝以"活字版之名不雅驯,因以聚珍名之",由此产生了后世所称的"钦定武英殿聚珍版丛书"。在主持刊刻过程中,金简于乾隆四十一年(1776)撰成《钦定武英殿聚珍版程式》一书,可称为我国第一部由国家颁布的木活字排版印刷标准。

(2)聚珍版的版本特征:聚珍版丛书所含各书数量说法不一,比较公认的是陶湘《书目丛刊》内《武英殿聚珍版书目》篇所载,共一百三十八种,其中最早的《易纬》等四种,为乾隆三十八年四月雕版木刻,并非活字,习称"聚珍版初刻本"。其特征为半叶10行,每行21字,版框约为30cm(宽)×21cm(高)。同年十月一百三十四种为枣木活字摆印,属于真正的聚珍版丛书。其特征为半叶9行,行21字,小字双行同,四周双边,白口,单黑鱼尾,版框约为25cm(宽)×19cm(高),版心上记书名,中记卷次、叶次,下之后幅记某人校字样。每种之首有高宗题诗,每首页首行之下有"武英殿聚珍板"

---

① 刘时觉. 四库及续修四库医书总目 [M]. 北京:中国中医药出版社,2005:447.

六字。在乾隆末年和嘉庆年间，此套活字还摆印过《乾隆八旬万寿盛典》等书，其行款各不同，虽有御题冠首，却无"武英殿聚珍版"六字，已不属于聚珍版丛书系列，但仍属于木活字殿本，被称为"续印单行本"或"聚珍版单行本"。至于后来东南五省所谓"外聚珍"，实为木板雕刻，有聚珍之名而无聚珍之实。

值得一提的是，《总目》著录《（御纂）医宗金鉴》也有"清乾隆武英殿聚珍本"，且将此版本列于版本内第二项（仅次于乾隆七年内府稿本），并载国内 46 个馆藏有该版本（包括国家图书馆与主编单位中国中医科学院图书馆）。笔者以为有误，所谓《医宗金鉴》聚珍版并不存在，理由如下：

（1）当时活字不存：乾隆三十九年（1774）"御製题武英殿聚珍版十韻　有序"注云："康熙年間编纂《古今圖書集成》，刻銅字为活版排用，藏工貯之武英殿。歷年既久，銅活字或被竊缺少，司事者懼干咎，適值乾隆初年京師錢貴，遂請毀銅字供鑄，從之。所得有限而所耗甚多，已为非計。且使銅字尚存，則今之印書，不更事半功倍乎，深为惜之。"这表明：铜字早已不存在，且本朝未用其印过书，而木活字直到编印《四库全书》时才由金简奏请制造（见上）。因此，乾隆七年成书（《四库全书总目》及文渊阁本库书卷前提要皆称此书为"乾隆十四年奉勅撰"，有误。以此说为滥觞，后有若干书目文献引用，如《郑堂读书记》《医学读书志》等，甚至为之曲解，称乾隆十四年为"全部刊竣刷印"）的《医宗金鉴》既未用铜活字，更不可能用木活字印制。

（2）聚珍版书目未载："武英殿聚珍版书"约一百三十八种（参上），其中收录医书仅有两部，即《苏沈良方》八卷与《小儿药证真诀》三卷，这与其收书标准有关（参上）。同时，《中医总目》本身所著录丛书《武英殿聚珍版书》之"医书子目"也正是此两种，显然与其前者著录相矛盾。

造成这一错误的原因，笔者分析主要有以下几点：

（1）对人民卫生出版社的误解：新中国成立后通行的《医宗金鉴》以人民卫生出版社影印和排印各本为主流，时间长且影响极大。该社 1957 年影印本《医宗金鉴》的书名页印有"人民卫生出版社影印"，并在"内容简介"中称该书刊行于清乾隆四年（1739）；1963 年初次排印本（与前影印本为同一版本）亦认为刊行于乾隆四年（按，所称"乾隆四年"，或与前影印本均为受陶湘等人书目影响而致小误）；后来该社在此排印本陆续重印与修订再版过程中，逐步更正并说明清楚了版本情况——乾隆七年武英殿修书处刊行（即武英殿版）或称武英殿刊本。但无论影印本还是历次排印本，人民卫生出版社从未自称所据为聚珍本。不过，该社影印本观之有皇家刊印气象，加以未十分明确为木板雕刻，故易至误。

（2）乾隆武英殿（或武英殿刊本）的诱导：乾隆朝编纂《四库全书》时摆印的"武英

殿聚珍版"各书质量优异,特色鲜明,影响很大,以至于提起乾隆武英殿本或武英殿刊本,自然联系起是聚珍本,而忽视了武英殿刊本的主流木版雕刻本。

（3）聚珍本边框的误导:由于"武英殿聚珍版"不同于一般活字印刷的边栏有缝,而是版框完整,四角连属,亦易在鉴定版本时造成误导。

（4）聚珍本收录重点的影响:聚珍本主要关注的是永典大典本与敕撰本,《医宗金鉴》不仅是御纂,而且是同一(当朝)皇帝,无疑为重点收录对象,纳入聚珍版丛书被认为是天经地义之事。

本馆另藏有一部相同版本(财产登录号 010676),与此部内"钱仲阳传"装订顺序不同,内有钤印,有圈点与补字,全书完整,印刷清晰。此外,本馆还藏有日本文化刻本、清光绪刻本及民国石印本。

《上海中医药大学中医药古籍善本提要目录》载该馆所藏清康熙五十八年起秀堂影刻本,行款与版框尺寸为"8 行 16 字;半框 22 × 15.5 ㎝"(照宋本重刻;附:阎附方、董方)。

《总目》另著录有明·薛己注本《钱氏小儿药证直诀》三卷。

参见《千金翼方》。

## 08F02　婴童百问 十卷

明嘉靖二十三年（1544）太平府陈与音刻本　索书 R272/m1

### 一、分册（卷）版本叙录

1册：首为"校正婴童百问序"，首页钤有朱文方印"練江□氏□□□□藏書圖記"（有涂抹，不清晰），末署"嘉靖壬寅仲冬長至日……袁郡嚴嵩序"；

次为"進婴童百問疏"（"太子太保吏部尚書臣許讚"），首页钤印二枚，自下而上为白文方印"金陵日氏族藏書"、朱文长方印"□□樓"；

次为"婴童百問卷上目錄"，包括"卷之一"至"卷之五"各篇目，末有"婴童百問卷上目錄終"；

次为正文，首页首行"婴童百問卷之一　魯伯嗣學"，二行"第一問初誕"，首页钤有朱文方印"某华艸堂"（以下各册正文首页均有此印），卷末有"婴童百問卷之一"；

次为"婴童百問卷之二"（以下各卷正文卷端分别有"婴童百問卷之三 // 十"），内容包括"第十一問肺臟"等，卷末有"婴童百問卷之二"（以下除卷七、卷十外，各卷末分别有"婴童百問卷之三 // 九"，且卷八、卷九末并有"終"字）；

书内夹有售书标签"書名：婴童百问　編號：4687　成本：4 册，加青皮纸　售價：200元"。

2册：首为卷三，内容包括"第二十一問天瘹内瘹"等，首页另钤有朱文方印（内周饰以花纹）"劉氏錦堂"；

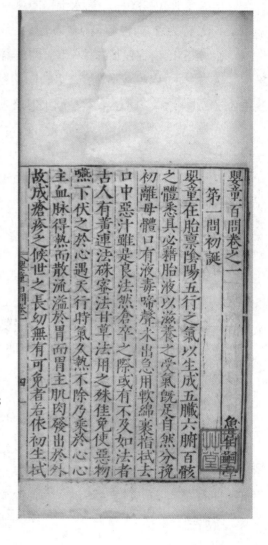

次为卷四,内容包括"第三十一問胎疾"等;

次为卷五,内容包括"第四十一問語遲"等。

3 册:首为"嬰童百問下卷目錄",包括"卷之六"至"卷之十"各篇目,末有"嬰童百問下卷目錄終";

次为卷六,内容包括"第五十一問傷寒正受傷寒夾驚"等;

次为卷七,内容包括"第六十一問熱吐"等,卷末有"嬰童百問卷七"。

4 册:首为卷八,内容包括"第七十一問脫肛并痔證"等;

次为卷九,内容包括"第八十一問虛羸"等;

次为卷十,内容包括"第九十一問齁䶎"等,卷末有"嘉靖十九年十二月 日禮部奉」旨校正刊行",并有"嬰童百問十卷終";

末为"書嬰童百問後",末署"嘉靖二十三年春二月望日巡按直隸監察御史汲郡陳與音謹書";

后书衣贴有售书标签"杭州 / 新中國書店 / 經售」地址:解放街 588—590 號 ￥200.00"。

## 二、版本特征描述

正文每半叶十行,行二十字,小字双行一般同,左右双边,白口,单白鱼尾,版框 $18.8 \times 14.1$ ㎝,开本 $30.1 \times 16.8$ ㎝;

版心上方无刻字,鱼尾下方分别刻"嬰童百問序""嬰童百問疏""嬰童百問卷上 / 下目錄""嬰童百問卷一 // 十""嬰童百問後序",版心下方刻页码;

原刻无句读;

有朱色圈点,无批校题跋;

品相良好,原有少量修复,无补配;

四眼线装;四册(一函,全樟木抽屉式定制书匣);

各册书衣右上角分别印有序号"壹"至"肆",后扉页有日期印(壹玖伍柒年捌月壹拾捌日);

各册均有馆藏 5A 章及 2 号章,并分别有财产登录号 00106~00109。

## 三、版本特色及考证说明

本书分为十卷,每卷拟题十问,以答问形式阐述有关婴幼儿的初生养护与病证诊治等问题,故名。

2008 年 4 月此部入选第一批《国家珍贵古籍名录》:"经国务院批准,安徽中医学院图书馆藏明嘉靖二十三年陈与音刻本《婴童百问十卷》，入选第一批《国家珍贵古籍名录》（编号 01818）。"

此本属早期刻本。

此本刻于安徽太平府，该府位于长江下游南岸，府治当涂县，辖区大致相当于今安徽马鞍山市区、当涂县、芜湖市区、芜湖县、繁昌县辖境。此地曾刻过一批高质量的书籍，如在南宋乾道六年（1170）、乾道七年（1171），姑孰郡斋分别刊刻了《洪氏集验方》《伤寒要旨药方》两种医书。这两种医书的南宋刻本今藏中国国家图书馆。

1985 年上海书店出版的《中医古籍善本丛刊》内有该书的影印本，自称系"根据明嘉靖二十一年（1542）刻本影印[1]"，此说有误。童光东、王旭光[2]提出，其所据底本当属天启年间刻本。依据有四：一是此书有王肯堂序而王当时尚未出世，二是书内附"葵菜治痘神方"末有题识为"天启乙丑岁"，三是此书为万历以后流行的匠体字，四是此书避明熹宗朱由校讳。

《续修四库全书》1009 册收录有《婴童百问》，"據天津圖書館藏明末刻本影印，原書版框高二一〇毫米，寬二八四毫米"。经比对，此本与上述《中医古籍善本丛刊》影印本《婴童百问》是同一版本。

此书内署名为严嵩的"校正嬰童百問序"，杨金萍、路明静在《中医古籍珍本集成·儿科卷·婴童百问[3]》"导读"中认为，此序为夏言所撰，属严嵩窜改。此说较为可信。

本馆另藏有民国石印本。

① 鲁伯嗣. 婴童百问 [M]. 上海：上海书店，1985.
② 童光东，王旭光. 影印本《婴童百问》的底本刊刻年代 [J]. 医古文知识，1989，（2）：27.
③ 周仲瑛，于文明. 中医古籍珍本集成 儿科卷 婴童百问 上册 [M]. 杨金萍，路明静，校注. 长沙：湖南科学技术出版社，2014.

## 08F03 片玉心书五卷万氏家藏妇人秘科三卷

清顺治十二年（1655）至十四年（1657）万达刻本 索书号 R272/m23-1

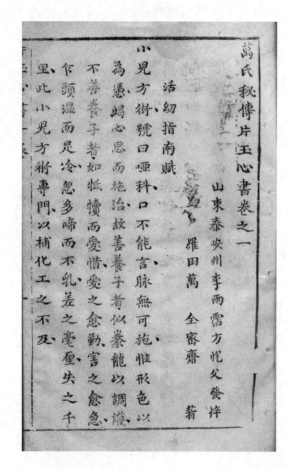

### 一、分册（卷）版本叙录

1册：书衣题签处墨书"片玉心书上"，右侧墨书"羅田萬密齋著 七七年丁巳秋修補"；

首为"叙"，六行行十一至十二字不等，行书，末署"岿」顺治之甲午岁季夏榖旦邑人吕藜劉一炅书题"；

次为"萬氏秘傳片玉心書目錄"，包括"卷之一"至"卷之五"各篇目，末有"目錄終"；

次为正文，首页首行"萬氏秘傳片玉心書卷之一"，二行"山東泰安州李雨霑方悦父鐅梓"，三行"羅田萬 全密齋 著"，四行"活幼指南賦"；

次为"小兒捬治法"（属卷二开头，首页首行），卷末有"萬氏秘傳片玉心書卷之一（按，应为'二'）終"；（版心多为"卷之二"）

次为"萬氏家傳片玉心書卷之二"（首行，"二"应为"三"），三行"玄孫通之萬 達 刻"，内容包括"水鏡訣"等，卷末有"片玉心書卷之三 十三"；

次为"萬氏秘傳片玉心書卷之四"，内容包括"胎毒門"等。

2册：书衣题签处墨书"片玉心书中"；

为"萬氏秘傳片玉心書卷之五"，内容包括"瘧疾門"等，卷末有"萬氏秘傳片玉心書卷終"。

3册：书衣题签处墨书"羅田萬密齋婦科下"；

首为"萬氏婦人科目錄"，末有"目錄終"；

次为正文，首页首行"新刻羅田萬氏家藏婦人秘科卷之一"，二行"羅田密齋萬　全著"，三行"玄孫通之萬　達刻"，七行"立科大概"，卷末有"一卷終"；

次为"新刻羅田萬氏家藏婦人科卷之二"，内容为"胎前章"；

末为"新刻羅田萬氏家藏婦人秘科卷之三"，内容为"產后章"，卷末有"三卷終"。

## 二、版本特征描述

（片玉心书）正文每半叶九行，行二十字，小字双行同，四周单边，无行格线，白口，无鱼尾，版框 21.1×13.2 cm，开本 23.6×15.7 cm；

版心上方分别刻"序""片玉心書目錄""片玉心書一卷（或'卷之一'）""片玉心書卷之二∥五"（卷二有少数版心误刻为"卷之一"），版心下方刻页码；

正文有图如"小兒正面圖"；

有墨笔圈点，有墨笔校字；天头有墨批如"眵，音答，目汁凝也"，正文有墨笔夹批如"即甘艸"。

（万密斋妇科）正文每半叶十行，行二十六字，小字双行不等，四周单边，无行格线，白口，无鱼尾，版框 21.0×13.7 cm，开本 23.6×16.2 cm；

版心上方分别刻"女科目""女科赋""調經章""崩漏章""種子章""胎前章""產后章"，鱼尾位置下方分别刻"卷之一∥三"，版心下方刻页码。

（全书）原刻无句读；无圈点，无批校题跋；品相较好，有虫蛀并修复，无补配；四眼线装；三册（一函，樟木夹板）；书脊上下端有红色绫绢包角保护；各册均有馆藏 3A 章，并分别有财产登录号 024615~024617。

## 三、版本特色及考证说明

据《医圣万密斋传[①]》载，《片玉心书》五卷、《片玉痘疹》十三卷，二书为万密斋生前定稿的最后两部著作，作为家传儿科遗教的最后定本，万氏认为这些还不是系统医学论著，只是"片玉"而已，故以其作为书名。

《片玉心书》（《总目》所载《万密斋医学全书》内作"片玉新书"，有误）又名《万氏秘传片玉心书》；万氏女科，又名《万氏妇人科》《万氏家传妇人秘科》。

此本为现存最早刻本。

此二书为万全五世孙万达所刊《万氏全书》（后世称为《万密斋医学全书》，刊于清顺治十年至十六年）十种中的两种。

此部为 2010 年笔者参与在皖南购得。

---

① 胡荣希. 医圣万密斋传 [M]. 武汉：华中科技大学出版社，2012：184-185.

此书卷端页"山東泰安州李雨霂方悦父發梓",指罗田县知县李雨霂,字方悦,山东泰安人,顺治七年(1650)知罗田县事,连任六载。据《万全生平著述考①》载,顺治十二年刻《万氏秘传片玉心书》五卷,李雨霂以个人名义参与刻书;顺治十三、十四年刻《新镌万氏家藏育婴家秘》四卷和《新刻罗田万氏家藏妇人秘科》三卷。

本馆另藏有清乾隆六年(1741)同人堂据清雍正二年(1724)金溪胡略刻本重印本《片玉心书》五卷(索书号 R272/m23),基本特征为:

书名页以界行分三列,中列刻大字"片玉心書"(行书),右列上首小字"萬密齋書"(楷体),左列下首小字"同人堂",书首小字横署"第六種"(楷体);

正文每半叶十行,行二十字,小字双行同,四周单边,无行格线,白口,单黑鱼尾,版框 18.7×12.7 ㎝,开本 24.5×13.9 ㎝;

版心上方分别刻"片玉心書目錄""片玉心書卷之一 // 五",鱼尾下方刻篇名,版心下方刻页码,版心最末刻"敷文堂";

原刻无句读,天头刻批语如"左頰即左观骨";正文有图如"小兒正面圖";

有朱笔与墨笔圈点及画线,有朱笔与墨笔校字;天头有朱批与墨批如"四白(墨批)唇也(朱批)";天头有朱笔批校如"宜寔字"(校)、"又名白玉丹"(批);天头有墨批并再朱批,如"四白,集成註目之白睛,盖肺位也;悮"(末字为朱批);文中有墨笔夹批(如"葶藶丸泄肺喘通水道")与朱笔夹批(如"近甲也");目录与正文篇名后均有墨书序号;

品相较好,有破损待修复,无补配;

四眼线装;二册(一函,樟木夹板);

各册书根均有墨书"片玉心書"并分别有墨书"上""下",书衣右上角原分别印有"叁""肆",后以墨书改为"壹""贰";

各册均有馆藏 5A 章,并分别有财产登录号 01250~01251。

此部为早期刻本之一,属《万密斋医学全书》之零种。《万全生平著述考②》载:"清畏堂刻本《万氏全书》,雍正二年(1724)金溪胡略编刻。其原本传世不多……然而,其书板经过敷文堂、同人堂先后两次挖改后的重印本却流传较广,影响亦大。只因挖改后表面形式改变,难于辨认,以致各家图书馆均昧其本源,著录不明。""同人堂各子目书亦著录不一,有的称胡略刻本,有的称敷文堂刻本,有的称同人堂刻本。之所以如此,是因为同人堂本中,卷首胡略序题'清畏堂',各子目书名页题'同人堂',而版心又题'敷文堂'。'三堂共一书'是同人堂本的显著特征。"毛氏认为(同上,第256—258页),

---

① 毛德华. 万全生平著述考 [M]. 武汉:华中师范大学出版社,1997:236-238.
② 毛德华. 万全生平著述考 [M]. 武汉:华中师范大学出版社,1997:254.

敷文堂挖改清畏堂本重印，表现为：一是将原书口"清畏"二字挖改为"敷文"，并在书口残留有较多的挖改痕迹，而版式及字迹与清畏堂原版完全相同；二是挖改书名页；三是铲去卷端题名。

参见《养生四要》。

## 08F04　增补痘疹玉髓金镜录真本 四卷

清康熙二十九年（1690）养素草堂刻本本衙藏板　索书号 R272.2/m11-3

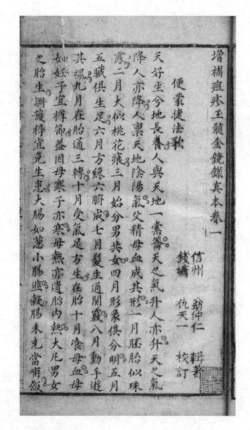

## 一、分册（卷）版本叙录

1 册：首为书名页，以界行分两列，左列刻大字双行"痘疹金鏡錄／眞本"，左下并有小字"本衙藏板"，右列上首双行小字"翁仲仁先生原輯／仇天一先生叅訂"，书首小字横署"增補幼科必讀書"；有钤印两枚，一为圆形章（内有花纹或图案），一为朱文方印"翻刻千里必究"；

次为"增補痘疹金鏡錄序"，七行行十六字，楷体，首页有朱文方印"□芳之印"，末署"峕／康熙庚午歲季夏錢塘仇澟　天一氏題于養素草堂"；

次为"增補痘疹玉髓金鏡錄真本目次"（首行），二行"信州　翁仲仁輯著"，三行"錢塘仇　澟天一叅訂"，包括"一卷"至"四卷"各篇目，末有"增補痘疹金鏡錄真本目次終"；

次为正文，首页首行"增補痘疹玉髓金鏡錄真本卷一"，二行"信州　翁仲仁　輯著"，二、三行间"錢塘　仇天一　校訂"，三行"便蒙捷法歌"，首页钤有白文方印"巢念情藏"，卷末有"便蒙捷法一卷終"；

后书衣内侧贴有售书标签（并盖有骑缝字"兆"）"编号　册数 4　售价 8.00"。

2 册：为"增補痘疹玉髓金鏡錄眞本卷二"，内容包括"論痘始終總要"等，卷末有"增補痘疹玉髓金鏡錄真本二卷終"；

后书衣内侧贴有售书标签"编号　册数 4　售价 8.00"。

3 册：为"增補痘疹玉髓金鏡錄真本卷三"，内容包括"驗形察色"等，卷末有"三卷終"。

4 册：为"增補痘疹玉髓金鏡錄真本卷四"，内容包括"治痘常用湯散歌"等，最末三页有修补(文字有残损)。

## 二、版本特征描述

正文每半叶十行,行二十四字,小字双行同,四周单边,无行格线,白口,单黑鱼尾,版框 19.4 × 12.1 cm,开本 23.6 × 14.5 cm;

版心上方刻"序""增補痘疹金鏡錄真本""痘疹金鏡錄真本""增補痘疹金鏡錄",鱼尾下方分别刻"目""一卷捷法""二 // 四卷",版心下方刻页码;(以上"卷"或为"叄","捷"或为"揵")

原刻有句读及其他标记符号,正文内有图如"頭面部位之圖";行间刻有小字注释;软体字刻印;

有朱笔圈点与画线,有墨笔与蓝笔圈点,有朱笔校字,天头有朱批如"此言指上三関脉",天头有墨批如"虚邪補母实邪瀉子",有墨笔夹批如"虚氣入于四肢面目流走皆腫";

品相较好,有部分残损并修复,无补配;

四眼线装;四册(一函,樟木夹板);

各册均有馆藏 3B 章,并分别有财产登录号 014073~014076。

## 三、版本特色及考证说明

书名《增补痘疹玉髓金镜录真本》,其中"增补"表明内容全面,"玉髓""金镜",皆指珍贵物品,"录"即记录,"真本"即"原本","痘疹"为中心词,合起来表示此是一部珍贵的治疗痘疹之书。"金镜"亦喻明道。

本书又名《痘疹金镜录》《幼科金镜录》《痘疹全婴金镜录》《幼科痘疹金镜录》《幼科痘疹》《增补痘疹金镜录》《增补痘疹玉髓金镜录》《痘疹金镜录真本》《痘疹全婴金镜录真本》等。《儿科心鉴》称,此书"刊于 1519 年,原刊本已不复见,现存者均为本书的增补或改定本,故名称颇多。卷数有 3 卷本、4 卷本不一[①]"。

据《总目》著录,此书明刻本书名多作"重刻补遗秘传痘疹全婴金镜录三卷卷首一卷"。

本馆此本书名及参订者均与《总目》著录有所不同。

本馆另藏有清嘉庆刻本、两种道光刻本、宣统石印本等。

《岭南医籍考[②]》收录有清·周滋生(番禺人)撰《增补痘疹玉髓金镜录》二册,与本馆此书属同名异书。

① 朱锦善. 儿科心鉴 [M]. 北京:中国中医药出版社, 2007:225.
② 高日阳,刘小斌. 岭南医籍考 [M]. 广州:广东科技出版社, 2011:417.

## 08F05　疹科

明万历三十二年（1604）王继濂刻本　索书号 R272.2/m2

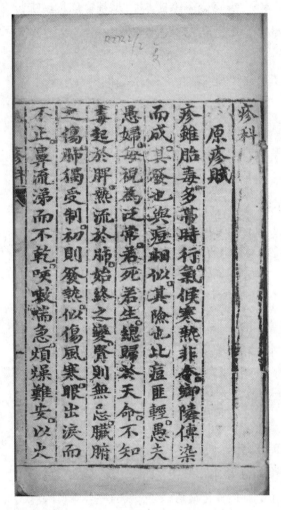

### 一、分册（卷）版本叙录

书衣题签处墨书"疹科"；

首为"疹科序"，六行行十一字，行楷，末署"萬曆甲辰端陽日寧陵呂坤書"，并有摹刻方形篆字阳文原印二枚，一为"天理人宗子弟"，一为"了醒亭抱獨居士印"；

次为正文，首页首行"疹科"，二行"原疹賦"；

次为"斑疹論"；次为"治疹西江月"；次为"麻疹詩"；次为"餘邪治例"；次为"麻疹拾遺"；次为"疹科方"；次为"附石氏治疹經驗良方"；次为"外用方"，末篇为"治水痘方"。

### 二、版本特征描述

正文每半叶八行，行十八字，小字双行一般同，四周单边，白口，单黑鱼尾，版框 20.8×14.7 cm，开本 27.5×15.8 cm；

版心上方刻"疹科"，鱼尾下方刻"序"（正文鱼尾下无刻字），版心下方刻页码；

原刻有句读；少数文字较模糊；

无圈点，无批校题跋；正文首页因原版刷印较模糊，故有描补痕迹；

品相较好，无修复，无补配；

四眼线装；一册（一函，樟木夹板）；

有馆藏 1 号章及 3B 章，并有财产登录号 015304。

## 三、版本特色及考证说明

本书又名《疹科真传》。

此本为最早刻本之一，《总目》未载此书本馆有藏。

《总目》著录此书为明代孔弘擢撰，疑误。此书应为明代吕坤编辑。据该书吕坤序言（全文附后），其在曲阜孔弘擢处见有疗疹一书，此疗疹书为孔氏自胥门施橄处所得，而施不知得于何处。吕坤重视疹科，甚爱此书，又加搜罗，"得燦錦所載及支氏所錄"，兼而收之，编成此书，由王继濂等人刻成。

中华书局 2008 年版《吕坤全集》收录有《疹科》一书，整理底本为《吕新吾全集》本。

按《汉文古籍著录规则》有关规定，本书可著录为"一卷"。


附

疹科序：痘疹之不可混同治也，辟之瀉痢然。古人瀉痢同門，而後人分之。今觀瀉痢，果可同門乎？諸家所載，痘疹不分，及考其方，則痘詳而疹畧，甚者言痘不言疹。此無他，昔也，痘重而疹輕；今也，疹之慘毒與痘並酷，則疹治不淂不詳。痘先動五臟，疹先動六腑；痘喜温煖，疹喜清凉；痘慎末，疹慎初；痘多變更，疹多爽快，則痘疹不可不分。余患痘疹之混也，又患疹家之無全書也，每當束手時，則以為恨。近見曲阜孔君弘擢療疹一書，云淂之胥門施君橄，施不知何所淂也。而明而盡，括以詩歌，疹家庶幾詳矣。及撿諸書，又得燦錦所載及支氏所錄，稍有異同，不敢去取，乃兼收之，以備參考。邑人祁君勉學、張君可久，又校讎之。石君明德又附益之，不啻詳矣。薊州幕王君繼濂、國子生翟君好古、張君良能，又相與刻之。好生一念，皆所以壽兒也。噫！是書傳而兒猶殤於疹，則兒無罪，書無罪，刻者無罪，業是科者慎之哉！萬曆甲辰端陽日寧陵吕坤書。

## 08F06 建松堂简易痘疹良书 六卷卷首一卷

清康熙元年（1662）建松堂刻本　索书号 R272.2/m56

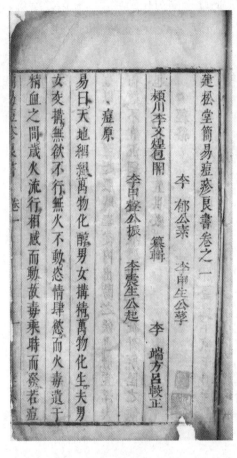

### 一、分册（卷）版本叙录

首为"简易痘疹良书序"（前四页为摹抄补配），五行行十字，楷体，首页钤印二枚，一为白文长方印（模糊，无法辨识，印1），一为朱文方印"元熙珍藏"（印2），末署"赐进士出身……弘文院内府吏科给事中李文煌譔"，并有摹刻方形篆字原印三枚，一为阴文"李文煌印"，一为阳文"宫門口氏"，一为阴文"玉堂黄門"；

次为"建松堂简易痘疹良書目錄"，包括"首卷""一集"至"六集"各篇目，末有"目畢"；

次属卷首，包括"小兒面部應身圖"等图及"服藥"等篇，末有墨书（墨批）"貴賤不同形而其用藥亦異"；

次为正文，首页首行"建松堂简易痘疹良書卷之一"，二至四行上半部"李　郁公素」潁川李文煌包闇」李甲聲公振　（纂輯）"，二至四行下半部"李甲生公孳」李　端方呂」李震生公起　（較正）"，五行"痘原"，首页钤印二枚分别同印1印2；

次为"建松堂简易痘疹良書卷之二"（以下各卷正文卷端分别有"建松堂简易痘疹良書卷之三//六"），内容包括"發熱三朝門"（此为大字，占两行）等；

次为卷三，内容包括"灌膿三朝門"（此为大字，占两行）等；

次为卷四，内容包括"升麻葛根湯"等；

次为卷五，内容包括"小柴胡湯"等；

次为卷六，内容包括"麻疹症治"等，卷末有"建松堂简易痘疹良書卷之六　畢　終"（此一页为摹抄补配）；

末为"濟纫慈航跋"（摹抄补配），末署"順治己亥嘉平恭紀於建寀堂康熙壬寅大吕清穎李郁謹跋"，并有摹画方形篆字原印二枚，一为阳文"李郁"，一为阴文"公素又字開周"；

后书衣内侧贴有售书标签"编号　册数 1　售价 5.00"。

## 二、版本特征描述

正文每半叶八行，行二十字，小字双行一般同，四周单边，白口，无鱼尾，版框 20.6×12.6 ㎝，开本 25.5×14.4 ㎝；

版心上方刻"序""简易痘疹良書""跋"，相当于鱼尾位置下方分别刻"目""卷首""卷一∥六"，版心下方刻页码，版心最末刻"建松堂"；

原刻有句读；

有朱笔与墨笔圈点，有墨笔校字，无批注题跋；

品相较好，有修复并补字，有少量抄配（详上）；

四眼线装；一册（一函，樟木夹板）；

有馆藏 3B 章及财产登录号 014063。

## 三、版本特色及考证说明

本书简称《简易痘疹良书》，又名《济幼慈航》。济，意为救助。慈航，佛教语。谓佛、菩萨以慈悲之心度人，如航船之济众，使脱离生死苦海。

本馆此部为已知现存唯一的一部最早刻本，且为初刻本。

《总目》著录此书名为《建松堂简易痘疹良方》，卷次未载明，成书时间估计为 1652 年，版本仅有"清嘉庆 11 年丙寅（1806）隆阜景槐堂刻本"，收藏馆三个（本馆为其中之一），皆与本馆此部不同（《总目》著录全文附后）。

关于书名，《中国中医药学术语集成　中医文献[①]》《中国医籍大辞典[②]》《中国医籍通考[③]》《中医人物词典[④]》等均载此书名为"建松堂简易痘疹良方"。本馆此书各卷卷端、目录均作"建松堂简易痘疹良书"，版心、序为"简易痘疹良书"，故此书原名当为《建松堂简易痘疹良书》，疑是嘉庆重刊时改此书名中的"良书"作"良方"。

关于卷次，上述各书均载为"六卷"（六集），惟《中国医籍通考》另附有"首一卷"。此书目录作"六集"，正文标明为"六卷"，另有卷首部分，故应著录为"六卷卷首一卷"。

① 陈荣，熊墨年，何晓晖. 中国中医药学术语集成　中医文献　下册 [M]. 北京：中医古籍出版社，2007：814.
② 裘沛然. 中国医籍大辞典：下册 [M]. 上海：上海科学技术出版社，2002：918.
③ 严世芸. 中国医籍通考：第 3 卷 [M]. 上海：上海中医学院出版社，1992：4418.
④ 李经纬. 中医人物词典 [M]. 上海：上海辞书出版社，1988：222.

关于成书年代，多认为约成书于清顺治十六年至康熙元年（1659—1662）。据本馆此书内李郁跋及李文煌自序（相关内容附后）推测，此说较为可信，但《总目》估计的年代略有出入。

关于编撰者，多载为"李文煌等"。此书为集多人之力合编而成，李文煌侄子李郁发挥了较大作用（与叔、弟共编此书，详李跋），故编者可加入李郁，改为"李文煌，李郁等编撰"。

关于版本与刊刻时间，上述文献载此书存清嘉庆刻本，均未提及康熙刻本，即认为后者已不存。本馆此部校刻严谨，字体整齐，行款疏朗，纸墨俱佳，印刷清晰，具有清代早期刻本的明显特点，而不似嘉庆时的刻书风格；同时，此书内既无嘉庆十一年休宁戴冠序，亦无任何景槐堂刻本的标记；相反，正文卷二内"玄""弦"均不避讳，首序内原刻"弘"字也不避讳，甚至连抄补的"玄"也不避讳，全书纸墨古朴，文字规整，为清初该书的初刻本无疑。据李郁跋，可推测为康熙元年刻成。至于"建松堂"，今已无考。


附

李文煌自序曰："忽家报至……並寄痘疹書一冊，述其功而欲廣其傳……洵稱簡易良書哉。余更採朱氏痘疹與各家折衷變化，不師心以自用，亦不膠柱以守墨，簡而核，通而不滯，庶幾赤子之保，与'如保赤子'同一慰快也已。是集成而赤子獲保，仁也；推母愛而並保人之赤子，孝也。仁且孝，不亦為天地聖人生生之一助哉？誠哉濟幼慈航，宜剞劂以行世。"

李郁跋曰："余語季父　暨二三諸弟曰：此集功效甚溥，盍梓以公之世……於是載取閩中鄭正吾《痘經》、雍丘侯献之《痘鑑》、嘉禾沈執甫《保赤書》，《十竹齋經驗方》及《全嬰痘疹金鏡錄》《格致要論心法》等，共竭心目，纂修而編輯之。撮其精要，分類區目，又為之補未備，訂錯訛，並附異症奇治，彙成一編，列為六卷，名曰《簡易痘疹良書》。"

《总目》著录：

08723　建松堂简易痘疹良方　　　　[1652]

又名济幼慈航

（清）李文煌等撰

清嘉庆 11 年丙寅（1806）隆阜景槐堂刻本　433　590　728A

## 08F07 救偏琐言 十卷附备用良方

清康熙二十七年（1688）惠迪堂刻本　索书号 R272.2/m1-2

### 一、分册（卷）版本叙录

1 册：首为"救偏琐言小叙"，八行行十八字，楷体，末署"咠」顺治己亥菊月吴兴七十老人费启泰建中氏自序於惠迪堂"，并有摹刻方形篆字原印二枚，一为阴文"费启泰印"，一为阳文"建中"；

次为"费德尃先生传"，九行行二十字，楷体，末有"赐进士及第……华亭沈荃顿首拜撰"，并有摹刻方形篆字原印二枚，一为阳文"沈荃之印"，一为阴文"掌詹宗伯学士"；

次为"费德尃先生像"及诸"赞"，像傍署有小字"姻晚学朱珖敬写"，末赞末署"康熙二十七年戊辰长至月上浣男度百拜敬识于惠迪堂之钟鸣斋中"，并有摹刻篆字原印三枚，一为长方形阳文"臣度"，一为方形阴文"文起一字裴菴"，一为方形阳文"绯玉□乡士胄"；

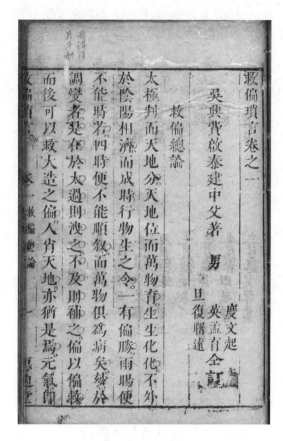

次为"自题琐言小引"；

次为"救偏琐言目录"，包括"小引"、"卷之一"至"卷之十"、"琐言备用良方"各篇目，以及"补梓」先德尃公像　传　赞"；

次为正文，首页首行"救偏琐言卷之一"，二、三行间上部"吴兴费启泰建中父著"，二、三行间下部"（男）度文起」英孟育」旦复曙远　（全订）"，四行"救偏总论"；

次为"救偏琐言卷之二"（以下各卷正文卷端分别有"救偏琐言卷之三 // 十"），内容包括"治痘运掌赋"等，卷末有"救偏琐言卷之二　终"（以下卷七至卷十末分别有"救偏琐言卷之七 // 十　终"）。

2 册:首为卷三,内容包括"發熱論"等;

次为卷四,内容包括"放點症治準"等;

次为卷五,内容包括"起脹證治準"等。

3 册:首为卷六,内容包括"申明貫珠攢簇怪痘"等;

次为卷七,内容包括"凉血撮要訣"等。

4 册:首为卷八,内容包括"論行漿"等;

次为卷九,内容包括"論痘變症有不常不古"等;

次为卷十,内容包括"論結痂"等;

末为"瑣言備用良方",内容包括"清肌透毒湯"等。

## 二、版本特征描述

(救偏瑣言)正文每半叶九行,行二十字,正文无小字,四周单边,白口,无鱼尾,版框 19.0×13.8 ㎝,开本 22.9×15.6 ㎝;

版心上方刻"自叙""傳""贊""瑣言小引""救偏瑣言",相当于鱼尾位置下方分别刻"目錄"、"卷一∥十"及篇名,版心下方刻页码,版心最末刻"惠迪堂";

正文有图如"燕窝";

有朱笔圈点与画线,有墨笔圈点,天头有朱批如"所谓得其平和",文中有朱笔夹批如"捴是見之方明并于偏者乃如是"。

(备用良方)正文每半叶九行,行二十字,小字双行同,四周单边,白口,无鱼尾,版框 19.1×13.6 ㎝,开本 22.9×15.6 ㎝;

版心上方刻"救偏瑣言",相当于鱼尾位置下方刻"備用良方",版心下方刻页码,版心最末刻"惠迪堂";

有朱笔圈点,无批校题跋。

(全书)原刻有句读;品相较好,有虫蛀并修复,无补配;四眼线装;四册(一函,樟木夹板);各册书衣中部偏右均有墨书"救偏瑣言",并分别墨书"天""地""元"(此字有改动痕迹)、"黄";各册书衣(第四册无)均钤有白文方印"胡氏種榆廬主長壽印","卷二"至"卷五"首页均钤印二枚,即朱文方印"純齋"、白文方印"胡立誠印"(印 1),"卷六"至"卷十"首页均钤印二枚,一同印 1,一为朱文方印"□余□人"(印 2);"備用良方"首页钤印一枚同印 2;各册书衣右上角分别印有序号"壹"至"肆",后书衣均有日期印(壹玖伍柒年柒月叁拾壹日);各册均有馆藏 2 号章,并分别有财产登录号 00566~00569。

### 三、版本特色及考证说明

关于此书名"救偏"与"琐言"，费氏自序（小序）曰："以此恶局偏峰，俾不终害於偏，非得偏以偏救，何能以救其偏，妄作所以是名也。"其"自题琐言小引"又云："矧一事中之管见而更琐焉，琐则赘矣，赘不令人厌乎？弟此道關人生死而且日期有限，不反覆致详而简署从事，虞同志者經目而未必經心，過而不入容有之矣。昔節菴陶君有《傷寒琐言》，諄諄而不憚煩，其殆先得我心之所同然者乎？步武未能效颦可愧耳。"故《中医文献学辞典》称，"作者认为古人治痘之法，多有所偏，特别是略于攻下、解毒、凉血、清火诸法，因而根据个人经验体会写成此书[1]。"

《吴医汇讲》（本书另有著录）卷五薛鹤山"题费建中《救偏琐言》"篇，为薛氏对费氏此书的评论。

本馆此本为早期刻本。

本书卷次除十卷本外，《总目》著录有八卷本"清嘉庆 5 年庚申（1800）绣文堂刻本"，《中国医籍志》载此书"刊于公元 1659 年（清顺治十六年），五卷[2]"。本馆藏有五卷本清刻本（本衙藏板，索书号 R272.2/m1），基本特征为：

（救偏琐言）正文每半叶十行，行二十二字，小字双行同（卷四末），四周单边间左右双边，白口，单黑鱼尾，版框 19.7 × 12.3 cm，开本 22.8 × 13.8 cm；

版心上方刻"自叙""救偏琐言"，鱼尾下方分别刻"小引"、"目録"、"卷一 // 五"及篇名，版心下方刻页码，版心最末刻"惠迪堂"；

原刻有句读，正文有图如"鳞坐"；

有朱笔与墨笔圈点，有朱笔校字，无批注题跋；

品相较好，有修复，无补配。

（备用良方）正文每半叶十行，行二十二字，小字双行同，四周单边，白口，单黑鱼尾，版框 17.2 × 12.2 cm，开本 22.8 × 13.8 cm；

版心上方刻"救偏琐言"，鱼尾下方刻"備用良方"，版心下方刻页码；

原刻有句读；

有朱笔圈点，无批校题跋；

品相较好，有虫蛀并修复，无补配。

（全书）四眼线装；四册（一函，樟木夹板）；各册后书衣有日期印（壹玖伍柒年拾贰月贰拾伍日）；各册均有馆藏 2 号章，并分别有财产登录号 06100~06103。

---

① 赵法新，胡永信，雷新强，等. 中医文献学辞典 [M]. 北京：中医古籍出版社，2000：380.
② 贾维诚，贾一江. 中国医籍志 [M]. 北京：中国医院管理杂志社，1983：676.

此五卷本内容完整,卷次与《总目》所载十卷不同。

本馆另藏有"清康熙二十七年(1688)文盛堂刻本"(索书号 R272.2/m1-3),基本特征为:

(救偏琐言)正文每半叶九行,行二十二字,正文无小字,四周单边,一般无行格线,白口,无鱼尾,版框 18.1×13.5 ㎝,开本 22.9×14.7 ㎝;

版心上方刻"傅""赞""救偏琐言",相当于鱼尾位置下方分别刻"自叙""目錄"、"卷一//十"及篇名,版心下方刻页码,版心最末刻"文盛堂";

正文有图如"蛇皮";

有朱笔与墨笔圈点,天头有朱批如"無價散即人糞猫糞猪糞犬糞"。

(备用良方)正文每半叶九行,行二十字,小字双行同,四周单边,一般无行格线,白口,无鱼尾,版框 18.1×13.4 ㎝,开本 22.9×14.7 ㎝;

版心上方刻"救偏琐言",相当于鱼尾位置下方刻"備用良方",版心下方刻页码,版心最末刻"文盛堂";

有朱笔圈点,无批校题跋。

(全书)原刻有句读;品相较好,有少量破损待修复,无补配;四眼线装;二册(一函,樟木夹板);各册均有馆藏 3B 章,并分别有财产登录号 011391~011392。

《总目》著录有"清嘉庆 1 年丙辰(1796)金阊惟善堂刻本",书口亦题"惠迪堂"。

## 08F08　毓麟芝室痘科秘传玉髓经金镜录全书 四卷

清康熙二年（1663）文茵堂刻本　索书号 R272.2/m81

### 一、分册（卷）版本叙录

1 册：首为序，首页残损并有修补，六行行十三字，末署"峕」康熙贰年仲春十有一日古吴碧琅山人题於文茵堂"；

次为"醫源""書源""資刻同志"，皆属姓氏名录；

次为"毓麟芝室痘科秘傳玉髓經金鏡錄全書目錄"，首页钤有朱文方印"竹安"（印 1），末有"□□秘傳卷一目錄終"；

次为正文，首页首行"毓麟芝室痘科秘傳玉髓經金鏡錄全書卷一"，二行"菰中朱之黯用汲糸定　古越陳　晉太士訂正"，三行"痘源"，首页钤印二枚，一为朱文圆印"□□"，一同印 1；

后书衣内侧贴有售书标签"编号　册数 2 册　售价 4.00"。

2 册：首页为目录，原页面有残损并修复；

次为"毓麟芝室痘科秘傳玉髓經金鏡錄全書卷二"，内容包括"玉函金鎖賦"等，卷末有"痘科秘傳卷二終"；

次为"痘科目錄」卷三"；

次为"毓麟芝室痘科秘傳玉髓經金鏡錄全書卷三"，内容包括"痘藥囊賦"等；

次为"痘科目錄」卷四　諸方"，末有"痘科秘傳卷四目錄終"；

末为"毓麟芝室痘科秘傳玉髓經金鏡錄全書卷四"，内容包括"稀痘散"等，末有"痘科秘傳卷四終"。

## 二、版本特征描述

正文每半叶九行，行二十二字，小字双行同，四周单边，白口，单黑鱼尾，版框 20.9×13.1 ㎝，开本 23.2×15.3 ㎝；

版心上方刻"序""痘科秘傳"，鱼尾下方分别刻"卷首書源""卷一 // 四目"、"卷一 // 四"（或"卷之四"）及篇名（部分无篇名），版心下方刻页码；

原刻有圈点及其他标记符号；天头刻有批语，正文有图如"手太陰肺經吉凶痘圖"；

有朱笔圈点，无批校题跋；

品相较好，有部分修复，无补配；

四眼线装；二册（一函，樟木夹板）；

各册均有馆藏 3B 章，并分别有财产登录号 012317~012318。

## 三、版本特色及考证说明

本书简称《痘科秘传》，《总目》著录书名为《毓麟芝室痘疹玉髓金镜》（未载卷次）。

此书现存数量较少，据《总目》载，该书仅有三个版本（含抄本）共存四部，本馆为其中之一。

《中国本草全书》第 239 卷收录有《毓麟芝室痘科秘传玉髓经金镜录全书》卷三内的"痘藥囊賦""藥性"两篇，其提要称"据明刊清補刻夏邑嵩螺彭端吾重刻本影印 [1]"。经比对，版本与本馆此书相同。

马继兴《中医文献学 [2]》内"同一刊本的同书异卷"下，载有"约明末清初刊行的《毓麟芝室痘科秘传玉髓经金镜录》（此书书口作《痘科秘传》）共 4 卷"，其撰人姓名卷一至卷三首页所记各有不同，"卷四首叶未记撰修人姓名"。马氏之说与本馆此书所刻完全一致。

此书原撰者为清·费启泰，可参考本书另著录的《救偏琐言》及《增补痘疹玉髓金镜录真本》。

《总目》另著录有明·彭端吾编《毓麟芝室玉髓摘要》二卷。

① 中国文化研究会. 中国本草全书：239 卷 [M]. 北京：华夏出版社，1999：177.
② 马继兴. 中医文献学 [M]. 上海：上海科学技术出版社，1990：418.

## 08F09　幼科铁镜 六卷

清两仪堂刻本　索书号 R272/m4-8

### 一、分册（卷）版本叙录

1册：首为书名页，以界行分三列，中列与左列刻大字"幼科鋐鏡／集症"，右列上首小字"單溪夏禹鑄著"，左列下首小字"兩儀堂藏板"；

次为"幼科鐵鏡序"，八行行十七字，末署"旹」康熙乙亥端月遼陽梁國標正夫氏題於貴池官署"；

次为"幼科鐵鏡凡例"；

次为"幼科鐵鏡目錄"，包括"第一卷"至"第六卷"各篇目，末有"目終"；

次为正文，首页首行"幼科鋐鏡卷之一"，二、三行间上部"貴池卓溪叟夏鼎禹鑄氏手著"，二、三行下部"受業弟邑庠鐸禹懸」（男）　邑庠之日孟然」郡庠之雲飛霖　（仝奈）"，四行"九恨"，卷末有"卷之一終"；

次为"幼科鋐鏡卷之二"，内容包括"一望形色審苗竅知表裏之寒熱虛實"等；

次为"幼科鋐鏡卷之三"，内容包括"一闢諸驚之名之謬"等。

2册：首为"幼科鋐鏡卷之四"，内容包括"麻症"等；

次为"幼科鋐鏡卷之五"，内容包括"一辨咳嗽"等，卷末有"卷之五終"；

末为"幼科鋐鏡卷之六"，内容包括"藥性小引"等，卷末有"卷之六終"。

### 二、版本特征描述

正文每半叶九行，行二十四字，小字双行同，左右双边间四周双边，白口，单黑鱼

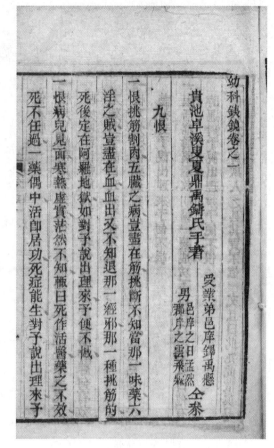

尾,版框 18.4×12.8 cm,开本 23.1×15.6 cm;

版心上方无刻字,鱼尾下方分别刻"序""凡例""目錄"、"卷之一 // 六"及篇名,版心下方刻页码;

原刻无句读,正文有图如"面圖";

有朱笔圈点,有朱笔校字,无批注题跋;

品相良好,无修复,无补配;

四眼线装;二册(一函,樟木夹板);

各册均有馆藏 3A 章,并分别有财产登录号 023709~023710。

## 三、版本特色及考证说明

关于"铁镜",铁,形容确定不移;镜,指借鉴或鉴戒。书名"铁镜",指此书可遵为规矩,足为俗医当头棒喝。故首卷前三篇分别为"九恨"(目录作"九憾")、"十三不可學""十傅"。光绪三年沈应奎为《幼科铁镜》作序曰:"誠醫門之鐵案,幼科之寶鏡也。"

此部为 2010 年笔者参与在皖南购得。

本馆另藏有清聚文堂、清三益堂刻本(此两个刻本据《总目》载,均仅本馆有藏,特征详下)等刻本及清宣统石印本。

馆藏清三益堂刻本(索书号 R272/m4-5),基本特征为:

首为书名页,以界行分三列,中列刻大字"幼科鐵鏡",右列无刻字,左列下首刻小字"三益堂梓";

次为"幼科銕鏡序""幼科銕鏡凡例""幼科銕鏡目錄";

次为正文,首页首行"幼科銕鏡卷之一";

正文每半叶十二行,行二十四字,小字双行同,四周单边,白口,单黑鱼尾,版框 12.9×9.6 cm,开本 16.4×11.6 cm;

版心上方刻"幼科銕鏡",鱼尾下方刻卷次,版心下方刻页码;

原刻无句读,有墨钉;有图如"身面圖";

无圈点,无批校题跋;

四眼线装;存一册(第 1~3 卷,无函套),缺第二册(第 4~6 卷);

有馆藏 3A 章及财产登录号 00914。

馆藏清刻本聚文堂藏板(索书号 R272/m4),基本特征为:

首为书名页,以界行分三列,中列刻大字"幼科銕鏡",右列上首小字"貴池夏禹鑄先生著",左列下首小字"聚文堂藏板",皆为楷体;

次为"幼科鐵鏡序""幼科鐵鏡凡例""跋""幼科鐵鏡目錄"；

次为正文，首页首行"幼科銕鏡卷之一"；

正文每半叶九行，行二十四字，小字双行同，左右双边，白口，单黑鱼尾，版框 18.0×12.9 ㎝，开本 22.1×14.0 ㎝；

版心上方无刻字，鱼尾下方刻卷次，版心下方刻页码；

原刻无句读；有图如"足圖"；

无圈点，无批校题跋；

四眼线装；一册（无函套）；

有馆藏 1 号章及财产登录号 00910。

《总目》另著录有清·唐官栋撰《增补幼科铁镜》五卷。

## 08F10　痘疹正宗二卷

清乾隆八年（1743）弘曒刻本　索书号 R272.2/m50

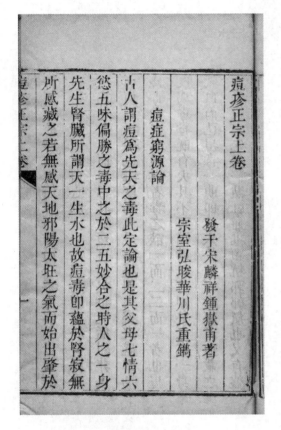

### 一、分册（卷）版本叙录

1册：第二书衣题签（已不见字迹）上钤有朱文长方印（周围饰以图案）"元盛魁記自／在江蘇揀選／書籍發兑印"；

首为书名页，以界行分为三列，中列刻大字"痘疹正宗"，右列上首小字"宋鍾嶽先生原本"，左列下首小字"本齋藏板"，书首小字横署"乾隆八年重刊"；

次为"原序"，八行行二十字，末署"發干宋麟祥鍾嶽甫序"；

次为"痘疹正宗目録」目次"，包括"上卷""下卷""治痘選要方""疹症諸論""疹症選要方"各篇目；

次为正文，首页首行"痘疹正宗上卷"，二行"發干宋麟祥鍾嶽甫著"，三行"宗室弘（按，此字缺末笔）曒華川氏重鐫"，四行"痘症窮源論"，卷末有"上卷終"；

后书衣盖有售书印"中国书店标价签」册数 2　定价 4.00　乙 3"。

2册：首为"痘疹正宗下卷　疹症附後"，内容包括"發熱論"等；

次为"治痘選要方"；

次为"疹症撮要論"等篇（属"疹症諸論"部分）；

末为"疹症選要方"，卷末有"下卷終"。

### 二、版本特征描述

正文每半叶八行，行二十字，小字双行同，四周双边，白口，单黑鱼尾，版框 20.2×15.0 cm，开本 25.1×15.9 cm；

版心上方分别刻"原序""痘疹正宗目錄""痘疹正宗上／下卷"，鱼尾下方无刻字，版心下方刻页码；

原刻无句读；

无圈点，无批校题跋；

品相良好，无修复，无补配；

四眼线装；二册（一函，樟木夹板）；书脊上下端有绫绢包角；

各册均有馆藏 5B 章，并分别有财产登录号 06345~06346。

## 三、版本特色及考证说明

宋氏自序曰："予於康熙辛亥歲得費子《救偏瑣言》一書，觀其所論形色症治，莫不理真詞快……予於費子相遇何晚也，於是究其旨歸，玩其症治，靡不屢試屢效，今已閱歷二十餘年，覺稍可自信……故不嫌鄙陋，著為《正宗》一書，正前人之誤而歸於中，綜其紛而絜其要。"

可知，此书以《救偏瑣言》为基础，参以己验而成。书名"正宗"，意即"正前人之误而归于中，综其纷而絜其要"。成书当在康熙辛亥之后的二十年后，即康熙三十年（1691）之后，并在康熙四十年之前。《总目》即著录此书成于 1695 年。《中国医籍大辞典①》亦载：成书于康熙三十四年（1695），现存清康熙三十四年江阴宝文堂刻本等，但未详藏馆。《总目》著录该书现存最早的版本为"清康熙 56 年丁酉（1717）刻本"，另著录有"清江阴宝文堂刻本"（存两部，分别藏于山东中医药大学图书馆与辽宁中医药大学图书馆），是否为康熙三十四年刻本待详。本馆所藏另一种乾隆刻本（详下）内有三篇作于康熙四十二年的序文，其中的安圻序表明当时曾刊刻此书（"余親試歷驗，方敢剞劂，以公於世"）。

本书又名《痘疹指南》。关于卷次，《中医大辞典》载："又有四卷本，书名《痘疹指南》，内容全同。"除上述二卷与四卷本外，《总目》尚载有三卷本，即"清光绪 10 年甲申（1884）吴县朱记荣校经山房刻本②"。

此本属早期刻本。

《总目》分别著录有"清乾隆 8 年癸亥（1743）弘晙刻本"与"清乾隆 8 年癸亥（1743）本斋刻本"，且载后者仅存一部，藏于吉林大学白求恩医学部图书馆。从本馆此部看，书名页刻有"乾隆八年重刊""本齋藏板"，正文卷端刻有"宗室弘晙華川氏重鐫"，表明《总目》所载两个版本实为同一刻本，可合并著录。

---

① 裘沛然. 中国医籍大辞典：下册 [M]. 上海科学技术出版社，2002：920.
② 中国中医研究院，广州中医学院. 中医大辞典 [M]. 北京：人民卫生出版社，1995：1544.

除两种乾隆刻本外,本馆另藏有清道光刻本(两种)、清同治刻本及抄本等。

馆藏"清乾隆四十六年(1781)文盛堂刻本"(索书号 R272.2/m50-3),基本特征为:

正文每半叶八行,行二十字,小字双行同,四周单边,白口,单黑鱼尾,版框 19.8 × 12.4 cm,开本 22.1 × 13.4 cm;

版心上方分别刻"何序""序""原序""董序""张序""痘疹正宗目錄""痘疹正宗上卷""痘疹正宗下卷",鱼尾下方无刻字,版心下方刻页码;

原刻有圈点;

有朱笔与墨笔圈点,有朱笔与墨笔校字,天头有墨批如"水泡者因濕氣侵脾",天头有朱批如"疹症",有朱笔夹批如"論痘之症四十一條至此",有墨笔夹批如"計十七條";

品相良好,无修复,原本无缺并有另增抄补内容;

四眼线装;四册(一函,樟木夹板);

第一册书衣题签上部有朱笔书"痘疹正宗"、下部有墨笔书"卷壹　文盛堂";第二至四册书衣左上角分别有墨笔书"卷式""卷叁""卷肆";各册书衣右上角分别印有序号"壹"至"肆";

各册均有馆藏 6 号章,并分别有财产登录号 06311~06314。

此文盛堂本正文首页首行刻"痘疹正宗上卷",二行"發干宋麟祥鍾嶽甫著",三行"宛平李芳英時春氏梓",四行"痘症窮源論"。故其所据以刊刻的底本当直接或间接为《总目》所著录的"清康熙 60 年辛丑(1721)宛平李芳英时春氏刻本",但《总目》同时另著录有"清嘉庆 7 年壬戌(1802)宛平李芳英刻本"。同为"李芳英",二者相距八十余年,后者当属著录有误或著录信息不完整。

《上海中医药大学中医药古籍善本提要目录》载该馆所藏清乾隆二十八年广陵德基堂校刻本,行款与版框尺寸为"8 行 20 字;半框 17.5 × 11 cm"(繁体题名:痘疹指南)。

《总目》另著录有《痘疹正宗》(著者佚名)抄本一部,当与本书属同名异书。

## 08F11 痘疹定论 四卷

清康熙五十二年（1713）刻本　索书号 R272.2/m15-1

### 一、分册（卷）版本叙录

首为"痘疹定論卷之一目錄　元集"，末有"痘疹定論卷之一目錄　終"；

次为"痘疹定論自序"，末署"康熙五十二年歲在癸巳春三月上浣之吉太醫院御醫豫章朱純嘏玉堂氏謹識"；（此序宜置于卷一目录之前）

次为正文，首頁首行"痘疹定論卷之一　元集"，三行上部"太醫院御醫豫章朱純嘏編輯"，二至四行下部"季男兆漢」仲男兆衆」壻秦朝光（仝叅校）"，五行"痘瘡根源論"，卷末有"痘疹定論卷之一終"；

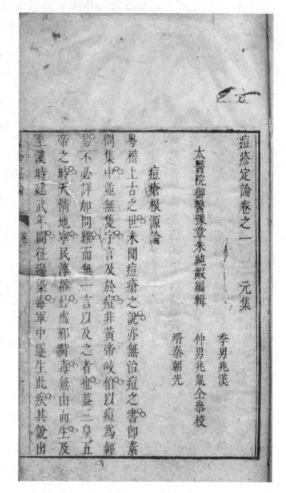

次为"痘疹定論卷之二目錄　亨集"，末有"痘疹定論卷之二目錄　終"；

次为"痘疹定論卷之二　亨集"，内容包括"年長男子出痘論"等，卷末有"痘疹定論卷之二終"；

次为"痘疹定論卷之三目錄　利集"，末有"痘疹定論卷之三目錄　終"；

次为"痘疹定論卷之三　利集"，内容包括"面部先見報痘八卦方位之圖"等，卷末有"痘疹定論卷之三終"；

次为"痘疹定論卷之四目錄　貞集"，末有"痘疹定論卷之四目錄　終"；

次为"痘疹定論卷之四　貞集"，内容包括"麻疹"等；

末为"痘疹定論後跋"，末署"年家姻弟秦大同牧伯氏頓首拜撰"；（此跋系墨书抄补）

后书衣贴有售书标签"编号　册数 1　售价 10.00"。

## 二、版本特征描述

正文每半叶十行,行二十字,小字双行同,左右双边,无行格线,白口,单黑鱼尾,版框 17.2×13.1 ㎝,开本 25.1×15.3 ㎝;

版心上方刻"痘疹定論",鱼尾下方分别刻"卷一 // 四目錄""自序""卷一 // 四",版心下方刻页码;

原刻有圈点;

有朱笔与墨笔圈点,有墨笔校(描补)字,天头有墨批如"此治毒氣内盛不能骤發于外";

品相较好,有少量虫蛀(文字无损)已修复,有抄配(正文卷四最末两个半页及后跋);

四眼线装;一册(与另一部同名书同函,樟木夹板);

有馆藏 3B 章及财产登录号 012319。

## 三、版本特色及考证说明

自序云:"痘疹者何,原於胎毒,感於時氣,發出而為痘與疹之證也。定論者何?前此之論未定,而今日始定之也。何言乎前此之論未定而今日始定之,必有說也。前此言胎毒有因慾火之所致……殊不知皆非確論,與理不相入也。""惟清江聶久吾諱尚恒者,生於隆慶末年,著有《活幼心法》,論痘與疹,極其詳切有據,訂方用藥,極其中正無差。予乃遵其成規,發其蘊奧,補前哲之所未詳,刪方書之所不合。然此《痘疹定論》,稿雖草創於康熙三十年以前,尚未全備,適值欽差……皇上旨意命江西督撫考選種痘並明於醫藥調理者兩人,有江省督糧道李公諱(月桂),凡各屬呈送到來醫家,不知凡幾……獨於儔衆之中,挑選予與陳添祥二人……到京……然後奉旨在大内遇喜處種痘,復又差往邊外各蒙古地方,歷歷俱獲全愈……(瑕)生於江右新建,年近八旬。"

可见,书名"痘疹定论",是取于前人关于痘疹之论皆未定,而自作者始定,故名。撰者朱氏为御医,推崇聂尚恒《活幼心法》,以之为主要参考,初撰此书于康熙三十年之前,后又经过二十多年为包括皇家在内的众多患者临证治痘和种痘实践,于康熙五十二年,年近八十时方予定稿刊行。

聂尚恒《活幼心法》,本书另有著录(见《奇效医述痘疹活幼心法合刻》)。

此序中所言的江西督粮道李月桂曾主持刊刻《针灸大成》(本书另有著录)。

据《中国医籍大辞典[①]》载，此书又名《种痘全书》。

此本属最早刻本之一。

据《总目》载，此书截止新中国成立前的版本达五十余个，影响较大。《朝鲜医籍通考[②]》引三木荣《朝鲜医学史》称，此书"纯祖 8 年（1808）成辰，在朝鲜由一善刊行"。《中国历史大辞典　科技史》载："光绪九年（1883）徐安澜将本书加以删校，取名为《痘麻定论》并刊行[③]。"

本馆所藏"清乾隆三十四年（1769）沈大成文富堂刻本"（索书号 R272.2/m15），基本特征为：

正文每半叶十行，行二十字，小字双行同，四周双边间左右双边，白口，单黑鱼尾，版框 15.1×10.9 cm，开本 20.7×12.4 cm；

版心上方刻"痘疹定論序""痘疹定論"，鱼尾下方分别刻"自序""目錄""卷一∥四"，版心下方刻页码；

原刻有句读，少部分文字较模糊；

有朱笔与墨笔圈点，有朱笔校字，天头有墨批如"看痘粒起勢"；

品相较好，有少量破损待修复，无补配；

四眼线装；一册（一函，与另一部同名书合函，樟木夹板）；

有馆藏 2 号章及财产登录号 01111。

本馆另藏有两种清咸丰刻本、清光绪刻本等。

---

① 裘沛然. 中国医籍大辞典：下册 [M]. 上海：上海科学技术出版社，2002：922.
② 崔秀汉. 朝鲜医籍通考 [M]. 北京：中国中医药出版社，1996：239.
③《中国历史大辞典·科技史卷》编纂委员会. 中国历史大辞典：科技史 [M]. 上海：上海辞书出版社，2000：682.

## 08F12  黄帝逸典痘疹精义 附经验秘方

清蓝格精抄本  索书号 R272.2/m6

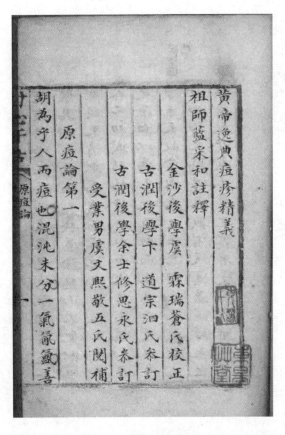

### 一、分册（卷）版本叙录

1册：首为"祖师藍采和原序"，八行行十六字；

次为"瑞蒼自序"，八行行十六字，末署"啬」雍正五年歲次丁未春仲金沙後學虞霖自序於寶華堂"；

次为"序"，八行行十六字，末署"雍正五年歲次丁未新鑴春三月古潤後學余士修拜書于寶華堂"；

次为"痘疹精義凡例"，末署"瑞蒼又識"；

次为"黄帝逸典痘疹精義目錄"，包括"原痘論第一"至"藥性論第十三"及"附刻經驗祕方"等，末有"目錄終"；

次为正文，首頁首行"黄帝逸典痘疹精義"，二行"祖師藍采和註釋"，三行"金沙後學虞 霖瑞蒼氏校正"，四、五行"古潤後學卜 道宗泗氏叅訂」古潤後學余士修思永氏叅訂"，六行"受業男虞文熙敬五氏閱補"，七行"原痘論第一"；

次为"格三論第二"；次为"臟腑論第三"；

后书衣脱落（待重装订），其内侧贴有售书标签"类别乙类  册数4  售价6.00"。

2册：首为"傳經論第四"；次为"發熱論第五"；次为"報痘論第六"；次为"見點論第七"。

3册：首为"起脹論第八"；次为"貫漿論第九"；次为"囬靨論第十"；次为"餘症論第十一"。

4册：首为"藥方論第十二"；次为"藥性論第十三"；次为"經驗秘方附後"；次为"疹

論"；次为"主治方"；末为"出痘疹時避忌須知"；

最末页有墨书"此書永不借觀囬僻莫怪"；后书衣缺失。

## 二、版本特征描述

正文每半叶八行，行十六字，小字双行不等，四周单边（蓝格），白口，单蓝鱼尾，版框 12.6×9.6 ㎝，开本 16.9×12.4 ㎝；

版心上方印有蓝字"寸心千古"，鱼尾下方分别墨书"原序""自序""余序""凡例""目錄"、各篇名，版心下方墨书页码；

原抄本无句读（有少数圈点），天头有原抄批语如"真正明若觀火"；

有朱色圈点，无批校题跋；

品相良好，无修复（需重新订线），无补配；

四眼线装；四册（一函，樟木夹板）；各册有绫绢包书角保护（部分已脱落）；

各册书衣题签处均有墨书"痘疹精義"并分别墨书"元""亨""利""貞"，书衣中部偏下墨书"菊氏精摩秘藏"，书衣右上角分别印有序号"壹"至"肆"，并分别墨书（第一册无）"摩""正""鵠"；各册书衣均有钤印三枚（自下而上）：一为白文方印"澎泽世家"，一同印 1，一为朱文方印（模糊，无法辨识）；各册首页均钤印三枚（自下而上）：一为朱文方印"東皋艸堂"（印 1），一为朱文方印"克蕃"，一为朱文长方印"克蕃氏"；

第二、四册有馆藏 5A 章，第一、三册有馆藏 1 号章，各册分别有财产登录号 01099~01102。

## 三、版本特色及考证说明

此本为早期蓝格楷体精抄，字体皆端庄隽秀，全书清晰、无涂改；全书边栏与行格线、版心上方文字，均为底稿纸笺配印。

《总目》著录此书现存两个版本（即"清刻本"与"民国刻本"）共四部，无本馆此书，因其将本馆此部误著录于《痘疹精义》四卷（〔明〕翁仲仁撰）条目下作"清雍正 5 年丁未（1727）抄本"。

《黄帝逸典痘疹精义》，简称《痘疹精义》，又名《换花笺》《痘科黄帝逸典》《黄帝逸典》《轩辕逸典》。

《中国医籍大辞典》载："仙注痘疹精义奇书，清·虞瑞苍校，成书于清雍正十四年（1736）。原存清雍正刻本，藏于天津市卫生职工医学院图书馆，经查未见①。"同书（第 931 页）又载："轩辕逸典　十四卷，不著撰者。成书于清乾隆四十四年（1779）。又名

① 裘沛然. 中国医籍大辞典：下册 [M]. 上海：上海科学技术出版社，2002：924.

《黄帝逸典痘疹秘书》。"《中医大辞典》载:"黄帝逸典,书名。又名《轩辕逸典》。清代著作,不著撰人。本书专论痘疹,托名唐·蓝采和注释[1]。"《中华医学大辞典》载:"黄帝逸典 十三卷,唐·蓝采和注[2]。"

　　本书未标明卷次,但各部分前均有大题,页次起讫分明,按《汉文古籍著录规则》规定,可著录为"十三卷",另附"经验秘方"。

　　关于著者、成书与刊行时间,雍正五年虞霖"瑞苍自序"曰:"遂於讀書授徒之暇,取《黄帝素問》《難經》等書……勤求既久,實有所得,因症裁方,起病立應……於是廣求痘疹書數十種,朝夕與俱焉……有客西來,語予以《黄帝逸典漢仙註釋》,誠救痘之神書,但祕存御藏,世無從見,子亦徒自跡妄耳……積誠二十五年而方得真本,捧讀之下,直飲醇醪而聽天樂矣……邇年挾是業而遊宜溧昆陵廣平徒陽間,幼之活者,何可億計……矢刻久矣。己巳(按,疑為'乙巳',即雍正三年)秋訪友古潤,適晤宗泗卞君,談及仙註痘疹一事,竟出諸袖中,且言欲刊以傳世……晋接之間,復得思永余君之善士,力任成之。"

　　雍正五年余士修"序"曰:"慨惜年有友授予痘疹書一集,名曰《換花煎》,謂出自異傳,囑予急刊行世……客秋,宗泗卞兄同金沙瑞苍虞先生造予曰:君刻之痘書誠偽也,幸未行世。吾今敦請瑞昌先生真本,固渠家藏祕錄也,請校試之……喜而懇其梓以救世。瑞苍曰:吁,予志久矣,願從君請。爰鳩工付梓,以為世壽。"

　　据以上二序可知:(1)此书原撰者佚名,为虞霖(字瑞苍)家藏并校订;(2)此书成书时间当在雍正五年之前,推测为康熙年间;(3)此书由余士修(字思永)于雍正五年初刻于宝华堂。

---

[1] 中国中医研究院, 广州中医学院. 中医大辞典 [M]. 北京: 人民卫生出版社, 1995: 1346.
[2] 谢观. 中华医学大辞典 [M]. 沈阳: 辽宁科学技术出版社, 1994: 1249.

## 08F13（1） 痘疹扼要

清乾隆三十二年（1767）京都同文斋刻本　索书号 R272.2/m47

### 一、分册（卷）版本叙录

1 册：首为书名页，以界行分为三列，中列刻大字"痘疹扼要"，右列上首小字"巡视南城察院湯"，左列无刻字，书首小字横署"活萬人書"；

次为"陳氏痘書序"，八行行十六字，楷体，末署"乾隆二十年嘉平月錢塘金文淳"；

次为"重刊痘科扼要啟"，八行行十八字，楷体，末署"乾隆二十九年冬月仁和湯世昌敬啟"；

次为"重刻痘科扼要序"，六行行十二字，行书，末署"乾隆三十二年孟春月吳趙吳敏樹題扵京都旅寓"，并有摹刻方形篆字原印二枚，一为阴文"吳敏樹印"，一为阳文"藝□"；

次为正文，首页首行"看痘歌訣"，本册末篇为"拔毒膏"；

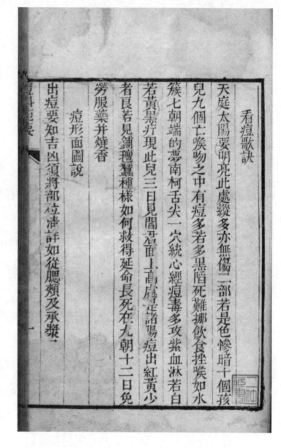

后书衣内侧贴有售书标签"類別　編號 7747　冊數 4　售价 6.00"。

2 册：内容包括"痘瘡證驗"等篇，末为"導赤散"篇。

3 册：内容包括"夾班丹"等篇，末为"鮮毒藥類"篇。

4 册：内容包括"痘科按症二十一方計五十首"等篇，末篇为"麻疹方論"篇，册末有"終"。

### 二、版本特征描述

正文每半叶九行，行二十四字，小字双行同，左右双边，白口，单黑鱼尾，版框

17.1×12.6 cm,开本 22.3×14.7 cm;

版心上方分别刻"序""痘科扼要",鱼尾下方无刻字,版心下方刻页码;

原刻无句读,正文有图如"面部吉凶圖";正文行间刻有极小字(注释)如"味苦氣寒";

无圈点,无批校题跋;

品相较好,有虫蛀并修复,少数文字脱落,无补配;

四眼线装;四册(一函,樟木夹板);

各册书衣右上角分别印有序号"壹"至"肆",首页均钤有朱文方印"二仲藏書";

各册均有馆藏 5A 章,第二至四册并有馆藏 1 号章,各册分别有财产登录号 06274~06276,06418。

## 三、版本特色及考证说明

此书书名页刻有"痘疹扼要",序与版心刻为"痘科扼要",正文卷端页未题书名。按《古籍著录规则》的规定,此书名应著录书名页题名,即"痘疹扼要",以"痘科扼要"为此书又名。

按《汉文古籍著录规则》有关规定,本书可著录为"一卷"。

此书正文内未署撰者姓名,但其"陈氏痘书序"明确此书出自陈奇生。

此本为早期刻本。

《总目》著录本馆藏本为"清乾隆 20 年乙亥(1755)刻本",有误,因本书内有乾隆三十二年"重刻痘科扼要序"。

《中国本草全书》第 245 卷收录有《痘科扼要》中的"痘中紧要藥性二十二味"等三篇。其提要称,据乾隆二十年刻本影印。所载与本馆此部十分相似,但有一处明显区别("剉碎酒煮")。

《总目》著录有陈奇生撰《痘科扼要》,存十八个版本,其中十四个版本均仅有一馆收藏,其他版本所存亦不多。

《上海中医药大学中医药古籍善本提要目录》载该馆所藏清乾隆三十九年刻本(陈奇生著《痘科扼要》),行款与版框尺寸为"9 行 24 字;半框 17×11.5 cm"。

《总目》另载有《痘科扼要》二卷(著者佚名),未详是否即陈氏此书。

《总目》另著录有陈奇生撰《痘疹秘传》,仅存有"清道光 25 年乙巳(1845)刻本"一部,藏于成都中医药大学图书馆。

参见《痘科扼要》。

## 08F13（2） 痘科扼要

清乾隆三十五年（1770）刻本开先堂藏板　索书号 R272.2/m49

### 一、分册（卷）版本叙录

首为书名页，以界行分为三列，中列刻大字"痘疹扼要"，右列上首小字"陳奇生先生著"，左列下首小字"開先堂藏板"，书首小字横署"乾隆庚寅涂月重刊"；

次为"序"（全文附后），七行行十六字，楷体，首页有摹刻长方形篆字阳文原印"漱石枕流"，末署"乾隆三十五年嘉平月諸暨樓質粹純一甫題于留雲草堂"，并有摹刻方形篆字原印二枚，一为阴文"樓質粹印"，一为阳文"純一"；

次为"□□痘書原序"（全文附后），末署"乾隆二十年嘉平月錢塘金文淳書"；

次为"痘科扼要目錄"，包括"看痘歌訣"等四十八篇目，末有"痘科扼要　目終"；

次为正文，首页首行"痘科扼要"，二行"看痘歌訣"；

次为"痘形面圖說"至"面部吉凶圖"等；

次为"山陰倪涵初先生手定痢癀奇方"，包括"治瘧"等篇（共六页，页码单列，板框 18.9×12.1 cm，版心上方刻"痢癀奇方"，鱼尾下方无刻字，版心下方刻页码）；

次为"稀痘方"（一页）；（页码单列，版心上方刻"稀痘方"，鱼尾下方无刻字，版心下方刻页码"一"）

以上两部分（痢疟奇方、稀痘方）均非本书"痘科扼要"正文，而是另插入本书正文内容中；

末为"異痘四種"等，其中最末篇为"導赤散"；

后书衣内侧贴有售书标签"类别乙類 册数 1 售价 0.50"。

## 二、版本特征描述

正文每半叶十行,行二十五字,小字双行同,四周单边,白口,单黑鱼尾,版框 18.9×12.1 ㎝,开本 23.5×13.5 ㎝;

版心上方分别刻"序""金序""痘科扼要"("痢瘰奇方""稀痘方"),鱼尾下方刻"目錄"、篇名("痢瘰奇方""稀痘方"无刻字),版心下方刻页码;

原刻无句读("痢瘰奇方"有句读),有少数文字模糊;

无圈点,无批校题跋;

品相较好,无修复,无补配;

四眼线装;一册(一函,樟木夹板);

有馆藏 1 号章及财产登录号 06341。

## 三、版本特色及考证说明

此书为《痘疹扼要》的重刊删节本,亦可视为另一种。

据本书目录,该书缺后半部分,即原应有第二册。

此版本《总目》无载。

此本卷端页与版心所刻书名为"痘科扼要",书名页为"痘疹扼要",根据《古籍著录规则》规定,以"痘科扼要"作为正式书名。

此书目录及本册正文均不分大小标题,仅有篇目名称,所见页码连续,按《汉文古籍著录规则》有关规定,本书可著录为"一卷"。

参见《痘疹扼要》(全本)。


附

序:余聞嬰兒痘疹稟於胎元,故感觸時氣,勃然而發,得是症之輕者,其發熱見點灌漿結痂落靨,按期調護,固可勿藥有喜。若毒氣熾盛,則有移形易相之虞,必需療治復元,于是醫家有專科焉。但今之業是科者,大抵因《內經》有諸瘡瘍屬心火一語,視痘瘡同屬瘡瘍,侈談清火觧毒為先,務概投寒凉偏勝之劑,豈知嬰兒隱受其害者多矣。陳奇生先生著痘書,折衷諸家,力辯其失,補偏救弊,厥功甚鉅。且心法所傳,總按症之寒熱虛實為施治之本,誠痘科之扼要也。丁亥春,余僑寓鄂城,兒殤於痘,痛懲盲醫之誤。嗣得此書,玩索久之,其辨察症□形色主治方藥,無不條分縷析,精□詳備。茲余幼女患痘，按書驗症調治輒獲效，深服其書利濟滋廣，苟能家傳戶曉，熟習印證，凡為父兄者先已胸有成竹，辨別了然，斷不誤于盲醫。即業是科者，亦知察症施治，通變有術，必然得心應手，嬰兒咸登春臺，何樂如之。爰集同好，付諸剞劂，俾廣其傳，庶陳先生拯濟之懷，共曉於宇內，益信是書乃仁人之言，其利溥哉。乾隆三十五年嘉平月諸暨樓質粹純一甫題于留雲草堂。

□□痘書原序：曩予官京師，一子殤於痘。歲癸亥，出守錦州，始再舉子，其明年，時痘大行，一女一子皆見點，予懲夫昔日之醫之盲也，戚然而憂，求醫於郡之人，郡之人曰：使君無慮，郡固有痘兒公公生，痘兒公公者，俗稱痘神之名，而以名貢士穆生者也。亟延治之，不數日，皆脫然愈。凡署中患是者，亦無不愈。予喜曰：有是哉，名不虛得，君真痘神矣。貢士曰：生何敢當此，此郡人向以名生先人者，生傳其業而冒其名，且先人治痘，十無一失，其學蓋出自陳先生奇生。陳先生尤神醫也，平生著書一卷，用藥止一百一十九種，立方止五十，任痘之千變百出，移形易相，皆不越是書。生先人傳之，今生又傳之，凡生所以治公子者，皆陳先生之書之法也。索之有難色，再三請乃可，因錄而藏焉。又四年，歲在戊辰，予以獲罪蒙宥，檄修望都城工，至望之明年而時痘亦大行。有李生者，定州人也，業醫，家於望，與寓齋為比鄰。日聞其家人啼聲，詢之，止一女，痘將殤，予亦惻然，試為視焉。按書與方，不數劑而愈。于是望人譁然，羣以予為痘神。或患症且殆，則其父兄跪門而請，日凡數輩，予欲驗是書，且不忍更拒，皆以書証候，果無不治者，益信是真奇書也。已而工竣，移寓保定，凡親串官與客者，舉以告轉相傳寫，或其家人有是症，試亦罔不効。于是爭抄互錄，流播日眾。今年乙亥，二三同好咸曰：此仁術也，傳寫日繁，魯魚亥豕，不能無訛，且又奚能家有其書，人人而知之而救之哉。若剞劂以廣其傳，庶拯普天下嬰兒，即陳先生之仁可被天下，而先生亦且不朽矣。遂為付梓，并序其緣起成効若此。乾隆二十年嘉平月錢塘金文淳書。

## 08F14　麻科活人全书 四卷

清咸丰八年（1858）周茂五刻本　索书号 R272.2/m58

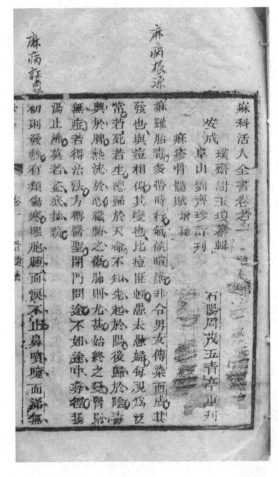

## 一、分册（卷）版本叙录

1册：首为"重刊麻科活人□□□"（此三字应为"全書序"），八行行十六字，楷体，末署"旹」咸豐八年歲在戊午孟夏月穀旦」石陽周茂五青亭謹識"，并有摹刻方形篆字原印二枚，一为阴文"周茂五印"，一为阳文"青亭"；

次为"原序"，末署"旹」乾隆十叁年著雍執徐歲壯月　穀旦」安成赤溪璞齋謝玉瓊崑秀　撰"，并有摹刻方形篆字原印二枚，一为阴文"謝玉瓊印"，一为阳文"崑秀"；

次为"序"，末署"旹」乾隆五十七年壬子孟春月穀旦安成阜山劉齊珍撰"，并有摹刻方形篆字原印二枚，一为阴文"劉齊珍印"，一为阳文"阜山"；

次为"麻科活人全書目錄"，包括"卷之一"至"卷之四"各篇目；

次为正文，首页首行"麻科活人全書卷之一"，二、三行上部"（安成）　璞齋謝玉瓊纂輯」阜山劉齊珍訂刊"，二、三行间下部"石陽周茂五青亭重刊"，四行"麻疹骨髓賦　增補"；

末页内侧贴有售书标签"编号　册数4　售价0.60"。

2册：为"麻科活人全書卷之二"，内容包括"四方麻名第一"等。

3册：为"麻科活人全書卷之三"，内容包括"咳嗽第五十"等。

4册：首为"麻科活人全書卷之四"，内容包括"姜菊散"等；

次为"附錄進賢舒馳遠先生麻疹論一篇并案五條"；

末为"附錄脊山王琦先生醫林指月書內論瘄一篇附證一則"。

## 二、版本特征描述

正文每半叶十一行,行二十一字,小字双行同,四周单边(间四周双边、左右双边),白口,单黑鱼尾,版框 17.6×13.3 ㎝,开本 24.5×15.2 ㎝;

版心上方刻"麻科全書序""麻科",鱼尾下方分别刻"序""目錄"、"卷一 // 四"及篇名,版心下方刻页码;

原刻有句读;

有墨笔圈点与画线,天头有墨批如"麻病根源";

品相较好,有少量破损待修复,无补配;

四眼线装;四册(一函,樟木夹板);

各册书衣题签处印有"麻科活人",右上墨书"龔榮棣先生惠存",中部印有红字"周黻卿敬贈"(各册首页亦印有此红字);

各册均有馆藏 3B 章,并分别有财产登录号 011516~011519。

## 三、版本特色及考证说明

《总目》著录本馆此书为乾隆五十七年刻本,但此书首有咸丰八年序,显然有误。其实本书正文首页(详上图)已清楚说明此书为周氏在刘本基础上重刊而成。为更详细全面说明此书版本相关情况,现将本馆此书内三篇序文相关内容引录如下:

1. 乾隆十三年谢玉琼"原序"曰:"甲寅夏於友人處得靜遠主人《麻疹辨症》一帖,繼又得《麻科秘本》二卷,余細玩二書之論症立方,較之《密齋全書》《張氏醫通》、朱氏《定論》頗更精詳,猶病其缺畧而不全也,因更將《聯杏立法》《景岳麻詮》《經驗治法》等書,各家麻疹之論與治麻之方,悉為錄出,移此所有補彼所缺……自甲寅迄今,十五年中五經試驗。今春麻症震作……編訂成冊,分為四卷,顏之曰《麻科活人全書》,良不誣也。原擬付之剞氏,以求教於當世名師。奈邇來兒女婚嫁費繁,兼之食指日增,囊無餘蓄,有活人之心而無活人之力,非余本願也。所望好善君子梓而布之。"

2. 乾隆五十七年刘齐珍"序"曰:"赤溪謝玉瓊先生與余同鄉……先生於是書,歷經四改而始成,故鄉間所傳寫本,因先生先後改正而有大同小異之說。余近年與先生之令姪孫茂萱相好,托伊轉求先生之令孫瑞源,出先生晚年親筆所訂之全本,名之曰《麻科活人全書》……余體其志,不惜釜資,付之剞劂,公諸天下。"

3. 咸丰八年周茂五"重刊麻科活人全書序"曰:"安成謝玉瓊先生不忍醫之誤人,纂輯《麻科全書》以救流弊而濟生靈,又得其同邑劉齊珍先生梓以行世……今歲春忽於友人案頭獲覽是編,如珍拱璧,欣然付剞氏,廣為傳布。"

综合以上三序可知以下三点:

(1)据谢序,此书由谢玉琼初撰于甲寅(雍正十二年,1734),以《麻疹辨症》《麻科秘本》二书为基础,历时十五年,参以己验并五经试验而定稿,因资费缺乏而未刊刻;

(2)综合刘序与谢序,此书首刊于乾隆五十七年,为刘齐珍出资付刻,故不存在所谓乾隆十三年刻本;

(3)周茂五重刊时间为咸丰八年,所据底本为乾隆五十七年刘齐珍初刊本。

根据以上三点,《总目》所著录此书版本的第 1、2、6、9、11 项均需修改或调整完善。

笔者所见超星电子图书《麻科活人全书》(光绪辛丑年刻本,古籍扫描版),此书牌记页版框内左右两列分别刻大字"天地無私為善自然獲福""聖賢有道修身可以齊家",中部另有小版框,内刻小字四行"板存吉安府南關習溪橋上首 / 劉華翰齋每部四本共計四十□□頁 / 定價不二(毛邊 / 連四)紙并印裝工貲 / 錢壹百(五 / 壹)拾文足不取板資"(即以毛边纸印装费用为一百五十文,用连四纸则为一百一十文,均不另收版费)。此书内资助姓氏后署有"光緒辛丑二十七年桂月善館主人識　劉華翰齋謹白";该书内有两序:一为乾隆十三年谢玉琼"原序",另一序无标题,内容与刘序(详见上文)完全相同,但末署为"道光二十一年庚子春月安成阜山劉齊珍撰",此落款时间显然有误,应为"乾隆五十七年壬子",且道光二十一年并非"庚子"而是"辛丑",这可能就是造成《总目》著录的第6个版本["清道光21年辛丑(1841)阜山刘奇(按,应为'齐')珍刻本"]错误的源头。

本馆另藏有"清道光 20 年庚子(1840)梅文会堂刻本"(索书号 R272.2/m58-1),基本特征为:

书名页以界行分三列,中列刻大字"麻科活人全书",右列上首小字"道光庚子年重鐫",左列下首小字"板存梅文會堂";

正文每半叶十行,行二十四字,小字双行同,四周单边,白口,单黑鱼尾,版框 20.2×13.2 ㎝,开本 24.0×14.9 ㎝;

版心上方刻"麻科",鱼尾下方分别刻"序""原序""目录"、卷次及篇名,版心下方刻页码;

原刻有圈点;

无圈点,无批校题跋;

品相较好,有少量虫蛀,缺第三、四卷;

四眼线装；一册（无函套）；

有馆藏 1 号章及 3B 章，并有财产登录号 015329。

据《总目》著录，此版本仅本馆有藏。

关于此书的附录，《总目》著录为"附麻疹论、麻疹补论、瘄论"，然有些版本并无附"麻疹补论"，如本馆此部及清光绪辛丑刻本等。

## 08F15 （鼎锲）幼幼集成 六卷

清乾隆三让堂刻本　索书号 R272/m24-7

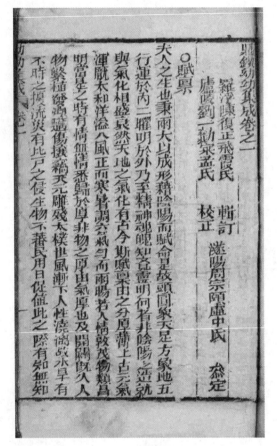

### 一、分册（卷）版本叙录

1 册：首为序，首页前半叶缺失，末署"禮部進士文林郎候選縣尹龍泉梁玉掾"；

次为"跋"，末署"時」乾隆十六年一陽月廬陵後學劉勋讀識於幼幼集成六卷之末"；（此跋宜置于卷六末）

次为"鼎鍥幼幼集成總目"，包括"第一卷目錄"至"第六卷目錄"各篇目；

次为"凡例"，末署"復正再識"；

次为"集成小引"，末署"旹維」大清乾隆十五年歲次庚午孟春月羅浮陳復正飛霞氏書於遂陽之種杏草堂"，并有摹刻方形篆字原印二枚，一为阴文"陳復正印"，一为阳文"飛霞氏"；

次为正文，首页首行"鼎鍥幼幼集成卷之一"，二、三行上部"羅浮陳復正飛霞氏　輯訂」廬陵劉一（以下各卷无此'一'字）勸寀（后文有刻为'宷'）孟氏　校正"，二、三行间下部"遂陽周宗頤虛中氏　叅定"，四行"賦禀"，卷末有"幼幼集成卷之一終"，并有墨书"勅令吾奉太上老君急急如律令，此符能治諸骨哽……"；

次为原书衣，题签处有墨书"二"；

次为"鼎鍥幼幼集成卷之二"，内容包括"胎病論"等。

2 册：首为"喟錢（按，应为'鍥'）幼幼集成卷之三"，内容包括"咳嗽證治"等，卷末有"幼幼集成卷之三終"；

次为原书衣，其题签处有墨书"幼幼集成第四"，其内侧（背面）有墨书"此符治諸骨哽咽不下……"；

次为"鼎鍥幼幼集成卷之四"，内容包括"腫满證治"等。

3 册：首为"鼎鍥幼幼集成卷之五"，内容为"萬氏痘麻"，卷末有"幼幼集成卷之五終"；

次为原书衣，有墨书"六"；

末为"鼎鍥幼幼集成卷之六"，内容为"萬氏痘麻"，卷末有"幼幼集成卷之六終"（最末两页破损较严重）。

## 二、版本特征描述

正文每半叶十一行，行二十八至二十九字不等，小字双行同，四周单边，白口，单黑鱼尾，版框 15.1×10.6 ㎝，开本 18.1×11.5 ㎝；

版心上方刻"幼幼集成"，鱼尾下方分别刻"梁序""跋""目錄""凡例""小引""卷一∥六"，版心下方刻页码，版心末有"三讓堂"（卷六）；

原刻无句读；正文有图如"附夏禹鑄臍風火圖"；

有朱笔圈点，有墨笔校字，天头有墨笔批校如"此陰勝阳也"，地脚有墨书（校语）如"荟凡"；

品相较好，有破损并修复，无补配；

四眼线装；三册（一函，樟木夹板）；

各册书衣题签处墨框内均印有"纫纫集成"并分别印有"卷上""卷中""卷下"；

各册均有馆藏 3A 章，并分别有财产登录号 020488~020490。

## 三、版本特色及考证说明

本书"集成小引"曰："彙为六卷，計数十萬言，书成付梓，顏曰《幼幼集成》。"颜，指题字于书籍封面上。颜曰，即为书取名为。

关于此书名，鼎，卦名之一，《易·杂卦》："革，去故也。鼎，取新也。"引申为更新。鍥，用刀刻。鼎鍥，意为新刻。幼幼：第一个幼为动词，第二个幼为名词，意为爱护儿童。关于"集成"，初刊本书名页刻有"周虚中識"曰："能聚千腋以成裘，綴萬花而成錦，命曰集成，不亦宜乎？"若按《汉语大词典》解释，"集成"："聚合而成。多指汇集诸家著作而成丛书。"综合起来看，用现代语言解释，书名《鼎鍥幼幼集成》，即"新版儿科全书"。

此本为最早刻本之一。此书原为六册，合订为三册。

蔡景高等整理本《幼幼集成[①]》以乾隆十五年广东初刻本登云阁藏版为底本，其"点

---

① 陈復正. 幼幼集成 [M]. 蔡景高，叶奕扬，点校. 北京：人民卫生出版社，1988.

校说明"对该书版本进行了梳理与比较,认为底本与乾隆十五年翰墨园藏版本实际上是同一版本,仅仅后者的扉页是稍后重刻的。

2014年广东科技出版社影印出版《幼幼集成》(属"岭南中医药文库·典籍系列"),"据广州中医药大学图书馆馆藏清乾隆十六年(一七五一年)广州登云阁刻本影印广东省立中山图书馆配补"(书名页刻有"羅浮陳飛霞道人輯訂""廣州市登雲閣藏板"及周虚中识等)。

首为裴序,次为梁序,次为"凡例",次为"鼎鍥幼幼集成總目",次为"集成小引";

正文首页首行"鼎鍥幼幼集成卷之一",二至四行分别为"羅浮陳復正飛霞氏　輯訂」廬陵劉　勷宷孟氏　校正」溓陽周宗頤虚中氏　叅定";

正文每半叶九行,行二十字,小字双行同,左右双边,白口,单黑鱼尾;

版心上方刻"幼幼集成",鱼尾下方刻卷次,版心下方刻页码;原刻有句读。

本馆藏有清刻大文堂藏版本(索书号 R272/m24-10),基本特征为:

正文每半叶十行,行二十四字,小字双行同,四周单边间左右双边,白口,单黑鱼尾,版框 12.8×9.2 cm,开本 17.7×11.8 cm;

版心上方分别刻"跋""序""梁序""幼幼集成",鱼尾下方分别刻"卷之一小引""目錄""卷之一凡例""卷一 // 四"(并有墨书篇名)、"卷五 / 六",版心下方刻页码;

原刻无句读,正文有图如"面色部位圖";

无圈点,无批校题跋;

品相较好,无修复,无补配;

四眼毛装;六册(一函,樟木夹板);

各册书根均有墨书"幼幼集成"并分别墨书"厷"、"二"至"六";

各册均有馆藏 3A 章,并分别有财产登录号 023524~023528,023523。

此版本未见《总目》著录。

此部为 2010 年笔者参与在皖南购得。

本馆另藏有多种刻本,如清吴三让信记刻本、清元茂堂刻本、清光绪经元书局刻本、清光绪汉文堂刻本、民国石印本等。

《上海中医药大学中医药古籍善本提要目录》载该馆所藏清乾隆十六年翰墨园刻本(鼎鍥幼幼集成),行款与版框尺寸为"9 行 20 字;半框 16×12 cm"。

## 08F16 痘疹前编十四卷 痘疹后编四卷

清嘉庆十三年（1808）张谦吉刻本　索书号 R272.2/m37

### 一、分册（卷）版本叙录

1 册：首为书名页，以界行分三列，中列刻大字"痘疹前编"，右列上首小字"归安张升蛟先生著"，左列上首小字"初名危险錄"，皆为楷体；

次为"序"，六行行十四字，末署"嘉慶十三年戊辰春仲范陽宗弟謙吉牧堂甫書於筠州官舍"，并有摹刻方形篆字原印二枚，一为阴文"張謙吉印"，一为阳文"牧堂"；

次为"凡例"，末署"牧堂又識"；

次为"痘疹前编卷之一　初名危险錄」提綱目次"；

次为正文，首页首行"痘疹前编卷之一"，二、三行上部"歸安張潮青升蛟氏著」范陽張謙吉牧堂氏參"，二至四行下部"（姪）　蘊渠果山氏」蘊涪雲亭氏」曾孫翺蘭江氏　（同校）"，五行"提綱小引"，十行"臟腑"；

次为"痘疹前编卷之二」内症二十八法目次"；

次为"痘疹前编卷之二"，内容包括"鎮法"等；

次为"痘疹前编卷之三　初名危险錄」二十一方目次　有總論"；

次为"痘疹前编卷之三"（以下各卷正文卷端分别有"痘疹前编卷之四 // 十四"），内容包括"乾神飲"等；

次为"痘疹前编卷之四」内治目次"（以下除卷十三外，各卷目次前分别有"痘疹

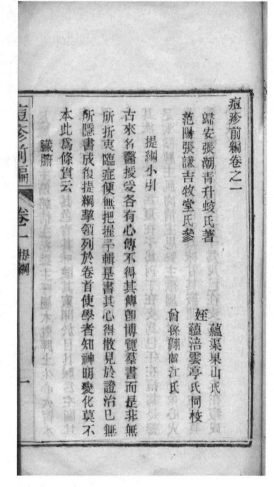

前编卷之之五//十四"）；

次为卷四,内容包括"陰脈"等,卷末有"四卷終"。

2册:首为卷五"内治目次";次为卷五,内容包括"腎喘"等,卷末有"五卷終";

次为卷六"内治中目次";次为卷六,内容包括"久熱不出"等。

3册:首为卷七"内治中目次";次为卷七,内容包括"破黃痘"等;

次为卷八"内治下目次";次为卷八,内容包括"火遏"等。

4册:首为卷九"内治下目次";次为卷九,内容包括"發瘋"等;

次为卷十"外治法目次";次为卷十,内容包括"黑魚浴法"等;

次为卷十一"藥法目次";次为卷十一,内容包括"藥法小引"等;

次为卷十二"摘誤目";次为卷十二,内容包括"誤表"等;

次为卷十三,内容为"週身部位經絡";（此卷为一整篇,故正文前未刻目次）

次为卷十四"本草目次　有總論";次为卷十四,内容包括"本草小引"等。

5册:首为书名页,以界行分三列,中列刻大字"痘疹後編",右列上首小字"歸安張升蛟先生著",左列上首小字"初名研精錄",皆为楷体;

次为"痘疹後編卷之一」目次";

次为正文,首页首行"痘疹後編卷之一",二、三行上部"歸安張潮青升蛟氏著」范陽張謙吉牧堂氏參",二至四行下部"（姪）　蘊渠果山氏」蘊涪雲亭氏」曾孫翱蘭江氏　（同校）",五行"看法";

次为"痘疹後編卷之二」目次";次为"痘疹後編卷之二",内容包括"發熱"等。

6册:首为"痘疹後編卷之三」目次";次为"痘疹後編卷之三",内容包括"逆症辨"等;

次为"痘疹後編卷之四」目次";次为"痘疹後編卷之四",内容为诸方,卷末有"四卷終";

末为"計開　捐資名目"。

## 二、版本特征描述

（痘疹前编）正文每半叶十行,行二十四字,正文内小字为序号（单行二十四字）,四周双边,无行格线,白口,单黑鱼尾,版框 18.1×12.2 cm,开本 24.5×14.3 cm;

版心上方刻"痘疹前編",鱼尾下方分别刻"卷一序""凡例""卷一提綱目錄""卷一提綱""卷二病症目錄""卷二内症二十八法""卷三目錄""卷三六十四方""卷四内治上目錄""卷四内治上""卷五内治上目錄""卷五内治上""卷六内治中目錄""卷六内治中""卷七内治中目錄""卷七内治中"（或"卷七"）、"卷八内治下目錄""卷八内治下""卷九目錄""卷九内治下""卷十外治法目錄""卷十外治法""卷十外一藥法目錄"卷十一藥法"（其中"卷十一"有个别误刻为"卷十"）、"卷十二摘誤目錄""卷十二摘誤""卷十三經絡""卷十四本草目錄""卷十四本草"，版心下方刻页码。

（痘疹后编）正文每半叶十行，行二十四字，正文内小字为序号（单行二十四字），四周双边，无行格线，白口，单黑鱼尾，版框 18.0×12.2 ㎝，开本 24.5×14.3 ㎝；

版心上方刻"痘疹後編"，鱼尾下方分别刻"卷一目錄""卷一""卷二目次""卷二""卷三目錄""卷三""卷四目錄""卷四""卷四名目"，版心下方刻页码。

（全书）原刻无句读；有朱笔圈点，无批校题跋；品相良好，无修复，无补配；四眼线装；六册（一函，樟木夹板）；第一册书衣题签处墨书"痘疹前編　卷1—4　共4本"；第二至四册书衣题签上均印有"痘疹前編"，书衣均有墨书"共4本"，并分别墨书"卷5—6""卷7—8""卷9—14"；第五至六册书衣题签上均印有"痘疹後編"，书衣均有墨书"共两本"，并分别墨书"卷1—2""卷3—4"；各册书衣右上角分别印有序号"壹"至"陸"；各册均有馆藏5A章，并分别有财产登录号 05854~05859。

## 三、版本特色及考证说明

《总目》分别著录有《痘疹前编》与《痘疹后编》，成书时间均为 1808 年，载各存一部，即《痘疹前编》存"刻本"，藏于吉林大学白求恩医学部图书馆；《痘疹后编》存"清嘉庆13年戊辰（1808）迪德堂刻本"，藏于上海中医药大学图书馆。《总目》另著录有《痘疹危险录》二卷，存抄本一部，藏于上海辞书出版社图书馆。

综上可知，据《总目》所载，本馆此部为现存唯一的全璧。

关于书名、卷次及所附医案，本书"凡例"曰："前集本名《危險錄》，以书为難治之症著也。晚年復约前書之义，另为《研精錄》。今既合刊，目为前編後編以存質，仍註原書名於卷首。""前集六十四方列内治之後，醫書通例也。但諸方係先生創為，而内治亟云宜某神飲，學者未睹全書恐茫然不解。今變其例，移置於前，以便觀覽，其餘次第悉依原本，惟内治三卷今析為六卷。""前集附醫案一卷，而晚年手定則有四卷。此卷係未成之書，故不載入，俟並刻問世。《危險錄》先生自書凡例數條，其大意已見諸小引，今合《研精錄》刻之，另撮大凡於此。"

由上述三条凡例可知：

（1）《痘疹前编》所载为难治之症，故名《危險录》；《痘疹后编》为晚年由博返约之作，故名《研精录》。

（2）《痘疹前编》原为十一卷，张谦吉刊刻此书时将其中内治三卷析为六卷，故全书改为十四卷。

（3）《痘疹前编》原附有《医案》一卷，因未完善，张谦吉刊刻此书时未刻，待与张潮青晚年《医案》四卷一并于此后另行刊印。

关于成书时间,嘉庆十三年张谦吉"序"曰:"积三十年九易稿而《前编》始成,雉城赵君尚寅决为必传,欲锓板而不果,乃由博反约,更著《後编》四卷,距今六十馀年矣。丁卯春,其曾孙翱撝二书来,余三复之而叹曰……余捐俸付梓,岂特为先生表微哉?"

由此可推知,《痘疹前编》约初撰于1748年,约成书于1778年;《痘疹后编》成书于1807年(嘉庆丁卯)之前。故《总目》所著录二书成书时间均有误差。此外,笔者也未见此书内有"迪德堂"刊刻记录。

关于张氏名与字及《痘疹后编》卷次,《中国医学人名志》载:"张升蛟,清 归安人,字潮青。著痘疹前编十四卷,后编四卷[1]。"《中国医学大成》称:"升蛟字潮青,归安人[2]。"《中国中医药学术语集成 中医文献》载,痘疹后编,异名《研精录》,"二卷。清·张潮青(字升蛟)撰。成书于清嘉庆十三年(1808)[3]"。《中国医籍大辞典》在同一页分别载有:"痘疹后编 二卷。清·张潮青(字升蛟)撰。成书于清嘉庆十三年(1808)。初名《研精录》。""痘疹前后编 前编十四卷,后编四卷。清·张升蛟(字潮青)撰。刊于清嘉庆十三年(1808)[4]"。

以上四书所载各不相同,据本馆此书卷端页(详上),张氏之名应为"潮青","升蛟"为其字,此书序内亦有称"昇蛟先生"。本馆此书《痘疹后编》为四卷,但馆藏抄本《痘疹研精录》卷次略有不同。

馆藏抄本《痘疹研精录》三卷附治法一卷(索书号 R272.2/m82),基本特征为:

正文每半叶十行,行二十五字,无小字,无版框、无行格线、无鱼尾,白口,开本 23.9×13.8 cm;

版心上方写"研精录",相当于鱼尾位置下方(版心中部)分别写"目次"、各篇名,版心下方写页码;

原抄本无句读;

无圈点,无批校题跋;

品相较好,有少量虫蛀及破损待修复,无补配;

四眼线装;一册(无函套);

有馆藏 3A 章及 3B 章,并有财产登录号 018771。

此部正文为楷体抄写,字体皆端庄隽秀,清晰、无涂改。此《痘疹研精录》与上述《痘疹后编》刻本相较,二者前三卷相同,但第四卷不同,即《痘疹后编》为诸方,而此部为治法。

① 陈邦贤,严菱舟. 中国医学人名志 [M]. 北京:人民卫生出版社,1955:131.
② 曹炳章. 中国医学大成终集 点校本 总目提要 32 [M]. 上海:上海科学技术出版社,2013:275.
③ 陈荣,熊墨年,何晓晖. 中国中医药学术语集成 中医文献 下册 [M]. 北京:中医古籍出版社,2007:1144.
④ 裘沛然. 中国医籍大辞典:下册 [M]. 上海:上海科学技术出版社,2002:935.

## 08F17　全婴捷方

清光绪十六年（1890）江西天禄阁刻本　索书号 R246.4/m1

### 一、分册（卷）版本叙录

书衣印有红字题签"全婴捷方"并加红框，书衣中部偏上印有红字"此方□验敬劝仁人」互为□送功莫大焉"；

首为书名页，以界行分三列，中列刻大字"全婴捷方"，右列上首小字"光绪庚寅孟春月"，左列下首小字"板存江西戊子牌天禄阁"，皆为单行楷体，版框与文字皆为红色；

次为"稀痘方"（前半叶；后半叶为图一幅，版心上方刻为"目録"）；

次为"全婴捷方序"（全文附后），六行行二十字，末署"光绪甲申又五月二十一日灌江坚白道人自序"；

次为正文，前半部分内容为"燈火製法""麻火製法""麻火方分劑"等；后半部分依次为"撮口驚""縮沙驚""急驚""慢驚""膨脹驚""鯽魚驚""夜啼驚""臍風驚""彎弓驚""胎驚""烏鴉驚""鳥縮驚""月家驚""天弔驚""腹痛驚""看地驚""水瀉驚""撒手驚""内弔驚""迷魂驚""潮熱驚""蛇

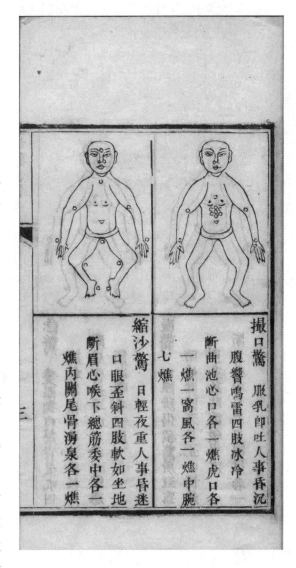

絲驚""馬蹄驚""鷹爪驚""鎖心驚""軟腳驚"等二十六"驚"，最末页的后半叶版框内纸张被完整裁去（是否有内容不得而知）。

## 二、版本特征描述

正文每半叶六行,行二十字,小字双行同,四周双边,无行格线,白口,单黑鱼尾,版框 16.4 × 11.1 cm,开本 23.1 × 13.3 cm;

版心上方刻"目錄""全嬰捷方序""全嬰捷方",鱼尾下方无刻字,版心下方刻页码;

原刻无句读;正文主要部分为上图下文对照版式;

无圈点,无批校题跋;

品相较好,除裁去约半页外,其他完整,无修复,无补配;

四眼线装;一册(共九页;无函套);

有馆藏 3A 章及财产登录号 023400。

## 三、版本特色及考证说明

此书正文未署编撰者名氏。自序者为坚白道人。坚白,属于名家的概念。坚白道人之称,带有名家色彩。

此书《总目》无载,属孤本。

此部为 2009 年笔者参与在皖南购得。

按《汉文古籍著录规则》有关规定,本书可著录为"一卷"。

附

全嬰捷方序:嘗見鄉閭藥媼治小兒諸證,取效便捷,醫書所無,我用我法,別傳巧驗,如斷燈火其一也。舊有傳抄一策,備治小兒驚證,繪圖係歌,拜諸穴道,至為簡要。年來馳驅秦蜀,凡此故紙久不寓目,癸未林居,無事繙敝,麓復見之甚喜。坊間《小兒推拏方脈》一書亦具此法。商际楊璧生二弟囑代詳校一過,午夜倉卒,按圖施治,得效便捷,雖小兒各證不盡此冊,然簡易平妥,收功實多,洵屬快事。因付手民,拜識數語於端。光緒甲申又五月二十一日灌江堅白道人自序。

# 08 临证各科（七）眼科与咽喉口齿

## 08G01　秘传眼科龙木医书总论 十卷卷首一卷

明万历刻本本衙藏板 · 索书号 R276.7/m1

### 一、分册（卷）版本叙录

1 册：第二书衣有破损，题签处仅存最前二字"眼科"；

首为书名页，以界行分三列，中列刻大字"眼科龍木論"，右列上首小字"葆光道人秘傳"，左列下首小字"本衙藏板"；

次为"龍木集序"，六行行十二字，楷体，末署"萬曆乙亥歲春三月吉日」賜進士出身奉政大夫廣東按察司僉事」前南京兵部車駕司郎中王問撰"；

次为"眼科龍木醫書目錄"，包括"龍木總論"、"卷之一"至"卷之十"、"卷之首"各篇目；

次为"葆光道人秘傳眼科"（即目录最末之"卷之首」龍木論　計三十七頁"），内容包括"五輪歌"等篇及"第一問"至"第七十二問"；

次为原第二册书衣，书衣题签墨书"龍木論卷　一 / 二 / 三"；

次为正文，首页首行"秘傳眼科龍木醫書總論卷之一"，二行"一審的詞發揮"，末

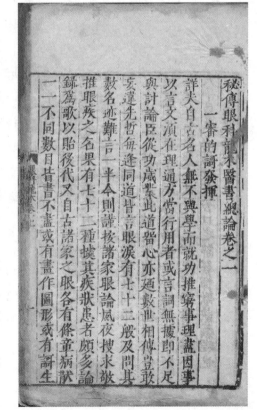

有"秘傳眼科龍木總論卷之一上";

次为"秘傳眼科龍木總論卷之一中",内容包括"第一圓翳内障"等症;

次为"秘傳眼科龍木總論卷之一下",内容包括"防風散"等方;

次为"秘傳眼科龍木總論卷之二前"（以下除卷七外,各卷正文卷端均有"秘傳眼科龍木總論"）,内容包括"第十五雷頭風變内障"等症,末有"秘傳眼科龍木總論卷之二前";

次为"卷之二",内容包括"瀉肝湯"等方;

次为"卷之三前",内容包括"第二十四肝虚積熱外障"等症;

次为"卷之三後",内容包括"瀉肝湯"等方,卷末有"秘傳眼科龍木總論卷之三"。

2 册:第二书衣有破损,上有题签墨书"龍木論卷　四 / 五 / 六";

首为"卷之四前",内容包括"第三十六逆順生翳外障"等症;

次为"卷之四後",内容包括"補勞人参圓"等方,卷末有"秘傳眼科龍木總卷之四後"（"總"后漏刻"論"字）;

次为"卷之五前",内容包括"第五十一撞刺生翳外障"等症;

次为"卷之五後",内容包括"人参湯"等方,卷末有"秘傳眼科龍木總論卷之五";

次为"卷之六前",内容包括"第六十三眼坐起生花外障"等症;

次为"卷之六後",内容包括"鎮心丸"等方,卷末有"秘傳眼科龍木總論卷六";

次为原分册书衣(残损);

次属卷七,缺首页正面(前半叶),内容为"諸家秘要名方"(据目录);

次为"卷之八",内容为"針灸經",卷末有"秘傳眼科龍木總論針灸經卷之八";

次为"卷之九",内容属"諸方辨論藥性",为玉石部与草部各药;

末为"卷之十",内容属"諸方辨論藥性",为木部至菜部各药。

## 二、版本特征描述

（葆光道人秘传眼科）正文每半叶十行,行二十字,小字双行同,左右双边,白口,单黑鱼尾,版框 19.4×13.6 cm,开本 25.0×15.6 cm;

版心上方无刻字,鱼尾下方刻"眼科龍木論",版心下方刻页码。

（秘传眼科龙木总论）正文每半叶十行,行二十字,小字双行同,左右双边,白口,单黑鱼尾,版框 19.4×13.6 cm,开本 25.0×15.6 cm;

版心上方无刻字,鱼尾下方分别刻"龍木集序""眼科龍木(或'龍木醫書')目錄""眼科龍木卷一上 // 下""眼科龍木卷二 // 六前""眼科龍木卷二 // 六後""眼科龍木卷七 // 十",版心下方刻页码;

有朱笔圈点,有朱笔校字,天头有墨批如"平肝潔睛丸",正文有墨笔夹批如"以上俱忌鐵"。

（全书）原刻无句读；品相较好，有少量破损待修复；四眼线装；二册（原装订为四册；与《外科精义》同装于全樟木抽屉式定制书匣）；书衣右上角分别印有序号"壹""贰"，末页均有日期印（壹玖伍柒年玖月壹拾日）；各册均有馆藏 2 号章及 5A 章，并分别有财产登录号 00013~00014。

## 三、版本特色及考证说明

关于书名之"龙木"，原名龙树，是印度古代高僧，兼通医理，早期中医眼科文献常托名源于龙树。后避宋英宗赵曙之讳，改称"龙树"为"龙木"。

本书又名《（秘传）眼科龙木论》，《总目》著录此书又名有《葆光道人秘传眼科》，似有不妥，因后者仅为全书的一部分，即"卷之首"。

此书目录与正文对应较为复杂，不仅内容顺序有异，卷次标识亦有不同，且正文中有再分子卷者，如：卷一分为上中下卷（上为总论、中为眼症、下为医方），卷二至卷六皆分前后卷（前卷为症、后卷为方）。具体对应关系如下：（1）目录"龍木總論"（十二条），对应正文为"秘傳眼科龍木總論卷之一上"；（2）目录"卷之一"至"卷之十"，对应正文为"秘傳眼科龍木總論卷之一中"至"秘傳眼科龍木總論卷之十"，即为本书主体部分"秘傳眼科龍木總論"；（3）目录"卷之首"（卷首一卷），对应正文为"葆光道人秘傳眼科"。

综上，"龍木總論"虽在目录中单列于卷一之外，但在正文中标明为卷之一，即作为正文主体"秘傳眼科龍木（醫書）總論"的一部分；而"卷之首"，即"葆光道人秘傳眼科"，作为此书相对独立的附属部分。基于此，笔者将本书著录为"秘传眼科龙木医书总论十卷卷首一卷"。

《续修四库全书》1017 册收有《秘传眼科龙木医书总论》十卷附《葆光道人秘传眼科》一卷。"据遼寧省圖書館藏明萬曆三年刻本影印，原書版框高一九五毫米，寬二七六毫米"，半叶十行，行二十字，白口，左右双边，单黑鱼尾。该本未见有书名页。该本与本馆藏明万历刻本为同一版本。

《上海中医药大学中医药古籍善本提要目录》载有明万历三年刻本、明书业堂刻本、清大文堂刻本，三者行款与版框尺寸皆为"10 行 20 字；半框 19×13cm"。

《中国医学书目[①]》著录有"《眼科龍木論》，内题'秘傳眼科龍木醫書'，又'葆光道人秘傳眼科'"，"書業堂刊行，萬曆三年原刻、清末再刻"，此本半叶十行，行二十字，框横一三·三，纵十九·三。该书还著录了大文堂刊本，为半叶"十行，二十字（框横

---

① 黑田源次. 中国医学书目 [M]. 台北：文海出版社，1971：772-773.

一三·五,縱十八·九)"。

《总目》记载此书版本有二十种,但未见有"本衙藏板"本。《总目》著录本馆此本为"明万历刻本"。

《总目》另著录有《眼科龙目医书六卷附录一卷》(著者佚名,明嘉靖四十三年刻本),存一部,藏于安徽省图书馆。经查,此书实为《秘传眼科龙木医书总论》的残本,"存七卷(1—6,总论一卷)",故宜合并著录。

本馆另藏有"清刻本书业堂藏板"(索书号 R276.7/m1),基本特征为:

书名页以界行分三列,中列刻大字"眼科龍木論",右列上首小字"葆光道人秘傳",左列下首小字"書業堂藏板",皆为单行楷体;

(秘传眼科龙木总论)正文每半叶十行,行二十字,小字双行同,左右双边间四周单边,白口,单黑鱼尾,版框 19.3 × 13.7 ㎝,开本 23.9 × 15.6 ㎝;

版心上方无刻字,鱼尾下方分别刻"龍木集序""眼科龍木(或'龍木醫書')目錄""眼科龍木卷一上 // 下""眼科龍木卷二 // 六前""眼科龍木卷二 // 六後""眼科龍木卷七 // 十",版心下方刻页码;

有墨钉;

有朱笔圈点,有墨笔校字,墨钉内有补字,无批注题跋。

(葆光道人秘传眼科)正文每半叶十行,行二十字,小字双行同,左右双边间四周单边,白口,单黑鱼尾,版框 19.3 × 13.5 ㎝,开本 23.9 × 15.6 ㎝;

版心上方无刻字,鱼尾下方刻"眼科龍木論",版心下方刻页码;

无圈点,无批校题跋。

(全书)原刻无句读;品相良好,无修复,无补配;四眼线装;四册(一函,樟木夹板);各册书根分别墨书"眼""科""龍""木",书衣右上角分别印有序号"壹""貳""叁""肆",后书衣有日期印(壹玖伍柒年捌月叁拾壹日);各册均有馆藏 5A 章及 2 号章,并分别有财产登录号 00098~00101。

此部与馆藏明刻本版式、文字几乎完全一致,如卷四尾题缺"论"字、卷六尾题为"卷六"(其他各"卷"后均有"之"字)、"卷三后"首页"去粗",乃至"葆光道人秘传眼科"首页"玄黄"之"玄"字等,均相同,当为据馆藏明刻本的摹刻本。仅有个别较明显差异,如卷一正文首页内"病状"的"状"字,馆藏万历刻本误刻为"左散去攵、右犬"(详上书影),而此本则将"状"字误刻作"散"字;又如卷五尾题首二字"秘传"刻为小字双行(此处版框有损,似为补版);至于此书中的墨钉或空白处,应为所据原书该处模糊不清所致(如卷九之第八页后半叶、卷九第十一页后半叶)。

## 08G02　傅氏眼科审视瑶函 六卷卷首一卷

清初周靖公刻本醉耕堂藏板　索书号 R276.7/m17-6

### 一、分册（卷）版本叙录

1册：首为"审视瑶函弁言"，七行行十六字，首页钤印二枚，自下而上为朱白连文方印"裕德堂印"、朱文方印"□修"，末署"峕」崇禎甲申菊月穀旦」中議大夫資治尹加光祿寺少卿仍掌太醫院院使事通家友弟陸彬頓首拜撰"，并有摹刻方形篆字原印二枚，一为阳文"陸彬之印"，一为阴文"勳祿大夫"；

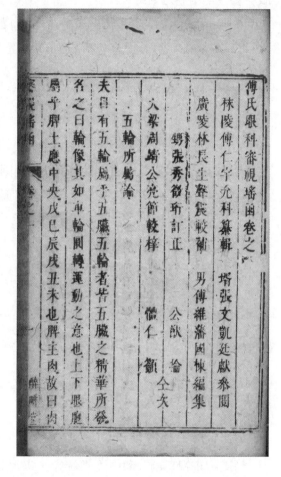

次为"傅氏眼科审视瑶函總目"，包括"禮集」卷之一"至"數集」卷之六"各篇目，首页钤印二枚，即朱文方印"□修"、白文方印"胡存□印"，末有"傅氏眼科審視瑶函總目終"；

次为凡例（原首行缺字），末署"復慧子維藩氏識"；

次为"前賢醫案"，末有"醫案終"；

次为卷之首，包括"五臟所司兼五行所屬"（图）、"動功六字延壽訣"等篇；

次为正文，首页首行"傅氏眼科審視瑶函卷之一"，二行"秣陵傅仁宇允科纂輯　壻張文凱廷獻糸閱"，三行"廣陵林長生聲震較補　男傅維藩國棟編集"，四、五行上部"甥張秀徵珩訂正"大梁周靖公亮節較梓"，四、五行下部"公猷　掄」體仁　籲　（仝次）"，六行"五輪所屬論"，卷末有"傅氏眼科審視瑶函卷之一終"。

2册：首为"傅氏眼科審視瑶函卷之二」樂集目錄"（以下三至五册首页首行分别有"傅氏眼科審視瑶函卷之三 // 五"）；

次为"傅氏眼科審視瑶函卷之二"（以下各卷正文卷端分别有"傅氏眼科審視瑶函

卷之三 // 六"),内容包括"目病有三因"等。

3 册:首为卷三"射集目録";次为卷三,内容包括"天行赤熱症"等。

4 册:首为卷四"御集目録",末有"傅氏眼科審視瑶函卷之四目録終";次为卷四,内容包括"實熱生瘡症"等。

5 册:首为卷五"書集目録";次为卷五,内容包括"瞻視昏渺症"等,卷末有"傅氏眼科審視瑶函卷之五終"。

6 册:首为"□□□□審視瑶函卷之六」数集目録",末有"傅氏眼科審視瑶函卷之六目録終";末为卷六,内容包括"迎風冷淚症"等。

## 二、版本特征描述

正文每半叶九行,行二十字,小字双行同,四周双边,白口,单黑鱼尾,版框 20.9 × 14.3 ㎝,开本 26.2 × 16.0 ㎝;

版心上方刻"審視瑶函",鱼尾下方分别刻"陸序""總目""凡例""醫案""卷之首""卷之一 // 六""卷之二 // 六目録",版心下方刻页码,版心最末刻"醉畊堂藏板";

原刻有句读,正文有图;

有朱笔圈点,无批校题跋;

品相较好,第一、六册书衣缺失,有部分虫蛀待修复;无补配;

四眼线装;六册(一函,樟木夹板);

部分书衣题签处有墨书"眼科大全"及"射""書"等,书衣右部偏下墨书"容膝珍藏",书根末端分别墨书"礼""樂""射""御""書""数",书衣(或首页)右上角分别印有序号"壹"至"陸";

各册均有馆藏 1 号章及 3A 章,并分别有财产登录号 021294~021299。

## 三、版本特色及考证说明

书名"審視瑶函",和中浚[①]认为,"審視"所暗寓的含义是眼科;瑶函,本义指瞳仁犹如一函清澈的神水,引申为银海秘籍之书。二者合起来,指此书是一部珍贵的眼科著作。

因为"審視瑶函"之名太隐讳,所以又直白地命名为《眼科大全》,又有将二者合并为书名《審視瑶函眼科大全》。

据《总目》著录,此为现存最早版本。

《总目》著录本书的最早版本为"清初周靖公刻本醉耕堂藏板",但一些书目则记

---

① 和中浚. 带您走进《審視瑶函》[M]. 北京:人民军医出版社,2008:1-2.

载了此书的崇祯十七年刊本。《中国古籍善本书目》第 3 册载有 "《傅氏眼科审视瑶函》六卷首一卷，明傅仁宇撰，林长生校补，明崇祯十七年刻本，十行二十二字，白口，四周单边[①]"。此本山西省定襄县图书馆、湖南省图书馆有藏。恰好《续修四库全书》1017 册内影印了湖南省图书馆藏本，此本版框高 120 毫米，宽 200 毫米，半叶十行，行二十二字，小字双行同，左右双边或四周单边，白口，单黑鱼尾。书前有陈盟序，作序时间为崇祯十七年，其余内容与本书相同。

还有书目记载了崇祯十七年醉畊堂藏板本。《山东省图书馆馆藏海源阁书目》中记载："0906 傅氏眼科审视瑶函 六卷，首一卷 / （明）傅仁宇撰；傅维蕃编·——明崇祯 17 年（1644）醉畊堂刻本·——4 册（1 函）；20.3×14.4cm·——存 4 卷：卷 2-3，5-6"。"9 行 20 字，白口，四周单边，单黑鱼尾，版心下镌：醉畊堂藏板[②]。"

《中国医学书目》记载："《眼科大全》，又 '傅氏审视要（按，应为'瑶'）函'，又 '眼科审视瑶函'，六卷，六册，九行，二十字（框横一四·四，纵二一·二）。傅仁宇著，林长生校，张秀订正，周靖公较梓，张文凯参阅，傅维藩编集。焕文堂刊（醉畊堂藏板），崇祯十七年。审视瑶函辨（原文如此）言，陆彬，崇祯十七年。凡例，维藩。总目[③]。"

以上三家书目记载《傅氏眼科审视瑶函》刊行于崇祯十七年，恐是据书前作序者所署写作时间而定，未必是真实的刊刻时间。本书卷一的首页内有 "大梁周靖公亮节较梓" 字样，周靖公，名亮节，字靖公，大梁（开封）人，是明末清初著名文人周亮工之弟，生于 1622 年，卒于 1670 年。其刻书堂号醉畊堂，所刻书以医书及小说为多，他在崇祯十七年时仅 22 岁，此时未必有能力经营书坊刊书，而且他的刻书活动主要是在顺治与康熙年间，如顺治十四年（1657）刊刻了《评论出像水浒传》，顺治十八年（1661）刊刻了《外科活人定本》，可能基于这个原因，《总目》定此本为 "清初周靖公刻本醉耕堂藏板"。

周亮节长期生活在南京，以经营书坊为业，本书作者傅仁宇亦是南京人，本书应当刻于南京。

本馆另藏有清三益堂刻本、清扫叶山房刻本、清刻本小酉堂藏板、清宣统与民国石印本、民国铅印本等。

---

① 翁连溪. 中国古籍善本总目 [M]. 北京：线装书局，2005：860.
② 山东省图书馆. 山东省图书馆馆藏海源阁书目 [M]. 济南：齐鲁书社，1999：144.
③ 黑田源次. 中国医学书目 [M]. 台北：文海出版社，1971：771-772.

## 08G03 庄氏眼科全书 二卷

清绿格抄本　索书号 R276.7/m13

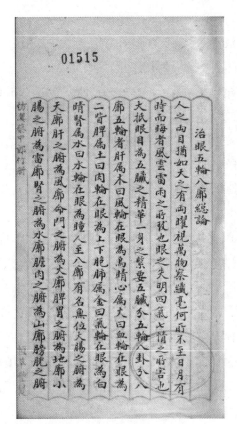
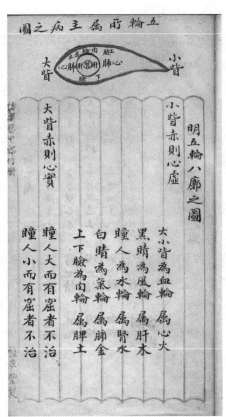

## 一、分册（卷）版本叙录

1 册：首为"治眼五輪八廓總論"；

次为"明五輪八廓之圖"；

次为"論藥性品目"；

次为"眼科七十二症秘訣"；

次为"神効一氣丸"等方，末为"鮮砒霜毒"及"三白散"篇（方）。

2 册：为"莊氏摘抄眼科秘方"，包括"專治眼目"和"陰陽脈症逆順歌"等篇，末为"治翳膜"篇（方）。

## 二、版本特征描述

正文每半叶九行，行二十三至二十四字不等，小字双行不等，四周单边，白口，无鱼尾，版框 13.5×9.1 cm，开本 18.1×11.4 cm；

版心上方印有绿字"仿漢蔡中郎竹册"，版心最末印有绿字"恒萃豐製"，无页码标识；

原抄本无句读，正文有图（朱墨双色）如"五輪所属主病之圖"；

无圈点，无批校题跋；

品相良好，无修复，无补配；

四眼线装；二册（无函套）；

各册书衣题签处均有墨书"莊氏眼科全書"，并分别墨书"卷上""卷下"；各册书根均有墨书"抄本　莊氏眼科全書"，后书衣均有日期印（壹玖伍柒年柒月叁拾壹日）；

各册均有馆藏 2 号章，并分别有财产登录号 01514~01515。

## 三、版本特色及考证说明

本书著者佚名。

此本均为正楷抄写，字体端庄隽秀，全书清晰、无涂改；书内各图为朱墨双色精心绘制；其边栏与行格线、版心上下文字，均为底稿纸笺配印，版框与行格为绿色仿竹简形式。

据《总目》著录，该书仅本馆有藏。

《总目》另著录有多种"眼科全书"：清·王协辑《眼科全书》三卷、著者佚名《眼科全书》三卷、陈新田编《眼科全书》、清·仰山撰《（内府秘传）眼科全书》、著者佚名《青囊完璧》七卷（又名《眼科全书》），应皆属同名异书。

## 08G04　喉症全科紫珍集二卷附喉症补遗一卷

清嘉庆十六年（1811）江以忱增刻本　索书号 R276.1/m1-4

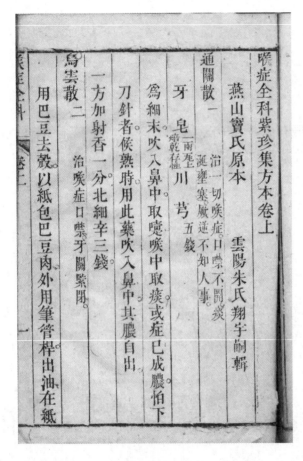

### 一、分册（卷）版本叙录

1 册：首为"□序"（□应为"前"），首页钤有朱文长方印"焕平书屋"，末无署名。（此"前序"各本多无撰者落款）

次为"治喉秘法""临症二十法""治喉十要歌"三篇；（以上属卷首，但版心刻为"卷上"）

次为"喉症全（此字残损，应为'全'）科紫珍集卷上目錄"，末有朱批"细评一百四十三方，半係古方，半係秘方，虽有重複生厭之處，然各有妙理，不忍轻芟也"；

次为正文，首页首行"喉症全科紫珍集方本卷上"，二行"燕山竇氏原本　雲陽朱氏翔宇嗣輯"，三行"通關散"等。

2 册：接上册，仍属卷上，内容包括"三黃湯"等，末有朱批"以上外治内服诸方，雖未能尽试其效否，然據理推之當各有驗，故只就最惬心者圈出，餘仍舊貫，不敢擅動也"。

3 册：首为"喉症全科紫珍集圖本目錄"；

次为"喉症全科紫珍集圖本卷下"，内容包括"圖症小引""第一種"至"第二十三種"喉症及相应各图（即"上列一图，下陈一论"，以下至第七十二种同）。

4 册：接上册，仍属卷下，内容包括"第二十四種"至"第四十九種"喉症及相应各图。

5 册：接上册，仍属卷下，首为"第五十種"至"第七十二種"喉症及相应各图；

次为"後跋"，末无署名；

次为"附　午後年干製法"。

6册：首为"喉症補遺目錄"；

次为"原序"，末署"黃梅谿述"；

次为"補遺小序"（全文附后）；

末为"陳若虛咽喉虛寔論"等篇；

后书衣左下角有墨书价格"6本」2.40"。

## 二、版本特征描述

（紫珍集）正文每半叶九行，行二十二字，小字双行一般同，左右双边，白口，单黑鱼尾，版框 20.2 × 15.0 cm，开本 23.1 × 15.1 cm；

版心上方刻"喉症全科"，鱼尾下方分别刻"序"、"卷上"及篇名、"卷上/下目錄""卷上/下""後跋"，版心下方刻页码；

原刻有圈点，正文有图如"喉風"；

有朱笔圈点与画线，有朱笔校字，有朱笔夹批如"此法未试"。

（喉症补遗）正文每半叶九行，行二十一字，小字双行同，左右双边，白口，单黑鱼尾，版框 18.2 × 13.3 cm，开本 23.1 × 15.1 cm；

版心上方刻"喉症补遗"，鱼尾下方一般无刻字（个别刻"卷一"），版心下方刻页码；

原刻有句读；有图；

无圈点，无批校题跋。

（全书）品相较好，有修复，无补配；四眼线装；六册（一函，樟木夹板）；书衣题签处分别墨书"喉症全科卷上"（第一、二册），"喉症全科卷下"（第三、四、五册），"喉症补遗"（第六册）；各册书衣右上角分别印有序号"壹"至"陸"，书衣中部上端分别印有红字序号"壹"至"陸"，书根末端分别墨书"一"至"六"，第一册书根并有墨书"喉症全科"；各册书衣均钤有朱文方印"高陽醫室"；各册均有馆藏1号章及3B章，并分别有财产登录号 015375~015380。

## 三、版本特色及考证说明

书名内的"紫珍"，典出于"紫珍镜"。《古今闺媛逸事》卷七载有"紫珍镜"曰："《物妖志》：大业中，王度得寶鏡，名曰紫珍，持之能闢百邪[①]。"《皇家藏书·艳异编》续集卷之九器具部亦载有"紫珍记[②]"。以"紫珍"为此喉科书名，笔者以为含义有二：一为

① 佚名. 古今闺媛逸事 [M]. 北京：北京燕山出版社，1992：卷七23.
② 王世贞. 皇家藏书：艳异编 [M]. 北京：中国戏剧出版社，2000：528-531.

宝物,喻此书之珍贵;二为镜子,既能明察秋毫(尤其对"喉"这一"瞬息存亡之介"),又可供后人借鉴。

本书又名《喉科紫珍全集》《经验喉科紫珍集》《七十二种绘图喉科全书》《增补经验喉科紫珍青囊济世录》《重录增补经验喉科紫珍集》,简称《紫珍喉科》。

本书"总论"三篇实为卷首,理由如下:(1)此三篇属总论性质,不同于卷上所载各方;(2)此三篇卷端未冠"卷上";(3)按装订顺序,此三篇在卷上目录之前;(4)卷上目录内无此三篇;(5)唯一与"卷上"的关联是其版心刻有此二字。故本书内容包括四个部分:卷首"总论",卷上"方本",卷下"图本",卷末"补遗"。据此,书名亦可著录为"喉症全科紫珍集二卷卷首一卷喉症补遗一卷"。

关于此书作者,郭君双,王小丽整理本《喉症全科紫珍集》(天津科学技术出版社,2004年)认为,此书属元明间以针灸与外科显世的燕山窦氏流派的代表作,经清人朱翔宇整理而成。即整理者认为,朱翔宇应视为该书真正的编者,而所谓"燕山窦氏原本"属托名,参见《疡疡经验全书》(本书另有著录)。

关于成书时间,《总目》《中国医籍大辞典[①]》《中国中医药学术语集成 中医文献[②]》均载成书于清嘉庆九年(1804),其实有误。本馆此书《喉症补遗》之前有"補遺小序",全文如下:

"此書係燕山原本,後為鄱楊(原文如此)黃梅溪秘傳多年,又為雲陽朱純衷獨得其秘訣,衷姪孫翔宇增而補之,斯稱大備。然皆是鈔本,未經刊刻,迨嘉慶甲子,尊仁堂趙氏捐貲,刊以壽世,雖則大備,猶未盡美。其中先賢立論諸序以及指南賦、凡例治法,皆未採入。忱積方多年,思欲濟世,凡有神於咽喉之症者,逐一錄於卷巔,不惟補先賢之遺缺,亦冀治斯症者,得以通變条用耳。嘉慶辛未十月望日謹識於紫荆書屋之東窗」静亭江以忱。"

据此可知:(1)此本原书在黄梅溪获得之前已形成,据此推测成书最晚也在乾隆时期;(2)此书原为抄本,经朱翔宇增补后基本完善,一直以抄本传世,嘉庆九年由尊仁堂赵氏首次刊行,是为初刊本;(3)嘉庆十六年补刊增入"喉症补遗",此部分内容为江以忱所集。故本馆此部属早期刻本,是在清嘉庆九年赵氏尊仁堂初刻本基础上增刻而成。《总目》著录为"清嘉庆刻本"且载该版本仅本馆有藏。

本馆另藏有清嘉庆九年刻本、两种清同治刻本及民国石印本。

馆藏"清嘉庆九年(1804)京江尊仁堂刻本"(索书号 R276.1/m1),基本特征为:

---

① 裘沛然. 中国医籍大辞典:下册 [M]. 上海:上海科学技术出版社, 2002:1103.
② 陈荣,熊墨年,何晓晖. 中国中医药学术语集成 中医文献 下册 [M]. 北京:中医古籍出版社,2007:1127.

正文每半叶九行，行二十二字，小字双行一般同，左右双边，白口，单黑鱼尾，版框 20.2×14.7 ㎝，开本 28.3×17.8 ㎝；

版心上方刻"喉症全科"，鱼尾下方分别刻"序"、"卷上"及篇名、"卷上／下目錄""卷上／下""後跋"，版心下方刻页码；

原刻有圈点，正文有图如"喉風"；

有朱笔圈点，无批校题跋；

品相较好，有少量破损待修复，无补配；

四眼线装；二册（一函，樟木夹板）；

各册书衣题签处均有墨书"喉症全科紫珍集"，并分别墨书"卷上""卷下"，书根均有墨书"喉證全科紫珍集方本"（第二册的"方本"应为"图本"），并在末端分别墨书"上""下"；各册首页均钤有朱文方印"星禾左木"，书衣右上角分别印有序号"壹""贰"；

各册均有馆藏 2 号章，并分别有财产登录号 00379~00380。

首页前为墨书题跋"喉证全科紫珍集二卷"（一整页，贴于书衣后，并有朱墨笔圈点）；

此部属最早刻本，与本馆所藏增补本的正文部分属同一版片，但印制时间较增补本为早。

馆藏"清同治 11 年壬申（1872）周莲馨堂刻本"（索书号 R276.1/m1-2），基本特征为：

书名页以界行分三列，中列刻大字"經驗喉科紫珍集"，右列上首小字"同治壬申孟秋月"，左列下首小字"楚南古羅州周蓮馨堂重刊"，皆为单行；

正文前有咸丰十年杨启葆"序"，正文首页首行"重錄增補經驗喉科紫珍集上卷"，二至四行"鄱陽　黃梅谿　秘藏｜雲陽　朱純衷　得授｜姪孫　朱翔宇　增補"，五行"紫珍喉科原序"；

正文每半叶九行，行二十字，小字双行同，四周单边，白口，单黑鱼尾，版框 13.5×9.9 ㎝，开本 18.5×13.2 ㎝；（卷上第二部分：每半叶十行，行二十二字，小字双行同，左右双边，板框 13.4×10.0 ㎝，上图下文形式，鱼尾下方刻"卷上"及篇名）

原刻有句读；有图如"第一種鎖喉風"；

版心上方刻"經驗喉科紫珍集"，鱼尾下方刻"卷上"、"卷上"及篇名、"卷下"，版心下方刻页码；

二册（一函，樟木夹板）；

各册均有馆藏 6 号章及 3B 章，并分别有财产登录号 015393~015394。

据《总目》著录，此版本仅本馆有藏。

　　《上海中医药大学中医药古籍善本提要目录》载该馆所藏清嘉庆九年京江尊仁堂刻本,行款与版框尺寸为"9 行 22 字;半框 20 × 14 ㎝"。

# 09 养生

## 0901 养生四要五卷

清康熙五十一年（1712）视履堂刻乾隆四十三年（1778）重印本　索书号 R247.2/m5

### 一、分册（卷）版本叙录

1 册：首为书名页，文字分三列（无界行），中列刻大字“養生四要”，右列上首刻小字“萬密齋著”，左列上、下首分别刻有小字“第一類書”“視履堂校梓”，皆为楷体；

次为“叙”，四行行八字，行草，首页有摹刻椭圆形篆字阳文原印“心德利濟”，末署“旹」康熙壬辰年嘉平月栢泉張坦議恪齋叙拕视履堂”，并有摹刻方形篆字原印二枚，一为阴文“張坦議印”，一为阳文“恪叁”；

次为“叙”，六行行十一字，行书，末署“順治己亥初夏之闰三月都门吕鳴和識”，并有摹刻方形篆字原印二枚，一为阳文“吕鳴和印”，一为阴文“澹遠齋”；

次为“跋”，八行行十八字，楷体，末署“乾隆歲次戊戌孟夏張任（大 / 佐）謹跋於視履堂”；

次为“幼科叙”，八行行十六字，楷体，

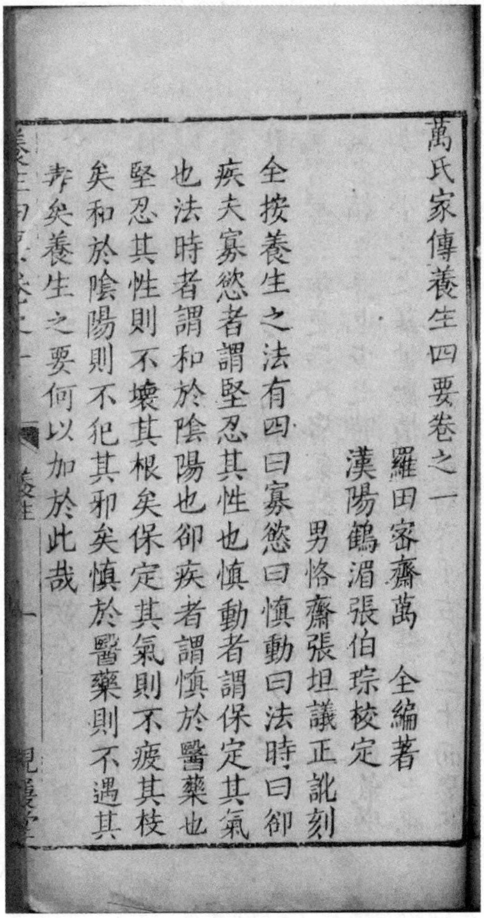
萬氏家傳養生四要卷之一
羅田密齋萬　全編著
漢陽鶴湄張伯琮校定
男恪齋張坦議正訛刻
全按養生之法有四曰寡慾曰慎動曰法時曰卻
疾夫寡慾者謂堅忍其性也慎動者謂保定其氣
也法時者謂和於陰陽也卻疾者謂慎於醫藥也
堅忍其性則不壞其根矣保定其氣則不疲其枝
矣和於陰陽則不犯其邪矣慎於醫藥則不遇其
毒矣養生之要何以加於此哉

末署"漢陽恪齋張坦議撰扵五知莊";

次为"萬氏養生四要序",十行行二十字,楷体,末署"張恪齋識";

次为"萬密齋書總目"(首行),三行上部"羅田密齋萬　全著",二至五行下部分别刻"漢陽鶴湄張伯琮校定""男恪齋張坦議正訛刻""孫(見田／立峯)张任(大／佐)較對""曾孫張承(柏／詔)編次";目录包括"第一類養生四要"(一卷至五卷)、"第二類保命歌括"(一卷至三十五卷)、"第三類傷寒摘錦"(上卷與下卷)、"第四類廣嗣紀要"(一卷至十六卷)、"第五類女科要言"(一卷至三卷)、"第六類片玉心書"(一卷至五卷)、"第七類育嬰秘訣」㓜科發微賦"(一卷至四卷)、"第八類㓜科發揮"(上卷至下卷)、"第九類片玉痘疹"(一卷至十三卷)、"第十類痘疹心法"(一卷至二十三卷),末有"共書十類先養生次保命繼廣嗣保產育嬰計一百八卷";

次为正文,首页首行"萬氏家傳養生四要卷之一",二行"羅田密齋萬　全編著",三、四行"漢陽鶴湄張伯琮校定」男恪齋張坦議正訛刻",内容为寡欲;

次为"萬氏家傳養生四要卷之二",内容为"慎動第二";

次为"萬氏家傳養生四要卷之三",内容为"法時第三";

后书衣盖有售书印"中国书店标价□　册数 2　定价 1.50"。

2 册:首为书名页,文字分三列(无界行),中列刻大字"女科要言",右列上首刻小字"萬密齋著",左列上下首分别为小字"第五類書""視履堂校梓",皆为楷体;(此为《女科要言》的书名页,属错装订于此处)

次为"萬氏家傳養生四要卷之四",内容为"卻疾第四";

末为"萬氏家傳養生四要卷之五",内容为"養生總論"。

## 二、版本特征描述

正文每半叶十行,行二十字,小字双行同,四周单边,无行格线,白口,单黑鱼尾,版框 19.9×12.7 ㎝,开本 24.8×14.5 ㎝;

版心上方刻"叙""跋""序""萬密齋書總目""養生四要卷之一∥五",鱼尾下方部分无刻字、部分刻有篇名,版心下方刻页码,版心最末刻"視履堂";

原刻无句读;软体字刻印;

无圈点,无批校题跋;

品相较好,有部分虫蛀并修复,无补配;

四眼线装;二册(一函,樟木夹板);

各册书衣题签处均有墨书"養生四要"并分别有墨书"卷上""卷下",书衣右上角分别印有序号"壹""貳";

各册均有馆藏 5A 章,并分别有财产登录号 05013~05014。

## 三、版本特色及考证说明

万氏以寡欲、慎动、法时、却疾为"养生四要"并用作书名,分别列为卷一至卷四(第五卷为总论)。

此本属丛书《万密斋医学全书》之零种。

《总目》著录本馆此本为"清康熙 51 年壬辰(1712)视履堂刻本",稍欠完整。

毛德华[①]估计该书撰于"万历三、四年"。此书原为清康熙五十一年(1712)张坦议(张伯琮第三子)视履堂刻本,乾隆四十三年(1778)由其子张任大、张任佐启用家藏旧版重印而成。视履堂为张氏家世代相沿的堂号,此书为汉阳张氏的家刻本。

《续修四库全书》1030 册收有《新刊万氏家传养生四要》五卷,"據上海圖書館藏清乾隆六年敷文堂刻萬密齋書本影印,原書版框高一九一毫米,寬二五二毫米"。

---

① 毛德华. 万全生平著述考 [M]. 武汉:华中师范大学出版社,1997:135.

## 0902 弦雪居重订遵生八笺十九卷

明刻本课花书屋藏板　索书号 R247.2/m1

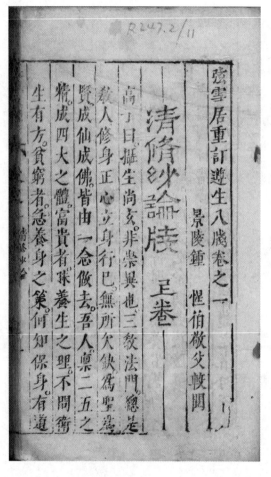

### 一、分册（卷）版本叙录

1 册：首为"遵生八牋原叙"，五行行十二字，末署"湖上桃花渔高濂深甫瑞南道人撰"，并有摹刻方形篆字阴文原印三枚，一为"高濂私印"，一为"瑞南道人"，一为"字深父"；

次为"弦雪居重訂遵生八牋目錄"，包括"遵生八牋總目"及"第一卷"至"第十九卷"各篇目，末有"弦雪居重訂遵生八牋總目完"；

次为正文，首页首行"弦雪居重訂遵生八牋卷之一"，二行"景陵鍾　惺伯敬父較閱"，三、四行为"清脩妙論牋　上卷"（隶书大字，占两行，下同），卷末有"永懷堂重訂遵生八牋卷之一　終"；

次为"弦雪居重訂遵生八牋卷之二"（以下各卷正文卷端分别有"弦雪居重訂遵生八牋卷之四∥十九"，但卷七、十三、十四、十六无"重訂"二字，卷十八无"之"字），内容为"清脩妙論牋　下卷"，卷末有"永懷堂重訂遵生八牋卷□□　終"；

后书衣内侧有书名页，以界行分三列，中列刻大字"增補遵生八牋"，右列上首小字"鍾伯敬先生重訂"，左列下首小字"課花書屋藏板"，皆为单行。（此书名页文字倒装，应调正并移至书衣之后重新装订）

2 册：书衣题签处有朱笔书"遵生八牋"；

首为"弦雲（应为'雪'）居重訂遵生八牋卷之三"，内容为"四峕調攝牋　春卷"，卷末有"弦雪居重訂遵生八牋卷之□　□"；

次为卷四,内容为"四峕調攝牋 下(按,应为'夏')卷",卷末有"雅尚齋遵生八牋卷之四終";

次为卷五,内容为"四峕調攝牋 烁卷",卷末有"□□□重訂遵生八牋卷之五 終"。

3册:首为卷六,内容为"四峕調攝牋 冬卷",卷末有"弦雪居重訂遵生八牋卷之六 終";

次为"□雪居遵生八牋卷之七",内容为起居安乐笺上卷(首页篇名处缺字),卷末有"□□□□□□□牋卷之七 終";

次为卷八,内容为"起居安樂□ 下卷",最末页有部分残缺。

4册:首为卷九,内容为"延年郤病牋 上卷",卷末有"弦雪居重訂遵生八牋卷之九終";

次为卷十,内容为"延年郤病牋 下卷",卷末有"弦(按,此字缺末笔)雪居重訂遵生八牋卷之十 終"。

5册:首为卷十一,内容为"飲饌服食牋 上卷",卷末有"弦雪重訂遵生八牋卷之十一 終"("弦雪"后漏刻"居"字);

次为卷十二,内容为"飲饌服食牋 卷"("卷"前缺"中"字),卷末有"弦雪居重訂遵生八牋卷十二 終";

次为卷十三,内容为"飲饌服食牋 下卷"。

6册:首为卷十四,内容为"燕閒清賞牋 上卷",卷末有"卷十四 終";

次为卷十五,内容为"燕閒清賞牋 中卷",卷末有"弦雪居重訂遵生八牋卷之十五 終"。

7册:首为卷十六,内容为"燕閒清賞牋 下卷",卷末有"卷十六 終";

次为卷十七,内容为"靈秘丹藥牋 上卷"。

8册:首为卷十八,内容为"靈秘丹藥牋 下卷",卷末有"弦雪居重訂遵生八牋卷十八 終";

末为卷十九,内容为"塵外遐舉牋",卷末有"弦雪居重訂遵生八牋卷十九 終"。

## 二、版本特征描述

正文每半叶九行,行十八字,小字双行同,四周单边,白口,无鱼尾,版框20.5×12.1 cm,开本24.8×16.0 cm;

版心上方刻"序""遵生八牋",鱼尾下方分别刻"序""總目"(或"目錄")、"卷之一 / 二清修妙論"(或无"論"字)、"卷之三 // 六四時調攝""卷之七 / 八起居安樂""卷之九／十延年却病""卷十一∥十三(或'卷之十三')飲饌服食""卷十四∥十六(或'卷之十六')燕閒清賞"卷十七／十八靈秘丹藥"卷十九塵外遐舉",版心下方刻页码;

原刻有句读,文中有图如"肝神圖";原书版面部分有损,部分字迹较模糊;

有墨笔描字,无批校题跋;第八册内夹有飞签墨书"内十八卷少六十八／九两页";

品相较好,有虫蛀及少量破损待修复,有个别缺页(详上);

四眼线装;八册(一函,樟木夹板);

各册书根均有墨书"遵生八牋"并分别墨书序号"一"至"八";

各册均有馆藏 3B 章(加盖于馆藏 1 号章之上)、1 号章、3A 章、4 号章,并分别有财产登录号 019622~019629。

## 三、版本特色及考证说明

本书通行名为《遵生八笺》。关于书名,"遵生八牋原序"曰:"故余八牋之作,無間窮通,貴在自得,所重知足,以生自尊。"全书分为《清修妙论笺》《四时调摄笺》《起居安乐笺》《延年却病笺》《饮撰服食笺》《燕闲清赏笺》《灵秘丹药笺》《尘外遐举笺》等八个部分,故名。

本书中有论及藏书、读书、刻书及书贾作伪的部分内容附后,供参考。

《四库全书》子部杂家类收录《遵生八笺》十九卷。

此本为早期刻本之一。

《总目》著录"明刻本课花书屋藏板"仅国家图书馆有藏,并另载有"清课花书屋刻本"。

《总目》著录本馆此部为"清刻本"且为残本,有误。

此部版本有以下特征:(1)"玄"字未避讳,大量的"弦"字仅有极个别似属避讳(如卷十尾题);(2)有断版现象,并有个别断版而未对齐印刷现象(如卷十五首页),亦有个别补刻(写)字条;(3)有部分文字较模糊,且文字锋芒多失,显示版印次数较多或版片保存时间较久;(4)留有雅尚斋(如卷四尾题)及永怀堂(如卷一尾题)版刻痕迹。

《美国哈佛大学哈佛燕京图书馆中文善本书志》"0559 明崇禎永懷堂刻本本草原始"(按,此书本书另有著录)条目下,载有"永懷堂,為葛鼏堂名。鼏,字端调,吳縣人。崇禎擧人。永懷堂又刻有……《弦雪居重訂遵生八箋》十九卷[1]"。

《中国古籍版刻辞典[2]》载,永怀堂为明万历间昆山人葛鼎等人的室名,刻印书甚多,内有"钟惺校《弦雪居重订遵生八笺》19 卷《目录》1 卷"。此书第 852 页另载有"雅

---

① 沈津. 美国哈佛大学哈佛燕京图书馆中文善本书志 [M]. 上海:上海辞书出版社,1999:322.
② 瞿冕良. 中国古籍版刻辞典:增订本 [M]. 苏州:苏州大学出版社,2009:176.

尚斋",为"明万历间浙江钱塘人高濂的室名……刻印过自撰《雅尚斋遵生八笺》19卷"。

王妍[①]认为,《遵生八笺》的版本情况大致分为两个体系:《雅尚斋遵生八笺》和《弦雪居重订遵生八笺》。万历十九年的《雅尚斋遵生八笺》为高濂自刊的初刻本,明代有翻刻,清代未发现有此刊本;《弦雪居重订遵生八笺》流传广泛,其所见的课花书屋本有两个版本。一为半页九行十八字,白口,四周单边(香港中文大学图书馆藏);一为半页九行十八字,白口,单鱼尾,四周双边,内封页刻有"钟伯敬先生重订,增补遵生八笺,课花书屋藏版"(北京师范大学图书馆藏)。

综上,《遵生八笺》首刻于雅尚斋(《总目》作"高雅尚斋",当属文字录入之误),名为《雅尚斋遵生八笺》;次为永怀堂据雅尚斋初刻本重订本,名为《永怀堂重订遵生八笺》。本馆此书所据底本为永怀堂本,名为《弦雪居重订遵生八笺》,书名页作"增补遵生八笺,课花书屋藏板",应属明刻本,鉴于其版片修补与文字痕迹,当为明后期(或清初)重印。

此本书名页刻有"鐘伯敬先生重訂"。钟惺(1574—1624),字伯敬,明万历进士,著名文学家。

《上海中医药大学中医药古籍善本提要目录》载该馆所藏《弦雪居重订遵生八笺》明代弦雪居重订刻本,行款与版框尺寸为"9行18字;半框21×12 cm"。

附

卷之十四　燕閒清賞箋上卷　論藏書

高子曰:藏書以資博洽,為丈夫子生平第一要事。其中有二說焉,家素者無資以蓄書,家豐者性不喜見書,故古人因貧,日就書肆隣家讀者有之,求其富而好學者則未多見也。即有富而好書,不樂讀誦,務得舊本,綾綺裝飾,置之華齋,以具觀美,塵積盈寸,經年不識主人一面,書何逸哉?噫!能如是猶勝不喜見者矣……故積書充棟,類聚分門,時乎開函攤几,俾長日深更,沉潛玩索,怳對聖賢面談,千古悅心快目,何樂可勝?古云開卷有益,豈欺我哉?不學無術,深可恥也。又如宋元刻書,雕鏤不苟,較閱不訛,書寫肥細有則,印刷清朗,況多奇書,未經后人重刻,惜不多見。佛氏、醫家二類更富,然醫方一字差誤,其害匪輕,故以宋刻為善。海內名家,評書次第,為價之重輕……近日作假宋板書者,神妙莫測。將新刻模宋板書,特抄微黃厚實竹紙,或用川中繭紙,或用糊褙方簾綿紙,或用孩兒白鹿紙,筒捲用槌細細敲過,名之曰"刮",以墨浸去嗅味印成;或將新刻板中殘缺一二要處,或濕黴三五張,破碎重補;或改刻開卷一二序文年號,

① 王妍.《遵生八笺》版本考[J]. 开封教育学院学报, 2013, 33(7): 3-4.

或貼過今人註刻名氏，留空另刻小印，將宋人姓氏扣填；兩頭角處，或粧茅損，用砂石磨去一角，或作一二缺痕，以燎火燎去紙毛，仍用草烟薰黃，儼狀古人傷殘旧跡；或置蛀米櫃中，令虫蝕作透漏蛀孔；或以鐵線燒紅鎚書本子，委曲成眼，一二轉折，種種與新不同。用紙裝襯綾錦套殼，入手重實，光膩可觀，初非今書，仿佛以惑售者；或札夥囤，令人先聲指為故家某姓所遺，百計瞽人，莫可窺測，多混名家收藏者，當具真眼辨証。

## 0903 性命双修万神圭旨 四卷

清康熙刻本棣鄂堂藏板　索书号 R247.4/m1

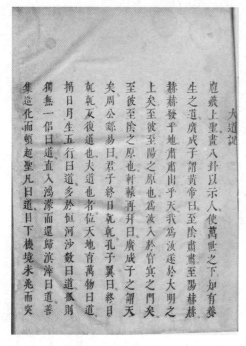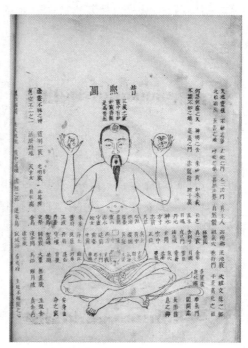

## 一、分册（卷）版本叙录

1 册：首为书名页，以界行分三列，中列刻大字"性命圭旨"，右列上首小字"尹真人秘授"，左列下首小字"棣鄂堂藏板"；

次为"刻性命圭旨缘起"，末署"萬曆乙卯夏仲新安震初子佘永寧常吉書"；

次为"题尹真人性命圭旨全书"，末署"仁文主人鄒元標書"；

次为"性命雙脩萬神圭旨元集目錄"；

次为正文，首页首行"大道說"。（本卷内"三聖圖"缺图中文字与人物）

2 册：首为"性命雙脩萬神圭旨亨集目錄"；

次为"涵養本原圖"；

次为"性命雙脩萬神圭旨第一節口訣"，后有第二、三节口诀等。

3 册：首为"性命雙脩萬神圭旨利集目錄"；

次为"採藥歸壺圖"；

次为"性命雙脩萬神圭旨第四節口訣",后有第五、六节口訣等。

4 册:首为"性命雙脩萬神圭旨貞集目錄";

次为"嬰兒現形圖";

末为"性命雙脩萬神圭旨第七節口訣",后有第八、九节口訣等;

后书衣贴有售书标签"書名性命圭旨　版別　册数 4　紙　議价 24.00　議价章　年　月　日　編号　字第 321 号」北京市圖書業同業公会印制"。

## 二、版本特征描述

正文每半叶十一行("大道说"首页;序为十行,目录十三行),行十八字,小字双行同,白口,无版框、无行格线、无鱼尾,开本 29.7×21.8 cm;

版心上方分别印"乾""元""亨""利""貞",版心下方印页码;

原本无句读,正文有图如"普照圖";

有朱色圈点,有墨笔夹批如"中间拠卦说理……人當珍攝可也";

品相良好,有少量修复,最末二页有修复并墨笔补字;无补配;

四眼线装;四册(一函,全樟木抽屉式定制书匣);

各册均有馆藏 5A 章,并分别有财产登录号 00175~00178。

## 三、版本特色及考证说明

本书又名《性命圭旨》。

该书属道藏典籍,中医多列入气功及养生类。与常见的中医类古籍相比,本书特点是幅面宽大,无版框及行格线;正文附图较多,各图绘刻生动逼真,印刷清晰精美。

《总目》著录此书为《性命圭旨》四卷,且将本馆藏本列于"明万历 43 年乙卯(1615)武林胡虞潢刻本"之下。

日本学者三浦国雄在《郑州访书记——访求稀见本〈性命圭旨〉[1]》一文中,记载河南省图书馆藏有明万历 43 年(1615)武林胡虞潢刻本《性命圭旨》,"该版本在吴之鹤序的余白处刻有'武陵弟子胡虞潢重梓',是吴之鹤本的复刻本"。"正文贞集末尾'毗卢证果图'(《性命圭旨》至此结束)的后面刻有'白龙洞小隐范守正校正太原府太原县西山野峪村藏板'的刊记"。"胡虞潢的署名旁边刻有可以读为'晋阳邑侯'的印章"。《美国哈佛大学哈佛燕京图书馆中文善本书志》亦载有:"此外又有明胡虞潢刻本,僅河南省圖書館藏[2]。"故《总目》应补录河南省图书馆藏有明万历 43 年(1615)武林胡虞

① 三浦国雄. 郑州访书记——访求稀见本《性命圭旨》[J]. 河南图书馆学刊, 2003, 23(4): 78-80.

② 沈津. 美国哈佛大学哈佛燕京图书馆中文善本书志[M]. 上海:上海辞书出版社, 1999: 518.

潢刻本。

中医古籍出版社 1990 年影印出版《古本气功经典丛书》内有《性命圭旨》,其前言称据北京大学图书馆藏乾隆癸丑刻本宝仁堂藏板,并称该书末附《续性命圭旨》一卷,为他本所无。

据笔者所见该影印本,除佘、邹二序外,尚有康熙己酉尤侗"序",康熙上章阉茂(即庚戌)李樸"性命圭旨序"。首为"三聖圖",次为"大道說"(半叶十二行行十八字,四周单边,白口,单黑鱼尾)等;贞集之后为"續性命圭旨",包括"任督二脉圖"等,其第六页末有"終"字,并刻有"乾隆癸丑年上元吉日江蘇祝其會然居士發心刻行",最末一页(即第七页)为"增註說"。《总目》载该馆藏有"清善成堂刻本",但未载此乾隆刻本。

《上海中医药大学中医药古籍善本提要目录》收载两种,书名均为《性命双修万神圭旨》(其他题名:性命圭旨),一为明万历四十三年黄伯符刻本,一为明万历四十三年刻本,均为"12 行 18 字",均未载边框尺寸(应无)。

以上各本均未载"棣鄂堂藏板"。学苑汲古网站记载有:美国哈佛大学藏棣鄂堂本四册,定为康熙九年(1670)刻本。本馆此本第三节末"採藥歸壺圖"中"玄"字缺末笔,佘、邹二序中亦如此,故建议《总目》改正本馆藏本为清康熙刊棣鄂堂藏板本。

此外,《明中后期坊刻之流变与吴勉学的刻书特色》一文中记载:"近期在安徽黄山市屯溪区(明代徽州府所在地)发现一件集版画、活字于一体的明中期的道教典籍《性命圭旨》,使用了单个活字、长句活字条、版画雕刻等多种不同规格的活版,系目前国内年代最早的将版画与活字混合拼版的图文共版活字印刷品[1]。"

关于此书作者,书名页署有"尹真人秘授"。佘永宁序称,此书为新安吴思鸣得于新安唐太史家,"蓋尹真人高第弟子所述也";邹元标序也同此,其序首句即为"是書出尹真人高弟手筆,蓋述其師之意而全演之"。李安纲[2]认为,此书与《西游记》作者很有可能是一个人,或者至少应该是志同道合的朋友。李安纲后来又提出此书作者可能为唐新庵(即唐太史)。也有研究认为此书作者为道教丘处机弟子尹志平的弟子。

此书作序者之一邹元标,系明代东林党首领之一。

① 秦宗财. 明中后期坊刻之流变与吴勉学的刻书特色 [J]. 历史档案,2008,(1):21.
② 李安纲. 《性命圭旨》是《西游记》的文化原型 [J]. 山西大学学报(哲学社会科学版),1996,19(4):27-35.

## 0904 宝颜堂订正脉望 八卷

明万历沈氏刻本　索书号 R241/m1

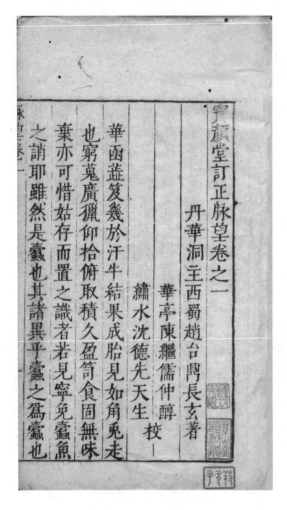

### 一、分册（卷）版本叙录

1册：首为"脉望序"，八行行十八字，首页钤印二枚，即朱文方印"亮臣氏"、白文方印"尚□□印"，末署"賜同進士出身中憲大夫直隸永平府知府商丘曹代蕭謹序"；

次为正文，首页首行"寶顏堂訂正脉望卷之一"，二行"丹華洞主西蜀趙台鼎長玄著"，三、四行"華亭陳繼儒仲醇」繡水沈德先天生（校）"，首页有钤印三枚，即朱文长方印"白樂山堂張氏珍藏書画"、朱文方印"養元張氏收藏"、朱文横方印"养元子"，卷末有"寶顏堂訂正脉望卷之一　終"；

次为"寶顏堂訂正脉望卷之二"，卷末有"寶顏堂訂正脉望卷之二　終"。

2册：首为"寶顏堂訂正脉望卷之三"，卷末有"寶顏堂訂正脉望卷之三　終"；

末为"寶顏堂訂正脉望卷之四"。

### 二、版本特征描述

正文每半叶八行，行十八字，小字双行同，四周单边，白口，无鱼尾，版框20.1×12.5cm，开本26.4×16.9cm；

版心上方刻"脉望序""脉望卷一//四"，版心下方刻页码；

原刻无句读；正文有图，有墨钉；

有朱笔圈点,有墨笔夹批;有夹签(墨书"脉望二本 / 明板　尚氏张氏印辛丑方");

品相较好,卷四末四页破损较严重并有修补,缺后四卷;

四眼线装;二册(一函,樟木夹板);

各册书衣右上角分别印有序号"壹""贰";

各册均有馆藏 6 号章,并分别有财产登录号 00104~00105。

## 三、版本特色及考证说明

"宝颜堂"是明万历中陈继儒的书斋名。"脉望",典出唐人段成式《酉阳杂俎》,书中说,"蠹鱼三食神仙字"则化为蠹鱼仙,名为"脉望"。

此部为早期刻本。属丛书《宝颜堂秘笈》零种。

本馆此部以另一书《王奉常集》(明·王世懋撰,因曾官太常寺少卿,故名。其兄王世贞曾为《本草纲目》作序)背面印成。

《续修四库全书》1128 册收有《宝颜堂订正脉望》八卷,"据北京大學圖書館藏明萬曆沈氏尚白齋刻陈眉公家藏秘籍續函本影印,原書版框高二〇五毫米,寬二五四毫米"。经比对,与本馆所藏《宝颜堂订正脉望》为同一版本,但本馆藏本缺后四卷及书末的龚懋贤跋、赵台柱跋。

关于此书卷次,《总目》著录有"脉望八卷",但在其版本项"宝颜堂刻本"后附注为"四卷",有误。《总目》另著录有丛书《宝颜堂秘笈》,其"医书子目"共四种,"脉望八卷"为其一,卷次无误。

《宝颜堂秘笈》是明人陈继儒辑刊的丛书,共 6 集,229 种。"所收多掌故琐言、艺术谱录之作,颇能反映晚明士大夫生活风貌,惜多被删节,为后世诟病[1]"。

---

① 瞿冕良. 中国古籍版刻辞典:增订本 [M]. 苏州:苏州大学出版社,2009:585.

## 0905 性命书五卷

清光绪二十六年（1900）星隐楼活字本　索书号 R2/m6

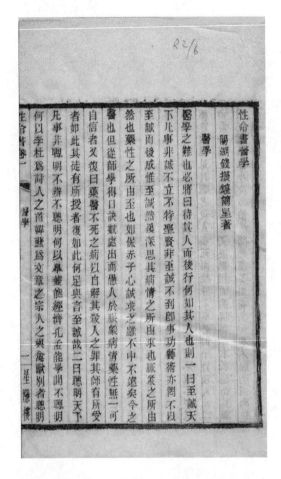

### 一、分册（卷）版本叙录

书衣与书名页缺失；

首为序（全文附后），无标题，末署"光绪庚子三月蒋南棠序"；

次为自序（全文附后），无标题，末无署名；

次为正文，首页首行"性命书醫學"，二行"陽湖錢振鍠謫星著"，三行"醫學"；以下依次为："一論""醫不可為可為說""不服藥說""湯頭歌訣""魔說""實病大要論""脈學""藥性說""論陰陽""論先天後天""用藥""胃""肝""論氣""血""津""火""論虛""良知""婦人""小兒""論河間""内經名言記"诸篇；

末为"性命書藥性"（首行），二行"陽湖錢振鍠謫星著"，内容包括"太子參味淡劣不足用""桔梗苦平散上焦熱"等篇，分别属于"山草""芳草""隰草""毒草""蔓草""雜草""香本""喬木""灌木""苞木""寓木""果""菜類""穀""造釀""金石""水""火""土""禽獸""蟲""鱗介""人類"等各部；后书衣缺失。

### 二、版本特征描述

正文每半叶十二行，行二十五字，正文无小字，四周单边，白口，单黑鱼尾，版框17.9×13.5 cm，开本24.0×15.4 cm；

版心上方分别为"蒋序""自序""性命書卷一／二"，鱼尾下方分别为"醫學""藥性"，

版心下方有页码,版心最末为"星隱樓";

原本无句读;

无圈点,有墨笔校字;

品相较好,无修复,缺后三卷(种);

四眼线装;一册(一函,樟木夹板);

有馆藏 3A 章及财产登录号 017168。

## 三、版本特色及考证说明

关于书名,自序曰"醫者格物致知之極處,而性命之最先者也,因名吾書曰《性命書》,而分醫學、藥性、病情、效案、方藥為五種"。据此可知,此书名为《性命書》,分为医学、药性等五卷(种),故本馆所藏为残本,缺病情、效案、方药三种(卷)。

据《总目》著录,此书仅本馆有藏。但《总目》著录为《性命书医学》二卷,清光绪刻本,其书名、卷次、版本均值得商榷。

邹毅《证验千年活版印刷术》以为此书为活字印本,"光绪活字本《性命书医学》,钱振锽著,星隐楼刊行。12 行 25 字,白口四周单边。有边框缝、鱼尾缝、木纹框等明显活字特征。是书有金属栏线,较为细腻[1]。"

钱振锽(1875—1944),江苏常州人,光绪二十九年进士,是著名文学家、书法家、教育家。此书 1900 年出版,时年钱氏 25 岁。《常州志》及《天宁区志》的钱氏传记内均未提及钱氏撰有是书。《中国文学大辞典[2]》亦未提及钱氏精医及撰有医书。

附

(蔣序):謫星精詩古文詞,而尤善醫,嘗謂余曰:"子知醫乎?"曰:"余不知醫,知醫之難。"夫醫國者抉禍根,醫人者察病根。醫之切脈用藥,生殺之機,毫釐之間也,亦危矣哉。世有不讀書而學醫者,有讀書不成而學醫者,若視醫為庸技,人命為兒戲,腹空空而目茫茫,其不殺人者幾何?故非讀書人而能知醫者萬不獲一,非通才而能善醫者百不獲一。謫星年未弱冠,究脈理,覽醫家言,能得要領,自以為淺,不敢輕試,沈潛於醫學者幾歲幾年,忽然有心得,以之治病大驗。己亥夏,余客漢,得母病電,偕弟急馳歸,見母固無恙,且驚且喜。詳詢原委,知母病之得轉危為安者,謫星一人力也。緣母病伊始,不過稍稍寒滯,醫以其熱瀉之愈甚,疊進下陷劑,致腹脹如鼓,上氣不語,瀕危者

---

① 邹毅. 证验千年活版印刷术 [M]. 北京:中国社会科学出版社,2010:85.
② 钱仲联,傅璇琮,王运熙,等. 中国文学大辞典 [M]. 上海:上海辞书出版社,1997:1281.

屢矣。復延醫會診，仍守前見。適謫星至，睨視而腹非之，即走避去，醫去乃復來審病狀，毅然投溫托之藥，翼日而母病霍然，腹亦平，再服數劑，飲食增，步履且健。噫，神乎技矣。然謫星不以能自矜，故醫學日益進。平時融會諸家，參以新得；近復於丹溪、景岳兩種書矯偏於正，去短取長，乃知醫之必可為，而藥之貴善用，積有論著，名曰《性命書》，其為識者借鑒，學者至寶，無疑也。函告於余，余不知醫，但知謫星之醫之效也，而略述其事。光緒庚子三月蔣南棠序。

（自序）：醫學之不講也，醫者以是謀生，病者以是盡人事，振鍠憾焉，嘗學脉法，泛濫於醫家言者六七年，脉法若冇（按，此字内疑缺兩短橫，应为"有"）而若無，醫家言愈多而愈疑，或以治病十發而五不中，固亦嘗疑醫藥之難通，而其道之不盡可憑也。近歲得丹溪、景岳書並參之，去其所短，存其所長，忽大悟，以之治病嘗數數起垂死人矣，然後知醫之必可為而道之實有其憑也。於是見天地日月之往復盈虛，風雨雲雷之發伏，上下人物之陰陽牝牡，草木禽獸之生長落榮，器用之始終堅脆，有觸皆通，罔非醫理，遂也稍稍有論著其間。夫儒者尚言性命，苟於死亡疾病不知所以禦之，又何性命之足云。醫者格物致知之極處，而性命之最先者也，因名吾書曰《性命書》，而分醫學、藥性、病情、效案、方藥為五種，天下醫士習氣已深，不可與讀浮淺之類，必以市醫之言為斷，亦不可與讀。其有聰達誠實之士，讀吾書而深思之，將必有益於其身而為天下孝子慈親之一助也。

## 0906　寿人经

民国十一年（1922）石印本　　索书号 R247.2/m10

### 一、分册（卷）版本叙录

书衣题签处墨书"壽人經"；

首为序（全文附后），无标题，六行行二十字，末署"六十八叟斌臣賈銓謹誌"；

次为正文，首页首行"壽人經"，二行"脾經"；次为"肺經""腎經""肝經"，末为"心經"篇；

后书衣盖有售书印"南京市秦淮区」夫子廟書店」定价 20」東市場 91 之 107」电话：42511 号"。

### 二、版本特征描述

正文每半叶七行，行二十字，无小字，四周双边，无行格线，白口，单黑鱼尾，版框 16.2×11.1 cm，开本 22.7×13.8 cm；

版心上方印"壽人經"，鱼尾下方未印字，版心下方印页码；

原版无句读；

无圈点，无批校题跋；

品相良好，无修复，无补配；

四眼线装；一册（无函套）；

有馆藏 5A 章及 3A 章，并有财产登录号 020179。

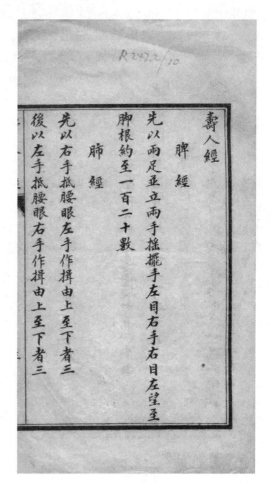

### 三、版本特色及考证说明

据《总目》载，此书仅本馆有藏，属孤本。

《总目》著录此书为"刘铁琴撰"，"1920 年铅印本"，成书年代亦为"1920"，皆误。

据贾序可知:(1)此书为陈君(旧雨)家传,民国戊午(1918)刘铁琴因病从陈君处得到此书,因使用效果良好,而抄若干本公诸同好,以寿人寿世;(2)民国庚申年(1920)刘铁琴赠手抄本予贾铨;(3)民国壬戌年(1922)贾铨(字斌臣)六十八岁时刊印此书。

综上,此书撰者佚名(或为陈君先人),成书时间应远早于民国戊午年(1918),刊行时间为民国壬戌年(1922),主持刊印者为贾铨。此外,该书版刻类型当为石印本,因具有石印本的典型特点,如文字为手写体,纸面平整、无印压痕等。

全书共四页,其中正文二页,序二页。

按《汉文古籍著录规则》有关规定,本书可著录为"一卷"。

《总目》另著录有清·汪聂撰《寿人经》,与本书或属同名异书。

附

(序):庚申夏,劉君鐵琴贈手抄《壽人經》一冊,序稱戊午仲春,鄙人作客滬江,偶感風寒,牽及筋骨,異常痛楚,動輒需人,頗以為慮。歸里養疴,幸遇舊雨陳君,談及病狀,陳君笑曰:予有家傳良方,不須服藥可却病,又可延年。爰援此經,反復觀覽,其法較八段錦尤為簡明,且不拘時刻,不限次數,茶餘飯後均可仿行。於是依法運動,行之數月,大獲效果,筋骨舒暢,無異曩時,名之曰《壽人經》,洵匪誣也。鄙人深荷陳君之惠,不敢私秘,願鈔若干本公諸同好,不但壽人兼可壽世云云。斌臣詳細披覽,感銘五中。賴俗務紛煩,無暇及此。壬戌年,精力衰敗,始行依法運動,現在兩月有餘,已覺筋骨確有舒暢情形,深悔仿行較遲,亟應刊刷,以供眾覽。六十八叟斌臣賈銓謹誌。

# 10 医案医话医论

## 1001　石山医案 三卷

清抄本　索书号 R249.48/m1

### 一、分册（卷）版本叙录

1册：书衣钤有朱文长方印"□古丝金石书画／藏□售古今書籍"（印文不清晰）；

首为"石山盥案序"，首页钤有朱文方印"睿如陳氏圖章"，末署"嘉靖辛卯年閏六月中浣休寧率口程鲁序"；

次为"石山盥案」上卷目次"；

次为正文，首页首行"汪氏盥案卷之上"，二、三行"朴墅汪　機省之父著」潯溪温　崧嶽生父校"，四行"榮衛論"，首页钤有朱文长方印"敬□"，卷末有"汪石山盥案卷之上終"。

2册：首为"石山盥案」卷中目次"；

次为"石山盥案卷之中"，内容包括"吐血　咳血"等，本卷最末缺半页（泄泻篇）。

3册：首为"石山盥案」卷之下目次"；

末为"石山盥案卷之下"，内容包括"苔銀墓宋公書"等，卷末有"石山盥案卷之下終"；

后书衣贴有售书标签"杭州／新中國書店／經售」地址：解放街 588—590 號　¥8.00"。

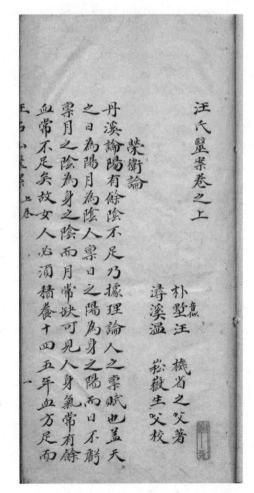

## 二、版本特征描述

正文每半叶八行,行二十字,小字双行同,无版框、无行格线、无鱼尾,白口,开本26.6(金镶玉,原为23.7)×14.7 cm;

版心上方写"汪石山毉案",鱼尾下方分别写"序""目次""上//下卷",版心下方写页码;

原抄本无句读;

有墨笔圈点,天头有墨批如"浮缓風虚濡則虚之甚矣",文中有墨笔夹批如"音似";

品相较好,有虫蛀及少量破损,已修复并改装为金镶玉;无补配;

四眼线装;三册(一函,樟木夹板);

各册书衣右上角分别印有序号"壹""贰""叁",第二、三册后书衣均有日期印(壹玖伍柒年柒月叁拾壹日);

各册均有馆藏2号章及5A章,并分别有财产登录号00548~00550。

## 三、版本特色及考证说明

此书为汪机医案,汪氏自号石山居士,世称汪石山,故此书称"石山医案"。按《古籍著录规则》,本书名可著录为"汪氏医案",但本书除正文卷上之卷端页为此名称外,其他各处多作《石山医案》。

《四库全书》收录《石山医案》三卷《附案》一卷。

此部为早期抄本。该部无附录(附案)。

全书为正楷精抄,字体端庄隽秀,页面整齐清晰,无任何涂改。

《四库提要著录丛书》子部第16册收有《石山医案》三卷附录一卷,底本为"明祁门朴墅刻石山醫案本"。版本特征为:正文每半叶十一或十二行,行二十二或二十三字,四周单边,书口有白口、大黑口、小黑口,鱼尾亦较复杂,有双顺黑、双顺白、单黑鱼尾等,亦有相当一部分无鱼尾;有图,有墨条,软体字刻印。此部为拼版印制,全书半叶尚有十行乃至十四行者,单行亦有二十一字乃至二十四字者,页码并有刻为"又二""又三"等。

《上海中医药大学中医药古籍善本提要目录》载该馆所藏明嘉靖十年陈桷校刻本与明嘉靖十年刻本,行款与版框尺寸分别为"11行22字;半框18.5×12 cm"与"11行22字;半框19×12 cm"(附录一卷)。

《总目》著录有明·李汛撰《石山居士传》(附石山医案二卷、参芪论一卷)。

## 1002 名医类案 十二卷

清乾隆三十五年（1770）新安鲍氏知不足斋刻本　索书号 R249.1/m5-1

### 一、分册（卷）版本叙录

1 册：首为书名页，以界行分三列，中列刻大字"名醫類案"，右列上首小字"重訂善本"，左列下首小字"知不足齋藏版"，皆为单行楷体；

次为"重訂名醫類案叙"，八行行十三至十六字不等，行书，末署"乾隆庚寅五月朔秦亭老民杭世駿"；

次为"重訂名醫類案序"，八行行十四字，行书，末署"乾隆三十五年歲次庚寅二月仁和余集書于新懦齋"；

次为"名醫類案序"，末署"嘉靖壬子冬十一月朔日前進士徵仕郎南京禮科給事中讓溪山人游震得撰"；

次为"名醫類案序"，末署"萬歷丙戌秋七月武英殿大學士太子少保禮部尚書邑人潁陽生許國撰"；

次为"名醫類案序"，末署"賜進士出身……南京國子祭酒同邑張一桂稚圭甫書"；

次为"自序"，末署"嘉靖巳（按，应为'己'）酉莫秋旣望撰」萬歷辛卯閏三月朔日丙寅男（應宿）百拜謹書"；

次为"凡例"；

次为"名醫類案目錄"（首行），二行"長子應元校正次子應宿述補"，包括"第一卷"至"第十二卷"各篇目，末有"名醫類案目錄　終"；

次为正文，首页首行"名醫類案卷第一"，二、三行间上部"新都篁南江瓘集"，二、三行下部"（後學） 仁和余　集蓉裳」錢塘魏之琇玉横」仁和沈　焜敦曾」歙　鮑廷博以文　（重校）"，四、五行"中風"（大字，占两行）等，卷末有"名醫類案卷第一　終　仁和陳立方寫刻"。

2 册：为"名醫類案卷第二"（以下各卷正文卷端分别有"名醫類案卷第三 // 十二"），内容包括"内傷"等，卷末有"名醫類案卷第二　終"（以下除卷七外，各卷末分别有"名醫類案卷第三 // 十二　終"）。

3 册：为卷三，内容包括"痰"等。

4 册：为卷四，内容包括"癨亂"等。

5 册：为卷五，内容包括"癥瘕"等。

6 册：为卷六，内容包括"首風"等。

7 册：为卷七，内容包括"諸蟲"等，卷末有"名醫類案卷第七終"。

8 册：为卷八，内容包括"血症"等。

9 册：为卷九，内容包括"淋閉"等。

10 册：为卷十，内容包括"背癰疽瘡"等。

11 册：为卷十一，内容包括"經水"等。

12 册：首为卷十二，内容包括"胎毒"等；

次为"名醫類案跋"，末署"時」萬歷辛卯閏三月朔旦之吉男（應宿）百拜撰述"；

末为"附錄"，包括"江山人傳"与"明處士江民瑩墓志銘"，均署汪道昆撰。

## 二、版本特征描述

正文每半叶十行，行二十三字，小字双行同，左右双边，（上下均为）细黑口，无鱼尾，版框 18.8×14.1 ㎝，开本 25.4×16.0 ㎝；

版心上方无刻字，相当于鱼尾位置下方分别刻"叙""序""名醫類案游序""名醫類案許序""名醫類案張序""名醫類案自序""名醫類案凡例""名醫類案目錄"、"名醫類案卷一 // 十二"及篇名，版心下方刻页码，版心最末刻"知不足齋正本""知不足齋正本」辛卯孟夏增刊"（附录）；

原刻有圈点；

无圈点，无批校题跋；

品相良好，无修复，无补配，有极少量虫蛀待修复；

四眼线装；十二册（一函，全樟木抽屉式定制书匣）；

各册书根末端靠书脑处分别有墨书本册序号（以十二地支为序）；各卷正文首页均钤印二枚，自下而上为朱文方印"炎井鹿□氏"、白文方印"朱□□窗彎田"，第一册余序首页钤有朱文方印（内饰以花纹）"存荆艸堂"；

各册均有馆藏 3A 章，并分别有财产登录号 023713~023724。

## 三、版本特色及考证说明

关于此书名及编撰缘起，江瓘"自序"曰："予讀《褚氏遺書》有曰'博涉知病，多診識脉，屢用達藥'，撫卷以為名言。山居僻處，博歷何由，於是廣輯古今名賢治法奇驗之迹，類摘門分，世採人列，為書曰《名醫類案》，是亦褚氏博歷之意也。"

《名医类案》又名《名医类按》，是我国第一部内容系统而完备的医案类专书，书中分门别类地选编和整理了自战国时代至明代万历年间的名医医案，其中也包含有江氏父子二人的医案。全书分为 205 门，各门之内大致以年代为序，分列各家医案。全书共辑录名医临床验案 2400 余首。

《四库全书》收录《名医类案》十二卷。

此部为 2009 年笔者参与在皖南征集购得。

此本卷一末署有"仁和陳立方寫刻"，版心刻有"知不足齋正本"，刻版精良，文字棱角分明，印刷十分清晰，当属初刻初印本。此本经余集、魏之琇、沈烺、鲍廷博精校与批评，刊刻人是著名出版家鲍廷博（鲍氏祖籍徽州歙县，其"知不足斋"藏书楼闻名于清乾隆、嘉庆时期[①]），系名家精校精刊本。正因为如此，人民卫生出版社在 20 世纪 50 年代影印出版此书时，没有用《名医类案》的初刻本，而用此本为影印底本。综合此本卷端页题署、卷一末署与版心文字，钱塘、仁和今均为杭州的一部分，鲍廷博亦主要活动于杭州，故可确定此本刊刻地点为杭州。

此本行世不久，正逢四库全书馆开馆，鲍廷博后人将其献入四库全书馆并被定为《名医类案》的抄写底本。考文渊阁本《四库全书》所收《名医类案》，比此本少杭世骏、余集、游震得、许国、张一桂序，以及江民莹传、墓志铭。正文内容除少数文字差异外，并无明显不同。

此本流行既久且广，反而导致《名医类案》的初刻本湮没无闻。南京图书馆藏有《名医类案》的初刻本，该本分装八册，半叶十行，行二十三字，白口，四周单边，单黑鱼尾，版框为 19.8×13.2cm。书前有丁丙跋、江应宿"名醫類按跋"、游震得"名醫類案序"、张一桂"名醫類案序"、许国"名醫類案序"、江民莹"自序"、"述補""凡例""名醫類案目錄"。正文卷一首页首行刻"名醫類案卷之一"，二行刻"明新都篁南江瓘集"，三行为"長子應元校正"，四行为"次子應宿述補"，五行六行为大字"中風"，七行起为具体医案。

《名医类案》是江瓘父子两代人结晶。《名医类案》卷前有江瓘自序一篇，此序作

---

① 张健. 清代徽州藏书家与文化传播研究 [M]. 芜湖：安徽师范大学出版社，2015：53.

于嘉靖己酉,即嘉靖二十八年(1549)。江瓘在自序中交代他的书名为《名医类案》,"书凡十二卷,为门一百八十有奇,间附說於其下云"。不过江瓘之子江应宿的《名医类案跋》却说"(先君子)积二十年所,遂成是书,分门析類,为卷十二,为條二百有奇,草創未就,遽爾見背"。以上父子二人的说法不太一致。但许国在他的《名医类案序》中说,《名医类案》"书且成,而叟卒",此处的叟,指的就是江瓘。因此据江瓘序、江应宿跋、许国序,可以推知在江瓘为《名医类案》作序时已经完成十二卷一百八十多门,到去世时完成二百多门,但仍未成书,更未刊刻。江瓘去世,其子江应宿、江应元补订父亲遗稿,"懼先集未梓久而散逸,因取遗稿编次補遗,亦越歲十九,凡五易鈔,更與伯兄參互考訂,勒成全书。"分十二卷二百零五门,于万历年间交付刊刻,此即《名医类案》的初刻本。初刻本书后有江应宿作于万历辛卯年(万历十九年)的跋文一篇,所以许多书目将初刻本题为明万历十九年刻本。

深入探究下去,可以发现《名医类案》最早规模并非十二卷。《四库全书存目丛书》集部第143册所收中国国家图书馆藏明嘉靖刻本《江山人集》卷六,载有江瓘自己撰写的《名医类按序》,此序未署撰写时间,其中说道《名医类按》"书凡十卷,为門一百五十有奇,间附說于其下云",由此可知《名医类案》最初的规模是十卷一百五十余门。

本馆此书"附錄"各版心末端均刻有"知不足齋正本/辛卯孟夏增刊",表明该部分(即"传"与"墓志铭")为鲍氏于乾隆三十六年(1771)增补,即全书刻成时间应为乾隆三十六年辛卯。

馆藏"清同治10年(1871)藏修堂重刻知不足斋本"《名医类案》(索书号R249.1/m5-2),基本特征为:

书名页前半叶版框内刻大字"名醫類案"及小字"陳璞题"各一行,后半叶版框内亦刻文字两行"同治辛未藏脩堂/重刻知不足齋本",均无界行分隔;

正文每半叶十行,行二十三字,小字双行同,左右双边,细黑口,无鱼尾,版框17.9×14.2 cm,开本26.6×16.4 cm;

版心中部刻书名、卷次及篇名,版心末刻"知不足齋正本";

原刻有句读;

四眼线装;十二册(合订为六册,樟木夹板);

各册均有馆藏1号章,并分别有财产登录号08571~08576。

馆藏"民国三年(1914)上海鸿文书局石印本"《名医类案》(索书号R249.1/m5),基本特征为:

书名页前半叶版框内刻大字双行"名醫類案 / 十二卷",后半叶版框内亦刻文字两行"中華民國三年冬月 / 上海鴻文書局石印",均无界行分隔;

正文每半叶十八行,行四十四字,小字双行同,四周双边,无行格线,白口,单黑鱼尾,版框 17.0 × 12.0 cm,开本 19.9 × 13.2 cm;

版心上方印书名,鱼尾下方印卷次及篇名,版心下方印页码;

原印有句读;

四眼线装;二十册(二函,蓝皮硬纸板书盒);

各册均有馆藏 1 号章,并分别有财产登录号 08538~08557。

此版本《总目》无载。

该书校订者之一魏之琇对本书十分推崇,但认为其编著尚有缺漏,故以此为蓝本,取后代医书并旁搜博采,撰成《续名医类案》。此书原为六十卷,后经清代温病大家王孟英删定为三十六卷,该书亦收入《四库全书》,成为我国现存最大的一部医案专著。

《总目》另载有清·许勉焕撰《续名医类案》四十卷,存稿本一部,藏于中国中医科学院图书馆。由于与魏氏之书同名,该书长期被学界忽视。据牛亚华等人研究,认为该书"不但成书年代早于魏氏的同名著作,在内容与体例上与魏氏著作也有很大差别,是一部未被学界认识的著作;作者许勉焕为海宁著名藏书家,他在著书时广征博引,每案均有出处,书前列有引用刊本书目表,具有很高的文献价值,对于研究考证乾隆时期或以前的刊本医书价值尤大[1]。"

---

[1] 牛亚华,程英,张伟娜. 许勉焕《续名医类案》及其文献价值 [J]. 中华医史杂志,2007,37(4):234.

## 1003　寓意草

清康熙刻本　索书号 R249.49/m4

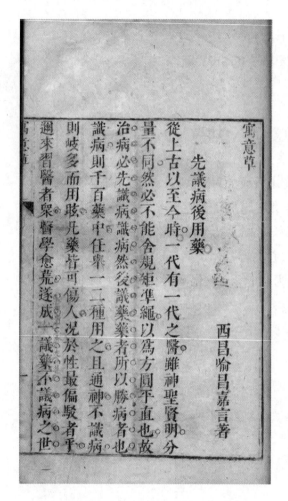

### 一、分册（卷）版本叙录

1 册：首为"喻嘉言寓意草序"，五行行十字，末署"娄东友弟胡周鼐卣臣拜题"，并有摹刻方形篆字原印二枚，一为阳文"胡周鼐印"，一为阴文"其章"；

次为"寓意草目録"，末钤有白文方印"王岂俊印"；

次为正文，首页首行"寓意草"，二行"西昌喻昌嘉言著"，三行"先議病後用藥"。

2 册：首为"面議倪慶雲危症再生治驗"篇，末为"詳論趙三公令室傷寒危證始末并傳誨門人"篇，最末半页缺失。

### 二、版本特征描述

正文每半叶九行，行二十字，正文无小字，左右双边，无行格线，白口，单黑鱼尾，版框 19.0×14.0 ㎝，开本 26.2×15.5 ㎝；

版心上方刻"胡序""寓意草"，鱼尾下方刻"目録"（正文一般无刻字，参后），版心下方刻页码（个别为墨钉或刻为"四十一至四十三"），版心最末刻篇名简称（二字）及序号；

原刻有圈点，天头刻有批语如"一語道出本來面目"；

有朱笔圈点，有朱笔校字，天头有朱批如"此等治法從不見于方書，不審自何處得来"，文中有朱笔夹批如"真寒始露，恰與黄長人病相反"；

品相较好，有虫蛀及少量破损均已修复，无补配；

四眼线装;二册(一函,樟木夹板);

各册书衣贴有墨书题签"喻嘉言寓意草　丙戌冬日 / 石禅",题签上并有朱文方印"石禅";各册书衣右上角分别印有序号"壹""贰",后书衣均有日期印(壹玖伍柒年柒月叁拾壹日);

各册均有馆藏 2 号章,并分别有财产登录号 015193~015194。

## 三、版本特色及考证说明

关于此书名,据喻昌自序(此部内缺),谏议胡卣臣老先生(即本书首序撰者)对其"格外引契,参定俚案之近理者,命名《寓意草》",并"捐赀付梓"。本书内多数医案均有胡氏评点。此书名原意,王立认为"所谓'寓意',当指书中寄寓了喻氏对医学的某些见解;'草'字是作者自谦所著只是初稿,恐欠成熟[①]。"夏汉宁[②]认为此书既是一部中医学著作,同时也是一部具有笔记文学特征的作品。

喻昌所著之《寓意草》《尚论篇》《医门法律》,合刊为《喻氏三书》,后两者本书另有著录。

《四库全书》收录《寓意草》四卷。

此本属早期刻本。

关于此书卷篇数,各版本有所不同:

(1)艾军等校注本《寓意草[③]》称,以明崇祯十六年癸未(公元 1643)刻本为底本,全书共 67 篇(不分卷),其中最末三篇依次为"论吴圣符单腹胀治法""论善后之法""详论赵三公令室伤寒危症始末并传诲门人"。

(2)本馆此部共六十五篇,上述末三篇均未见于本书目录,但正文有最末一篇(赵三公,详上文),其版心鱼尾下刻"續篇趙一 // 三"(缺第四页),页码处为墨钉。

(3)馆藏另一部(清乾隆刻本,详下)目录亦无上述三篇,但正文内各篇均有且无缺页;同时,此部亦未分卷。

(4)文渊阁《四库全书》收录的《寓意草》无上述最末一篇(赵三公),全书分为四卷,第一卷自首篇"先議病後用藥"起,第二卷自"力爭截瘧成脹臨危救安奇驗"篇起,第三卷自"辨黄咫旭乃室膈氣危症用緩治法而愈"篇起,第四卷自"袁聚東痞塊危症治驗"篇至末篇。

按《汉文古籍著录规则》有关规定,本馆此书可著录为"一卷"。

本馆另藏有清三让堂刻本、清光绪与宣统石印本、民国石印本等。

① 王立. 《寓意草》评述 [J]. 江西中医药, 1982,（3）: 1-2.
② 夏汉宁. 喻嘉言《寓意草》的文学解读 [J]. 江西社会科学, 2000,（12）: 47-49.
③ 喻昌. 寓意草 [M]. 艾军, 戴铭, 李志刚, 等. 北京: 中国中医药出版社, 2008.

馆藏有清乾隆二十八年（1763）黎川陈守诚刻本嵩秀堂藏板（索书号 R249.49/m4–1），基本特征为：

正文每半叶十行，行二十字，正文无小字，左右双边，无行格线，白口，单黑鱼尾，版框 17.9 × 13.2 ㎝，开本 24.3 × 16.2 ㎝；

版心上方刻"寓意草"，鱼尾下方刻"目錄"，个别鱼笔下刻篇目名（即"續篇趙一 // 四"），其他鱼尾下无刻字，版心下方刻页码，版心最末刻篇名简称（二字）及序号；

原刻有圈点；天头刻有批语如"前人卤莽之弊說得朗徹"；

无圈点，无批校题跋；

品相较好，有少量虫蛀待修复，无补配；

四眼线装；二册（与另一部同名同版书合函，樟木夹板）；

各册书衣题签处墨书"寓意草"，中部偏下墨书"何伯亨"；各册第二书衣题签处均有墨书"寓意草"（隶书），书根均有墨书"寓意艸"；

各册均有馆藏 3B 章，并分别有财产登录号 015249~015250。

《总目》另著录有清·谢甘澍注释《寓意草注释》四卷及清·李文荣撰《仿寓意草》二卷。

## 1004 临证指南医案 十卷

清乾隆三十三年（1768）刻本卫生堂藏板　索书号 R249.1/m9

### 一、分册（卷）版本叙录

1册：书衣右上墨书篇名"中风""肝风"等；

首为书名页，以界行分三列，中列刻大字"臨證指南醫案"，右列上首小字"葉天士先生著"，左列下首小字"衛生堂藏板"，书首小字横署"乾隆三十三年鐫"；

次为序，无标题，五行行九字，行书，末署"乾隆丙戌嘉平錫山拙脩稽璜書於徇秋書屋"，并有摹刻方形篆字原印二枚，一为阴文"稽璜之印"，一为阳文"拙修"；

次为序，无标题，五行行十字，末署"乾隆二十九年歲次甲申秋七月既望吳江李治運題於太微清署"，并有摹刻方形篆字原印二枚，一为阴文"李治運印"，一为阳文"寧人一字漪亭"；（此序首末页顺序装倒且全部插入前序中，待调整）

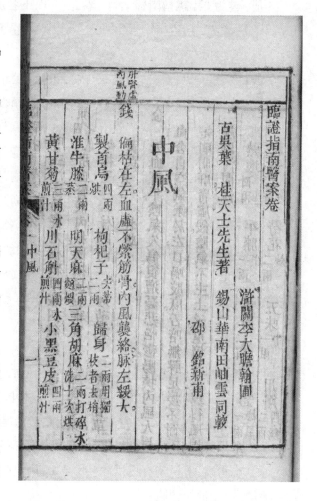

次为序，无标题，七行行十五字，行楷，末署"乾隆歲次丙戌季秋李國華大瞻識"，并有摹刻方形篆字原印三枚，一为阴文"李國華印"，一为阳文"大瞻"，一为阳文"隴西翰圃珍藏"；

次为序，无标题，末署"乾隆三十一年歲次丙戌季冬錫山華岫雲題"，并有摹刻方形篆字原印二枚，一为阴文"華南田印"，一为阳文"岫雲"；

次为"凡例"；

次为"臨證指南醫案總目",包括"卷一"至"卷十"各篇目;

次为"臨證指南醫案目」卷一";

次为正文,首页首行"臨證指南醫案卷"("卷"后缺"一"字),三行(上部)"古吳葉 桂天士先生著",二至四行(下部)"澝關李大瞻翰圃」錫山華南田岫雲」邵　銘新甫 (同較)",五、六行"中風"(大字,占两行)。

2 册:首为"臨證指南醫案目」卷二"(以下各册首页分别有"臨證指南醫案目」卷三〃十");次为"臨證指南醫案卷二"(以下各卷正文卷端分别有"臨證指南醫案卷三〃十"),内容包括"咳嗽"等。

3 册:首为卷三目录;次为卷三,内容包括"遺精"等。

4 册:首为卷四目录;次为卷四,内容包括"積聚"等。

5 册:首为卷五目录;次为卷五,内容包括"風"等。

6 册:首为卷六目录;次为卷六,内容包括"欝"等。

7 册:首为卷七目录;次为卷七,内容包括"痢"等。

8 册:首为卷八目录;次为卷八,内容包括"衂"等。

9 册:首为卷九目录;次为卷九,内容包括"調經"等。

10 册:首为卷十目录;次为卷十,内容包括"幼科要畧"等;

末为集方(首页首行有"案中所用諸方開載於後,以便初學之士查閱")等,卷末有"臨證指南醫案卷十終"。

## 二、版本特征描述

正文每半叶十行,行二十二字,小字双行同,左右双边,上下分栏(卷十后半部即"集方"不分栏),白口,单黑鱼尾,版框 18.8(其中上栏 1.7)× 13.4 ㎝,开本 23.7 × 15.4 ㎝;

版心上方刻"臨證指(或为'揹')南醫案",鱼尾下方分别刻"序""總目""卷一目"、"卷一〃十"及篇名、"卷十集方",版心下方刻页码;

原刻有句读;上栏刻有批语如"肝肾虚,内風動";

无圈点,无批校题跋;

品相较好,有少量虫蛀待修复,无补配;

四眼线装;十册(一函,樟木夹板);

各册书衣题签处均有墨书"臨證指(或'揹')南",并分别墨书"卷壹"至"卷拾",书衣右上分别有墨书本卷篇名;

各册均有馆藏 3A 章,并分别有财产登录号 022327~022336。

### 三、版本特色及考证说明

此书由叶氏门人华岫云据叶氏临证医案整理编撰而成。

《四库全书·医家类存目》收录《临证指南医案》十卷。

此本属早期刻本之一。该版本无附录。

该书另有八卷本。

本馆另藏有清刻本、清同治三年（1864）刻本、清光绪十八年（1892）上海图书集成印书局铅印本［附种福堂公选温热论医案与种福堂公选医案（合为一卷）、种福堂公选良方（三卷）］、民国八年（1919）上海广益书局石印本（所附与上述光绪本同）。

馆藏清刻本《临证指南医案》（索书号 R249.49/m1-6），基本特征为：

正文每半叶十行，行二十二字，小字双行同，左右双边或四周单边，上下分栏，无行格线，白口，单黑鱼尾，版框 12.9（其中上栏 1.3）×10.1 cm，开本 18.0×12.1 cm；

版心上方刻"臨證指南醫案"，鱼尾下方分别刻"卷二 // 十目""卷二 // 十"及篇名，版心下方刻页码，版心最末刻卷次与本卷顺序号（如"卷二之一""卷三之十一""卷十之一"等及"十之目一"，少数无刻字）；

卷十之后为附录（即"立消疔瘡外治神效方"等七方），此部分页码另起，无鱼尾，版心上与中部无刻字，下为页码，版心最末刻有"萬有喜齋"；

原刻有圈点，天头（非上栏）刻有批语并加框，如"咳嗽服姜并能令人失音，戒之戒之"；上栏内刻有批语，如"風溫化燥"；正文行间刻有极小字，为原刻之批点或批注；

有朱笔圈点，有墨笔圈点及画线，天头有墨批如"無此病名"，有墨笔夹批如"此仲景正法"，有朱笔夹批如"腹痛"；

品相良好，唯缺卷一及卷前附录，无修复，无补配；

四眼线装；九册（一函，樟木夹板）；

各册书根均有墨书"臨症指南醫案"并分别墨书"二"至"十"，书衣、首页均钤有椭圆形朱印"宋仁甫"；

各册书衣均有馆藏 1 号章，卷末分别有财产登录号 00428~00436。

此部为巾箱本。

此部有徐评（刻于天头，在上栏之上，并加框），无附种福堂医案及公选良方。

《临证指南医案》属临床类著作，流传极广。据《舒城县志①》载，宋仁甫（1893—1952）为民国"舒城四大名医"之一，1947 首倡成立"舒城县中医师公会"并被选为理事长。该书内钤印表明或曾为此"宋仁甫"所藏。舒城距合肥较近，该书后经辗转，为

---

① 舒城县地方志编纂委员会. 舒城县志 [M]. 合肥：黄山书社，1995：528, 601.

本馆所有。

叶瑞宝、张晞在《苏州古籍印刷史略(续)[①]》一文中载"万有喜斋"属道光时期的书坊,则本馆此书属于清道光年间万有喜斋重刊(补刻)印本。"万有喜斋"未见于《总目》著录。

馆藏清同治三年(1864)刻本《临证指南医案》(索书号 R249.49/m1-7),基本特征为:

书名页前半叶刻双行大字"臨證指南」醫案評本",后半叶刻"同治甲子」仲春新刊」徐氏批點";

(临证指南医案)正文每半叶十行,行二十二字,小字双行同,上下分栏、左右双边,无行格线,白口,单黑鱼尾,版框 13.6(其中上栏为 1.2)×10.3 cm,开本 18.1×12.1 cm;

版心上方刻书名,鱼尾下方刻卷次及篇(门)名,版心下方刻页码;原刻有圈点;天头及上栏均有刻字,正文行间刻有极小字注释;

十卷之后有书名页,以界行分两列,刻大字"種福堂續」選醫案",右列大字下刻双行小字"敬仁」堂梓"(此"续选医案"总目录首页刻有"苕溪漫士重較刊")。

(温热论)正文每半叶十行,行二十二字,无小字,上下分栏、左右双边,无行格线,白口,单黑鱼尾,版框 13.1(其中上栏为 1.3)×10.4 cm,开本 18.1×12.1 cm;

版心上方刻"種福堂公選醫案",鱼尾下方刻"卷一",版心下方刻页码;

原刻有句读;上栏有刻字。

(种福堂续选医案)正文每半叶十行,行二十二字,小字双行同,左右双边,无行格线,白口,单黑鱼尾,版框 13.4(其中上栏为 1.3)×10.3 cm,开本 18.1×12.1 cm;

版心上方刻"種福堂公選醫案",鱼尾下方刻"卷一",版心下方刻页码;

原刻有句读;上栏有刻字。

(种福堂公选良方)正文每半叶十行,行二十二字,小字双行同,左右双边,无行格线,白口,单黑鱼尾,版框 13.4(其中上栏为 1.3)×10.3 cm,开本 18.1×12.1 cm;

版心上方刻"種福堂公選良方",鱼尾下方刻"卷二//四"及篇(门)名,版心下方刻页码;

原刻有句读;天头及上栏均无刻字。

(全书)无圈点,无批校题跋;品相良好,无修复,无补配;四眼线装;十二册(樟木夹板);有馆藏 3A 章与财产登录号 023444~023455。

所附三书(温热论、续医案、公选良方)与原书版式均有不同且各自亦不同:三书正

---

① 苏州市传统文化研究会. 传统文化研究:第 18 辑 [M]. 北京:群言出版社,2011:449.

文均仅有句读而无其他符号;"公选良方"上栏及天头无刻字,"温热论""续医案"二者上栏有刻字。

2006年中医古籍出版社影印出版《临证指南医案》,称"據中國社會科學院哲學研究所李長福研究員家藏道光二十四年甲辰蘇州經鉏堂朱墨套印本影印,原書版框高二一〇毫米,版寬一四六毫米";基本特征为:

正文每半叶十行,行二十二字,小字双行同,左右双边,上下分栏,白口,单黑鱼尾;

版心上方刻书名,鱼尾下方刻卷次及篇名(门类),版心下方刻页码;

原刻有圈点;上栏刻有批语;天头及正文内套印有红字批语。

《上海中医药大学中医药古籍善本提要目录》载该馆所藏清乾隆三十二年卫生堂刻本与清乾隆三十三年卫生堂刻本,行款与版框尺寸分别为"10行22字;半框19×12.5 ㎝"与"10行22字;半框18.5×12.5 ㎝"(板框内含眉批栏)。

# 1005 婺源余先生医案

清咸丰元年（1851）刘祉纯抄本　索书号 R249.49/m2

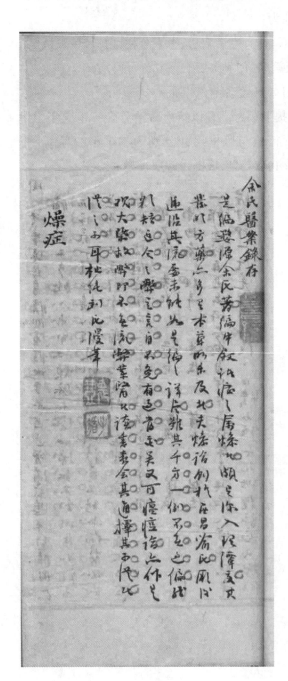

## 一、分册（卷）版本叙录

首为"自序"，末署"咸豐元年春三月婺源余國佩書於金陵官舍之禮畊堂"；

次属正文，首页首行为书名"余氏醫案錄存"，二至七行为序（无标题，末署"祉纯刘氏漫筆"），（首页）序之后为正文，包括首篇"燥症"至末篇"痘"共六十七篇。

## 二、版本特征描述

正文每半叶九行，行二十五字，小字双行二十五至三十七字不等，有暗红格线，白口，无鱼尾，版框 16.9×10.3 ㎝，开本 24.5×13.3 ㎝；

版心处有墨书篇名；

原抄本无句读；

有朱笔圈点，无批校题跋；

品相良好，无修复，无补配；

四眼线装；一册（一函，樟木夹板）；

正文首页钤印三枚，即白文长方印（印文模糊，难以辨识）、白文方印"德丰"、朱文方印"子循"；

有馆藏 1 号章及财产登录号 00437。

## 三、版本特色及考证说明

本书收载内伤、外感、妇科、儿科及

杂症等病证 67 种(含临床验案七十六则),病机突出"燥症"(正文首篇即为"燥症"),论治多从"润燥"。余氏在自序中说明了此书的撰写动机:"古人立醫案者,以詳臨症用藥之变通……故古人存案,以示变通之意。予述家傳醫理,立論傳方,不無頗有異於古法,醫家病家從來未見未闻,诚慮膜視置之。故擇近年共見共闻,某姓某名,鑿鑿可憑者,各存一二以为式。而案中多燥症之條,此又是補前人未發之法,實非予之好奇,盖實有此理而又實有其事,故不得已筆之於案,以赞將來高深之一助云云。"

本书的抄写者刘祉纯对余氏的评价很高。他以为:"编中叙诸症之属燥者,頗有深入理潭處;其發明方藥,亦多有本草所未及者。"

此部 2015 年入选首批《安徽省珍贵古籍名录》:"00235 婺源余先生医案不分卷 (清)余国佩撰 清刘祉纯抄本 安徽中医药大学图书馆"。

全书以行书抄写(篇名为楷体大字),笔法秀逸,清晰、无涂改。

据《总目》著录,此书仅本馆有藏。

据余氏自序,知此书约撰于"咸丰元年春三月",撰写地点为"金陵官舍之礼畊堂"。

刘祉纯抄成此书之后,一直未能得到公开出版。1995 年,安徽科学技术出版社出版了《新安医籍丛刊》的《医案医话类(三)》,其中收入了由夏学传、汪沪双点校的排印本,点校所用底本即此本。排印本将原来的书名《余氏医案录存》更改为《婺源余先生医案》。

本书内所载书名为《余氏医案录存》。据《婺源县志》载,余氏撰有《医案类编》四卷而未载此书,故此书或为《医案类编》之"录存"(即摘录)。

2005 年中医古籍出版社影印出版了《婺源余先生医案》,此为《中医古籍孤本大全》之一,影印底本亦为此本。影印本书前有王键撰写的"内容提要"。

按《汉文古籍著录规则》有关规定,本书可著录为"一卷"。

余国佩所撰《医理》,本书另有著录。

## 1006　韩氏医通二卷

清乾隆四十二年（1777）程永培校於然室刻本　索书号 R249.48/m8

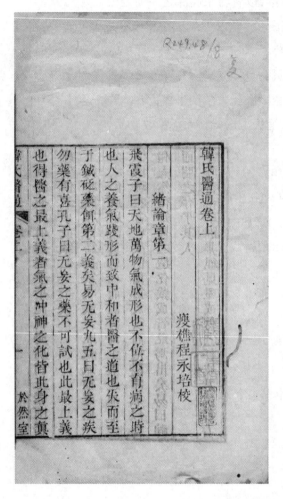

### 一、分册（卷）版本叙录

书衣题签处墨书"醫通　全册"，右上墨书"明神醫韓天爵授」清明（醫）程瘦樵校」清儒（醫）朱守仁典"，右下墨书"滬東顧學廬藏"，左下墨书"海上盲醫朱昇／自然抱元子題／於問岐寄廬"，中部偏上有墨书题跋"仙傳道術」韓悉字（按，应为号）飛霞道人，明蜀之沪（按，应为'泸'）州人，本将家子。弘治成化時……后学朱昇述"，有钤印七枚，其中朱文方印二枚（"□左龍沙居士""□元山人"），白文方印二枚（"□□印""海上□氏"），白文长方印一枚（"習賢堂"），不规则形状篆字朱印二枚：一为白文"书自……"，一为朱文（模糊，无法辨识）；

首为书名页，以界行分三列，中列刻大字"韓氏醫通"，右列下首摹刻长方形篆字原印"修敬堂"，左列下首刻小字"修敬堂藏板"；

次为"韓氏醫通序"，首页钤有朱文长方印二枚，即"森氏開萬／册府之記""青山求精堂／藏書畫之記"，末署"嘉靖壬辰歲季冬十日瀛洲錦屏山人黎顯書于一瓻橋右秀芝亭"；

次为"韓氏醫通自敘"，末署"嘉靖改元壬午六月朔飛霞子韓悉天爵自序"；

次为"韓氏醫通目錄"，包括"卷上""卷下"各篇目，末有"韓氏醫通目錄　畢"；

次为正文，首页首行"韓氏醫通卷上"（此行末有摹刻长方形篆字阳文原印"瘦樵書籍印章"），二行"瘦樵程永培校"，三行"緒論章第一"，首页钤有朱文方印二枚，即"鶴

□"朱守氏印";

次为"韓氏醫通卷下",内容包括"懸壺醫案章第六"等,卷末有"卷下終";

次为"韓氏醫通跋",末署"乾隆歲在彊圉作噩橘余月瘦樵程永培跋于綠參差樓",并有摹刻方形篆字原印三枚,一为阴文"培",一为阳文"心栽",一为阳文"綠參差樓";

末为"醫通後跋",末署"嘉靖壬辰秋九月吉濡濱李坦謹識"。

## 二、版本特征描述

正文每半叶八行,行十九字,小字双行同,左右双边,白口,单黑鱼尾,版框 14.8 × 10.9 ㎝,开本 24.0 × 15.2 ㎝;

版心上方刻"韓氏醫通序""韓氏醫通自序""韓氏醫通""韓氏醫通後跋",鱼尾下方刻"目錄""卷上""卷下""跋",版心下方刻页码,版心最末刻"於然室";

原刻无句读;有图;

无圈点,无批校题跋;

品相较好,有少量虫蛀待修复并需重新订线,无补配;

四眼线装;一册(一函,樟木夹板);

有馆藏 3A 章及财产登录号 020757。

## 三、版本特色及考证说明

此书原名《医通》,为与清代张璐所著《医通》相区别,后人将此书称为《韩氏医通》,而将张氏所著称为《张氏医通》。

此本属较早期刻本。

关于成书经过,韩氏自序及其父兄序内相关内容如下:

自序曰:"《醫通》草成,幾欲焚去,今年家兄命謂,先君序集有效方,手澤豈容勿傳,乃補茸分九章,凡九十五則,釐為上下二卷。"

该书卷上"家庭醫案章第五"载有:"先府君自成化丁酉征蠻,感雪致脚氣……兒悉始留心醫學,師表舅氏華恒岍、金華王山人,以事吾親……一日府君命史錄日常湯藥之方成集,賜名曰《韓氏有効方》,親為之序,兒謹藏之。歲己巳,兒孤矣……戊寅之夏,伯兄蒼雪翁偶見而復序之,且併兄嫂試嘗方案,續為三卷,仍舊名,繕本藏于家。"

(韩父)"韓氏有効方序":"次子悉隨在邊任……幸有子職湯藥,得以調攝,不泯用藥有効之功,編錄成集,名曰《韓氏有効方》,併以記歲月云。岢宏治(按,应为'弘治',此处属避讳)庚申仲秋之吉石隱翁書于小河將臺。"

(韩兄)"書有効方後":"舍弟悉遠遊,予親藥裏,檢醫書,偶見先總兵府君在東路日集怂所呈方,自序於前……然先人手澤不可泯也,謹命弟恕念編次,列为上卷。取嘗集治愚夫婦并奇效方,附其中下,刊以傳之……北遜时,變易姓名为白自虚,號飛霞子……正德戊寅……韓恩書。"

据以上诸序及书内记载可知,明弘治庚申(1500)时,韩父命人将次子韩怂为其治病所用方药抄录编辑成书,名曰《韩氏有效方》,并亲为之序。韩父去世后,其长子韩恩(字苍雪)于明正德戊寅(1518),命五弟韩恕在原书基础上增加治其夫妇方药,又附奇效方,重新编次为上中下三卷,并为之作序。明嘉靖壬午(1522)韩怂受长兄之命,对原书再作修订增补,整合为上下两卷,共分九章计九十五则,定书名为《医通》。综上亦知,韩怂学医于表舅华恒岍及金华王山人,并曾变易姓名为白自虚,号飞霞子。

本馆此部曾为日本森立之所藏,书内钤有其藏书印章,如"青山求精堂/藏書畫之記","森氏開萬/冊府之記"等。森立之(1807—1885年),号枳园居士,生于医学世家。日本江户后期杰出的医学家、文献学家与考据学家,日本考证医学的泰斗级人物。先后师从于涩江全善、伊泽兰轩、多纪元坚等医学大家。

本馆藏有另一部相同版本,与此部装订顺序略有差异;开本 24.2×15.4 cm;无圈点,无批校题跋;品相良好;四眼线装;一册(一函,樟木夹板);书衣右侧偏下墨书"桂馥蘭馨李氏藏";有馆藏 5A 章与财产登录号 06613。

《上海中医药大学中医药古籍善本提要目录》载该馆所藏明嘉靖元年钦赐遵道书院刻本,行款与版框尺寸为"9 行 18 字;半框 19×13 cm"。

## 1007　医贯 六卷

清康熙刻本步月楼藏板　索书号 R24/m23-2

### 一、分册（卷）版本叙录

1 册：首为书名页，以界行分三列，中列刻大字"醫貫"，右列上首小字"吕晚邨先生評"，左列下首小字"步月樓藏板"；

次为"醫貫目錄"（首行），二、三行"醫無閭子著」吕醫山人評"，包括"卷一"至"卷六"各篇目，末有"目錄終"；

次为正文，首页首行"醫貫卷之一"，二行"玄（按，此字缺末笔）元膚論"，卷末有"醫貫　卷一　卅四"；

后书衣盖有售书印"中国书店定价签」册敀 6　定价 6　乙 2"。

2 册：为"醫貫卷之二"，内容为"主客辨疑"。

3 册：为"醫貫卷之三"，内容为"絳雪丹書"。

4 册：为"醫貫卷之四"，内容为"先天要論"（上）。

5 册：为"醫貫卷之五"，内容为"先天要論　下"。

6 册：为"醫貫卷之六"，内容为"後天要論"。

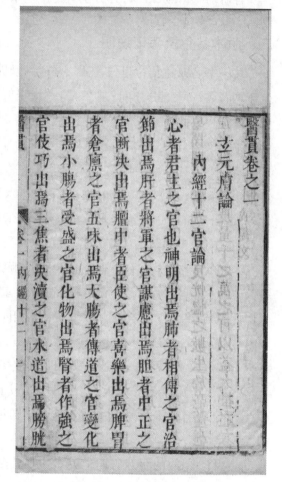

### 二、版本特征描述

正文每半叶九行，行十八字，小字双行同，四周单边，白口，单黑鱼尾，多无行格线，版框 18.0×13.5 cm，开本 24.5×14.1 cm；

版心上方刻"醫貫"，鱼尾下方分别刻"目"、"卷一//六"及篇名，版心下方刻页码；

原刻无句读、但有其他标记符号；正文有图；

无圈点，无批校题跋；

品相良好，无修复，无补配；

四眼线装；六册（与《内外伤辨》同函，全樟木抽屉式定制书匣）；

书衣无序号标识；

各册均有馆藏 5B 章，并分别有财产登录号 02860~02865。

## 三、版本特色及考证说明

关于书名，《论语·里仁》曰："吾道一以贯之。"本书主要阐发命门学说，指出命门位于两肾各一寸五分之间，是"一身之太极"，为主宰十二官的"真君真主"，其治疗原则和方药皆以此根基，"一以贯之"，故名《医贯》。

本书又名《赵氏医贯》，以区别于明·万宁撰《万氏医贯》。后者本馆藏有"清同治10年辛未（1871）鹭门征瑞堂石印本"，据《总目》著录，为该书现存最早版本。

《续修四库全书》1019 册收有《医贯》六卷，"据天津圖書館藏清康熙天蓋樓刻本影印，原书版框高一七八毫米，宽二七二毫米"。半叶九行，行十八字，小字双行同，左右双边，白口，单黑鱼尾。首有书名页，以界行分三列，中列刻大字"醫貫"，右列上首小字"吕晚邨先生評"，左列下首小字"天蓋樓藏板"。卷一首页首行为"醫貫卷之一"，二行为"玄（按，此字缺末笔）元膚論"，卷末未有结束标识。

此本与《续修四库全书》影印本字体相同，如果在没有书名页的情况下，除了根据步月楼藏板本是四周单边，天盖楼藏板本是左右双边加以区别外，还可以根据步月楼藏板本卷一末有"醫貫　卷一　卅四"，天盖楼藏版本卷一末无此六字，加以区别。

《总目》记载步月楼藏板本刻于明代万历四十五年。陈永萍[1]认为，依据步月楼本中"玄"字缺笔避讳，主张此本刻于清代康熙年间，而非《总目》所说的刻于明代万历年间。此说有据。

《总目》记载的明万历四十五年步月楼刻本收藏单位是山东省图书馆、南京中医药大学图书馆、安徽中医学院图书馆。陈永萍（同上）明确肯定南京中医学院图书馆的步月楼刻本为康熙刊本，但文中未给出该本的版式等特征，因此还有待判定该本是否为天盖楼藏板本或其他版本。山东省图书馆所藏步月楼本，《四库禁毁书丛刊》子部第1 册内有此本的影印本，记载此本为"清刻本"，根据左右双边、卷一末没有"醫貫　卷一　卅四"的特征，可以定为康熙天盖楼藏板本。

附带说一下，吕晚邨在雍正朝被定为朝廷罪人，所写的书遭到查禁，他评点的《医

---

① 陈永萍.《医贯》版本考略 [J]. 中医文献杂志, 1995,（4）: 3-5.

贯》自然也在查禁之列。据我们所知,吕晚邨评点本《医贯》是清代唯一遭到查禁的医书。

天盖楼藏板本与步月楼藏板本都在康熙年间印行,两本的印行时间是否有先后呢? 笔者认为天盖楼藏板本印行在先,步月楼藏板本印行在后。天盖楼是吕晚邨的藏书楼,康熙五年(1666),吕晚邨购得山阴(今绍兴)祁氏澹生堂藏书三千余本,此后吕晚邨利用家中原有藏书及新购书籍,雇请刻工,以"天盖楼"之名,在家中开局刻书。康熙十二年(1673)春天,他来到书籍流通中心之一的南京,以"天盖楼"为名,开设书店自行经营发售图书。从情理上推断,应当是吕晚邨首先把自己评点的《医贯》交天盖楼印行,后来步月楼书坊得到天盖楼藏板本,感到有商业价值,因此覆刻印行。

上述两本之外,《总目》还记载了明代书林张起鹏刻本。陈永萍(同上)介绍了此本,"明·书林张起鹏刻本,《联目》载其收藏馆为浙江省图书馆。经查,南京中医学院亦有明崇祯书林张起鹏(宾宇)刻本,其书口题'赵氏医贯',卷首题'刻医无间子医贯',共二册,六卷。其版式为白口,四周单边,行款为九行十八字。此本校刻不十分精细,书中有十几张缺页,并有数处刻版模糊及漏刻等。"

《医贯》的整理本有多种,笔者所见者均删除了整理底本中的吕晚邨评语,而且整理者都未在校注说明中有所交代。其实吕晚邨的医学水平极高,范行准先生在《吕晚村在清代医学之影响》一文中说:"医学亦非吕氏主要之学问,而谁知清代三百年来医学之发展,皆受吕氏之影响[①]。"

馆藏清同治丁卯文英堂刻本(索书号 R24/m23-1),基本特征为:

书名页以界行分三列,中列刻大字"趙氏醫貫",右列上首小字"同治丁卯重刊",左列下首小字"文英堂梓";

正文每半叶九行,行十八字,小字双行同,左右双边,白口,单黑(少数为花)鱼尾,版框 18.0 × 13.6 ㎝,开本 24.6 × 15.6 ㎝;

版心上方刻"醫",鱼尾下方分别刻"卷一"及篇名,版心下方刻页码;

原刻有圈点(无句读)及画线,行间刻有极小字,目录前冠图 3 幅;

无圈点,无批校题跋;

品相较好,存卷一(缺二至六卷);

四眼线装;一册(一函,樟木夹板);

有馆藏 3A 章及财产登录号 020346。

本馆另藏有民国石印本。

---

① 范行准. 范行准医学论文集 [M]. 王咪咪, 编纂. 北京: 学苑出版社, 2011: 500.

## 1008 医衡<sub>四卷</sub>

清顺治十八年（1661）刻本　索书号 R249/m14

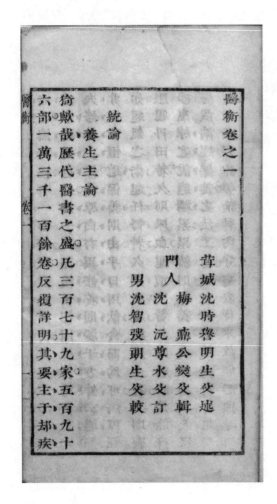

### 一、分册（卷）版本叙录

1 册：首为"醫衡序"，五行行十字，行书，末署"同郡宋徵輿轅文甫題"，并有摹刻方形篆字原印二枚，一为阳文"宋徵輿印"，一为阴文"直方氏"；

次为"醫衡例七"（即七例，亦即凡例七条）；

次为"醫衡卷之一目次"；

次为正文，首页首行"醫衡卷之一"，二行"茸城沈時譽明生父述"，三、四行"（門人）　梅　鼏公燮父輯」沈　沅尊水父訂"，五行"男沈智叕朗生父較"，六行"統論"，卷末有"醫衡卷之一　終"；

次为"醫衡卷之二目次"；

次为"醫衡卷之二"，内容包括"傷寒正名"等，卷末有"醫衡卷之二　終"。

2 册：首为"醫衡卷之三目次"；

次为"醫衡卷之三"，内容包括"内傷餘議"等，卷末有"醫衡卷之三　終"；

次为"醫衡卷之四目次"；

次为"醫衡卷之四"，内容包括"痰論"（目录为"痿論"）等，并有"附論"两篇（"種子說""聚精論"），卷末有"醫衡卷之四　終"；

末为"醫衡跋"，行草，末署"辛丑竹□及弟汝擭薪之父謹識"。

### 二、版本特征描述

正文每半叶九行，行二十字，小字双行同，四周单边，无行格线，白口，无鱼尾，版框

19.6×12.3 ㎝［前后版框不相连,分别测量:前半叶 19.6×12.3（至书口）或 11.9（至左边栏）;后半叶 19.7×12.2（至书口）或 11.7（至右边栏）］,开本 24.9×14.9 ㎝;

版心上方刻"序""醫衡",相当于鱼尾位置下方分别刻"凡例""卷一目""目次""卷一 // 四""跋",版心下方刻页码;

原刻有圈点,有墨钉;

有朱笔圈点,有朱笔校字;

品相良好,无修复,无补配;

四眼线装;二册（一函,樟木夹板）;

各册书衣题签处均有墨书"醫衡"并分别有墨书"上""下",书根均有墨书"医衡"并分别墨书"上""下";

各册均有馆藏 3A 章,并分别有财产登录号 023626~023627。

## 三、版本特色及考证说明

关于书名,《中医药文献检索》载,"著者喻病为物,喻药为权,而医者为持衡者,使药称于病,平施补泻,故取书名为《医衡》①"。

本书又名《医衡病论》。

《医衡》作序者宋征舆（1618—1667）,字直方,一字辕文,江南华亭（今上海市松江区）人。清顺治四年（1647）进士,官至都察院左副都御史。

此部为已知现存唯一的最早刻本。

此部为 2010 年笔者参与在皖南购得。

据《总目》著录,该书现仅存三个刻本且各仅存一部（另有抄本若干）,其中顺治本为最早刻本,仅上海中医药大学图书馆有藏。

1985 年上海书店影印本《医衡》（属"中医古籍善本丛刊"）称"由上海中医学院图书馆提供底本",但未具体说明为何种版本［据《总目》著录,上海中医学院图书馆所藏为"清顺治 18 年辛丑（1661）刻本"］。

该影印本所据底本,与本馆藏本版式极似。经比对,主要区别在于卷一与卷二正文首页的参订（校）者署名不同。（1）卷一:本馆见上述书影,影印本将第四、第五两行（"沈沅尊水父訂""男沈智弢郎生父較"）文字挖去,另刻第四、第五、第六共三行文字,分别为"顧是祇若父訂""屠元凱舜遜父参""男沈智弢郎生父較"。（2）卷二:本馆第四行为"（門人）王鉞邇威父参",第五、六行为"侄沈士龍恭生父」男沈智弘士毅父 （較）";影印本将此三行文字全部挖去,改刻第四行为"仲彪炳文父参",第五至第

---

① 邓翀,陈守鹏. 中医药文献检索:修订版 [M]. 上海:上海科学技术出版社,2013:94.

七行分别为"沈士龍恭生父」汪琥苓友父」秦有容若臣父 （較）"。（3）卷三正文首页影印本为抄补（此书另有卷四最末附论两篇亦为抄补），但所据之本与本馆一致。（4）卷四正文首页影印本未有挖改，与本馆藏本完全一致。仔细比较卷一、卷二首页可以发现，影印本所据之底本挖改重刻文字虽然竭力摹仿原版文字，但字迹仍有较为明显不同，甚至行格亦未完全对齐；反观本馆藏本，上述文字版刻风格完全一致，且全书刻印清晰，为原刻无疑。同时，影印本其他部分与本馆藏本比对结果完全一致，包括卷二的墨钉。可以确定，此影印本所据底本应是在与本馆藏本同一版片基础上挖改而形成的。

该影印本卷一正文首页改刻的"顧是祇若父訂"，或是《总目》著录此书为"顾是订"的由来（《总目》著录此书除清同治抄本为"汪翰卿订"，余皆为"顾是订"）。

此影印本卷二署有"汪琥"校，汪氏所撰《伤寒论辨证广注》，本书另有著录。

《上海中医药大学中医药古籍善本提要目录》载该馆所藏清顺治十八年刻本，行款与版框尺寸为"9行20字；半框19.5×12㎝"（两部，其中一部未著录行款与版框尺寸）。

# 1009 医学三书论

清雍正二年（1724）刻本　索书号 R249.2/m5

## 一、分册（卷）版本叙录

1 册：书衣有破损；扉页有墨书"洋四角正"；

首为书名页，以界行分三列，中列刻大字"醫學三書論"，右列上首"吳門周亮齋評定"，皆为楷体，左列无刻字；有钤印二枚，即朱文椭圆印"□醫□典"、朱文方印"□□堂"；

首为"醫學三書論敘"，五行行十六字，楷体，首页钤有白文方印二枚，即"王濬少峰"（印 1）、"徐□章印"，末署"旹」雍正二年歲次甲辰閏清和月通家眷弟錢晋珏頓首拜撰"；

次为"敘"，五行行十六字，楷体，首页钤有朱文方印"少峰鑑藏"，末署"雍正二年歲次甲辰孟夏亮齋周昉題"；

次为"醫學三書論目錄"，包括"靈素類經""傷寒原經""本草綱目"三书的部分篇目（篇目名称上方以朱笔标有序号）；

次为正文，首页首行"醫學三書論"，三、四行上部"吳門　周亮齋退定」沈棣懷纂輯"，二至五行下部"（門人）　袁聲

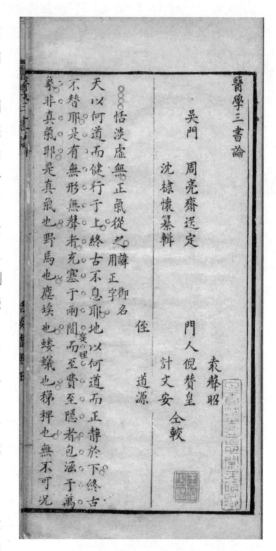

昭」倪贊皇」計文安　」侄　道源　（仝較）"，六行"恬淡虚無正氣從之"等，首页有钤印二枚，一同印 1，一为朱文长方印"泉唐沈志曾心閣氏所藏"。

2 册：首为"論心"篇，末为"亢則害承迺制"篇（皆属"靈素類經"）。

3 册：首为"太乙常以冬至之日居叶蟄之宫一章"篇，次为"必先歲氣無伐天和"篇，

次为"上知天文下知地理中知人事"篇(以上皆属"靈素類經");

以下自"病人身大熱,反欲得近衣者"篇,至本册末"傷寒若吐若下後,七八日不解"篇,皆属"傷寒原經"。

4册:首为"本太陽病醫反下之"篇至"手足厥冷(脉細欲絕者)"篇(均属"傷寒原經");

次为"人參"篇至"鹿茸"篇(均属"本草綱目");

末有附刻名医讲学序,包括"論名醫之書"与"明醫講學叙　附刻",卷末钤有白文方印"休甯王少峯診"。

## 二、版本特征描述

正文每半叶九行,行二十五字,左右双边或四周单边,无行格线,白口,无鱼尾,版框 20.0×10.7 cm,开本 23.6×12.3 cm;

版心上方刻"序""醫學三書論",部分版心中部刻有篇目简名,版心下方有朱笔书写页码;

原刻有圈点;正文内行间刻有更小字(评注);软体字刻印;

有朱色圈点,无批校题跋;

品相良好,无修复,无补配;

四眼线装;四册(一函,樟木夹板);

各册书衣右上角分别印有序号"壹"至"肆",书衣均钤有朱文方印"王少峰印";

各册均有馆藏 3A 章,并分别有财产登录号 023820~023823。

## 三、版本特色及考证说明

关于此书编撰主旨与经过,以及编撰者,钱晋玨序曰:"吾友周君亮齋,虞山博學文人也。好談醫學,僑居郡城,養親無策,遂以醫售吳,吳人咸敬信之。今年春,知有考醫之政,取其平日同友人所著《内經》《傷寒》書論數十篇,梓行扵世。"周昉序云:"庚子夏,余友沈棣懷集同人為講醫之會,届期用軒岐《内經》、仲景《傷寒》二書互相講論,分題註疏,作為文論,數月間得文百餘首,頗能發明書義,不違經旨。今年春朝廷有考醫之典,友人請以所集之文梓行於世。"

据《总目》载,该书仅存一部且为抄本,藏于上海中医药大学图书馆。

本馆此部为现存唯一一部刻本。

此部为 2010 年笔者参与在皖南购得。

该书仅首页有双行文字,但并非小字;文中批注或评注用小字,然非为双行。

《总目》著录的抄本为二卷。本馆此书未标明卷次,目录内明显分为三个部分(有三书名称,详上文),页码连续(原刻无页码,后人以朱笔添加),按《汉文古籍著录规则》规定,可著录为"不分卷"。

《冷庐医话》曰:"《傷寒論》桃花湯症或以為寒,或以為熱……持論不一,獨沈棣懷《醫學三書論》至為詳確,備錄之<sup>①</sup>。"

《总目》另载有清·陶慰农编《医学三书合刻》(丛书),以及清·雷丰等撰《雷氏慎修堂医书三种》(又名医学三书、雷氏三种)。

---

① 陆以湉. 冷庐医话 [M]. 上海:上海卫生出版社,1958:卷三 3.

## 1010 吴医汇讲 十一卷

清乾隆五十七年（1792）刻本嘉庆十九年（1814）印本　索书号 R2-53/m25-3

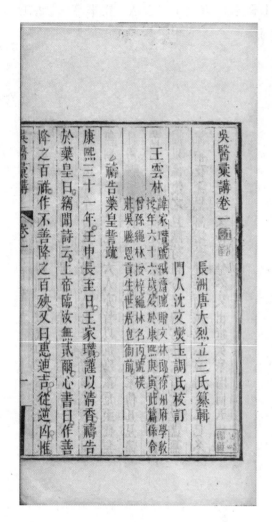

### 一、分册（卷）版本叙录

1册：首为书名页，以界行分三列，中列刻大字"吳醫彙講"，右列上首小字"唐笠山纂輯"，左列三行小字"凡屬醫門佳話，發前人所未發者，裒集成編，諸同學如有高論並望光增　附各書校訛　傷寒辨症歌　週身經絡總訣"，书首小字横署"乾隆壬子歲新鐫"，有钤印二枚，即朱文方印"少峯"、白文方印"王濬之印"；

次为序，无标题，六行行十至十三字不等，行书，末署"乾隆五十有七年歲次壬子桂月吳趨繆遵義識　時年八十有三"，并有摹刻方形篆字原印二枚，一为阴文"臣遵義印"，一为阳文"亙□□□□也"；

次为序，无标题，六行行十一至十三字不等，行书，末署"乾隆癸丑仲春桂林蔣梗書扵鴻城官舍"，并有摹刻方形篆字原印二枚，一为阴文"蔣梗私印"，一为阳文"同實"；

次为"凡例"，末署"笠山謹識"；

次为"自序"，八行行十七字，末署"乾隆壬子仲秋長洲唐大烈立三氏書扵問心草堂"，并有摹刻方形篆字原印二枚，一为阴文"唐大烈印"，一为阳文"笠山"；（此序应置于"凡例"前）

次为"吳醫彙講卷一目錄"；

次为正文，首页首行"吳醫彙講卷一"，二行"長洲唐大烈立三氏纂輯"，三行"門人沈文爕玉調氏校訂"，四行"王雲林"等，首页钤印三枚，即朱文方印"少峰鑑藏"、（小）

朱文方印"少峯"、白文方印"王睿";

次为"吳醫彙講卷二目録"(以下各卷正文前分别有"吳醫彙講卷三 // 十一目録");

次为"吳醫彙講卷二"(以下各卷正文卷端分别有"吳醫彙講卷三 // 十一"),内容包括"薛生白"等。

2 册:首为卷三目录;次为卷三,内容包括"孫慶增"等;

次为卷四目录;次为卷四,内容包括"沈受益"等;

次为卷五目录;次为卷五,内容包括"薛鶴山"等。

3 册:首为卷六目录;次为卷六,内容包括"康作霖"等;

次为卷七目录;次为卷七,内容包括"王鳴岡"等;

次为卷八目录;次为卷八,内容包括"朱應皆"等;

次为卷九目录(应调整至下一册)。

4 册:首为卷九,内容包括"徐叶壎"等;

次为卷十目录;次为卷十,内容包括"汪纘功"等;

次为卷十一目录;次为卷十一,内容为"周省吾";

次为跋,无标题,末署"嘉慶十九年歲次甲戌春正月孫男慶耆百拜謹識";

次为"書吳醫彙講後",末署"壬子仲冬朱克柔書";

末为唐大烈跋:"朱子研漁,不作首序,而作後序,謙抑之意也。惟是拙集不限卷數,以俟陸續賜教,隨時增訂,故未便以此篇殿於編末,移置簡端,從權也。大烈識。"

## 二、版本特征描述

正文每半叶九行,行二十字,小字双行同,四周双边,(版心末端)阔黑口,单黑鱼尾,版框 17.2 × 11.6 cm,开本 24.5 × 15.2 cm;

版心上方刻"序""吳醫彙講""自序",鱼尾下方分别刻"凡例""卷一 // 十一目録""卷一 // 十一""後序",版心下方刻页码;

原刻无句读;

有朱笔圈点,无批校题跋;

品相良好,无修复,无补配;

四眼线装;四册(一函,樟本夹板);

各册书衣均有墨书"吳醫彙講"并分别墨书有"君""臣""佐""使",书根均有墨书"吳醫會講"并分别墨书有"一"至"四",书衣均钤有朱文方印"愛我廬藏書記";

各册均有馆藏 3A 章,并分别有登录号 023807,023803~023805。

### 三、版本特色及考证说明

此书汇载四十余位医家近百篇医学论文，自序曰："矧吾吴文獻之邦，廼良醫薈萃之城""僕謹做《吳中醫案》之舊帙，更輯《吳醫彙講》之新編。奧義顯詞，統為求教；長篇短節，並曰無拘"。

此部为 2010 年笔者参与在皖南购得。

此本虽然书名页刻有"乾隆壬子歲新鐫"，但并非乾隆五十七年印本，而是嘉庆十九年重印本。与原乾隆壬子初版相比，此版本正如唐氏之孙（唐）庆耆所云"僅（原文如此）守遺版"，版面、款式、字体完全相同，区别是后印者多出一篇庆耆跋文，部分版面字迹略有差异，盖是重印时旧版残缺而补刻者。

《吴医汇讲》按此版类型究竟是图书还是期刊，学术界对此争论延续了半个多世纪。从总体看，中医界乃至史学界多认为是书，期刊界乃至图书情报界多认为是刊；早期多认为是书，现今多明确为刊。其为期刊的说法，亦是中医界最早提出。

（1）图书：在中医界，尤其是早期一些学者，多认为是特殊类型的图书，虽然分卷编辑、刊文多样，甚至分次出版，但不具备连续性，也缺乏时效性，属于汇编作品，至多是推测其像杂志。还有认为唐氏所处时代尚不具备连续性出版物诞生条件，其分次出版是为防止盗版翻刻。现今中医界仍有学者持此观点。

（2）期刊：自 20 世纪 50 年代起中医界即有少数学者提出《吴医汇讲》是我国最早的医学杂志。最早为 1955《上海中医药杂志》创刊号发表的祝茞梅《我所看到两种最早的中医期刊》，稍后为该刊 1957 年 10 月江静波《中医界最早的杂志——吴医汇讲》和 1958 年 1 月《中医杂志》发表的金寿山《我国最早的医学杂志——吴医汇讲》。20世纪末至今，期刊界的学者着重从编辑出版形式考察，认为具备了现代期刊的基本特征。其脱胎于丛刊，尽管仍不成熟，但可归属于连续性出版物中的期刊，是我国最早的医学期刊和世界上最早的中文期刊，并由此认为不能把我国期刊完全看成是"西学东渐"的产物。最近一篇论文为《再论〈吴医汇讲〉为中国期刊的肇端[①]》，此文有综述性质，全文 7 页，引文 38 篇，似一总结，但观点似显稍急。其摘要云："基于无限期出版的意图和具有定期或不定期连续出版的特征是期刊最根本的 2 个属性，提出了《吴医汇讲》第 1 卷单卷刊行传播和 9 册本、6 册本、5 册本、4 册本分卷、分册刊行的文字证据和版本实物证据，彻底颠覆了认为其在'3 个年份里 2 次刻成，故非连续出版物'的错误观点，再次巩固了其为中华第一刊的正确结论。"当然，现今期刊界（图书情报界）亦有学

---

① 姚远，牛亚华，陈浩元. 再论《吴医汇讲》为中国期刊的肇端 [J]. 编辑学报，2016，28（4）：309–315.

者认为是书非刊。

　　笔者认为,《吴医汇讲》作为我国一种特殊的古代出版物,从形式至内容基本兼具书与刊的双重特征,故有学者称之为"国内最早具有刊物性质的医学文献集[①]"。其亦书亦刊,或可称为"特殊的图书"与"古代的期刊"。仅仅以现代的某种标准来简单衡量(或判定)这一古代出版物,恐怕不能完全令人信服。但从此书最末唐大烈跋(详见上文)来看,"拙集不限卷數,以俟陸續賜教,隨時增訂",其具有连续出版的意图是比较明确的。当然,无论是书是刊,《吴医汇讲》本身的学术价值都是不容忽视的。

　　本馆另藏有清宣统石印本。

---

① 南田. 唐大烈与《吴医汇讲》[J]. 苏州杂志,2002,(2):79.

## 1011 推求师意 二卷

明嘉靖十三年（1534）陈桷刻本 索书号 R249.2/m4

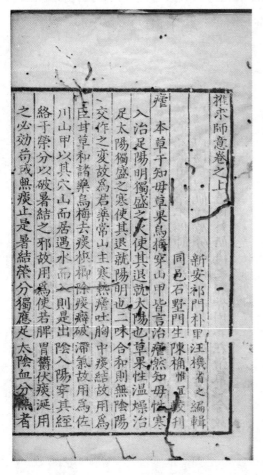

### 一、分册（卷）版本叙录

首为"推求师意序"，九行行十六字，末署"嘉靖甲午季秋之望玉峰王颹譔"，并有摹刻方形篆字原印二枚，一为阳文"大忠"，一为阴文"古□春堂"；

次为正文，首页首行"推求师意卷之上"，二行"新安祁门朴里汪机（省之）编辑"，三行"同邑石墅门生陈桷（惟宜）较刊"，四行"瘅"等，卷末有"卷上终"；

次为"推求师意卷之下"，内容包括"六风"等，卷末有"推求师意卷下终"；

最末为牌记：版框内刻单行大字"推求师意"；后书衣有破损。

### 二、版本特征描述

正文每半叶十一行，行二十三字，小字双行同，四周单边，白口，无鱼尾，版框19.3×12.8 cm，开本24.9×15.7 cm；

版心上方无刻字，版心中部刻"序""上""下"，版心下方刻页码，页码下刻有"黄瑄刊""瑄""□刊"；

原刻无句读；

无圈点，无批校题跋；

品相较好，有部分虫蛀（但文字内容完整）待修复，无补配；

四眼线装；一册（有樟木夹板并与《濒湖脉学》同装于全樟木抽屉式定制书匣）；

有馆藏3A章及财产登录号023708。

### 三、版本特色及考证说明

关于书名,汪机序曰:"夫師者,指引之功也……予於歙之名家獲覩是編,觀其中之所語,皆本丹溪先生之意,門人弟子推求其意而發其所未發者,其所謂引而不發,而得其躍如者焉。予深喜之,遂錄以歸……豈特二子(按,指項恬、陳桷)然者,此予之所深嘉也,又能善推予之所欲推矣。因題之曰《推求師意》。"(该序为本馆此部所无,转引自《四库全书》)

此书原为戴元礼所撰,新安汪机编辑并题书名,由汪机门人陈桷校刊。

《四库全书》收录《推求师意》二卷。

此部为 2009 年笔者参与本馆首次批量在皖南征集购得。

此本为现存最早刻本,亦是本馆现存有明确时间记载的最早刻本,惟缺汪机自序。

《推求师意》后编入《汪石山医书》(又名《汪氏医学丛书》)八种(本馆藏有其"1921年上海石竹山房石印本")。

黄龙祥在《中医古籍版本鉴定常见问题例说》一文中说到:"某些丛书在流传过程中散佚而成为零种,或书贾故意用丛书本伪充单刻本,因缺少原丛书之总序而往往被误定刊刻年代。例如明代医家汪机医书多于明嘉靖间刊行,后约于明末被汇集刊行,名曰《汪石山医学七种》,收录有《读素问抄》、《运气易览》、《痘证理辨》、《针灸问答》、《外科理例》、《石山医案》、《推求师意》七种(见《医藏书目》)。此本系将嘉靖间刻汪氏单行本修补后重印,而非重刊,故所收七种医书行格不一。明崇祯六年(1633),汪氏祠堂又重修旧版,并增刻《脉诀刊误》一种,题曰《汪石山医书八种》。值得注意的是,现存某些《汪石山医书七种》本既无总序,又无书名页,并见有避明熹宗的讳字,则其并非《医藏书目》所著录之书。例如中国中医研究院藏一部《汪石山医书七种》,卷首有光绪九年唐氏题记。经考察,此本实为崇祯六年重修《汪石山医书八种》本,唐氏以为《四库全书总目提要》只著录汪氏医书七种,故将原刻中《针灸问答》撤去,并将书名页总目中第七种'针灸问答'之目剪去,而将第八种书目'推求师意'移补该处。""今中医书目载有汪氏医书单行本多种,例如《石山医案》著录有:明嘉靖十年陈桷校刻本;明嘉靖刻本等。经检核,其断版、残缺情况与现存《汪石山医书七种》相同,当出自丛书本。此外,《读素问抄》、《针灸问对》等书也有类似情况,值得注意[1]。"

---

[1] 黄龙祥. 中医古籍版本鉴定常见问题例说 [J]. 文献,1998,(2):145-146.

## 1012 徐氏医案

清光绪二十五年（1899）新安王少峰乌丝栏抄本　索书号 R249.1/m10

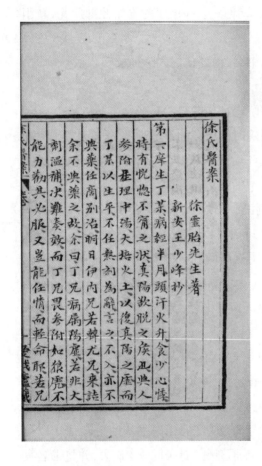

### 一、分册（卷）版本叙录

书衣题签处墨书"徐氏醫案"，右上有墨书"附竹林女科"，钤有白文方印"王氏少峰"；

扉页有墨书价格"洋式△"；

首为"徐氏醫案目录"（首行），二行"徐洄溪先生著作"，三行"吳江石閻山人珍藏"，四行"新安王少峰借抄"，目录包括"第一"至"第五十"案及其摘要（"第一、庠生丁某头汗火升，心悸，脉兩寸獨鼓，關尺虛微，此脾腎交虧，真陽欲脱之症也"；"第五十、沈府紀綱，傷寒喘嗽，讝語發狂，脉微弱，按之則濇，此陽症陰脉，正虛邪實之候也"）；首页钤有朱文方印三枚，即"王少峰印""潤基""少峰鑑藏"；

次为正文，首页首行"徐氏醫案"，二行"徐靈胎先生著"，三行"新安王少峰抄"，四行"第一　庠生丁某病經半月"等；

正文后有"附小兒河草頭方"（未见所附"竹林女科"）；

卷末有题跋（无标题，全文附后），末有"徐氏醫案终"。

### 二、版本特征描述

正文每半叶十一行，行十八字，无小字，四周双边，白口，单黑鱼尾，版框 16.2 × 11.6 cm，开本 23.0 × 15.7 cm；

版心上方写"徐氏醫案"，鱼尾下方写（印）"卷目錄""卷"，版心下方写页码，版心最末印"愛我廬藏"；

原抄本无句读,天头有朱笔校字;

有朱笔圈点,有朱笔校字;

品相良好,无修复,无补配;

四眼线装;一册(一函,樟木夹板);

书根墨书"徐氏醫案　全";

有馆藏 3A 章及财产登录号 023835。

## 三、版本特色及考证说明

《总目》未载该书,但著录有《洄溪医案》,二者内容完全相同,属同书异名。

《徐氏医书八种》(本书另有著录)内收录有《洄溪医案》。

此本正文均为楷体抄写,字体皆端庄隽秀,全书清晰、无涂改;边栏与行线格、鱼尾及版心末文字,均为底稿纸笺配印。

此部为 2010 年笔者参与在皖南购得。

王少峰为清末民初新安名医。此本为王少峰以所借医书抄成,使用专门印制的黑格纸(版心下方印有其藏书室名"愛我廬藏",版心中部偏上印有鱼尾及"卷"字)。王氏家藏图书(含抄本)皆标有价格,部分并有版本价值说明。其家三代(王念祖、王仲衡)累积藏书丰富(其中包括借他人藏书手抄者,自著者,日本版书等),藏书内多有阅读批校记录。其藏书为我馆整体收购(笔者参与),对馆藏有重要补充作用。

《新安名医及学术源流考》称:"王氏酷喜珍藏医藉、平生所藏达 390 余部,又爱读书、由于长期在昏暗的油灯下研览、患了严重眼疾,晚年几近失明。其生前精心撰辑医著多种,计有《伤寒从新》、《脉学摘要》、《妇科汇编》等,尤以《伤寒从新》最见功力[①]。"《伤寒从新》本书另有著录。

按《汉文古籍著录规则》有关规定,本书可著录为"一卷"。


附

王少峰题跋:國朝徐洄溪先生,吳江名醫也。世傳《徐氏八種》,久已膾炙人口,中外咸知,獨此醫案,尚未梓板傳世。余從友處借觀,真衛生之鴻寶,臨証之金鍼也。惜是書屢經抄錄,傳寫之誤頗多。峰素不知醫,聊守《靈》《素》之集餘,逐案繕寫改正,而有句語不可解,不一而足,豈可妄改,姑存其舊,以俟明道正之。光緒卅五年七月初十新安王少峰拙識于吳興協署前医寓内。

---

[①] 李济仁. 新安名医及学术源流考 [M]. 北京:中国医药科技出版社,2014:175.

## 1013　三槐遗术四卷

清光绪二十年（1894）抄本　索书号 R249.49/m24

版心位置无文字；

原抄本无句读；

有朱色圈点，无批校题跋；

品相良好，无修复，无补配；

四眼线装；四册(一函,蓝皮硬纸板书盒)；

各册书衣右上角分别写有序号"壹""式""叁""肆"；

### 一、分册（卷）版本叙录

1 册：首为书名页，以界行分三列，中列大字墨书（楷体）"九峰醫桉"，左右两列无字，后半叶框内墨书"光緒甲午／仲冬日錄"；

次为正文，首页首行"三槐遺術卷之一"，二行"京口王九峯先生著"，三行"腎司五液"等。

2 册：为"三槐遺術卷之二"，内容包括"遶臍氣脹"等。

3 册：为"三槐遺術卷之三"，内容包括"外寔内虚"等。

4 册：为"三槐遺術卷之四"，内容包括"年逾七旬"等；

后书衣有自来水笔书价格"3.00"。

### 二、版本特征描述

正文每半叶八行，行十六字，小字双行不等（并有极小字），无版框、无行格线、无鱼尾，白口，开本 23.5×13.0 cm；

各册均有馆藏 1 号章,并分别有财产登录号 08495~08498。

## 三、版本特色及考证说明

《王九峰医案》系由门人辈集其临证方案整理而成,此后医家转抄,散布流传。该书无刻本,仅民国二十五年(1936)有一种铅印本(江苏镇江国药公馆铅印本),以十多种抄本流传,名称略有不同,参见《总目》著录。

据《总目》著录,本馆此书为《九峰医案》各本中有明确时间记载的最早抄本。

此本为楷体抄写,字体端庄隽秀,全书清晰、无涂改。

据清光绪五年《丹徒县志》卷三十七《人物志·方技》载:"王之政,字獻廷,號九峯。祖籍開沙,居月湖……終身無暇著作,門人各私集其方,為《九峯脈案》,奉為圭臬,不絕於今[①]。"

《总目》著录书名为《九峰医按三种》(载有本馆此本及藏于上海图书馆的"清抄本"),定名所据或为此"清抄本"。本馆此部书名页为《九峰医桉》,正文各卷卷端皆题为"三槐遗術",根据著录规则可定名为《三槐遗术》。

三槐王氏为当今王氏最大的一枝,此王氏族人为纪念其始祖北宋王祐而称三槐堂王氏,属太原王氏的一支(王少峰即属太原王氏,参见本书《伤寒从新》),"三槐"为堂号名称。关于"三槐",相传周朝时,每当三公(司徒、司马、司空)朝见天子时,都面向宫廷外三棵槐树而立。故《周礼·秋官·朝士》曰:"面三槐,三公位焉。"(注:"槐之言懷也。懷來人於此,欲與之謀[②]。")后来,就以"三槐"代指"三公"。王祐曾手植三棵槐树于庭中,并预言子孙必有位居三公者,后果应其言,次子王旦当上北宋真宗朝宰相,位居三公之首。

---

① 吕耀斗. 光绪丹徒县志(一)[M]. 南京:江苏古籍出版社,1991:727.
② 阮元. 十三经注疏[M]. 北京:中华书局,1980:877.

# 11 合刻丛书

## 1101　赤水玄珠三十卷医旨绪余二卷医案五卷

明万历二十四年（1596）新安孙泰来孙朋来刻本　索书号 R2-51/m40-3

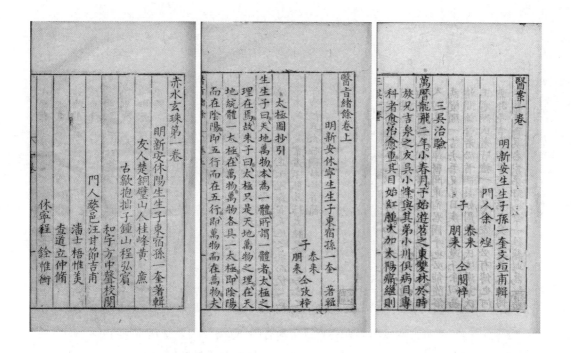

## 一、分册（卷）版本叙录

1 册：书衣内侧有墨书"此赤水元珠明板善本實洋拾八元正　无□"；

首为"赤水玄珠序"（首行），二行"羅浮道人題"，六行行十二字，首页钤有朱文方印二枚，即"王少峰印""潤基"；

次为"赤水玄珠序"，六行行十二字，首页钤有朱文方印"少峰鑑藏"（印 1），末署"萬曆丙申長至日南京吏科給事中前休寧令豫章祝世禄書扵梧竹居",并有摹刻方形篆书或隶书阴文原印三枚"祝世禄印""元攻氏""古黄門郎";

次为"自序",六行行十三字,首页钤有白文方印"王濬少峰",末刻有"古歙黄昌刻";("自序"与"祝序"之间缺十四至三十七页各序,详后)

次为"閱校諸公姓氏",首页钤有白文方印"休甯王少峯診";

次为"採用群書目";

次为"採用歷代醫家書目";

次为"生生子赤水玄珠凡例",末署"海陽生生子孫一奎識」菰城友人沈之鑒書",并有摹刻方形篆书阴文原印二枚"沈之鑒印""沈氏千秋";

次为"生生子赤水玄珠目錄",包括"一卷"至"三十卷"各门或篇目;

次属正文,首页首行"赤水玄珠第一卷",二行"明新安休陽生生子東宿孫一奎著輯",首页末两行(在后半叶)"(子) 泰來中孺」朋來濟孺 (校梓)";

次为"赤水玄珠第一卷目錄";

次为第一卷正文内容,首页首行"風門",卷末有"大宮詹少溪吳馭閱校",并另钤有朱文方印"愛我廬藏書記"。

2 册:首为"赤水玄珠第二卷目錄"(以下至第十九卷,除卷九、十三外,各卷正文前分别有赤水玄珠第三∥十九卷目錄);

次为"赤水玄珠第二卷"(以下至第十九卷,各卷正文卷端分别有赤水玄珠第三∥十九卷),内容包括"暑門"等,卷末有"大宮詹少溪吳馭閱校"。

3 册:首为卷三目录;次为卷三,内容包括"頭痛"等。

4 册:首为卷四目录;次为卷四,内容包括"腹痛門"等,卷末有"四卷終"。

5 册:首为卷五目录;次为卷五,内容包括"水脹通論"等,卷末有"五卷終";

次为卷六目录;次为卷六,内容包括"吐酸門"等。

6 册:首为卷七目录;次为卷七,内容包括"咳嗽門"等,卷末有"赤水玄珠七卷終"。

7 册:首为卷八目录;次为卷八,内容包括"瘧門"等,卷末有"八卷終"。

8 册:首为"赤水玄珠氣門第九卷目錄",末有"目錄終";次为卷九,内容包括"氣門"等。

9 册:首为卷十目录;次为卷十,内容包括"虚怯虚損勞瘵門總論"等。

10 册:首为卷十一目录;次为卷十一,内容包括"欝證門"等。

11 册:首为卷十二目录;次为卷十二,内容包括"痺門"等,卷末有"十二卷終"。

12 册:首为"赤水玄珠第十三卷"(缺"目錄"二字),目录包括"内傷門"与"積聚門"各篇名;次为卷十三,内容包括"内傷門"等;

次为卷十四目录;次为卷十四,内容包括"癲狂癇門"等。

13 册:首为卷十五目录;次为卷十五,内容包括"秘結門"等。

14 册:首为卷十六目录;次为卷十六,内容包括"霍亂門"等;

次为卷十七目录;次为卷十七,内容包括"熱論"等。

15 册:首为卷十八目录,末有"目錄　終";次为卷十八,内容包括"痰證"等;

次为卷十九目录,末有"目錄終";次为卷十九,内容包括"藥誤傷人"等。

16 册:首为书名页,以界行分三列,中列刻大字"女科",左右两列无刻字,书首小字横署"赤水玄珠",皆为行书;

首为"赤水玄珠婦人門第二十卷"(缺"目錄"二字;以下至第二十四卷,各卷正文前分别有"赤水玄珠婦人門第二十一∥二十四卷目錄",但第二十四卷亦缺"目錄"二字);

次为"赤水玄珠婦人門第二十卷"(以下至第二十四卷,各卷正文卷端分别有"赤水玄珠婦人門第二十一∥二十四卷"),内容包括"薛氏校註合宜禁忌几例"等。

17 册:首为卷二十一目录;次为卷二十一,内容包括"小便出血"等;

次为卷二十二目录;次为卷二十二,内容包括"姙娠煩躁口乾"等。

18 册:首为卷二十三目录;次为卷二十三,内容包括"產後乍見鬼神"等;

次为卷二十四目录;次为卷二十四,内容包括"耳"等。

19 册:首为书名页,以界行分三列,中列刻大字"幼科",左右列无刻字,书首小字横署"赤水玄珠",皆为行书;

次为"赤水玄珠第二十五卷幼科目錄",末有"目錄終";

次为"赤水玄珠幼科第二十五卷",内容包括"小兒門"等;

次为"赤水玄珠幼科二十六卷目錄";

次为"赤水玄珠幼科二十六卷",内容包括"脫肛門"等,卷末有"終"字。

20 册:首为"赤水玄珠第二十七卷痘疹"(首行;"痘疹"后疑缺"心印"二字),二行"新安生生子孫一奎著輯",内容包括"痘疹心印小引"等。(本卷前应有"痘疗心印"目录)

21 册:首为书名页,以界行分三列,中列刻大字"痘疹",左右列无刻字,书首小字横署"赤水玄珠",皆为行书;(此页应置于第二十册之首)

次为"赤水玄珠第二十八卷痘疹心印",内容包括"異痘須知"等。

22 册:首为书名页,以界行分三列,中列刻大字"外科",左右列无刻字,书首小字横署"赤水玄珠",皆为行书;

次为"赤水玄珠第二十九卷目錄";

次为"赤水玄珠第二十九卷",内容包括"外科門小引"等,卷末有"終"字。

23 册:首为"亦(按,应为'赤')水玄珠第三十卷目錄";

次为"赤水玄珠第三十卷",内容包括"便毒"等,卷末有"終"字。

24 册:首为书名页,以界行分三列,中列刻大字"醫旨緒餘",左右列无刻字,书首小字横署"赤水玄珠",皆为行书,另钤有朱文方印"心耕居士"(印 2);

次为(总)目录,前半页共三行文字,第一、二行分别为"醫旨緒餘上卷""醫旨緒餘下卷",末行为"終";

次为"醫旨緒餘上卷目錄"与"下卷目錄"各篇目(末缺半页,有墨书补齐"憂恚无言篇"等篇目);

次为正文"醫旨緒餘卷上"(首行),二行"明新安休寧生生子東宿孫一奎　著輯",三、四行"(子)　泰来」朋来　(仝攷梓)",内容包括"太極圖抄引"等,首页有钤印一枚同印 1。

25 册:为"醫旨緒餘下卷",内容包括"脇痛"等,卷末有"醫旨緒餘下卷終"。

26 册:首为书名页,以界行分三列,中列刻大字"醫案",左右列无刻字,书首小字横署"赤水玄珠",皆为行书;

次为"醫案小引",六行行十二至十三字不等,楷体;

次为"醫案凡例";

次为"醫案三吳治驗一卷目錄";

次为正文,"醫案一卷"(首行),二行"明新安生生子孫一奎文垣甫輯",三至五行"門人余煌」(子)　泰來」朋來　(仝閱梓)",六行"三吳治驗",首页有钤印一枚同印 2。

27 册:首为"醫案三吳治驗二卷目錄";

次为"醫案二卷",内容属"三吳治驗"。

28 册:首为"醫案新都治驗三卷目錄";

次为"醫案三卷",内容为"新都治驗"。

29 册:首为"醫案四卷",内容为"新都治驗";

次为"孫東宿先生小像"(图)及"孫東宿先生像贊"。(均应置于第二十六册前部)

30 册:首为"醫案新都治驗四卷目錄";(此目录应置于第二十九册最前部)

次为"諸縉紳名家贈文";(此"贈文"及以下"贈詩",宜置于第二十六册医案之首)

次为"諸縉紳名家贈詩";

次为"醫案宜興治驗五卷目錄";

末为"醫案五卷",内容为"宜興治驗"。

## 二、版本特征描述

(赤水玄珠)正文每半叶九行,行十九字,小字双行同(极个别不同),四周单边,白

口,单白鱼尾,版框 18.9×13.1 ㎝,开本 25.6×16.6 ㎝;

版心上方刻"序""凡例"(正文版心上方无刻字),鱼尾下方分别刻"目錄""書目""一∥三十卷""目錄""目錄三卷""目錄六∥八卷""目錄十二卷""廿三卷目錄""廿六卷目錄""廿九卷目錄""三十卷目錄",其中部分"卷"为"叁";版心下方刻页码(其中"赤水玄珠第一卷目錄"版心页码为"乙",第十、二十三卷末页版心页码分别为"八十五終""四十二終"),首序与凡例二者首页版心页码下方分别刻有"歙邑黃暠刊""黃暠刊";

原刻无句读,正文有图如"足陽明經";

有朱色圈点,天头有墨笔批校如"体贴病情为醫不可不知",文中有墨笔夹批如"辰砂妙香散";书内有夹签。

(医旨绪余)正文每半叶九行,行二十字,小字双行同,四周单边,白口,单白鱼尾,版框 19.6×12.9 ㎝,开本 25.6×16.5 ㎝;

版心上方刻"醫旨緒餘",鱼尾下方分别刻"目錄""卷上""卷下",版心下方刻页码;

原刻有圈点;正文有图如"太極圖";

有朱色圈点,天头有墨书批语如"余意以为此症为心肺二經痰火所致"。

(孙氏医案)正文每半叶九行,行十九字,小字双行同,四周单边,白口,单白鱼尾(正文无鱼尾),版框 19.6×13.0 ㎝,开本 25.7×16.5 ㎝;

版心上方分别刻"三吳目錄""三吳一/二卷""新都目錄""新都三/四卷""像""宜興目錄""宜興五卷",鱼尾下方分别刻"引""凡例""一∥五卷""序""詩"(正文相当于鱼尾位置下方无刻字),版心下方刻页码;

原刻有圈点;

有朱色及墨笔圈点,天头有墨笔批语(如"乳生毒案可为千古秘方")及朱笔批语(如"此症即东垣所论内傷勞倦發热"),文中有朱笔夹批如"阮云疫豈宜温補",有夹签。

(全书)品相良好,无修复,无补配;惟天头地脚有少量虫蛀,少数书衣或后书衣有破损,待修复(需慎重);四眼线装;三十册(二函,函各十六册,全樟木抽屉式定制书匣);有原装定制专用木匣,匣面中部刻大字"明/本 赤水玄珠",左侧刻小字"太原少峯氏鑑藏"(见本书彩插)。各册书衣题签处多有墨书"赤水玄珠"(或"醫旨緒餘""新都治驗"等),书衣中部一般有墨书本册卷次及篇名;第五册书衣钤有"王子雄"名章(行书蓝印),第二十册书衣有自来水笔书"王燮陽讀";各册书根分别有墨书序号"一"至"三十",书衣右上角分别印有序号"壹"至"叁拾";各册均有馆藏 3A 章,并分别有财产登录号 023296~023325。

## 三、版本特色及考证说明

本书包括《赤水玄珠》《医旨绪余》《医案》三种,合称为《赤水玄珠全集》,又名《孙氏医书三种》。

书名"赤水玄珠",取自象罔得珠的故事。"按《庄子·天地》载,'黄帝游乎赤水之北,登乎昆仑之丘,而南望还归,遗其玄珠。使知(智)索之而不得,使离朱索之而不得,使喫诟索之而不得也。乃使象罔,象罔得之。'象罔为虚拟人物,亦作罔象,意即似有象而无,盖无心之谓,以无心故能独得玄珠①。"

"医旨绪余"之名,民国二十三年《安徽通志稿·艺文考》子部载,"其曰'緒餘',蓋較《赤水玄珠》全帙,此為緒餘云爾②"。

《医案》即《孙文垣医案》,又名《生生子医案》《赤水玄珠医案》《孙氏医案》,亦包括子目三种:《三吴治验》二卷、《新都治验》二卷、《宜兴治验》一卷,不依证而按其行医地区之先后,分为三吴、新都、宜兴治验。

《四库全书》分别收录有《赤水元珠》三十卷、《醫旨緒餘》二卷。《四库全书·医家类存目》收录《孙氏医案》五卷。

2010年6月,国务院正式批准我馆为第三批"全国古籍重点保护单位"(国发〔2010〕20号文)。同时,此部入选第三批《国家珍贵古籍名录》:"经国务院批准,安徽中医学院图书馆藏明万历二十四年孙泰来、孙朋来刻本《赤水玄珠三十卷医案五卷医旨绪余二卷》,入选第三批《国家珍贵古籍名录》(编号08403)。"(见本书彩插)

此版本是该书早期刻本之一,版刻精良,并为早期印本,刻工为新安歙县黄鼎;全书为软体字(楷体)刻印,行款疏朗;版心为白鱼尾且鱼尾上方多无刻字。

此部正文内容完整无缺,唯部分序跋缺失(详下)。

此部为2010年元月笔者参与在皖南征集购得,原为清末民初新安名医王少峰后裔家藏。

此本在《总目》所载该书版本中位列第二,但未著录具体年代,且《总目》中版本列于第一位的是"明万历24年丙申(1596)刻本",二者属同一刻本,应合并著录。

《续修四库全书》第1026册收录《医案》(明·孙一奎撰),"據上海圖書舘藏明萬曆刻本影印,原書版框高一九五毫米,寬二五八毫米"。此本半叶九行,行十九字,小字双行同,四周单边,单白鱼尾(正文无鱼尾)。首页有说明:"原書多處漫漶,無法配補。"正文前仅存"諸縉紳名家贈文",医案一至四卷正文完整,医案五卷正文有残缺。正文

---

① 魏子孝. 倡命门太极说的孙一奎 [M]. 北京: 中国科学技术出版社, 1988: 2.
② 安徽通志馆. 安徽通志稿: 艺文考 [M]. 台北: 成文出版社有限公司, 1985: 10376.

首页首行"醫案一卷",二行"明新安生生子孫一奎文垣甫輯",三至五行"門人余煌」(子) 泰來」朋來 (全閱梓)",六行"三吳治驗"。经比对,与本馆此部内《医案》属于同一版本。

《四库存目丛书》子部48册收录《医案》五卷附诸家赠诗文一卷,据"中國科學院圖書舘藏明萬曆孫泰來等刻本"影印。此本首为唐鹤徵序,此后为路雲龙序、潘士□序、汪文璧序、孙烨序、程涓序(部分序内有少部分文字较模糊)。诸序后为"醫案三吳治驗一卷目錄"。正文首行"醫案一卷",二行"明新安生生子孫一奎文垣甫輯",三至五行"門人余煌」(子) 泰來」朋來 (全閱梓)",六行"三吳治驗"。半叶九行,行十九字,小字双行同,四周单边,单白鱼尾(正文无鱼尾)。经比对,与本馆此部内《医案》属于同一版本。

北京出版社2010年版《四库提要著录丛书》子部第17册、18册收有《赤水玄珠》三十卷,底本为"明萬曆刻清修本"。此本书名页内大字刻"赤水元珠",小字刻"西泠吳氏藏板"。本馆藏本无此书名页。此书书名页前有四库提要"赤水元珠 浙江巡撫/採進本",书内依次有:"赤水玄(按,此字缺末笔)珠序",下署"羅浮道人題";"赤水玄(按,此字缺末笔)珠序",末署"賜進士出身通議大夫吏部右侍郎兼翰林院侍讀學士國史副總裁記注起居經筵日講官前禮部侍郎詹事府詹事掌院事國子祭酒徐顯卿譔";"赤水玄(按,此字缺末笔)珠序",末署"萬曆丙申長至日南京吏科給事中前休寧令豫章祝世祿書扵梧竹居";"孫生赤水玄(按,此字缺末笔)珠序",下行署"郡人汪道昆伯玉譔";"赤水玄(按,此字缺末笔)珠序",末署"西吳沈演叔敷甫譔";"赤水玄珠序",末署"賜進士出身迪功郎南京國子監博士故鄲臧懋循譔";"赤水玄(按,此字缺末笔)珠序",末署"吳興潘大復徵溲甫著";"孫生赤水玄珠序",末署"賜進士出身承德郎禮部儀制清吏司主事陽羨友人吳正志撰";"赤水玄珠序",末署"賜同進士出身徵仕郎中書舍人故鄲丁元薦譔";"自序"。共计为十篇序言(上述"玄"字多缺末笔)。本馆藏本仅有罗浮道人序、祝世禄序、自序,计缺少七篇序文。此本末有"赤水玄珠跋",署"一生生子孫一奎識,長城周承積書"。本馆藏本无此跋。但该清重修本《赤水元珠》内"玄"字往往缺末笔避讳,本馆藏本内"玄"字均不缺末笔,版本较优。

《四库提要著录丛书》子部第18册收有《医旨绪余》二卷,底本为"明孫泰來孫朋來刻本"。此本无书名页,有吴维魁"醫旨緒餘序"(末署"賜進士第文林郎知績溪縣事烏程吳維魁譔")、孙烨"叙醫旨緒餘"(末署"族子燁元熹頓首拜譔")。本馆藏本无上述两序。

本馆另藏有该书的抄本与民国铅印本(书名均作《赤水玄珠全集》),以及单行的《孙文垣医案》的清刻本、民国铅印本,《医旨绪余》的明代黄鼎刻本(残)等。

　　《总目》除本书外,另分别著录有《赤水玄珠》三十卷、《医旨绪余》二卷、《孙文垣医案》五卷、《三吴治验》二卷、《新都治验》二卷、《宜兴治验》一卷,并载有孙一奎撰《痘疹心印》二卷、《孙一奎临诊录存医案》及原题孙一奎辑的《医案二种》等。

# 1102 奇效医述痘疹活幼心法合刻

清乾隆三十一年（1766）编者校刻本　索书号 R2-52/m12

## 一、分册（卷）版本叙录

1册：首为书名页，以界行分三列，中列刻大字双行，大字为"（合刻） 奇效醫述」活幼心法"，双行大字下分别刻小字（共五行）"内附感／寒疫症／治法""内附治／痢全方"；右列上首小字"清江矗久吾先生著"，左列上中部小字"休寧黃治幽開周重校"，左列下首双行小字"脩德堂／藏板"，书首小字横署"乾隆三十一年重鐫"；

次为"序"，六行行十二字，行书，末署"峕」乾隆三十一年歲次丙戌中秋月休寧黃治幽開周甫書扵羊城之客邸"，并有摹刻方形篆字原印二枚，一为阴文"黃治幽印"，一为阳文"檢耷"；

次为"奇效醫述原序"，九行行二十一字，末署"峕」萬歷丙辰仲秋之吉前知福建汀州府寧化縣事清江久吾矗尚恒識"；

次为"奇效醫述目錄"，二、三行有"清江矗尚恒久吾甫手著」休寧黃治幽開周甫重校"；

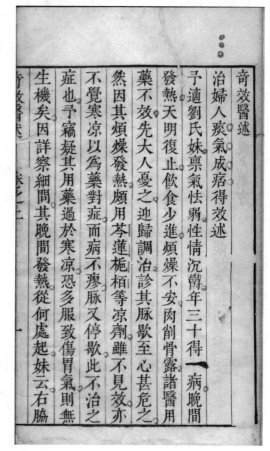

次为正文，首页首行"奇效醫述"，二行"治婦人痰氣成痞得效述"，末页有墨书验方一首。

2册：首为"活幼心法原序"，末署"江右清江矗尚恒識"；

次为"痘疹活幼心法目錄"，二、三行"清江矗尚恒久吾甫手著」休寧黃治幽開周甫重校"；

末为正文，首页首行"痘疹活幼心法"，二行"論受病之源"。

## 二、版本特征描述

（奇效医述）正文每半叶九行，行二十一字，小字双行同，四周单边，白口，无鱼尾，版框 18.6×13.4 cm，开本 22.7×14.9 cm；

版心上方刻"序""奇效醫述"，版心中部（相当于鱼尾位置之下）刻"卷上序""卷上目錄""卷之上"（"上"个别误刻为"下"），版心下方刻页码；

有朱笔圈点，无批校题跋。

（痘疹活幼心法）正文每半叶九行，行二十一字，小字双行同，左右双边，白口，无鱼尾，版框 18.5×13.0 cm，开本 22.7×14.9 cm；

版心上方刻"活幼心法"，版心中部（相当于鱼尾位置之下）刻"卷下序""卷下目錄""卷之下"，版心下方刻页码；

有朱笔圈点，有朱笔与墨笔校字。

（全书）原刻无句读；品相良好，有少量修复，书衣、首页与后书衣有剜去钤印现象；无补配；四眼线装；二册（一函，樟本夹板）；各册书根分别墨书"奇效醫述""活幼心法"，书根末端分别墨书"全""書"，书脊均有墨书"共二本"；各册均有馆藏 3A 章，并分别有财产登录号 023695~023696。

## 三、版本特色及考证说明

此部文字棱角分明，刻印十分清晰，当属早期印本。

此部为 2010 年笔者参与在皖南购得。

《总目》载该书仅存一部，藏于中国中医科学院图书馆。

《总目》著录本书编者为"（清）黄治巑（周开）编"，当作"（清）黄治巑（开周）编"。

蔡华珠等《〈痘疹活幼心法〉版本初考[①]》一文，载有《痘疹活幼心法》与《奇效医述》合刻本两种，即万历丙辰本和乾隆丙戌本，前者为最早刊本，藏于安徽省图书馆藏，"半页 9 行，行 21 字，小字双行同，四周单边无鱼尾，框 20.8×13.0cm，开本 27.2×16.5 cm"。

邱玏等《明代医家聂尚恒实地调查记[②]》一文，根据内容对比，认为《活幼心法》又名《活幼心法大全》《痘疹活幼心法全书》《痘疹活幼至宝》《慈幼金针》《痘暗秘旨》《痘科良方》《痘门方旨》《活幼心法摘抄》《痘科定论》《清江聂氏痘科八卷》等。

---

① 蔡华珠，黄信超，刘启鸿，等. 《痘疹活幼心法》版本初考 [J]. 福建中医药大学学报，2014, 24（6）：54-56.

② 邱玏，朱建平. 明代医家聂尚恒实地调查记 [J]. 江西中医学院学报，2010, 22（6）：24-26.

## 1103 刘河间伤寒三六书

明刻清康熙新安程应旄重订本（三书）、明刻清康熙修补重印本（六书）　索书号
R2-51/m14-4

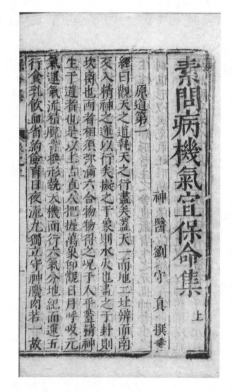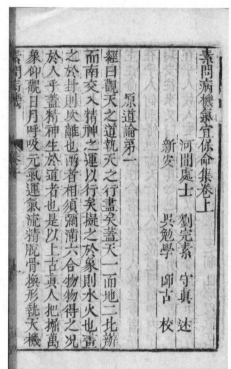

## 一、分册（卷）版本叙录

1 册：书衣题签处墨书"保命集　卷上中"；

首为书名页，以界行分三列，右列与中列刻大字"劉河間傷／寒三書"，左列刻小字
"宣明論原病式保命集"，书首小字横署"新安程郊倩訂"；

次为"□刻保命集序"，六行行十二字，楷体，末署"宣德辛亥三月初二日丙寅矓仙
書"，并有摹刻方形篆字阳文原印"天命老懒"，最末有"序畢"；

次为"素問病機氣宜保命集序"，末署"歲辛亥正月望日大鹵楊成序"；

次为"守真先生自序"，末署"時大定丙午閏七月中元日河間劉完素守真述"；

次为"王連環詞"；

次为正文,首行首页"素問病機氣宜保命集　上"(大字占两行,该书下同),三行"神醫劉守真撰",四行"原道第一",卷末有"素問病機氣宜保命集　上/終"(大字占两行,该书下同);

次为"素問病機氣宜保命集　中",内容包括"中風論第十"等,卷末有"素問病機氣宜保命集　中終"。

2册:书衣题签处墨书"保命集下　原病式卷一";

首为"素問病機氣宜保命集　上"("上"应为"下"),内容包括"欬嗽論第二十一"等;

次为"食素問玄機原病式序"("食"字疑误),末署"旹大定二十二年九月日安國軍節度使開國侯程道濟序",并有"序　畢";

次为"新刊註釋素問玄機原病式序"(首行),二行"河間處士劉完素守眞撰";

次为正文,首页首行"新刊註釋素問玄機原病式卷之一",二至六行"河間　劉守眞　撰集｜魏博　薛時平　註釋｜南州　劉一杰　校正｜繡谷　吳繼宗　重訂｜金谿　吳起祥　刊行",七行"五運主病",卷末有"素問玄機原病式卷之一終"。

3册:书衣题签处墨书"原病式卷二　宣明論卷上";

首为"新刊註釋素問玄機原病式卷之二"(首页四行有"繡谷　吳繼宗　校刊"),内容包括"濕類"等;

次为"黃帝素問宣明論方目錄",包括"卷之一"至"卷之十五"各篇目;

次为正文,首页首行"黃帝素問宣明論方卷之一",二行"河間　劉守眞　撰集",三、四行间"新安　吳勉學　校",五行"諸證門",卷末有"黃帝素問宣明論方卷之一";

次为"黃帝素問宣明論方卷之二"(以下宣明论方除卷十一、十四外,各卷正文卷端分别有"黃帝素問宣明論方卷之三//十五"),内容属"諸證門",卷末有"黃帝素問宣明論方卷之二";

次为卷三,内容包括"風論"等;

次为卷四,内容包括"熱論"等,卷末有"黃帝素問宣明論方卷之四　終"。

4册:书衣题签处墨书"宣明論卷下";

首为卷五,内容属"傷寒門";

次为卷六,内容为"傷寒方";

次为卷七,内容为"積聚論";

次为卷八,内容属"水濕門";

次为卷九,内容属"痰飲門",卷末有"宣明論方卷之九";

次为卷十,内容属"燥門",卷末有"黃帝素問宣明論方卷之十";

次为"黄帝素問宣明論方卷之十"(按,应为"十一"),内容属"婦人門",卷末有"黄帝素問宣明論方卷之十一　終";

次为卷十二,内容属"補養門",卷末有"黄帝素問宣明論方卷之十二　終　十"(末"十"为页码,此页未刻版心文字);

次为卷十三,内容属"諸痛門",卷末有"黄帝素問宣明論方卷之十三　終";

次为"黄帝素聞(按,应为'問')宣明論方卷之十四",内容属"眼目門";

次为卷十五,内容属"雜病門",卷末有"黄帝素問宣明論方卷之十五　終"。

(以上为伤寒三种,以下为伤寒六种)

5 册:书衣题签处墨书"素問元機　後病機卷上";

首为书名页,以界行分五列,右列刻大字"劉河間傷寒六書",其他各列分别刻"初集素問元機　二集宣明論方　列在三/書之内""三集素問病機　四集傷寒醫鑑""五集傷寒直格　六集傷寒標本""七集傷寒心要　八集傷寒心鏡",书首小字横署"新安吳勉學校";

次为"新刊素問玄機原病式序"(一、二行间),二行"河間處士劉完素守真撰";

次为"素問玄機原病式例";

次为正文,首页首行"素問玄機原病式"(后有缺字),二行"河間處士劉完素"(前后有缺字),三行"明　新安　吳勉學肖愚校",五行"五運主病";

次为"素問病機氣宜保命集叙",末署"時大定丙午閏七月中元日河間劉完素守真述";

次为"素問病機氣宜保命集總目卷上//下"各篇目,末有"素問病機氣宜保命集目錄　終";

次为正文,首页首行"素問病機氣宜保命集卷上",二行"河間處士　劉完素　守真　述",三行"新安　吳勉學　師古　校",五行"原道論第一",卷末有"素問病機氣宜保命集卷上　終";(此卷内混装有"劉河間傷寒醫鑑"最末一页)

6 册:书衣题签处墨书"素問病機　卷中下";

首为"素問病機氣宜保命集卷中",内容包括"中風論第一"等,卷末有"卷終";

次为"素問病機氣宜保命集卷下",内容包括"欬嗽論第二十一"等,卷末有"素問病機氣宜保命集卷下　終"。

7 册:书衣题签处墨书"傷寒　醫鑑/直格上";

首为正文,首页首行"劉河間傷寒醫鑑",二行"平陽　馬宗素　撰",三行"新安　吳勉學　校",四行"傷寒醫鑑",最末一页错装于本书《保命集》内;

次为"傷寒直格序",十行行二十字,末无署名;

次为正文,首页首行"劉河間傷寒直格論方卷上",二行"臨川　葛　雍　編",三

行"新安　吳勉學　校",四行"習醫要用直格",卷末有"終";

次为"河間劉守眞傷寒直格卷中",内容包括"傷寒總評"等,卷末有"池間劉守眞湯寒直格卷中"("池"应为"河","湯"应为"傷")。

8册:书衣题签处墨书"傷寒　直格下 / 標本　心要心鏡附";

首为"河間劉守眞傷寒論方卷下"(无"直格"二字),内容包括"諸證藥石分劑"等,卷末有"傷寒直格下卷　終";

次为正文,首行首页"傷寒標本心法類萃卷上",二行"河間劉守眞編集",三行"新安吳勉學校正",四行"傷風",卷末(末行)有"傷寒標本心法類萃卷上"(其下有页码及"六集",该页未刻鱼尾及版心文字);

次为"傷寒標本心法類萃卷下",内容包括"麻黃湯"等;

次为"附河間傷寒心要"(首行),二行"都梁　鎦　洪　編",三行"新安　吳勉學　校",四行"傷寒心要論";

末为"附張子和心鏡別集"(首行),二行"鎮陽　常　德　編",三行"新安　吳勉學　校",四行"傷寒",末有"附張子和心鏡別集　終"。

## 二、版本特征描述

1(三书:保命集)正文每半叶十行,行二十二字,小字双行同,四周双边、四周单边、左右双边均有,白口,单黑鱼尾,版框 19.8×12.6 ㎝,开本 23.6×15.9 ㎝(以下各书开本均同);

版心上方刻"保命集",鱼尾下方分别刻"序""卷之上 // 下",版心下方刻页码,版心最末刻"懷德堂"。

2(三书:原病式)正文每半叶十行,行二十二字,小字双行同,四周单边或四周双边,细黑口,单黑鱼尾,版框 19.0×12.7 ㎝;

版心上方刻"原病式",鱼尾下方分别刻"前序""序""卷之一 / 二",版心下方刻页码;

有墨钉。

3(三书:宣明论方)正文每半叶十行,行二十字,小字双行同,四周单边或左右双边,白口,单黑鱼尾,版框 19.6×13.6 ㎝;

版心上方刻"宣明論方",鱼尾下方分别刻"目錄""卷之一 // 六""卷七 // 十一""卷之十二 // 十五",版心下方刻页码,版心最末刻"二集",版心末刻有字数如"三百八十二"。

4(六书:原病式)正文每半叶十行,行二十字,小字双行同,四周双边、四周单边、

左右双边均有,白口,单黑鱼尾,版框 20.6×13.5 ㎝;

版心上方刻"素問玄機"("機"或为"机"),鱼尾下方无刻字,版心下方刻页码,版心最末刻"初集",版心末刻有字数。

5(六书:保命集)正文每半叶十行,行二十字,小字双行一般同,四周双边、四周单边、左右双边均有,白口,单黑鱼尾,版框 19.6×13.5 ㎝;

版心上方刻"素問病機"("機"或为"机"),鱼尾下方分别刻"序""目錄""卷上//下",版心下方刻页码,版心最末刻"三集"。

6(六书:伤寒医鉴)正文每半叶十行,行二十字,小字双行同,左右双边或四周双边,白口,单黑鱼尾,版框 19.6×13.5 ㎝;

版心上方刻"傷寒醫鑒",鱼尾下方无刻字,版心下方刻页码,版心最末刻"四集"。

7(六书:伤寒直格)正文每半叶十行,行二十字,小字双行同,四周双边或四周单边,白口,单黑鱼尾,版框 20.8×13.8 ㎝;

版心上方刻"傷寒直格",鱼尾下方刻"序""卷上//下",版心下方刻页码,页码下方(或版心最末)刻"五集",版心最末刻有字数。

8(六书:伤寒标本)正文每半叶十行,行二十字,小字双行同,四周单边,白口,单黑鱼尾,版框 19.1×13.4 ㎝;

版心上方刻"傷寒標本",鱼尾下方分别刻"卷上/下",版心下方刻页码,版心最末刻"六集"。

9(六书附:伤寒心要)正文每半叶十行,行二十字,小字双行同,四周双边,白口,单黑鱼尾,版框 19.8×13.5 ㎝;

版心上方刻"傷寒心要",鱼尾下无字,版心下方刻页码,版心最末刻"七集"。

10(六书附:心镜别集)正文每半叶十行,行二十字,正文无小字,四周单边、左右双边、四周双边均有,白口,单黑鱼尾,版框 19.2×13.6 ㎝;

版心上方刻"傷寒心鏡",鱼尾下方无刻字,版心下方刻页码,版心最末刻"八集"。

(全书)原刻无句读,少数版框及文字较模糊;无圈点(但三书之保命集与原病式、六书之伤寒直格有墨笔圈点),无批校题跋;品相较好,无修复,无补配;四眼线装;八册(一函,樟木夹板);各册书衣右上角分别印有序号"壹"至"捌",后书衣均有日期印(壹玖伍柒年捌月叁拾壹日);各册均有馆藏 2 号章,并分别有财产登录号 02479~02486。

## 三、版本特色及考证说明

此书为两部丛书之合刻,《总目》分别著录《刘河间伤寒三书》(以下简称《河间三书》)与《刘河间医学六书》。

　　此部内《刘河间伤寒六书》又名《刘河间医学六书》或称《河间六书》,由于附有《伤寒心要》及《伤寒心镜》,故实为伤寒八书,其中《宣明论方》因篇幅较大,已刻在三书之内,故未再刻而在书名页中加以注明。《四库全书总目》"卷一百五子部醫家類存目"曰:"名為六書,實八書也。其中多非完素所作,已分別各著於錄,今存其總目於此,以不没勉學綴輯刊刻之功焉①。"

　　《伤寒直格》又名《刘河间伤寒直格论方》;《伤寒心要》又名《河间伤寒心要》;《伤寒心镜》又名《伤寒心镜别集》《张子和心镜别集》。

　　《刘河间伤寒三书》中,《保命集》《原病式》二书与吴勉学无关,其中《原病式》为注释版,名为《新刊注释素问玄机原病式》,分为两卷,且两卷所载刊刻人各不相同;而六书内《原病式》为原版,名为《素问玄机原病式》,且未分卷(原版《原病式》通常不分卷)。

　　《刘河间伤寒六书》为吴勉学校刊本,其书名页有说明《黄帝素问宣明论方》已刻在三书之内,且于此宣明论方版心最末刻有"二集",与六书编号序列一致,这表明三书与六书基本为同时刊刻,合为一体,这也是本书将二者合并著录之主要依据。

　　《河间三书》中《素问玄机原病式》内"玄"字不避讳;六书书名页有"素問元機",避"玄"字讳,但其《原病式》书内又不避"玄"字,表明此书为康熙时(或其后)所重印(或重订),考虑到程应旄终于康熙前期,而三书又明确为程氏所订正,故此三六书当为清康熙时重订补刊本,馆方著录为"明刻清初程应旄重订补刻本"是恰当的。鉴于三书中《素问病机气宜保命集》版心最末刻"怀德堂",故《总目》著录三书有"明怀德堂刻本清重印本"。

　　《河间六书》均为吴勉学校订。《总目》同时著录有"清同德堂刻本"与"清怀德堂刻本",并将本馆此书列于后者之下。根据上述分析,本馆此部应为明刻清康熙时修补重印本。此书与《古今医统正脉全书》中《刘河间医学六书》中各书相比,《宣明论方》不及医统正脉本清晰,四周双边改为单边,其中卷十二最末页差异较大,或为修版所致。《伤寒直格》与医统正脉本版本相同,如卷上首页版心末所刻字数、卷中与卷下首页断版痕迹均完全一致,惟卷中末页(仅三行文字)六书为重新仿刻(可能是原版片缺失或残损),版框改为四周单边,但其尾题中"河""伤"二字均误刻(详上)。

　　本馆另藏有《刘河间伤寒六书》清怀德堂刻本(题:《刘河间医学六书》)与宣统元年石印本(题:《刘河间伤寒六书》)。

　　《总目》著录有明·陶华撰《伤寒六书》,并另载有清·顾沧筹编《伤寒三书合璧》(包括:伤寒舌辨二卷,伤寒琐言二卷,伤寒方法二卷),与本馆此部皆属同名异书。

----

① 永瑢,纪昀. 四库全书总目[M]. 台北:商务印书馆,1986:(3-268).

# 1104 东垣十书

明刻本　索书号 R2-51/m39

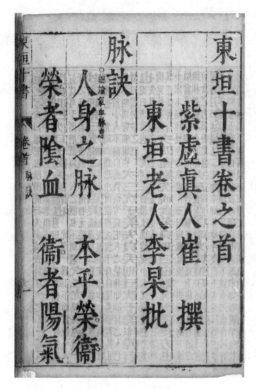
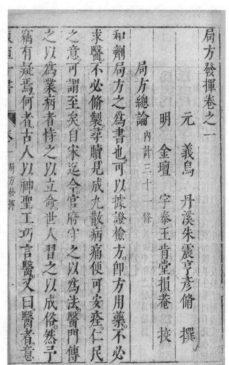

## 一、分册（卷）版本叙录

1 册：首为"東垣十書序"，四行行十字，末署"金壇王肯堂題"，并有摹刻方形篆字原印二枚，一为阳文"王宇泰"，一为阴文"太史氏"；

次为"東垣十書序"，五行行十一字，末署"嘉靖八年巳（按，应为'己'）丑孟夏朔旦光澤王書于﹂勅賜博文堂"，并有摹刻篆字原印二枚，一为长方形阳文"止菴"，一为方形阴文"光澤王印"；

次为正文，首页首行"東垣十書卷之首"，二、三行"紫虛眞人崔　撰﹂東垣老人李杲批"，四行"脉訣"，末有"脉訣　終"。

2 册：首为"局方蘂揮序"，五行行十一字，行书，末署"洪武戊辰翰林編脩臨海朱右書"，并有摹刻方形篆字原印三枚，一为阳文"晉府長史"，一为阴阳文"朱伯賢"，一为阴

文"太史氏";

次为正文,首页首行"局方發揮卷之一",二、三行"元　義烏　丹溪朱震亨彥脩　撰」明　金壇　宇泰王肯堂損菴　校",四行"局方總論　內計三十一條",末有"局方發揮卷之一"(此书为一卷全)。

3册:首为"辨惑論序",五行行十一字,末署"丁未歲重九日東垣老人李杲明之題",并有摹刻方形篆字原印二枚,一为阳文"李杲之印",一为阴文"東垣老人";

次为"辯惑論目錄卷之一",包括"卷之一"与"卷之二"各篇目,末有"辨惑論目錄　終";

次为正文,首页首行"辯惑論卷之一",二、三行"元　鎮州　東垣李　杲明之甫撰」明　金壇　宇泰王肯堂損菴甫校",四行"辯陰證陽證",卷末有"卷終"。

4册:为"辯惑論卷之二",内容包括"黃連清膈丸"等方。

5册:首为"格致餘論序",五行行十字,楷体,末署"義烏朱震亨彥修父撰",并有摹刻方形篆字阴文原印二枚,一为"朱震亨印",一为"彥修父";

次为"格致餘論序",六行行十二字,末署"至正七年冬十有一月日南至金華宋濂書于浦陽東明山中",并有摹刻方形篆字原印二枚,一为阳文"宋濂之印",一为阴文"景濂父";

次为"格致餘論目錄",包括"卷之一"与"卷之二"各篇目,末有"格致餘論目錄　終";

次为正文,首页首行"格致餘論卷之一",二、三行"元　義烏　丹溪朱震亨彥脩甫　撰」明　金壇　宇泰王肯堂損菴甫　校",四行"飲食色欲箴序",卷末有"格致餘論卷之一　終"。

6册:为"格致餘論卷之二",内容包括"胎婦轉胞病論"等,卷末有"格致餘論卷之二　終";(此卷为摹抄补配)

7册:首为"脾胃論序",五行行十字,草书,末署"己酉七月望日遺山元好问序",并有摹刻方形篆字原印二枚,一为阴文"元好问印",一为阳文"遺山";

次为"脾胃論目錄",包括"卷一"至"卷四"各篇目,末有"脾胃論"("論"后似有缺字);

次为正文,首页首行"脾胃論卷之一",二、三行"元　鎮州　東垣李　杲明之　撰」朙　吳郡　立齋薛　巳(按,应为'己')新甫　校",四行"脾胃虛實傳變論"。(本卷第24页为摹抄补配)

8册:首为"脾胃論卷之二",内容包括"氣運衰旺圖說"等;

次为"脾胃論卷之三",内容包括"脾胃虛不可妄用吐藥論"等,卷末有"脾胃論卷之三終"。

9 册：首为"脾胃論卷之四"，内容包括"陽明病溼勝自汗論"等，卷末有"脾胃論卷"（"卷"字后残损缺字）；

次为"脾胃論後序"，末署"至元丙子三月上巳日門生羅天益謹序"，后有"脾胃論後序　終"。

10 册：首为"湯液本草序"，五行行十一字，草书，末署"丙子夏六月古趙王好古書"，并有摹刻方形篆字阴文原印"王好古印"；

次为"湯液本草序"，五行行十字，行书，末署"時戊戌夏六月海藏王好古書"，并有摹刻方形篆字阳文原印"好古之印"；

次为"湯液本草目錄"，包括"卷一"至"卷六"各篇目；

次为正文，首页首行"湯液本草卷之一"，二、三行"元　古趙　海藏王好古進之甫集」明　金壇　宇泰王肯堂損菴甫校"，四行"五臟苦欲補瀉藥味"，卷末有"湯液本草卷之一終"；

次为"湯液本草卷之二"，内容为"東垣先生用藥心法"，卷末有"湯液本草卷之二"。

11 册：为"湯液本草卷之三"，内容属"草部"，卷末有"湯液本草卷之三終"。

12 册：为"湯液本草卷之四"，内容属"草部"，卷末有"湯液本草卷之四"。

13 册：首为"湯液本草卷之五"，内容为"木部"与"果部"；

次为"湯液本草卷之六"，内容包括"菜部"等。

14 册：首为"此事難知序"，五行行十字，行草，末署"时」至大改元秋七月二十有一日古趙王好古識"，并有摹刻方形篆字原印二枚，一为阴文"王好古印"，一为阳文"御醫"；

次为"此事難知目錄"，包括"卷之一"至"卷之四"各篇目，末有"目錄畢"；

次为正文，首页首行"此事難知卷之一"，二、三行"元　鎮州　東垣李　杲明之　撰」明　餘杭　節菴陶　華尚文　校"，四行"醫之可法"，卷末有"此事難知卷之一"；

次为"此事難知卷之二"，内容为"太陽證"，卷末有"此事難知卷之二"。

15 册：首为"此事難知卷之三"，内容为"太陰證"；

次为"此事難知卷之四"，内容为"面部形色之圖"等。

16 册：首为"蘭室秘藏序"，五行行十一字，行书，末署"至元丙子三月上巳門人羅天益百拜書"，并有摹刻方形篆字原印二枚，一为阴文"羅天益印"，一为阳文"有恒世家"；

次为"蘭室秘藏目錄"，包括"卷之一"至"卷之六"各篇目；

次为正文,首页首行"蘭室秘藏卷之一",二、三行"元　鎮州　東垣李　杲明之　撰」明　吴郡　立齋薛　巳(按,应为'己')新甫　較",四行"飲食勞倦",卷末有"蘭室秘藏卷之一　終"。

17册:为"蘭室秘藏卷之二",内容为"胃脘痛門",卷末有"蘭室秘藏卷之二　終"。

18册:首为"蘭室秘藏卷之三",内容为"頭痛門",卷末有"蘭室秘藏卷之三　終";

次为"蘭室秘藏卷之四",内容为"婦人門"等。

19册:首为"蘭室秘藏卷之五",内容为"小便淋閉門";

次为"蘭室秘藏卷之六",内容为"雜病門"。(此卷内缺第三与第四页,以空白纸代替)

20册:首为"㵦洄集叙",五行行十一字,行书,末署"迪功郎楚府良醫□(按,原字有损)同邑葛哲書",并有摹刻方形篆字原印二枚,一为阴文"葛哲",一为阳文"明中";

次为"㵦洄集目錄",包括"卷之一"与"卷之二"各篇目,末有"目錄　終";

次为正文,首页首行"㵦洄集卷之一",二、三行"元　昆山　魏博王　履安道甫著」明　餘杭　節菴陶　華尚文甫校",四行"神農嘗百草論"。

21册:首为"醫經㵦洄集卷之二",内容为"傷寒三百九十七法辯"等,卷末有"㵦洄集卷之二　終";

后书衣内侧贴有售书标签"杭州／新中國書店／經售」地址:解放街588—590號　¥50.00"。

22册:首为"外科精義序",五行行九字,行书,末署"宣授保全郎陕西等路豎局提舉馬雲卿拜題",并有摹刻方形篆字原印二枚,一为阳文"雲卿",一为阴文"豎局提舉";

次为"外科精義目錄",包括"卷之一"至"卷之四"各篇目,末有"目錄　終";

次为正文,首页首行"外科精義卷之一",二、三行"醫學博士選充御藥院太醫齊德之纂」宣授保全郎陕西醫局提舉馬雲卿校",四行"論瘡腫診候入式法"。

23册:首为"外科精義卷之二",内容为"論瘡疽腫虚實法";

次为"外科精義卷之三",内容包括"漏蘆湯"等,卷末有"外科精義卷之三　終"。

24册:为"外科精義卷之四",内容包括"大檳榔散"等。

## 二、版本特征描述

1(脉诀)正文每半叶六行,行十字,(无正常双行小字),四周单边,白口,单黑鱼尾,版框21.2×14.2 cm,开本27.9(金镶玉,原为23.1)×17.1 cm(以下各书开本同);

版心上方刻"東垣十書",鱼尾下方分别刻"總序""序""卷首脉訣",版心下方刻页码；

部分行格线上刻有极小号字(批注)如"總論氣血脉息"。

2(局方发挥)正文每半叶九行,行二十字,小字双行同,四周单边,白口,单黑鱼尾,版框 21.3×14.0 cm;

版心上方刻"局方發揮序""東垣十書",鱼尾下方刻"卷一局方發揮",版心下方刻页码。

3(辨惑论)正文每半叶九行,行二十字,小字双行同,四周单边,白口,单黑鱼尾,版框 21.6×13.9 cm;

版心上方刻"辨惑論序""東垣十書",鱼尾下方分别刻"卷之一辨惑論""目錄辨惑論""卷一/二辨惑論",版心下方刻页码。

4(格致余论)正文每半叶九行,行二十字,小字双行同,四周单边,白口,单黑鱼尾,版框 21.3×14.0 cm;

版心上方刻"格致序""格致餘論序""東垣十書",鱼尾下方分别刻"目錄格致餘論""卷一/二格致餘論",版心下方刻页码;

第六册(即"格致餘論卷之二")为依原有版式抄录(摹抄)而成(含句读,但版心未抄),有虫蛀并修复。

5(脾胃论)正文每半叶九行,行二十字,小字双行同,四周单边,白口,单黑鱼尾(元序为单白鱼尾),版框 21.3×14.1 cm;

版心上方刻"脾胃論""東垣十書",鱼尾下方分别刻"元序""目錄脾胃論""卷一//四脾胃論""卷四脾胃論後序",版心下方刻页码,版心最末刻有字数;

正文有图。

6(汤液本草)正文每半叶九行,行二十字,小字双行同,四周单边,白口,单黑鱼尾,版框 21.3×14.0 cm;

版心上方刻"湯液本草序""東垣十書",鱼尾下方刻"王序""目錄湯液本草""卷一//六湯液本草",版心下方刻页码;

正文有图。

7(此事难知)正文每半叶九行,行二十字,小字双行同,四周单边,白口,单黑鱼尾,版框 21.4×13.9 cm;

版心上方刻"此事序""東垣十書",鱼尾下方刻"目錄此事難知""卷一//四此事難知",版心下方刻页码;

正文有图。

8(兰室秘藏)正文每半叶九行,行二十字,小字双行同,四周单边,白口,单黑鱼尾,版框 21.1×14.1 cm；

版心上方刻"蘭室秘藏序""東垣十書"，鱼尾下方分别刻"目錄蘭室秘藏""卷一 // 六蘭室秘藏"，版心下方刻页码，版心最末刻有字数。

9（渐洄集）正文每半叶九行，行二十字，小字双行同，四周单边，白口，单黑鱼尾，版框 21.2×14.0 cm；

版心上方刻"渐洄集叙""東垣十書"，鱼尾下方刻"卷之一渐洄集""目錄渐洄集""卷一 / 二渐洄集"，版心下方刻页码。

10（外科精義）正文每半叶九行，行二十字，小字双行同，四周单边，白口，单黑鱼尾，版框 21.6×14.1 cm；

版心上方刻"序""東垣十書"，鱼尾下方刻"目錄""目錄外科精義""卷一 // 四外科精義"，版心下方刻页码。

（全书）原刻有圈点（局方发挥仅有句读）；无圈点（但：局方发挥、格致余论、脾胃论、渐洄集有墨笔圈点），无批校题跋；品相较好，改装为金镶玉；有少量补配（详正文）；四眼线装；二十四册（三函，分别为十册、六册、八册，全樟木抽屉式定制书匣）；各册书衣右上角分别印有序号"壹"至"貳肆"（其中"貳叁"与"貳肆"顺序颠倒），后书衣均有日期印（壹玖伍柒年拾貳月貳拾伍日）；各册均有馆藏 2 号章，并分别有财产登记号 04835~04858。

## 三、版本特色及考证说明

本书又名《医学十书》。

《钦定四库全书医家类存目》曰："不著编辑者名氏。其中《辨惑論》三卷，《脾胃論》三卷，《蘭室秘藏》三卷，實李杲之書。崔真人《脈訣》一卷，稱杲批評。其餘六書，惟《湯液本草》三卷，《此事難知》二卷為王好古所撰，其學猶出於東垣。至朱震亨《局方發揮》一卷，《格致餘論》一卷，王履《醫經泝（按，同'溯'）洄集》一卷，齊德之《外科精義》二卷，皆與李氏之學淵源各別。槩名為東垣之書，殊無所取。盖書肆刊本，取盈卷帙，不計其名，實乖舛耳 [①]。"

本馆此部 2015 年入选首批《安徽省珍贵古籍名录》："00108 东垣十书三十二卷　明刻本　安徽中医药大学图书馆"。

此本为早期刻本。

此书与《古今医统正脉全书》（本书另有著录）内《东垣十书》（以下简称"正脉本"）

---

① 傅景华，高兆孚. 景印文渊阁四库全书：目录索引　医家类 [M]. 北京：中医古籍出版社，1986：63.

为不同版本,除无附《医垒元戎》《癍论萃英》外,仅《脉诀》与《局方发挥》二者卷次相同(均为一卷),其他八种卷次均不相同,且部分书名亦不完全相同,如:此书《脾胃论》为四卷,正脉本为三卷;此书《格致余论》为二卷,正脉本不分卷;此书《兰室秘藏》为六卷,正脉本为三卷;此书《辨惑论》为二卷,正脉本三卷且书名为《内外伤辨》;此书《此事难知》为四卷,正脉本二卷且书名为《东垣先生此事难知集》;此书《汤液本草》为六卷,正脉本为三卷;此书《游泂集》为二卷,正脉本不分卷且书名为《医经游泂集》;此书《外科精义》为四卷,正脉本为二卷。总体来看,本书分卷较细,但正脉本书名更完整。

《中国古籍善本总目①》子部医家类载《东垣十书》有三十二卷、二十卷、二十卷附二卷乃至十三卷者,其中:

(1)三十二卷:"明书林杨懋卿刻本 九行二十字白口四周单边"。本馆此部所含子目及卷次均与此相同,且版式亦一致。此"明书林杨懋卿刻本"未见于《总目》著录,《总目》将本馆此本列于"明新安吴勉学校步月楼刻本映旭斋藏板"下,有误。

(2)二十卷附二卷:"明刻本 十行二十字白口四周雙邊"。所含子目及卷次均与《古今医统正脉全书》本相同,其中所附二卷即《醫壘元戎》一卷、《癍論萃英》一卷。

(3)二十卷:"明嘉靖八年遼藩朱寵㳆梅南書屋刻本 十一行二十字白口左右雙邊"。与《古今医统正脉全书》本相较,除无所附二卷外,其他子目及卷次均相同。

(4)十三卷:"明隆慶二年曹灼刻本,十二行二十字白口左右雙邊有刻工"。此种与上述三种《东垣十书》差异很大,所含子目与卷次为:①《潔古家珍》一卷,②《雲岐子脉》一卷,③《雲岐子保命集》二卷,④《脾胃論》一卷,⑤《醫學發明》一卷,⑥《活法機要》一卷,⑦《醫壘元戎》一卷,⑧《此事難知》一卷,⑨《陰證略例》一卷,⑩《海藏癍論萃英》一卷,⑾《蘭室秘藏》一卷,⑿《田氏保嬰集》一卷。

本馆另藏有清文奎堂刻本、另一清刻本,以及两种民国石印本等。

---

## 1105 古今医统正脉全书 四十四种

明万历新安吴勉学校刻步月楼修版清初印本 索书号 R2-52/m7

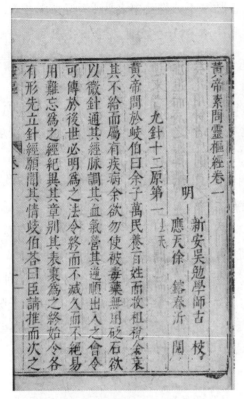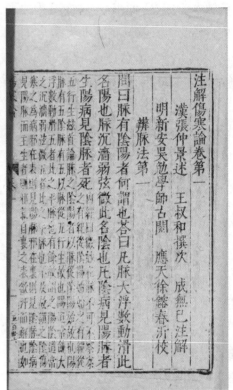

## 一、分册（卷）版本叙录

1册：首为（总）书名页，以界行分两列，左列刻大字双行"古今醫統正/脉全書"，其中左行下并有小字"本衙藏板"，右列上首单行小字"金壇王宇泰先生彙輯"；

次为另一书名页，以界行分三列，中列刻大字双行"黄帝素問靈/樞合集"，右列上首单行小字"金壇王宇泰先生訂正"，右列下首单行小字"映旭齋藏板"，左列下首单行小字"步月樓梓行"；

次为"刻醫統正脉序"，七行行十六字，末署"萬曆辛丑仲夏六月新安吴勉學書於師古齋中"；

次为"古今醫統正脉全書總目"（首行），二行"金壇王肯堂宇泰甫彙輯"，包括"黄

帝内經素問 廿四卷"至"明理續論 一卷"各书计四十四种,末有"古今醫統正脉全書總目 終";

次为跋,首行"家大人未供奉",末署"嘉靖庚戌秋八月既望武陵顧從德謹識",并有摹刻方形篆字阴文原印二枚,一为"汝脩",一为"壺仙";

次为"黃帝内經目錄",包括"第一卷"至"第二十四卷"各篇目;

次为"重廣補注黃帝内經素問表",末署"國子博士(臣)高保衡光禄卿直秘閣(臣)林億等謹上";

次为"重廣補註黃帝内經素問序"(首行),二行"啟玄(按,此字缺末笔)子王冰撰"等,末署有"時大唐寶應元年歲次壬寅序」將仕郎守殿中丞孫 兆 重改誤"等,最末刻有"明 新安吳勉學重校 梓";

次为正文,首页首行"重廣補註黃帝内經素問卷第一",七行"啟玄(按,此字缺末笔)子次註林億孫奇高保衡等奉敕校正孫兆重改誤",包括"上古天眞論篇第一"等四篇,卷末有"重廣補註黃帝内經素問卷第一"及生僻字注音释义;

次为"重廣補注黃帝内經素問卷第二"(以下素问除卷十八外,各卷正文卷端分别有"重廣補注黃帝内經素問卷第三∥二十四"),内容包括"陰陽應象大論篇第五"等三篇,卷末有"重廣補注黃帝内經素問卷第二"及生僻字注音释义(以下素问除卷十八外,各卷末分别有"重廣補注黃帝内經素問卷第三∥二十四"及生僻字注音释义);

次为"重廣被(按,应为'補')注黃帝内經素問卷第三",内容包括"靈蘭秘典論篇第八"等四篇;

次为卷四,内容包括"異法方冝論篇第十二"等五篇;

后书衣内侧贴有售书标签"编号5905 册数64 售价240.00"。

2册:首为卷五,内容包括"脉要精微論篇第十七"等二篇;

次为卷六,内容包括"玉機眞藏論篇第十九"等二篇;

次为卷七,内容包括"經脉別論篇第二十一"等四篇;

次为卷八,内容包括"寶命全形論篇第二十五"等六篇;

次为卷九,内容包括"熱論篇第三十一"等四篇;

次为卷十,内容包括"瘧論篇第三十五"等四篇。

3册:首为卷十一,内容包括"舉痛論篇第三十九"等三篇;

次为卷十二,内容包括"風論篇第四十二"等四篇;

次为卷十三,内容包括"病能論篇第四十六"等四篇;

次为卷十四,内容包括"刺要論篇第五十"等六篇;

次为卷十五,内容包括"皮部論篇第五十六"等四篇;

次为卷十六,内容包括"骨空論篇第六十"等二篇。

4册:首为卷十七,内容为"調經論篇第六十二"篇;

次为"重廣補注黃帝内經素問卷□□",内容包括"繆刺論篇第六十三"等三篇,卷末有"重廣補注黃帝内經素問卷第十八";

次为卷十九,内容包括"天元紀大論篇第六十六"等三篇;

次为卷二十,内容包括"氣交變大論篇第六十九"等二篇。

5册:首为卷二十一,内容包括"六元正紀大論篇第七十一"等三篇;

次为卷二十二,内容为"至眞要大論篇第七十四"篇;

次为卷二十三,内容包括"著至教論篇第七十五"等四篇;

次为卷二十四,内容包括"陰陽類論篇第七十九"等三篇。

6册:首为"黃帝素問靈樞目錄",包括"第一卷"至"第十二卷"各篇目,末有"□□□□靈樞目錄　終";

次为正文,首页首行"黃帝素問靈樞經卷一",二、三行"(明)　新安吳勉學師古　校」應天徐　鎔春沂　閲",四行"九針十二原第一　法天";

次为"黃帝素問靈樞經卷二"(以下灵枢各卷正文卷端分别有"黃帝素問靈樞經卷三∥十二"),内容包括"根結第五　法音"等篇;

次为卷三,内容包括"脉經(按,应为'經脉')第十"等篇,卷末有"黃帝素問靈樞經卷三　終";

次为卷四,内容包括"經筋第十三"等篇,卷末有"黃帝素問靈樞經卷四　終";

次为卷五,内容包括"五邪第二十"等篇,卷末有"□□素問靈樞經卷五　終";

次为卷六,内容包括"師傳第二十九"等篇。

7册:首为卷七,内容包括"陰陽繫日月第四十一"等篇,卷末有"黃帝素問靈樞經卷七　終";

次为卷八,内容包括"禁服第四十八"等篇;

次为卷九,内容包括"水脹第五十七"等篇;

次为卷十,内容包括"五音五味第六十五"等篇;

次为卷十一,内容包括"官能第七十三"等篇,卷末有"黃帝素問靈樞經卷十一";

次为卷十二,内容包括"九鍼論第七十八"等篇。

8册:首为书名页,以界行分三列,中列刻大字"甲乙經",右列下首小字"映旭齋藏板",左列下首小字"步月樓梓行";

次为"新校正黃帝鍼灸甲乙經序",末署"國子博士(臣)高保衡尚書屯田郎中(臣)孫奇光禄卿直秘閣(臣)林億等」上";

次为"黄帝三部鍼灸甲乙經序"（首行），二行"晉玄晏先生皇甫謐"；

次为"序例"，末署"晉玄晏先生皇甫謐士安集"等，最末行刻有"明　新安吳勉學校"；

次为"鍼灸甲乙經目錄卷之一"，末有"鍼灸甲乙經目錄卷之一　終"；

次为正文，首页首行"鍼灸甲乙經卷之一"，二行"精神五藏論第一"，卷末有"□□□□□卷之一"；

次为"鍼灸甲乙經卷之二目錄"；

次为"鍼灸甲乙經卷之二"（以下甲乙经各卷正文卷端分别有"鍼灸甲乙經卷之三 // 十二"），内容包括"十二經脉絡脉支別第一　上"等。

9 册：首为卷三，内容包括"頭直鼻中髮際傍行至頭維凡七穴第一"等；

次为"□灸甲乙經目錄卷之四"；次为卷四，内容包括"經脉第一　上"等。

10 册：首为"□□甲乙經目錄卷之五"；次为卷五，内容包括"鍼灸禁忌第一　上"等；

次为卷六，内容包括"八正八虛八風大論第一"；（"鍼灸甲乙經目錄卷之六"误装订于正文第三页之后，应调回）

次为"鍼灸甲乙經目錄卷之七"；次为卷七，内容包括"六經受病發傷寒熱病第一　上"等。

11 册：首为"鍼灸甲乙經卷之八目錄"；次为卷八，内容包括"五藏傳病發寒熱第一　上"等；

次为"鍼灸甲乙經卷之九目錄"；次为卷九，内容包括"大寒内薄骨髓陽逆發頭痛第一"等；

次为"鍼灸甲乙經目錄卷之十"；次为卷十，内容包括"陰受病發痹第一　上"等；

次为"鍼灸甲乙經目錄卷之十一"；次为卷十一，内容包括"胷中寒發脉代第一"等；

次为"鍼灸甲乙經目錄卷之十二"；次为卷十二，内容包括"齧舌善忘善饑第一"等。

12 册：首为"華先生中藏經"（首行），二行"應靈洞主探微眞人少室山鄧處中序"，末署"甲寅秋九月序"；（缺书名页）

次为"華先生中藏經目錄"（首行），二行"應靈洞主探微真人少室山鄧處中序"（此处"序"字属衍文），包括"第一卷"至"第八卷"各篇目，末有"中藏經目錄終"；

次为正文，首页首行"華先生中藏經卷第一"，二、三行"（明新安）　吳勉學」鮑士奇　（仝校）"，四行"人法於天地論第一"；

次为"華先生中藏經卷第二"（以下除卷六外，中藏经各卷正文卷端分别有"華先生中藏經卷第三 // 八"），内容包括"風中有五生五死第十七"等；

次为卷三,内容包括"論胃虛實寒熱生死逆順之法第二十七"等,卷末有"華先生中藏經卷第三終";

次为卷四,内容包括"論脚弱狀候不同第四十二"等;

次为卷五,内容包括"察聲色形證決死法第四十九"等;

次为"華先生中藏(按,后缺'經'字)卷第六",内容包括"三茱圓治小腸氣痛"等;

次为卷七,内容包括"治惡瘡發背"等,卷末有"七卷終";

次为卷八,内容包括"常山湯治姙娠患瘧"等,卷末有"青蓮山人江中澄重校師古齋",并有"華先生中藏經八卷終"。

13 册:首为书名页,以界行分三列,中列刻大字"王氏脉經",右列下首小字"映旭齋藏板",左列无刻字;

次为"校定脉經序",末署"國子博士臣高保衡尚書屯田郎中臣孫奇光祿卿直秘閣臣林億等謹上";

次为正文,首页首行"脉經卷第一",二行"朝散大夫守光祿卿直秘閣判登聞檢院上護軍(臣)林 億等類次",三行"脉形狀捎下秘決第一";

次为"脉經卷第二"(以下脉经各卷正文卷端分别有"脉經卷第三//十"),内容包括"平三關陰陽二十四氣脉第一"等;

次为卷三,内容包括"肝膽部第一"等,卷末有"脉經卷第三";

次为卷四,内容包括"辨三部九候脉證第一"等,卷末有"明 新安 吳勉學 翻刻宋板",并有"脉經卷第四";

次为卷五,内容包括"張仲景論脉第一"等,卷末有"明 新安 吳勉學翻刻宋板",并有"□□卷第五";

次为卷六,内容包括"肝病證第一"等。(本卷最末缺半页)

14 册:首为卷七,内容包括"病不可發汗證第一"等,卷末有"明 新安 吳勉學 翻刻宋板";

次为卷八,内容包括"平卒尸厥脉證第一"等;

次为卷九,内容包括"平姙娠分別男女將產諸證第一"等,卷末有"明 新安 吳勉學翻刻宋板",并有"脉經卷第九";

次为卷十"手檢圖三十一部",卷末有"明 新安 吳勉學翻刻宋板"。(本卷第三、第四页为按原版摹抄补配)

15 册:首为"難經本義序",末署"至正二十有一年……劉仁本叙";(缺书名页)

次为"凡例";

次为"闕誤總類",末有"闕誤摠類畢";

次为"彙攷引用諸家姓名""本義引用諸家姓名";

次为"難經彙攷";

次为"難經圖";

次为正文,首页首行"難經本義卷之上",二、三行"許昌滑壽　伯仁　著」新安吳中珩　校",四行"一難"等,卷末有"難經本義卷之上　終"。

16 册:为"難經本義卷之下"(首行),二、三行"許昌滑壽　伯仁　著」新安吳勉學校",内容自"三十一難"起,卷末有"難經本義卷之下　終"。

17 册:首为书名页,以界行分三列,中列刻大字"傷寒全書",右列上首刻"張仲景先生著",右列下首小字"映旭齋藏板",左列上首双行小字"傷寒論　明理論」金匱要畧　活人書",左列下首小字"步月樓梓行";

次为"注解傷寒論序",末署"時甲子中秋日洛陽嚴器之序";

次为"傷寒卒病論集";

次为"論圖";

次为"傷寒論十卷目錄",包括"卷第一"至"卷第十"各篇目,末有"□寒論藥方目錄　終";

次为正文,首页首行"注解傷寒論卷第一",二行"漢張仲景述　王叔和撰次　成無巳(按,应为'己')注解",三行"明新安吳勉學師古閲　應天徐鎔春沂校",四行"辨脉法第一",卷末有"釋音"部分;

次为"注解傷寒論卷第二"(以下除卷七之八外,注解伤寒论各卷正文卷端分别有"注解傷寒論卷第三∥十"),内容包括"傷寒例第三"等,卷末有"釋音"部分(以下注解伤寒论除卷七之八、卷十外,各卷末均有"釋音"或"音釋"部分)。

18 册:首为卷三,内容为"辨太陽病脉證并治法中第六",卷末并有"卷第三　終";

次为卷四,内容为"辨太陽病脉證并治法下第七";

次为卷五,内容包括"辨陽明病脉證并治法第八"等,卷末并有"注解傷寒論卷第五"。

19 册:首为卷六,内容包括为"辨太陰病脉證并治法第十"等;

次为"注解傷寒論卷第七之八",内容包括"辨霍亂病脉證并治法第十三"等;

次为卷九,内容包括"辨不可下病脉證并治法第二十"等,卷末有"第九卷終";

次为卷十,内容包括"辨發汗吐下後脉證并治法第二十二"等,卷末有"注解傷寒論卷第十終";

次为"傷寒明理論序",末署"歲在壬戌八月望日錦幰山嚴器之序""開禧改元五月甲子歷陽張孝忠書",并有"傷寒明理論序　畢";

次为"傷寒明理藥方論序",末无署名,有"傷寒明理藥方論序　畢";

次为"傷寒明理論目録",包括"第一卷"至"第四卷"各篇目,末有"目録　終";

次为正文,首页首行"傷寒明理論卷一",二行"趙宋　金　聊攝　成無巳(按,应为'己')　撰",三、四行"(大明)　新安　師古　吳勉學　閲」應天　春沂　徐　鎔　校",五行"發熱第一",卷末有"□□明理論第一"。

20册:首为"傷寒明理論卷二",内容包括"虛煩第十九"等,卷末有"傷寒明理論卷二終";

次为"傷寒明理論卷三",内容包括"搖頭第三十七"等;

次为"傷寒明理藥方論卷四",内容包括"桂枝湯方"等;

次为"金匱玉函要畧方論序",末署"萬曆戊戌孟夏吉日匿迹市隱逸人謹識";

次为"金匱玉函要畧方論目録",包括"卷上""卷中""卷下""附遺"各篇目,末有"目録　畢"。(以上金匱序与目录宜置于下一册)

21册:首为正文,首页首行"新編金匱要畧方論卷上",二、三行"漢　張仲景述　晋　王叔和集」宋尚書司封郎中充秘閣校理臣林億等詮次",四行"大明新安吳勉學閲　應天徐　鎔　校",五行"臟腑經絡先後病脉證第一";

次为"金匱玉函要畧方論卷中",内容包括"五臟風寒積聚病脉證并治第十一"等,卷末有"金匱玉函要略方論卷中";

次为"金匱玉函要畧方論卷下",内容包括"婦人妊娠病脉證并治第二十"等;

次为"附遺"。

22册:首为"類證活人書序",末署"大觀元年正月日前進士朱肱序";

次为序(接前序页),末署"政和八年季夏朔朝奉郎提點洞霄宮朱肱重校證";

次为"增注類證活人書序"(首行),二行"武夷張　葳",末署"大觀五年正月日敘";

次为"青詞",次为"進表",次为"謝啓",末有"□□□□活人書謝啓";

次为"增注無求子類證傷寒活人書目録",包括"卷之一"至"卷之二十一"各篇目;(目录末页完整且有空格三行,但无卷二十二及其篇目)

次为"活人書釋音"(目次);

次为"活人書釋音",末有"活人書音釋終";

次为"增注類證活人書辨誤";

次为"傷寒藥性";

次为正文,首页首行"增注類證活人書卷第一",二行"明　新安師古吳勉學校",内容为"論經絡";

次为"增注類證活人書卷第二"(以下除卷七外,活人書各卷正文卷端分别有"增

注類證活人書卷第三〃二十二"),内容为"論切脈";

次为卷三,内容为"論表裏";

次为卷四,内容为"論陰陽";

次为卷五,内容为"論治法"。

23 册:首为卷六,内容为"論傷寒傷風熱病中暑"等;〔首頁版心页码亦为"一",但实际应为第二页,与真正的第一页(版心页码为"一")装订顺序颠倒,应调整〕

次为"增注類證活人書第七"(无"卷"字),内容为"論痰證食積"等,卷末有"增注類證活人書卷第七";

次为卷八,内容为"論發熱"等,卷末有"活人書卷第八";

次为卷九,内容为"論惡寒"等,卷末有"增注類證活人書卷第九";

次为卷十,内容为"論結胷與痞"等;

次为卷十一,内容为"論咳逆"等;

次为卷十二,内容为"說藥證并藥方加减法"等;

次为卷十三,内容为"大柴胡湯"等。

24 册:首为卷十四,内容为"梔子厚朴湯"等,卷末有"增注類證活人書卷第十四";

次为卷十五,内容为"通脉四逆湯"等,卷末有"活人書第十五卷";

次为卷十六,内容为"雜方"等;

次为卷十七,内容为"五味子湯"等;

次为卷十八,内容为"大半夏湯"等,卷末有"秣陵吳鳴鳳重校";

次为卷十九,内容为"論婦人傷寒";

次为卷二十,内容为"論小兒傷寒",卷末有"增注類證活人書卷第二十";

次为卷二十一,内容为"論小兒瘡疹",卷末有"增注類證活人書卷第二十一終";

次为"增注類證活人書卷第二十二"(首行),二、三行"無閡居士李子建撰」新安師古吳勉學校",内容为"傷寒十勸"等(此"十劝"内容完整,但本卷此后有缺页)。

25 册:首为书名页,以界行分三列,中列刻大字双行"劉河間醫／學六書",右列上首刻"劉守眞先生輯訂",右列下首小字"映旭齋藏板",左列上首四行小字"素問玄機原病式　宣明方論」素問病機保命集　傷寒醫鑒」傷寒直格　傷寒標本」附傷寒心要　傷寒心鏡",左列下首小字"步月樓梓行";

次为"素問玄(按,此字缺末笔)機原病式序"(首行),二行"□間處士劉完素守真撰";

次为"素問玄(按,此字缺末笔)機原病式例";

次为正文,首页首行"素問玄(按,此字缺末笔)機原病式",二、三行"河間處士劉完素守眞述」明　新安　吳勉學肖愚校",五行"五運主病"。

26 册：首为"黄帝素問宣明論方目録"，包括"卷之一"至"卷之十五"各篇目；

次为正文，首页首行"黄帝素問宣明論方卷之一"，二行"河間　劉守真　撰集"，三、四行间"新安　吳勉學　校"，五行"諸證門"；

次为"黄帝素問宣明論方卷之二"（以下除卷九外，宣明论方各卷正文卷端分别有"黄帝素問宣明論方卷之三//十四"），内容属"諸證門"；

次为卷三，内容包括"風論"等。

27 册：首为卷四，内容包括"熱論"等；

次为卷五，内容属"傷寒門"；

次为卷六，内容包括"傷寒方"等，卷末有"黄帝素問宣明論方卷之六　終"；

次为卷七，内容包括"積聚論"等；

次为卷八，内容包括"水濕門"等；

次为"□□□□明論方卷之九"，内容属"痰飲門"等，卷末有"黄帝素問宣明論方卷之九"；

次为卷十，内容属"燥門"等；

次为卷十一，内容属"婦人門"等。

28 册：首为卷十二，内容属"補養門"等，卷末有"黄帝素問宣明論方卷之十二　終"；

次为卷十三，内容属"諸痛門"等；

次为卷十四，内容属"眼目門"等；

次为"黄帝素問宣明論方卷之十□"，内容属"雜病門"等，卷末有"黄帝素問宣明論方卷之十五　終"；

次为正文，首页首行"傷寒標本心法類萃卷上"，二、三行"河間劉守眞編集」新安吳勉學校正"，四行"傷風"，卷末有"傷寒標本心法類萃卷上"；

次为"傷寒標本心法類萃卷下"，内容包括"麻黄湯"等。

29 册：首为正文，首页首行"劉河間傷寒醫鑒"，二、三行"平陽　馬宗素　撰」新安　吳勉學　校"，四行"傷寒醫鑒"；

次为目录，包括"素問病機氣宜保命集總目卷上//下"各篇目，末有"素問病機氣宜保命集目録　終"；

次为"素問病機氣宜保命集叙"，末署"時大定丙午閏七月中元日河間劉完素守眞述"；

次为正文，首页首行"素問病機氣宜保命集卷上"，二行"河間處士　劉完素　守眞　述"，三行"新安　吳勉學　師古　校"，五行"原道論第一"，卷末有"素問病機氣

宜保命集卷上　終"。

30 册：为"素問病機氣宜保命集卷中"，内容包括"中風論第一"等，卷末有"卷終"。

31 册：首为"素問病機氣宜保命集卷下"，内容包括"欬嗽論第二十一"等，卷末有"素問病機氣宜保命集卷下　終"；

次为"傷寒直格序"，末无署名；

次为正文，首页首行"劉河間傷寒直格論方卷上"，二、三行"臨川　葛　雍　編」新安　吳勉學　校"，四行"習醫要用直格"，卷末有"終"。

32 册：首为"河間劉守眞傷寒直格卷中"，内容包括"傷寒總評"等，卷末有"河間劉守眞傷寒直格卷中"；

次为"河間劉守眞傷寒論方卷下"，内容包括"諸證藥石分劑"等，卷末有"傷寒直格下卷　終"；

次为"附張子和心鏡別集"（首行），二、三行"鎮陽　常德　編」新安　吳勉學　校"，四行"傷寒"，卷末有"附張子和心鏡別集　終"（此末页误装订于"別集"最前，应调整至此处，即"別集"第三页）；

次为"附河間傷寒心要"（首行），二、三行"都梁　鎦　洪　編」新安　吳勉學　校"，四行"傷寒心要論"。

33 册：首为书名页，以界行分为三列，中列刻大字单行"東垣十書"，为篆字；右列上首单行"金壇王宇泰先生訂正"，右列下首小字双行"映旭齋藏板」步月樓梓行"；左列小字三行"脉訣　局方發揮　脾胃論　格致餘論」蘭室秘藏　辯惑論　此事難知　湯液本草」溪洄集　外科精義　附醫壘元戎　癍論萃英"；

次为"東垣十書序"，四行行十字，末署"金壇王肯堂題"，并有摹刻原印二枚，其一残损（应为"王宇泰"），另一为方形篆字阴文"太史氏"；

次为正文，首页首行文字残损，应为"脉訣"，二、三行"紫虚崔眞人　撰」新安吳勉學　校"；

次为正文，首页首行"局方發揮"，二行"金華　朱彥脩　撰"，三行"新安　吳中珩　校"；

次为"脾胃論目錄"，包括"卷上""卷中""卷下"各篇目，末有"目錄終"；

次为正文，首页首行"脾胃論卷上"，二行"新安　吳中珩　校"，三行"脾胃虚實傳變論"。

34 册：首为"脾胃論卷中"，内容包括"氣運衰旺圖說"等，卷末有"脾胃論卷中"；

次为"脾胃論卷下"，内容包括"大腸小腸五臟皆屬於胃胃虚則俱病論"等。

35 册：首为"格致餘論序"，此序无署名（应为朱震亨序）；

次为"格致餘論目錄";

次为正文,首页首行"格致餘論",二、三行"金華　朱彥脩　撰」新安　吳中珩　校",四行"飲食色欲箴序"。

36册:首为"蘭室秘藏目錄",包括"卷上""卷中""卷下"各篇目;

次为正文,首页首行"□室秘藏卷上",二、三行"東垣老人　李　杲　撰」明　新安　吳勉學　校",四行"飲食勞倦門",卷末有"□□□藏卷上"。

37册:首为"蘭室秘藏卷中",内容包括"頭痛門"等,卷末有"蘭室秘藏卷中";

次为"蘭室秘藏卷下",内容包括"大便結燥門"等。

38册:首为"内外傷辯序",末署"丁未歲重九日東垣老人李杲明之題",并有"内外傷辨序";

次为"内外傷辨目錄",包括"卷上""卷中""卷下"各篇目;

次为正文,首页首行"内外傷辨卷上",二、三行"東垣　李　杲　撰」新安　吳勉學　校",四行"辯陰證陽證",卷末有"内外傷辨卷上";

次为"内外傷辯卷中",内容包括"飲食勞倦論"等,卷末有"内外傷辯卷中";

次为"内外傷辯卷下",内容包括"辯内傷飲食用藥所宜所禁"等,卷末有"内外傷辨卷下　終"。

39册:首为"東垣先生此事難知序",末署"時至大改元秋七月二十有一日古趙王好古識"并有"序畢";

次为"此事難知後序",末署"成化甲辰歲仲夏既望荆南一人識"并有"序畢";

次为"東垣先生此事難知集目錄",包括"卷上""卷下""附錄"各篇目,末有"東垣先生此事難知集目錄　終";

次为正文,首页首行"東垣先生此事難知集卷上",二行"新安　吳勉學　校",三行"醫之可法"。

40册:首为"東垣先生此事難知集卷下",内容包括"前後虛實圖"等及附录各篇,卷末有"東垣先生此事難知集卷下";

次为"湯液本草序",此序内容完整,无署名,应为王好古序;

次为(另一)"湯液本草序",末署"丙午夏六月王好古書";

次为序,无标题,末署"嘗戊申仲夏晦日王好古書于家之草堂";

次为"湯液本草上卷目錄";

次为正文,首页首行"湯液本草上卷",二、三行"海藏　王好古　類集」新安　吳中珩　校正",四行"五臟苦欲補瀉藥味"。

41册:首为"湯液本草目錄卷中";

次为"湯液本草卷中",内容包括"草部"等。

42 册:首为"湯液本草下卷目錄";

次为"湯液本草卷下",内容包括"木部"等。

43 册:首为"醫經溯洄集目錄",末有"醫經溯洄集目錄";

次为正文,首页首行"醫經溯洄集",二、三行"魏博　王　履　著」新安　吳勉學　校",四行"神農嘗百草論",末有"□經溯洄集　終"。

44 册:首为"外科精義目錄",包括"卷上""卷下"各篇目,末有"外科精義目錄";

次为正文,首页首行"外科精義卷上",二、三行"醫學博士选充御藥院外科太醫齊德之纂集」明新安　後學　吳勉學　校正",四行"論瘡腫診候入式法";

次为"外科精義卷下",内容包括"漏蘆湯"等,卷末有"□□□□卷下"。

45 册:首为"□□元戎"(目录),末有"醫壘元戎藥目錄　畢";

次为正文,首页首行"醫壘元戎",二行"新安　吳中珩　校",三行"傷寒不可汗不可下不可吐諸證";

次为正文,首页首行"□藏瘢論萃英",二行"新安　吳勉學　校",三行"瘡疹標本"。

46 册:首为书名页,以界行分为二列,右列刻大字双行"重鑴丹溪 / 心法附餘",左列上首双行小字"(附)　金匱鈎玄(按,此字缺末笔)」證治要略",左列中下首单行小字"映旭齋藏板　步月樓梓行";

次为"丹溪心法序",末署"成化十八年歲次壬寅……太子講讀官休寧程敏政序";

次为"丹溪先生心法序",末署"成化十七年歲次辛丑仲冬休寧後學復春居士程充謹識";

次为"丹溪心法目錄",包括卷首、"一卷"至"五卷"、"附錄"各篇目,末有"目錄畢";

次为论,末署"成化庚子花朝日程充識";

次为"十二經見証""不治巳(按,应为'己')病治未病"等,为卷首部分,末有"論終";

次为正文,首页首行"丹溪先生心法卷一",二行"明　新安吳中珩　校",三行"中風一",卷末有"丹溪心法卷之一終"。

47 册:为"丹溪先生心法卷二",内容包括"斑疹七"等,卷末有"丹溪先生心法卷二"。

48 册:为"重訂丹溪先生心法卷三",内容包括"脱肛二十八"等。

49 册:为"丹溪心法卷之四",内容包括"痿五十六"等。

50 册:为"丹溪先生心法卷五",内容包括"癲疽八十五"等,卷末有"重訂丹溪先生心法五卷終";

次为"附錄"(首行),二行"故丹溪先生朱公石表辭　宋太史(濂)撰";

次为"丹溪翁傳　戴九靈良撰"。

51册:首为"題丹溪重脩脉訣",末署"歲在戊申門生龍丘葉英題";

次为正文,首页首行"新刻校定脉訣指掌病式圖說",二、三行"丹溪先生朱震亨彦脩父著」新安後學吳勉學師古父校",四行"論脉法配天地";

次为"丹溪先生金匱鈎玄目錄",包括"卷第一"至"卷第三"各篇目,末有"丹溪先生金匱鈎玄目錄";

次为正文,首页首行"丹谿先生金匱鈎玄(按,此字缺末笔)卷第一",二行"門人戴元禮錄　新安吳勉學校正",三行"中風"。

52册:首为"丹溪先生金匱鈎玄(按,此字缺末笔)卷第二",内容包括"心痛"等;

次为"丹溪先生金匱鈎玄(按,此字缺末笔)卷之三",内容为"婦人科"等,卷末有"丹溪先生金匱鈎玄(按,此字缺末笔)卷之三　終"。

53册:首为"醫學發明方目錄",末有"□學發明藥目錄　終";

次为正文,首页首行"醫學發明卷一",二行"新安吳勉學校",三行"膈咽不通并四時換氣用藥法"。(该书为一卷全)

54册:首为"活法機要目錄",末有"活法機要目錄　終";

次为正文,首页首行"活法機要",二行"新安吳中珩楚白校正",三行"泄痢證";

次为"祕傳證治要訣目錄",包括"卷一"至"卷十二"及"方訣引用醫書"各篇目;

次为正文,首页首行"祕傳證治要訣卷之一",二、三行"大醫院使戴元禮述」明　新安余時雨校"("大",也有刻作"太",如卷五),四行"諸中門";

次为"祕傳證治要訣卷之二",内容为"諸傷門",卷末有"明新安吳勉學校梓""秘傳證治要訣卷二"。

55册:首为"祕傳證治要訣卷三"(以下证治要诀卷六至卷十二正文卷端分别有"祕傳證治要訣卷六 // 十二"),内容为"諸氣門";

次为"秘傳證治要訣卷四",内容为"諸血門",卷末有"祕傳證治要訣卷四終";

次为"□傳證治要訣卷五",内容为"諸痛門";

次为卷六,内容为"諸嗽門";

次为卷七,内容为"寒熱門",卷末有"明　新安吳勉學校梓""秘傳證治要訣卷七";

次为卷八,内容为"大小腑門",卷末有"明　新安吳勉學校梓""祕傳證治要訣卷八終";

次为卷九,内容为"虛損門",卷末有"明　新安吳勉學校梓""祕傳證治要訣卷九終";

次为卷十,内容为"拾遺門";

次为卷十一,内容为"瘡毒門";

次为卷十二,内容为"婦人門"。

56 册:首为"證治要訣類方序",末署"正統八年歲次癸亥十一月初四日」資德大夫正治上卿禮部尚書前」太子賓客兼國子祭酒毗陵(按,原文此后空两格,无刻字)序",末有"證治要訣序 終";

次为正文,首页首行"證治要訣類方卷之一",二行"大醫院使戴元禮 輯",三、四行"(明 新安) 余時雨 閱」吳中珩 校",五行"湯類",卷末有"證治要訣方卷一";

次为"證治要訣類方卷之二",内容为"飲類",卷末有"證治要訣類方卷之二";

次为"證治要訣類方卷之三",内容为"散類";

次为"□治要訣類方卷之四",内容为"丸類 丹類 膏類",卷末有"證治要訣類方卷之四 終"。

57 册:首为书名页,以界行分为三列,中列刻大字"儒門事親",右列上下首分别为小字"張子和先生著""映旭齋藏板",左列下首小字"步月樓梓行";

次为"重刊儒門事親序",末署"嘉靖辛丑三月戊子復元道人邵輔序",末有"儒門事親序畢";

次为"儒門事親後序 跋",末署"嘉靖十九年歲次庚子孟冬朔日錢唐者相聞忠機于南圃陋室中",末有"後序畢";

次为"儒門事親論方目錄",包括"卷之一"至"卷之十五"各篇目;

次为正文,首页首行"儒門事親卷之一",二、三行"戴人張子和著」新安吳勉學校",四行"七方十劑繩墨訂一",卷末有"儒門事親卷之一";

次为"儒門事親卷之二"(以下除卷十外,儒门事亲各卷正文卷端分别有"儒門事親卷之三 // 十五"),内容包括"偶有所遇厥疾獲瘳記十一"等。

58 册:首为卷三,内容包括"喉舌緩急砭藥不同解二十一"等,卷末有"儒門事親卷之三"(以下至卷十三,除卷六外,儒门事亲各卷末分别有"儒門事親卷之四 // 十三");

次为卷四,内容包括"風一"等;

次为卷五,内容包括"瘡癧瘤腫五十一"等。

59 册:首为卷六,内容包括"風形"等;

次为卷七,内容包括"燥形"等;

次为卷八,内容包括"内積形"等;

次为卷九,内容包括"雜記九門"等。

60 册:首为"儒門事親撮要圖卷之十",内容包括"難素撮要究治"等;

次为卷十一,内容包括"風論"等;

次为卷十二,内容包括"吐劑"等。

61 册:首为卷十三,内容包括"劉河間先生三消論"等;

次为卷十四,内容包括"扁鵲華陀察聲色定死生訣要"等;

次为卷十五,内容包括"瘡瘍癭腫第一"等。

62 册:首为书名页,以界行分为三列,中列刻大字"傷寒六書",右列上首小字"陶節菴先生著",左列上首双行小字"傷寒瑣言　家秘的本　殺車槌法」一提金　截江綱　明理續論",左列下首小字"步月樓梓行";

次为"傷寒瑣言序",末署"正統十年巳(按,应为'乙')丑中元日餘杭節菴道人陶華書";

次为"明理續論序"(首行),二行"餘杭節菴陶華述";(此序应调至相应位置)

次为正文,首页首行"傷寒瑣言卷之一",二行"餘杭節菴陶華述",三、四行间"新安吳勉學　校",五行"辯張仲景傷寒論";

次为正文,首页首行"傷寒家秘的本卷之二",二行"餘杭節菴陶華述",三、四行间"新安吳勉學　校",五行"傷寒總論"。

63 册:首为正文,首页首行"殺車槌法卷之三",二行"餘杭節菴陶華述",三、四行间"新安吳中珩　校",末有"□□槌法卷之三　終";

次为正文,首页首行"傷寒一提金卷之四",二行"餘杭節菴陶華述",三、四行间"新安吳中珩　校",五行"一提金啓蒙",卷末有"一提金卷之四　終";

次为正文,首页首行"傷寒證脉藥截江綱卷之五",二行"餘杭節菴陶華述",三、四行间"新安吳中珩　校",五行"傷寒"。

64 册:为正文,首页首行"傷寒明理續論卷之六",二行"餘杭　節菴　□華述",三行"新安　師古　吳勉學校",五行"傷寒三陰三陽脉證論"。(此卷最末两页破损较严重,已修复)

## 二、版本特征描述

1(黄帝内经素问)正文每半叶十行,行二十字,小字双行三十字,四周单边或左右双边,白口,单黑鱼尾,版框 21.9×15.5 cm,开本 25.2×16.2 cm(以下各书开本同);

版心上方刻"醫統正脉""古今醫統正脉全書""内經",鱼尾下方分别刻"序""總目""目錄""卷一//二十四"(部分并另刻有:"卷之六""卷之十九""九卷""二十卷""七//九""十二//十六""十八//二十""内經一/二""内經七/八""内經十二""内經十六""内經二十",极个别刻为"卷"),版心下方刻页码,版心最末刻有字数,版心最末刻有刻工姓名如"程保"等；

有少数文字较模糊，有少量断版现象。

2（灵枢经）正文每半叶十行，行二十字，小字双行同，四周双边或四周单边，白口，双顺黑鱼尾（部分为单黑鱼尾），版框 21.0×15.0 ㎝；

版心上方刻"靈樞"，鱼尾下方分别刻"目錄""卷一∥十二"，版心下方刻页码，版心下方刻有字数；

文中有图，有墨钉。

3（针灸甲乙经）正文每半叶十二行，行二十字，小字双行同，左右双边，白口，单黑鱼尾，版框 19.8×15.1 ㎝；

版心上方刻"甲乙經"，鱼尾下方分别刻"序""目錄卷之一""卷之二∥五目錄""目錄卷之六""卷之七∥九目錄""目錄卷之十一／十二""卷之一∥十二"，版心下方刻页码；

少数文字模糊，有墨钉。

4（中藏经）正文每半叶十行，行二十字，小字双行同，四周双边间四周单边，白口，单黑鱼尾，版框 19.6×13.7 ㎝；

版心上方刻"中藏經"，鱼尾下方分别刻"序""目錄""一∥八卷"，版心下方刻页码，版心最末刻有字数。

5（脉经）正文每半叶十二行，行二十字，小字双行同，四周单边或左右双边，白口，单黑鱼尾，版框 20.0×14.8 ㎝；

版心上方刻"脉經"，鱼尾下方分别刻"序""卷一∥十"（部分并另刻有："卷之七""九卷""脉經九卷""脉經卷九""脉經卷十"），版心下方刻页码。

6（难经本义）正文每半叶十行，行二十字，小字双行同，左右双边，白口，单黑鱼尾，版框 20.7×15.0 ㎝；

版心上方刻"難經""難經凡例""難經揔類""難經姓名""難經攷""難經圖""難經"，鱼尾下方分别刻"序""卷上""卷下"，版心下方刻页码，版心最末刻有字数；

有图如"難經始從中焦流注圖"。

7（注解伤寒论）正文每半叶十行，行二十字，小字双行同，四周双边或左右双边，白口，单黑鱼尾，版框 20.0×13.4 ㎝；

版心上方刻"傷寒論""傷寒論序""傷寒論"或"注解傷寒論"，鱼尾下方分别刻"序""論集""論圖""目錄""卷一∥六""七之八""卷九／十"，版心下方刻页码，版心最末刻有字数；

正文前有图。

8（伤寒明理论）正文每半叶十行，行二十字，小字双行同，左右双边或四周双边，

白口,单黑鱼尾,版框 20.6×13.6 ㎝;

版心上方刻"傷寒論""傷寒明理方論""傷寒明理論",鱼尾下方分别刻"序""目錄""卷一∥四",版心下方刻页码,版心末刻有字数。

9(金匮要略)正文每半叶十行,行二十字,小字双行同,四周双边或左右双边,白口,单黑鱼尾,版框 20.2×13.5 ㎝;

版心上方刻"金匱要畧"("畧"或为"略"),鱼尾下方分别刻"序""目錄""卷上∥下",版心下方刻页码。

10(类证活人书)正文每半叶十行,行二十字,小字双行同,四周双边或左右双边,白口,单黑鱼尾,版框 20.0×13.7 ㎝;

版心上方刻"類證活人書",鱼尾下方分别刻"序""敘""目錄""釋音""辨誤""藥性""卷一∥二十二",版心下方刻页码,版心最末刻有字数;

有图如"足太陽經";有少数文字模糊。

11(原病式)正文每半叶十行,行二十字,小字双行同,四周双边或左右双边,白口,单黑鱼尾,版框 20.7×13.6 ㎝;

版心上方刻"素問玄機"(部分"玄"字缺末笔,"機"亦有作"机"),鱼尾下方分别刻"序""例"(正文鱼尾下无刻字),版心下方刻页码,版心最末刻有字数;

少部分版框与文字有损或模糊,有断版现象。

12(宣明论方)正文每半叶十行,行二十字,小字双行同,四周双边,白口,单黑鱼尾,版框 20.2×13.7 ㎝;

版心上方刻"宣明論方",鱼尾下方分别刻"目錄""卷之一∥六""卷七∥十一""卷之十二∥十五"(亦有"卷十四"),版心下方刻页码,版心最末刻有字数;

少部分页面文字较模糊。

13(伤寒标本)正文每半叶十行,行二十字,小字双行同,四周双边,白口,单黑鱼尾,版框 19.7×13.8 ㎝;

版心上方刻"傷寒標本",鱼尾下方分别刻"卷上/下",版心下方刻页码。

14(伤寒医鉴)正文每半叶十行,行二十字,小字双行同,左右双边,白口,单黑鱼尾,版框 19.7×13.7 ㎝;

版心上方刻"傷寒醫鑒",鱼尾下方无刻字,版心下方刻页码。

15(保命集)正文每半叶十行,行二十字,小字双行同,左右双边或四周双边,白口,单黑鱼尾,版框 19.7×13.7 ㎝;

版心上方刻"素問病機",鱼尾下方分别刻"目錄""序""卷上∥下",版心下方刻页码。

16（伤寒直格）正文每半叶十行,行二十字,小字双行同,四周双边,白口,单黑鱼尾,版框 19.6×13.8 ㎝;

版心上方刻"傷寒直格",鱼尾下方分别刻"序""卷上∥下",版心下方刻页码,版心末刻有字数;

有断版现象。

17（伤寒心镜）正文每半叶十行,行二十字,无小字,四周双边,白口,单黑鱼尾,版框 19.9×13.6 ㎝;

版心上方刻"傷寒心鏡",鱼尾下方无刻字,版心下方刻页码。

18（伤寒心要）正文每半叶十行,行二十字,小字双行同,四周双边,白口,单黑鱼尾,版框 19.7×13.8 ㎝;

版心上方刻"傷寒心要",鱼尾下方无刻字,版心下方刻页码。

19（脉诀）正文每半叶十行,行二十字,无小字,四周双边,白口,单黑鱼尾,版框 20.8×13.5 ㎝;

版心上方刻"東垣十書",鱼尾下方分别刻"總序""脉訣"（对应的版心上方无刻字),版心下方刻页码。

20（局方发挥）正文每半叶十行,行二十字,无小字,四周双边,白口,单黑鱼尾,版框 19.9×13.6 ㎝;

版心上方刻"局方發揮",鱼尾下方无刻字,版心下方刻页码;

有少部分版面模糊,有断版痕迹。

21（脾胃论）正文每半叶十行,行二十字,小字双行同,四周双边,白口,单黑鱼尾,版框 20.6×13.5 ㎝;

版心上方刻"脾胃論",鱼尾下方分别刻"目錄""卷上∥下",版心下方刻页码,版心最末刻有字数;

正文有图;有少部分版面模糊。

22（格致余论）正文每半叶十行,行二十字,小字双行同,四周双边或左右双边,白口,单黑鱼尾,版框 20.2×13.6 ㎝;

版心上方分别刻"格致餘論序""格致餘論目錄""格致餘論",鱼尾下方无刻字,版心下方刻页码,版心下方刻有字数。

23（兰室秘藏）正文每半叶十行,行二十字,小字双行同,四周双边,白口,单黑鱼尾,版框 20.2×13.6 ㎝;

版心上方刻"蘭室秘藏",鱼尾下方分别刻"目錄""卷上∥下",版心下方刻页码。

24（内外伤辨）正文每半叶十行,行二十字,小字双行同,四周双边或左右双边,白

口,单黑鱼尾,版框 20.1 × 13.6 ㎝;

版心上方刻"内外傷辨",鱼尾下方分别刻"目錄""卷上 // 下",版心下方刻页码,版心下方刻有字数。

25(此事难知)正文每半叶十行,行二十字,小字双行同,四周双边间左右双边,白口,单黑鱼尾,版框 20.5 × 13.8 ㎝;

版心上方刻"難知",鱼尾下方分别刻"序""後序""目錄""卷上 / 下",版心下方刻页码;

文中有图如"前後虚實圖";有断版现象。

26(汤液本草)正文每半叶十行,行二十字,小字双行同,四周双边或左右双边,白口,单黑鱼尾,版框 19.8 × 13.7 ㎝;

版心上方刻"湯液本草",鱼尾下方分别刻"序""目錄""卷上 // 下""目中""目下",版心下方刻页码,版心最末刻有字数。

27(医经游洄集)正文每半叶十行,行二十字,小字双行同,四周双边,白口,单黑鱼尾,版框 20.3 × 13.6 ㎝;

版心上方刻"游洄集",鱼尾下方刻"目錄"(正文此下无刻字),版心下方刻页码。

28(外科精义)正文每半叶十行,行二十字,小字双行不等,四周双边间左右双边,白口,单黑鱼尾,版框 19.9 × 13.6 ㎝;

版心上方刻"外科精義",鱼尾下方分别刻"目錄""卷上"(个别误刻为"卷下")、"卷下",版心下方刻页码,版心最末刻有字数。

29(医垒元戎)正文每半叶十行,行二十字,小字双行同,四周双边,白口,单黑鱼尾,版框 20.2 × 13.6 ㎝;

版心上方刻"醫壘元戎",鱼尾下方刻"目錄"(正文此下无刻字),版心下方刻页码。

30(癍论萃英)正文每半叶十行,行二十字,小字双行同,左右双边或四周双边,白口,单黑鱼尾,版框 19.5 × 13.6 ㎝;

版心上方刻"癍論萃英",鱼尾下方无刻字,版心下方刻页码。

31(丹溪心法)正文每半叶十行,行二十字,小字双行同,四周双边,白口,单黑鱼尾,版框 19.7 × 13.8 ㎝;

版心上方刻"丹溪心法",鱼尾下方分别刻"序""目錄""論""卷一 // 五""附錄",版心下方刻页码;

部分版面有损,有断版现象。

32(脉诀指掌)正文每半叶十二行,行二十四至二十五字不等,小字双行不等,四周双边,白口,单黑鱼尾(部分为白鱼尾),版框 19.7 × 13.8 ㎝;

版心上方刻"脉訣指掌",鱼尾下方无刻字,版心下方刻页码;

正文有图如"男女手脉之圖";少部分版面有损。

33（金匮钩玄）正文每半叶十行,行二十字,小字双行不等,四周双边或左右双边,白口,单黑鱼尾,版框 19.9×13.6 ㎝;

版心上方刻"金匱鈎玄（按,此字缺末笔,个别不缺笔）",鱼尾下方分别刻"目錄""卷一 // 三",版心下方刻页码;

少部分文字较模糊。

34（医学发明）正文每半叶十行,行二十字,小字双行同,四周双边,白口,单黑鱼尾,版框 19.9×13.6 ㎝;

版心上方刻"醫學發明",鱼尾下方刻"目錄"（正文此下无刻字）,版心下方刻页码。

35（活法机要）正文每半叶十行,行二十字,小字双行同,四周双边,白口,单黑鱼尾,板框 20.1×13.5 ㎝;

版心上方刻"活法機要",鱼尾下方刻"目錄"（正文下无刻字）,版心下方刻页码。

36（证治要诀）正文每半叶十行,行二十字,小字双行同,四周双边间左右双边,白口,单黑鱼尾,版框 20.1×13.9 ㎝;

版心上方刻"證治要訣",鱼尾下方分别刻"目錄""卷一 // 十二",版心下方刻页码,版心最末刻有字数;

少数版面较模糊。

37（证治要诀类方）正文每半叶十行,行二十字,小字双行同,四周双边,白口,单黑鱼尾,版框 20.0×13.8 ㎝;

版心上方刻"證治要訣"或"證治要訣方",鱼尾下方分别刻"序""卷一 / 二",版心下方刻页码;

少数版面有损,部分文字模糊。

38（儒门事亲）正文每半叶十行,行二十字,小字双行同,四周双边,白口,单黑鱼尾,版框 20.1×13.7 ㎝;

版心上方刻"儒門事親",鱼尾下方分别刻"序""後序""目錄""卷之一 // 十五",版心下方刻页码,版心末刻有字数。

39（伤寒琐言）正文每半叶十行,行二十字,小字双行同,四周双边,白口,单黑鱼尾,版框 20.1×13.6 ㎝;

版心上方刻"傷寒瑣言""明理續論",鱼尾下方分别刻"序""卷一",版心下方刻页码,页码下方刻有字数。

40（家秘的本）正文每半叶十行,行二十字,小字双行同,四周双边,白口,单黑鱼

尾,版框 20.1×13.6 ㎝;

版心上方刻"家秘的本",鱼尾下方刻"卷二",版心下方刻页码,版心最末刻有字数。

41（杀车槌法）正文每半叶十行,行二十字,小字双行同,四周双边,白口,单黑鱼尾,版框 20.0×13.5 ㎝;

版心上方刻"殺車槌法",鱼尾下方刻"卷三",版心下方刻页码,版心最末刻有字数。

42（一提金）正文每半叶十行,行二十字,无小字,四周双边,白口,单黑鱼尾,版框 19.8×13.6 ㎝;

版心上方刻"一提金",鱼尾下方刻"卷四",版心下方刻页码。

43（截江网）正文每半叶十行,行二十字,无小字,四周双边,白口,单黑鱼尾,版框 20.1×13.7 ㎝;

版心上方刻"截江網",鱼尾下方刻"卷五",版心下方刻页码。

44（明理续论）正文每半叶十行,行二十字,无小字,四周双边,白口,单黑鱼尾,版框 20.0×13.8 ㎝;

版心上方刻"明理續論",鱼尾下方刻"卷六",版心下方刻页码。

（全书）原刻无句读;无圈点,无批校题跋;品相较好,有少量修复（《伤寒心要》无）;无补配;四眼线装;六十四册（五函,全樟木抽屉式定制书匣）;各册书根末端分别有墨书序号"一"至"六四",书衣右上角分别印有序号"壹"至"陆拾肆",各册首页均有白文方印一枚（模糊,无法辨识）;各册均有馆藏 5B 章,第 51~54、57~61 册另有馆藏 3A 章,第 62~64 册另有馆藏 3B 章;各册分别有财产登录号 05370~05402,05406~05433,015793~015795。

## 三、版本特色及考证说明

本丛书辑录自《内经》起至明代医家的重要医籍四十四种,涉及中医经典著作、基础理论、诊断、本草、方剂、医话医论等内容,基本上包括了中医学的各个方面,为最早汇刻的医学丛书之一,至今仍为中华十大医学丛书之一。

### （一）丛书名及子丛书名

关于总书名,吴勉学序曰:"醫有統有脉,得其正脉而後可以接醫家之統。醫之正脉始於神農黄帝,而諸賢直遡正脉以紹其統於不衰,猶之禪家仙派千萬世相續而不絶……因詮次成編,名曰《醫統正脉》而刻之。"

该书又名《医统正脉全书》,简称《医统正脉》。丛书内《中藏经》吴氏刊为八卷,《通志艺文略》载《华氏中藏经》为一卷,孙星衍称两见该书三卷本。其书名"中藏"者,丹波《医籍考》以为"取宝而藏之之义"。《丹溪心法附余》,有同名书两种,《总目》均有著录,一为明代新安医家方广所编(二十四卷),一为本书内吴中珩所辑(附余六种,与丹溪心法五卷合刊)。

全书可分为以下六个子丛书及一部单行书,按此部总目录顺序(本书著录顺序同此)依次为:

1. 医学六经(六种):(1)重广补注黄帝内经素问二十四卷,(2)黄帝素问灵枢经十二卷,(3)针灸甲乙经十二卷,(4)华先生中藏经八卷,(5)脉经十卷,(6)难经本义二卷。《总目》载有明代顾从德(为《医说》跋者顾定芳之子)编《医学六经》,现存唯一版本即为"明万历新安吴勉学校刻本",藏于上海中医药大学图书馆。

2. 伤寒全书(四种):(1)伤寒论十卷,(2)伤寒明理论四卷(含药方一卷),(3)金匮要略方论三卷,(4)类证活人书二十二卷。《总目》载有现存唯一版本即为"明步月楼刻本",藏于上海中医药大学图书馆与南京图书馆。

3. 刘河间医学六书(附二种,计八种):(1)素问玄机原病式一卷,(2)黄帝素问宣明论方十五卷,(3)伤寒标本心法类萃二卷,(4)伤寒医鉴一卷,(5)素问病机气宜保命集三卷,(6)伤寒直格论方三卷,附(7)伤寒心镜一卷,(8)伤寒心要一卷。《总目》载有现存最早版本为"明万历29年辛丑(1601)新安吴勉学校步月楼刻本映旭斋藏板",多馆有藏。

4. 东垣十书(附二种,计十二种):(1)脉诀一卷,(2)局方发挥一卷,(3)脾胃论三卷,(4)格致余论一卷,(5)兰室秘藏三卷,(6)内外伤辨三卷,(7)此事难知二卷,(8)汤液本草三卷,(9)医经溯洄集一卷,(10)外科精义二卷,附(11)医垒元戎一卷,(12)癍论萃英一卷。《总目》载有"明新安吴勉学校步月楼刻本映旭斋藏板",多馆有藏。

5. 丹溪心法五卷丹溪心法附余(计七种,其中"附余"子目六种):(1)丹溪心法五卷(另有附录一卷),(2)脉诀指掌一卷,(3)金匮钩玄三卷,(4)医学发明一卷,(5)活法机要一卷,(6)证治要诀十二卷,(7)证治要诀类方四卷。《总目》载有现存最早版本为"明万历29年辛丑(1601)新安吴勉学校步月楼刻本映旭斋藏板",多馆有藏。

6. 儒门事亲十五卷(一种):《总目》载有"明万历29年辛丑(1601)新安吴勉学校步月楼刻古今医统正脉全书本映旭斋藏板"等多种版本,此版本多馆有藏。

7. 伤寒六书(六种):(1)伤寒琐言一卷,(2)家秘的本一卷,(3)杀车槌法一卷,(4)一提金一卷,(5)截江网一卷,(6)明理续论一卷。《总目》载有"明步月楼刻本"等多种版本,此版本多馆有藏。

对比上述各书可知,《中医总目》所列此书子目并未完全按原刻本总目录顺序,仅

"医学六经"与"伤寒六书"完全相同,其他宜稍作调整,尤其是《脉诀》《伤寒医鉴》,分别被列入了《伤寒全书》《丹溪心法附余》之中。

(二)丛书编者及小传

此书各家文献普遍记载是由明代王肯堂汇辑,且书名页亦刻有"金坛王宇泰先生汇辑"字样,但实际上是由吴勉学汇辑并校刻,与王肯堂无关。黄龙祥认为(详下),明末书坊印书多借用王肯堂之名以射利,且原刊本《医统正脉》所载彭好古序可证此书与王无涉。笔者未见彭序,但本书明万历二十九年刻成于师古斋时,吴勉学之序完全未提及王肯堂,且清道光七年《徽州府志》所记《古今医统正脉全书》亦未涉及王氏。不仅如此,清乾隆增补康熙《镇江府志》卷三十六有王肯堂传记,内容较为丰富,载其所著《论语义府》等六部书名及辑有《郁岗斋帖》数十卷,独未提及《医统正脉》;同时,王肯堂于明万历三十年(即《古今医统正脉全书》刻成的次年)在其所撰《证治准绳》的自序中,也只字未提及《医统正脉》。劳心费力地汇辑、刻印成如此大部头、影响广泛的中医丛书,吴王二人自己及两人所在的地方志均无只言片语提及王肯堂与此书的关系,显然太不合常理。这也更加证明此书非王肯堂所辑,或曰与王氏无关。

吴勉学,字肖愚,又字师古,明嘉靖万历年间徽州歙县丰南人。自创刻坊"师古斋",刊刻大量图书,尤以医籍闻名,校勘精审,称为"吴本",与其子吴中珩对中医文献的整理、保存与传播起了重要作用。吴勉学亦明医理,编有《师古斋汇聚简便单方》行世。

(三)版本考证及流传

据笔者统计(详上),《古今医统正脉全书》共四十四种(含附四种)计二百零五卷(含丹溪心法附录一卷)。道光七年《徽州府志》卷十五记载:"吴勉學《河間六書》二十七卷,《古今醫統正脈全書》二百十五卷四十四種。"(见江苏古籍出版社1998年版《中国地方志集成·安徽府县志辑》本《道光徽州府志 三》482页)《续修四库全书总目提要》作"二百十三卷,明萬曆刊本,明王肯堂彙輯,吴勉学编刊……凡四十三種[1]"。《中国医籍大辞典[2]》载为"一百八十一卷"。现存版本有:(1)明万历29年辛丑(1601)新安吴勉学校步月楼刻本映旭斋藏板(参下);(2)清初金陵蕴古堂刻本,《总目》载现存一部,藏于北京大学图书馆,应属吴勉学刻本之重印或修补印本;(3)清江阴朱文震校刻本,《总目》载现存六部;(4)清光绪18年壬辰(1892)浙江书局刻本,《总目》载现存四部;(5)清光绪20年甲午(1894)维新书局刻本,《总目》载现仅存其中的六种,藏于上海图书馆;(6)清光绪33年丁未(1907)京师医局据朱文震刻本修补印本,现存较多;(7)1923年北京中医学社据清朱文震刻本修补印本(详下);(8)1985年中国书店据1923

---

[1] 王式通,王孝鱼,王重民,等.续修四库全书总目提要(稿本)[M].中国科学院图书馆,整理.济南:齐鲁书社,1996:(10-636)。

[2] 裘沛然.中国医籍大辞典:下册[M].上海:上海科学技术出版社,2002:1495。

年北京中医学社补刻本影印本。此外,《中国医籍通考》载有一种"待鉴定本",但未载浙江书局刻本,或即为此本。《四部总录医药编》载有"古今醫統正脈全書四十四種,明王肯堂輯,明萬曆二十九年辛丑新安吳勉學校刊本、清初金陵蘊古堂重修印本、清光緒三十三年丁未京師書局重刊本、民國十二年北京中醫學社補刊本(附素問遺篇)①"四种版本。

以上各版本,大致可分为早期的吴勉学校刊本与后期的朱文震校刻本两个系统。

黄龙祥在《中医古籍版本鉴定常见问题例说》一文中认为:《医统正脉》吴勉学师古斋刊印本尚未得见,师古斋原版后归金陵蕴古堂五车楼收藏,并于明末、清初时各印过一次,这两种重印本均存。之后此版又转归映旭斋,此时原版已残损严重,故由步月楼加以修补后重印,即"重修本"②。此本题作"金坛王肯堂辑",并删去原版中彭好古序文。今《联目》著录所谓明万历二十九年原刊本《医统正脉》,绝大多数是这种重修本。其断板严重,并可见有整行的缺字及大量补版。值得注意的是,步月楼重印本又被拆作若干小丛书,如《东垣十书》《刘河间伤寒三书》《刘河间伤寒六书》等,另有若干种被抽出作单刻本如《针灸甲乙经》等,这些丛书及零本也均被著录为"明万历二十九吴勉学刻本",实则均系"重修本"。黄氏此说当可信。本馆《医统正脉》各书(44 种),藏板与梓行情况分为如下几种:(1)"映旭斋藏板""步月楼梓行":黄帝素问灵枢合集(2 种)、甲乙经(1 种),伤寒全书(4 种)、东垣十书(12 种),丹溪心法附余(7 种),儒门事亲(1 种);(2)"映旭斋藏板",无梓行记载:王氏脉经(1 种),刘河间医学六书(8 种);(3)无藏板记载,仅有"步月楼梓行":伤寒六书(6 种);(4)无书名页(未见藏板与梓行记录):华先生中藏经(1 种)、难经本义(1 种)。本馆此书总书名页无梓行记载,然刻有"本衙藏板"。

本馆此书内容完整,全书体例及版刻风格一致。有部分断版现象,少部分文字较为模糊(详见上文各书版本特征),然并无整行缺字,更无明显补版。其中《伤寒明理论》《金匮要略方论》等卷端页仍保留有"大明"字样,而该书中"玄"字(如素问玄机、金匮钩玄),部分以缺笔避讳,部分并未缺笔避讳,当为清初(康熙)重印时挖改所致。

笔者所见"民国十二年北京中医学社修补印本"《医统正脉全书》,基本特征为:

首为(总)书名页,前半叶版框内刻大字双行"醫統正脈 / 全書",后半叶版框内刻双行较小字"癸亥孟冬中 / 醫學社重訂";

次为"醫統正脈序",末署"萬曆辛丑仲夏六月新安吳勉學書於師古齋中";

次为"醫統正脈續刊記"(全文附后);

次为另一书名页,前半叶刻"黃帝內經",后半叶刻"光緒壬辰浙江書局據明 / 武陵

① 丁福保,周云青. 四部总录医药编:第 3 册 [M]. 北京:文物出版社,1984:6.
② 黄龙祥. 中医古籍版本鉴定常见问题例说 [J]. 文献,1998,(2):143.

顧氏影宋嘉祐本刻";

次为"醫統正脈全書總目"（首行），二行"明金壇王肯堂彙輯　江陰朱文震校刊"；

次为"補注黃帝內經素問序"；

次为"黃帝內經素問序"（二行"啟玄子"之"玄"字缺末笔）；

次为"黃帝內經素問目錄"；

次为正文，首页首行"補注黃帝內經素問卷第一"；

《内经素问》的基本版式为：正文每半叶九行，行二十一字，小字双行同，左右双边，白口，单黑鱼尾。

据此书"續刊記"可知：该版原藏于浙江（或即上述光绪十八年浙江书局刻本，该本所据为清江阴朱文震校刻本），清光绪时京师医局陆氏搜得此书板，经修补后印行百部。民国时该版存于内务府，民国十二年中医学社成立，请得太医院同意，将书版转移至该社再次修补，续刊印行。


附

醫統正脈續刊記：《醫統正脈》一書，為明王肯堂氏所彙輯，誠醫籍大觀也。原版藏於浙，是書之流行於世者甚少，醫者每引為憾焉。清光緒之季，景帝出內帑，設施醫局，命太傅陸鳳石（公諱潤庠）為管理大臣。陸公乃選聘醫員，廣搜醫典，得是書之版而藏於醫局。惟原版殘缺至數十頁，遂重付手民補為完畢，印書百十部行於世，醫者爭先覩焉。民國改建，醫局停辦。公以醫局之設，款出皇家，即將原版繳存於內務府。民國十二稔，中醫學社成立（發起是社者多清太醫），總幹事吳煥臣君（印廷耀）留心古籍，因曾充施醫局醫官，訪知版之所在，遂白於社，將謀重印以公諸世。適（全順其銘）主席斯社，以吳君之意，饗我醫界，間接更造福於人生，洵屬益舉，當據以請於管理太醫院事務張公（字午樵印仲元）、佟公（字質夫印文斌）、院使趙公（字友琴印文魁）、院判鄭（字慎之印敏書）范（字壽臣印一梅）兩公之數，公者皆見義勇為，慨允代為向內務府大臣（紹公越、千耆公壽民、寶公瑞臣、榮公仲泉）陳請，不數日得當道許可，遂將版移轉於本社，惟版存十餘載，風日摧殘，磨滅朽裂者不少，當由本社集資重行修補，始得以有今日之續印。然則是書也，刱於王而繼於陸，今則得多方援助之力，俾本社竟續行刊印之功，以推廣於世，本社更得附以垂之久遠焉，非特是書之幸，亦本社之幸也。略述顛末，以為之記。中華民國十二年八月（正社長誠齋全順氏、副社長琴舫袁其銘氏）記於北京中醫學社。（此后列有該社庶務股主任等相关人员姓氏），末为"印刷及總發行所地安門外迤東路北中醫學社，版存太醫院署內"。

## 1106　六科证治准绳六种

清康熙三十八年（1699）金坛虞氏据康熙早期刻本修补印本　索书号 R24-51/m2

### 一、分册（卷）版本叙录

1 册：书衣右侧有墨书"中風　中寒　中暑　中濕"等篇名；

首为书名页，以界行分三列，中列刻大字"證治準繩"，右列刻小字"王損菴先生原本　第一種"，左列下首刻小字"金坛虞氏藏板"，书首小字横署"康熙己卯新鐫"；

次为"證治準繩自敘"，末署"萬曆三十年歲次壬寅夏五月朔旦念西居士　王肯堂宇泰識"；

次为"證治準繩第一冊目錄"；

次为正文，首页首行"證治準繩第一冊"，二行"金坛王肯堂輯"，三行"卒中暴厥"；

次为"證治準繩第二冊目錄"。（此目录应调至第三册最前部）

2 册：书衣右侧有墨书"短氣　少氣　傳尸"等篇名（以下第八至十二册书衣均有墨书门类或篇目名称）；

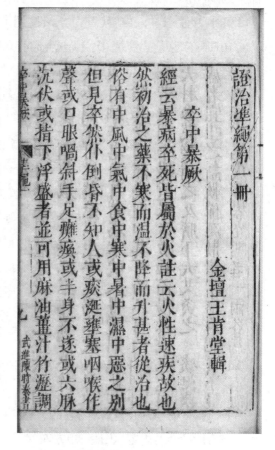

首为"短氣"篇（共五页，此部分装订顺序有误，应调至第三册最末）；次接卷一内容（首为"傳尸勞"篇）。

3 册：为"證治準繩第二冊"（以下杂症各卷正文卷端分别有"證治準繩第三 // 八冊"），内容包括"諸氣"等。

4 册：首为"證治準繩第三冊目錄"（以下杂症各卷正文前分别有"證治準繩第四 // 八冊目錄"）；

次为卷三，内容包括"嘔吐膈氣總論"等；

次为卷四目录。（此目录应调至第五册最前部）

5 册：为卷四，内容包括"頭痛"等。

6 册：首为卷五目录；次为卷五，内容包括"癧風"等。

7 册：接上册卷五内容（首为"怒"篇），卷末有"五册終"。

8 册：首为卷六目录（此目录版心上方象鼻为粗黑线）；次为卷六，内容包括"泄瀉滯下總論"等。

9 册：接上册卷六内容（首为"小便數"篇）。

10 册：首为卷七目录；次为卷七，内容属"目"。

11 册：接上册卷七，内容属"目"。

12 册：首为卷八目录；次为卷八，内容包括"耳"等；后书衣有破损。

13 册：首为"雜病證治類方一冊目錄"；

次为正文，首页首行"雜病證治類方第一冊"，二行"金壇王肯堂輯"，三行"卒中暴厥"。

14 册：接上册内容，仍为"類方一"（首篇为"傷飲食"）。

15 册：首为"雜病證治類方第二冊目錄"（以下类方各卷正文前分别有"雜病證治類方第三 // 八冊目錄"）；

次为"雜病證治類方第二冊"（以下类方各卷正文卷端分别有"雜病證治類方第三 // 八冊"），内容包括"氣"等。

16 册：接上册内容，仍属"類方二"。

17 册：接上册内容，仍属"類方二"。

18 册：首为卷三目录（其中"雜病"刻为"雜治"）；次为卷三，内容包括"嘔吐膈氣"等。

19 册：首为卷四目录；次为卷四，内容包括"頭痛"等。

20 册：接上册内容，仍属"類方四"。

21 册：首为卷五目录；次为卷五，内容包括"癧風"等。

22 册：接上册内容，仍属"類方五"。

23 册：首为卷六目录；次为卷六，内容包括"泄瀉滯下總治"等。

24 册：接上册内容，仍属"類方六"。

25 册：首为卷七目录；次为卷七，内容属"目"。

26 册：接上册内容，仍属"類方七"，卷末有"雜病證治類方第七冊"。

27 册：首为卷八目录；次为卷八，内容包括"耳聾"等。

28 册：接上册内容，仍属"類方八"。

29 册：第二书衣有破损，题签处下方存六字："傷寒共八卷全"。

首为书名页，以界行分两列，右列刻双行大字"王損菴先生寒／科第三種"，左列下首刻小字"金壇虞氏藏板"，书首小字横署"康熙己卯新鐫"；

次为"傷寒證治準繩自序"，末署"時萬曆三十二年歲次甲辰重九日念西居士王肯堂宇泰甫書"；

次为"傷寒證治準繩凡例"；

次为"入門辨證訣"；

次为"傷寒證治準繩目錄"，包括"序""凡例""入門辨證訣"、"帙之一"至"帙之八"各篇目，末有"目錄畢"；

次为正文，首页首行"傷寒證治準繩帙之一"，二行"金壇王肯堂輯　門人南昌張　綡校"，三行"總例"等。

30 册：为"傷寒證治準繩帙之二"（以下伤寒各卷正文卷端分别有"傷寒證治準繩帙之三∥八"），内容为"太陽病"。

31 册：为卷三，内容包括"陽明病"等，卷末有"傷寒證治準繩帙之三"。

32 册：为卷四，内容包括"三陰總論"等。

33 册：为卷五，内容为"合病併病汗下吐後等病"。

34 册：为卷六，内容包括"小便不利"等。

35 册：为卷七，内容包括"劳復食復"等，卷末有"卷／終"。

36 册：为卷八，内容包括"脉法"等，缺次末页。

37 册：首为书名页，以界行分两列，右列刻双行大字"王損菴先生幼／科第五種"，左列下首刻小字"金壇虞氏藏板"，书首小字横署"康熙己卯新鐫"；

次为"幼科證治準繩自序"，末缺半页（含署名约为三行文字）；

次为"幼科證治準繩目錄"，首列下及次列刻有双行小字"目錄專備分證檢方之用，今止列有方名者，其單方無名者，多不互用，故不復列，覽者詳之"，目录包括"集之一"至"集之九"各篇目；

次为正文，首页首行"幼科證治準繩集之一"，二行"金壇王肯堂宇泰甫輯"，三、四行（大字）"證治通論"。

38 册：接上册内容，仍属"幼科一"（首篇为"初生"），卷末有"幼科證治準繩集之一"。

39 册：为"幼科證治準繩集之二"（以下幼科各卷正文卷端分别有"幼科證治準繩集之三∥九"），内容包括"肝"等。

40 册：接上册内容，仍属"幼科二"（首为"癇"篇）。

41 册:为卷三,内容包括"心"等。

42 册:接上册内容,仍属"幼科三"。

43 册:接上册内容,仍属"幼科三"。

44 册:为卷四,内容为"痘瘡　上"。

45 册:接上册内容,仍属"幼科四",卷末有"幼科證治準繩卷之四"。

46 册:为卷五,内容为"痘瘡　中";

47 册:接上册内容,仍属"幼科五"。

48 册:为卷六,内容为"痘瘡　下"。

49 册:接上册内容,仍属"幼科六",卷末有"六卷畢"。

50 册:为卷七,内容包括"脾"等。

51 册:接上册内容,仍属"幼科七",卷末有"幼科證治準繩集之七上"。

52 册:为卷八,内容包括"疳"等。

53 册:接上册内容,仍属"幼科八"。

54 册:接上册内容,仍属"幼科八"。

55 册:为卷九,内容包括"肺"等。

56 册:接上册内容,仍属"幼科九";后书衣有破损。

57 册:首为书名页,以界行分两列,右列刻双行大字"王損菴先生女 / 科第六種",左列下首刻小字"金壇虞氏藏板",书首小字横署"康熙己卯新鐫";

次为"女科證治準繩自序",末署"萬曆丁未早秋念西居士王肯堂宇泰甫書於無住菴";

次为"女科證治準繩目錄",包括"卷之一"至"卷之五"各篇目;

次为正文,首页首行"女科證治準繩卷之一",二行"金壇王肯堂輯　門人南昌張綷校",三行"治法通論"。

58 册:接上册内容,仍为"女科一"。

59 册:接上册内容,仍为"女科一",卷末有"女科證治準繩集之一"。

60 册:为"女科證治準繩卷之二"(以下女科各卷正文卷端分别有"女科證治準繩卷之三 // 五"),内容为"雜症門上"。

61 册:接上册内容,仍属"女科二",卷末有"女科證治準繩卷之二"。

62 册:为卷三,内容为"雜症門下"。

63 册:接上册内容,仍属"女科三"。

64 册:为卷四,内容为"胎前門"。

65 册:接上册内容,仍属"女科四"。

66 册：接上册内容,仍属"女科四"。

67 册：为卷五,内容为"產後門"。

68 册：接上册内容,仍属"女科五"(首为"虚煩"篇),末四页有破损,缺最末半页(即"黄連胡粉膏散"方)。

## 二、版本特征描述

(杂症准绳)正文每半叶九行,行十八字,小字双行同,四周单边或左右双边,白口(个别为大黑口),单黑鱼尾,版框 20.3×14.1 ㎝,开本 24.9×15.8 ㎝；

版心上方刻"證治準繩"、各篇名,鱼尾下方分别刻"自序""自叙""準繩一 // 八目錄""準繩一 // 八",版心下方刻页码,版心最末刻"武進陳時泰書",版心末刻有字数；

正文有图。

(杂病证治类方)正文每半叶九行,行十八字,小字双行同,四周单边或左右双边,白口,单黑鱼尾,版框 20.3×14.2 ㎝,开本 25.0×15.8 ㎝；

版心上方刻篇名,鱼尾下方分别刻"類方一 // 八目錄""類方一 // 八",版心下方刻页码。

(伤寒准绳)正文每半叶十行,行二十一字,小字双行同,四周单边,白口,单黑鱼尾,版框 20.2×13.6 ㎝,开本 24.9×15.7 ㎝；

版心上方刻"傷寒準繩"、伤寒各篇名,鱼尾下方分别刻"自序""凡例""入門辨證""目錄""帙之一 // 八",版心下方刻页码,版心末刻有字数；

天头刻有眉批,如"三日脉微小身和者为欲鮮";正文有图；

(幼科准绳)正文每半叶十行,行二十字,小字双行同,四周单边,白口,单黑鱼尾,版框 20.2×14.3 ㎝,开本 24.8×15.8 ㎝；

版心上方刻"自序""目錄"、篇名,鱼尾下方分别刻"幼科""幼科一 // 九"("幼"或为"㓜"),版心下方刻页码,版心最末刻有字数(如"三、廿五")；

原刻无句读；天头刻有眉批如"人不用當歸補血湯";有少部分文字模糊与版框残损；

有朱笔与墨笔圈点画线；天头有墨批(如"乳兒二月不得令生人抱")并朱笔圈点,地脚有墨批,文中有墨笔夹批如"芎大黄郁李仁"。

(女科准绳)正文每半叶十行,行二十字,小字双行一般同(亦有少量不同),四周单边,白口,单黑鱼尾,版框 21.1×14.3 ㎝,开本 24.9×15.7 ㎝；

版心上方刻"目錄"、篇名,鱼尾下方分别刻"女科""女科一 // 五",版心下方刻页码,版心末刻有字数；

天头刻有眉批如"虚胃不調"。

（全书）原刻无句读；无圈点（但《幼科》有），无批校题跋（但《幼科》有）；品相较好，有少部分虫蛀破损等已修复，无补配；四眼线装；六十八册（五函，樟木夹板；第一函杂症十二册，第二函类方十六册，第三函伤寒八册，第四函幼科二十册，第五函女科十二册）。各册均有馆藏 7 号章，并分别有财产登录号 02343~02354，02500~02515，02335~02342，01387~01406，01425~01436。

（第一函）：第一册书衣题签处有墨书"證治準繩　雜症　計八卷分作十二本全"，其他各册书衣题签处均有墨书"證治準繩　雜症"，并分别有墨书"乚"二"至"十二"；各册书根均有墨书"雜症"并分别墨书有篇名，书根末端分别墨书序号"乙"、至"十二"。

（第二函）：第十三册书衣题签处墨书"证治准绳　幼科"（"幼科"应作"類方一"），其他各册书衣题签处均有墨书"證治準繩　類方"并分别有墨书"二"至"十六"；各册书根均有墨书"類方"并分别有墨书篇名，书根末端分别墨书序号"乚／乙"至"十六"。

（第三函）：第二十九册书衣题签处有自来水笔书"證治準繩　伤寒"，其他各册书衣题签处均有墨书"證治準繩　傷寒"并分别有墨书"二"至"八"；各册书根均有墨书"傷寒"，书根末端分别墨书序号"乚／乙"至"八"。

（第四函）：第三十七册书衣题签处墨书"证治准绳　幼科"，其他各册书衣题签处均有墨书"證治準繩　幼科"并分别有墨书"貳""三"至"二十"；各册书根均有墨书"幼科"，书根末端分别墨书序号"乙"至"二十"。

（第五函）：第五十七册书衣题签处墨书"證治準繩　女科　首卷，共五卷，分作十二本全"；第五十八册书衣题签处墨书"證治準繩　女科　乙，共四卷，分作八本全"，其他各册书衣题签处均有墨书"證治準繩　女科"并分别有墨书"二"至"十一"；各册书根均有墨书"女科"并分别有墨书篇名，书根末端分别墨书序号"乙首""乙"、"二"至"十一"。

## 三、版本特色及考证说明

《六科证治准绳》又名《证治准绳》《医学准绳六要①》，一名《六科准绳》（各科准绳一般又名各科证治准绳）。

《杂病证治准绳》，《总目》称其又名《杂病证治类方》，有误，此为两书。《类方准绳》又名《杂病证治类方》，为《杂病证治准绳》的方药编。

《疡医准绳》又名《外科准绳》《疡科准绳》。

本书按内容篇幅划分卷次，除用"卷"之外，还有用"册""帙""集"字者，如"證

---

① 顾宁一. 中医古籍善本书目提要 [M]. 南京：江苏科学技术出版社，2012：46.

治準繩第三冊"傷寒證治準繩帙之三""幼科證治準繩集之一",其至同一卷首末用字亦不同,如卷首"女科證治準繩卷之一",卷末(尾題)为"女科證治準繩集之一"。

《四库全书》收录《证治准绳》一百二十卷。

本馆此部内无《疡医准绳》六卷。可能是此五种《准绳》汇印时,并未同时(或同批)印行《疡医准绳》,故崔建英说,"1958年上海卫生出版社据上海图书馆藏本影印《证治准绳》时,《疡医准绳》另选了南京图书馆藏本"。本馆另藏有包括《疡医准绳》在内的《六科证治准绳》多个版本,如清乾隆修敬堂刻本、清刻本、清光绪铅印本、两种民国石印本等。

(沈津)"书丛老蠹鱼的博客"(http://blog.sina.com.cn/s/blog_4e4a788a0100g1v9.html)内有"从来精椠先精写——说写工(三)"篇,载有"《證治準繩》四十四卷,明萬曆三十年(1602)至三十六年(1608)王肯堂刻清初修版印本。卷一第一頁書口下刊「武進陳時泰書」"。

《上海中医药大学中医药古籍善本提要目录》载该馆所藏明万历三十年金坛虞氏藏版刻本,行款与版框尺寸为"9行18字;半框20×13㎝"。

关于本丛书内各书之成书及刊刻时间顺序,相关各序(《类方准绳》无单独序文)内容引录如下:

(1)万历三十年"證治準繩自敘":"遂先成雜病論與方各八巨表。高生請名,余命之曰《證治準繩》。高生曰:何謂也?余曰:醫有五科七事,曰脉、曰因、曰病、曰證、曰治,為五科;因復分為三:曰內、曰外、曰亦內亦外,并四科為七事……曰五科皆備焉,而獨名證治何也?曰:以言證治獨詳故也;是書出,而不知醫不能脉者,因證檢書而得治法,故也。雖然,大匠之所取平與直者,準繩也;而其能用準繩者,心目明也。"

(2)万历三十二年"傷寒證治準繩自序":"丁酉、戊戌間,因嘉善高生請,始輯《雜病準繩》而不及《傷寒》,非後之,蓋難之也。今歲秋,同年姜仲文知余所輯雜病外,尚有傷寒、婦、嬰、瘍科,为準繩者四,遣使來就鈔,而不知余奪於幽憂冗病,未屬草也。因感之而先成《傷寒》書八帙,始於八月朔,而告完於重九。或曰:以數十萬言成於四旬,不太草草乎?曰:余之醞釀于舟府而漁獵于書林,蓋三十餘年矣,不可謂草草也。"

(3)(万历三十五年)"幼科證治準繩自序":"大中丞沈太素公,從大梁寄余俸金百,以助刻費,而是書稿適成,遂鳩工刻之。又踰年,始竣。因序而識之,使後之人有攷焉。"

(4)万历丁未"女科證治準繩自序":"稿成而兵憲蔡虚臺公、明府涂振任公助之貲。刻行之,以為此亦二公仁政萬分之一,遂不復僻。"

(5)万历三十六年"瘍醫準繩自序"(修敬堂版):"(俸)乃以付梓人,逾耆而後竣事,於是諸科分證用藥之書畧備。"

据以上各序可知,《杂症准绳》及其姊妹编《类方准绳》初刻于明万历三十年(1602),为该丛书中最早成书并刊刻的两种,即所谓万历三十年刻本并无其他四种《准绳》。此二书的具体成书时间,据《伤寒准绳》序可知,应在"丁酉、戊戌间",即万历二十五、二十六年,二者之中,《杂证》无疑早于《类方》;第三个是《伤寒准绳》,成书与刊刻于万历三十二年,早于其他三种《准绳》;第四为《幼科准绳》,成书于万历三十四年并于当年开雕,次年(丁未)刻成,其序内特地交代"使後之人有攷焉";第五为《女科准绳》,于万历三十五年(丁未)成书并刊行;第六为《疡医准绳》,于万历三十六年最后一个成书并刊刻,故自序云"(逾暮而後竣事,於是)諸科分證用藥之書畧備",但《四库全书总目》认为此书与《伤寒准绳》皆"成于甲辰",未知其所据。

据以上各书成书与刻成时间,以及上文各书名页与卷帙的不同用词等,可知此部刻印时,并非是以《证治准绳》为总名的丛书。崔建英[1]认为,《证治准绳》"应是稍后在编辑《中国丛书综录》时鉴于多种汇列不便入总目,才括以总名的。但是这样一来就造成一种版本源流方面的错觉,俨然是在明万历三十年至三十六年间就刻了一种《六科证治准绳》。王肯堂确是在这期间辑刻过六种医书,原并无总名,是随辑随刻,各自独立的。直到清康熙三十一年,旧版归了金坛虞氏,修补汇印,仍无总名,只称'医书六种'。乾隆后,因《四库全书总目》以《证治准绳》统称之,却还讲得通,渐渐'约定俗成'才有了个总名。"此说有据。崔氏同时指出:"这种错觉的直接结果是,把传世早就不多、已属珍贵的少量单刻初印本降为丛书零种,视同残书,而把失去'虞氏藏板'封面、已经模漶了的修补汇印本当成初印全书。"此说值得古籍整理与版本研究者引以重视。

《总目》著录本馆此部为"清康熙14年乙卯(1675)金坛虞氏刻本",且载该版本仅本馆有藏。经笔者仔细查看各书名页,其书首均有小字横署"康熙己卯新镌",即为康熙三十八年(1699),而原著录显然是将"己卯"误看成了"乙卯"(此二字在古籍中常有误刻)。

---

① 崔建英. 崔建英版本目录学文集 [M]. 南京:凤凰出版社,2012:73-74.

## 1107 景岳全书 十六种

清康熙四十九年（1710）贾棠刻本聚锦堂藏板　索书号 R2-52/m1-2

### 一、分册（卷）版本叙录

1 册：首为书名页，以界行分三列，中列刻大字"景岳全书"，右列上首小字"張介賓先生著"，左列下首小字"聚錦堂藏板"，书首小字横署"康熙庚寅年新鐫"，皆为单行楷体；

次为序，无标题，五行行十一字，末署"閩浙制使瀋陽范時崇撰"，并有摹刻方形篆字原印二枚，一为阴文"范時崇印"，一为阳文"自牧"；

次为"序"，七行行十二字，末署"峕」康熙五十年歲次辛卯孟春兩廣運使瀛海賈棠題於羊城官舍之退思堂"，并有摹刻方形篆字原印二枚，一为阴文"賈棠之印"，一为阳文"海東"；

次为"全書紀畧"，末署"外孫林日蔚跋"；

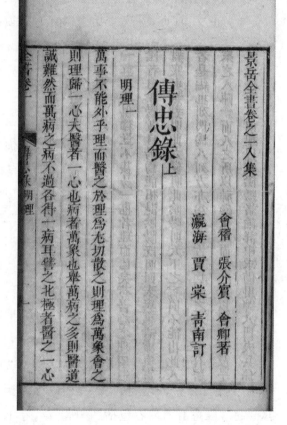

次为"景岳全書總目"（首行），二至五行为"目序」共計二十四集」六十四卷」每集俱列字號"，各集名称依次为"入道須從性理，明心必貫天人，謨烈聖賢大德，圖書宇宙長春"中的一个字；

次为正文，首页首行"景岳全書卷之一入集"，二行"會稽　張介賓　會卿著"，三行"瀛海　賈　棠　青南訂"，四、五行"傳忠錄　上"（大字占两行，该丛书下同）；

次为"景岳全書卷之二入集"（以下各卷正文卷端分别有"景岳全書卷之三 // 六十四"，其中卷九、五十二为目录），内容为"傳忠錄　中"，卷末有"景岳全書卷二終"。

2 册：首为卷三"道集"，内容为"傳忠錄　下"；

次为"景岳全書脉神章目錄道集"，包括"卷之四 // 六　脉上 // 下"各篇目，末有"目

錄終”;

次为正文,首页首行“景岳全書卷之四道集”,二行“會稽　張介賓　會卿著”,三行“瀛海　賈　棠　青南訂”,四、五行“脉神章　上”;

次为卷五“道集”,内容为“脉神章　中”,卷末有“全書卷之五終”;

次为卷六“道集”,内容为“脉神章　下”。

3 册:首为“景岳全書傷寒典目錄須集”,包括“卷之七」傷寒　上”“卷之八」傷寒　下”各篇目,末有“景岳全書傷寒典目錄終”;

次为正文,首页首行“景岳全書卷之七須集　傷寒典”,二行“會稽　張介賓　會卿著”,三行“瀛海　賈　棠　青南訂”,四、五行“傷寒　上”;

次为卷八“須集　傷寒典”,内容为“傷寒　下”,卷末有“景岳全書卷之八傷寒下終”。

4 册:首为卷九“從集”,该目录包括“九卷”至“三十七卷”各篇目;

次为正文,首页首行“景岳全書卷之十從集　雜證謨”,二行“會稽　張介賓　會卿著”,三行“瀛海　賈　棠　青南訂”,四、五行“諸風”;

次为卷十一“從集　雜證謨”,内容包括“非風”等,卷末有“景岳全書卷之十一終”;

次为卷十二“從集　雜證謨”,内容包括“風痹”等,卷末有“景岳全書卷之十二終”。

5 册:首为卷十三“性集”,内容为“瘟疫”;

次为卷十四“性集　雜證謨”,内容包括“瘧疾”等;

次为卷十五“性集”,内容包括“寒熱”等。

6 册:首为卷十六“理集”,内容包括“虛損”等;

次为卷十七“理集　雜證謨”,内容包括“飲食門”等;

次为卷十八“理集　雜證謨”,内容包括“怔忡驚恐”等。

7 册:首为卷十九“明集　雜證謨”,二行“會稽　張介賓　會卿著”,三行“會稽　魯　超　謙菴訂”,内容包括“欬嗽”等,卷末有“景岳全書卷十九終”;

次为卷二十“明集　雜證謨”,内容包括“嘔吐”等,卷末有“景岳全書卷之二十終”;

次为卷二十一“明集　雜證謨”,内容包括“吞酸”等;

次为卷二十二“心集　雜證謨”,内容为“腫脹”。

8 册:首为卷二十三“心集　雜證謨”,内容包括“積聚”等,卷末有“全書卷二十三終”;

次为卷二十四“心集　雜證謨”,内容包括“泄瀉”等;

次为卷二十五“心集　雜證謨”,内容包括“心腹痛”等。

9 册:首为卷二十六“必集　雜證謨”,内容包括“頭痛”等(前六页有破损并修复),

卷末有"景岳全書卷之二十六終";

次为卷二十七"必集　雜證謨",内容包括"眼目"等,卷末有"景岳全書卷之二十七終";

次为卷二十八"必集　雜證謨",内容包括"聲瘖"等,卷末有"景岳全書卷之二十八終";

次为卷二十九"必集　雜證謨",内容包括"遺精"等。

10 册:首为卷三十"貫集　雜證謨",内容为"血證",卷末有"景岳全書卷之三十終";

次为卷三十一"貫集　雜證謨",内容包括"痰飲"等;

次为卷三十二"貫集　雜證謨",内容包括"脚氣"等,卷末有"卷終";

次为卷三十三"貫集　雜證謨",内容包括"疝氣"等,卷末有"全書三十三卷終"。

11 册:首为卷三十四"天集　雜證謨",内容包括"癲狂痴獃"等;

次为卷三十五"天集　雜證謨",内容包括"諸蟲"等;

次为卷三十六"天集　雜證謨",内容为"諸氣",卷末有"景岳全書卷之三十六終";

次为卷三十七"天集　雜證謨",内容为"死生"。

12 册:首为"景岳全書婦人規目錄人集",包括"卷之三十八婦人上""卷之三十九婦人下"各篇目;

次为正文,首页首行"景岳全書卷之三十八人集　婦人規　上",二行"會稽　張介賓　會卿著",三行"瀛海　賈　棠　青南訂",四、五行"總論類";

次为卷三十九"人集　婦人規下",内容包括"產育類"等。

13 册:首为"景岳全書小兒則目錄謨集",包括"卷之四十」小兒　上""卷之四十一」小兒　下"各篇目;

次为正文,首行首页"景岳全書卷之四十謨集",二行"會稽　張介賓　會卿著",三行"瀛海　賈　棠　青南訂",四、五行"小兒則　上";

次为卷四十一"謨集",内容为"小兒則　下";

次为"景岳全書麻疹詮目錄謨集",包括"卷之四十二」麻疹　全"各篇目,末有"景岳全書麻疹目錄終";

次为正文,首行首页"景岳全書卷之四十二謨集　麻疹詮",二行"會稽張介賓　會卿著",三行"瀛海　賈　棠　青南訂",四、五行"麻疹　全"。

14 册:首为"景岳全書痘疹詮烈集　目錄",包括"卷之四十三∥五」痘瘡　上∥下"各篇目;

次为"景岳全書卷之四十三烈集　痘疹詮",二行"會稽　張介賓　會卿著",三行

"瀛海　賈　棠　青南訂",四、五行"痘瘡　上";

次为卷四十四"烈集　痘疹詮",内容为"痘瘡　中";

次为卷四十五"烈集　痘疹詮",内容为"痘瘡　下"。(最末一页错装订于卷五十四之末,应调回)

15册:首为"景岳全書外科鈐目録聖集",包括"卷之四十六」外科　上""卷之四十七」外科下"各篇目;

次为正文,首页首行"景岳全書卷之四十六聖集　外科鈐　上",二行"會稽　張介賓　會卿著",三行"瀛海　賈　棠　青南訂",四、五行"外科鈐　上"。

16册:为卷四十七"賢集",内容为"外科鈐　下",卷末有"景岳全書四十七卷終"。

17册:首为"景岳全書本草正目録上大集",包括"卷四十八""卷四十九"十四部各篇目,末有"全書本草正目録終";

次为正文,首页首行"景岳全書卷之四十八大集　本草正",二行"會稽　張介賓　會卿著",三行"會稽　魯　超　謙菴訂",四、五行"山草部　本草／上";

次为卷四十九"大集　本草正",内容为"水石草部"(属"本草下")等。

18册:首为"景岳全書新方八陣目録德集",包括"卷之五十"新方各略、"卷之五十一"各阵及各篇目;

次为正文,首页首行"景岳全書卷之五十德集　新方八陣"("八陣"应为"八略"),二行"會稽　張介賓　會卿著",三行"瀛海　賈　棠　青南訂",四行"新方八畧引",(后为一至八各略),卷末有"景岳全書卷之五十終";

次为正文,首页首行"景岳全書卷之五十一德集　新方八陣",二行"會稽　張介賓　會卿著",三行"瀛海　賈　棠　青南訂",四、五行"補陣"。

19册:首为"景岳全書古方八陣目録圖集"(首行),二行"五十二卷",五行"古方總目"(下有小字"以下總列共／一十三卷");古方总目下,首为"附古方條序",次为"景岳全書古方八陣目録　圖集";此卷均为目录,包括"五十三卷"至"六十卷"古方八阵("補陣""和陣""攻陣""散陣""寒陣""熱陣""固陣""因陣"),以及"六十一卷」婦人""六十二卷」小兒""六十三卷」痘疹""六十四卷」外科"各篇目;

次为正文,首页首行"景岳全書卷之五十三圖集　古方八陣",二行"會稽　張介賓　會卿著",三行"瀛海　賈　棠　青南訂",四、五行"補陣",卷末有"全書五十三卷終"。

20册:为卷五十四"書集　古方八陣",内容为"和陣",卷末有"景岳全書五十四卷終";本册最末另有四十五卷一页(版心上方刻"全書卷四十五",鱼尾下方刻"痘瘡下",版心下方刻"四十七"),属装订错误。

21 册：首为卷五十五"宇集　古方八阵"，内容为"攻阵"；

次为卷五十六"宇集　古方八阵"，内容为"散阵"，卷末有"全書全書五十六卷終"（前两字"全書"为衍文，应删去或改为"景岳"二字）；

次为卷五十七"宇集　古方八阵"，内容为"寒陣"。

22 册：首为卷五十八"宙集　古方八阵"，内容为"熱陣"；

次为卷五十九"宙集　古方八阵"，内容为"固陣"；

次为卷六十"宙集　古方八阵"，内容为"因陣"。

23 册：首为正文，首页首行"景岳全書卷之六十一長集　婦人規古方"，二行"會稽　張介賓　會卿著"，三行"瀛海　賈　棠　青南訂"，四、五行"婦人"，卷末有"全書卷六十一終"；

次为正文，首页首行"景岳全書卷之六十二長集　小兒則古方"，二行"會稽　張介賓—會卿著"，三行"瀛海　賈　棠—青南訂"，四、五行"小兒"；

次为正文，首页首行"景岳全書卷之六十三長集　痘疹詮古方"，二行"會稽　張介賓　會卿著"，三行"瀛海　賈　棠　青南訂"，四、五行"痘疹"，卷末有"全書卷六十三終"。

24 册：为正文，首页首行"景岳全書卷之六十四春集　外科鈐古方"，二行"會稽　張介賓　會卿著"，三行"瀛海　賈　棠　青南訂"，四、五行"外科"，卷末有"景岳全書卷之六十四終"。

## 二、版本特征描述

1（传忠录）正文每半叶九行，行二十四字，小字双行同，左右双边，白口，单黑鱼尾，版框 19.8×14.5 ㎝，开本 24.9×16.3 ㎝（以下各书开本同）；

版心上方刻"序""全書紀署""全書卷一∥三"，鱼尾下方刻"總目"、"傳忠錄"及篇名，版心下方刻页码，版心最末刻有字数（除杂证谟卷十九至二十一及本草正外，以下各书同）。

2（脉神章）正文每半叶九行，行二十四字，小字双行同，左右双边，白口，单黑鱼尾，版框 19.9×14.4 ㎝；

版心上方刻"全書卷四∥六"，鱼尾下方刻"脉神目錄""脉神上∥下"，版心下方刻页码。

3（伤寒典）正文每半叶九行，行二十四字，小字双行同，左右双边，白口，单黑鱼尾，版框 20.3×14.6 ㎝；

版心上方刻"全書卷七／八"，鱼尾下方刻"傷寒目錄""傷寒上／下"，版心下方刻页码。

4（杂证谟不含卷 19-21）正文每半叶九行，行二十四字，小字双行同，左右双边，白口，单黑鱼尾，版框 19.7×14.7 cm；

版心上方刻"全書卷九 // 十八""全書卷二十二 // 三十七"，鱼尾下方刻"雜證目錄"、"雜證謨"及篇名（部分篇名下有墨书细目名称），版心下方刻页码；

（杂证谟卷 19-21）正文每半叶十三行，行二十四字，小字一般为单行（极个别为双行），左右双边，白口，单黑鱼尾，版框 21.1×15.0 cm；

版心上方刻"景岳全書"，鱼尾下方刻"卷之十九 // 二十一"，版心下方刻页码；

多有断版痕迹。（开本同其它各册，但有明显切痕，裁去了天头原有的一部分墨批）

5（妇人规）正文每半叶九行，行二十四字，小字双行同，左右双边，白口，单黑鱼尾，版框 19.5×14.6 cm；

版心上方刻"全書卷三十八 / 三十九"，鱼尾下方刻"婦人上目錄"、"婦人上 / 下"及篇名，版心下方刻页码。

6（小儿则）正文每半叶九行，行二十四字，小字双行同，左右双边，白口，单黑鱼尾，版框 19.9×14.6 cm；

版心上方刻"全書卷四十 / 四十一"，鱼尾下方刻"小兒則目錄"、"小兒上 / 下"及篇名，版心下方刻页码。

7（痘疹诠）正文每半叶九行，行二十四字，小字双行同，左右双边，白口，单黑鱼尾，版框 20.1×14.5 cm；

版心上方刻"全書卷四十二 // 四十五"，鱼尾下方刻"麻疹目錄"、"麻疹"及篇名、"痘瘡目""痘瘡上 // 下"，版心下方刻页码。

8（外科钤）正文每半叶九行，行二十四字，小字双行同，左右双边，白口，单黑鱼尾，版框 19.7×14.5 cm；

版心上方刻"全書卷四十六 / 四十七"，鱼尾下方刻"外科上目""外科上""外科"，版心下方刻页码。

9（本草正）正文每半叶十三行，行二十四字，个别小字为双行（且不等），左右双边，白口，单黑鱼尾，版框 20.8×15.0 cm；

版心上方刻"景岳全書"，鱼尾下方刻"卷之四十八目上"（或"卷之四十八目"）、"卷之四十九目下"（或"卷之四十九"）、"卷之四十八 / 四十九"，版心下方刻页码。

有部分断版现象。

10（新方八略）正文每半叶九行，行二十四字，小字双行同，左右双边，白口，单黑鱼尾，版框 19.8×14.6 cm；

版心上方刻"全書卷五十",鱼尾下方刻"新方目錄""新方八略",版心下方刻页码。

11（新方八阵）正文每半叶九行,行二十四字,小字双行同,左右双边,白口,单黑鱼尾,版框 20.1×14.6 ㎝;

版心上方刻"全書卷五十一",鱼尾下方刻"新方×陣"（"補陣""和陣""攻陣""散陣""寒陣""熱陣""固陣""因陣"）,版心下方刻页码。

12（古方八阵）正文每半叶九行,行二十四字,小字双行同,左右双边,白口,单黑鱼尾,版框 20.2×14.6 ㎝;

版心上方刻"全書卷五十二//六十",鱼尾下方刻"古方目錄""古方×陣"（名称同新方八阵）、"古方婦人""古方小兒""古方痘疹""古方外科"（以上为卷五十二）,（卷五十三起为）"古方×陣"（八阵名称同上）,版心下方刻页码。

13（妇人规古方）正文每半叶九行,行二十四字,小字双行同,左右双边,白口,单黑鱼尾,版框 20.1×14.6 ㎝;

版心上方刻"全書卷六十一",鱼尾下方刻"古方婦人",版心下方刻页码。

14（小儿则古方）正文每半叶九行,行二十四字,小字双行同,左右双边,白口,单黑鱼尾,版框 20.1×14.5 ㎝;

版心上方刻"全書卷六十二",鱼尾下方刻"古方小兒",版心下方刻页码。

15（痘疹诠古方）正文每半叶九行,行二十四字,小字双行同,左右双边,白口,单黑鱼尾,版框 19.4×14.6 ㎝;

版心上方刻"全書卷六十三",鱼尾下方刻"古方痘疹",版心下方刻页码。

16（外科钤古方）正文每半叶九行,行二十四字,小字双行同,左右双边,白口,单黑鱼尾,版框 20.6×14.7 ㎝;

版心上方刻"全書卷六十四",鱼尾下方刻"古方外科",版心下方刻页码。

（全书）原刻无句读;无圈点（但杂证谟卷十九至二十一有朱笔圈点与校字,新方八略有墨笔圈点）,无批校题跋（但杂证谟卷十九至二十一天头有墨批如"小青龍湯"）;品相良好,无修复,无补配;四眼线装;二十四册（二函,函各十二册;第一函为原装夹板,其上贴有书签"景岳全書";第二函为樟木夹板）;各册书衣题签处均有墨书"景岳全書"（但第九册、十七册无）,并分别有墨书卷次"卷壹/貳"至"卷六十四";第一至四册书衣右上分别有墨书书名及卷次,第六册书衣中部有墨书"程逸庭記";各册书衣右上角分别印有序号"壹"至"貳肆";各册书根最末端依次有墨书"入道須從性理,明心必貫天人,謨烈聖賢大德,圖書宇宙長春"之一字,第一至六册书根并分别有墨书书名;各册后书衣均有日期印（壹玖伍柒年柒月捌日）;各册均有馆藏 5A 章,并分别有财产登录号 01601~01624。

### 三、版本特色及考证说明

本书"共計二十四集,六十四卷,每集俱列字號"。由二十四集各为一字的集名组成一首诗(入道须从性理,明心必贯天人。谟烈圣贤大德,图书宇宙长春),反映了张氏医学理念乃至哲学思考。

张景岳祖上以军功起家,其壮岁从戎,后潜心于医道,因善兵法,故借"用药如用兵"之义(参见《本草原始》),书中方药列有新方八阵、古方八阵,即补、和、攻、散、寒、热、固、因阵。

《四库全书》收录《景岳全书》六十四卷。

此本属早期刻本。

该书原刻时即无《传忠录》目录,因所含各书目录在总目录中均有标明且记录有目录页数,但并无标列《传忠录》目录。

此部内《杂证谟》卷十九至二十一及《本草正》版式与其他各书不同,为据会稽鲁超刻本的补配本。

根据原书序跋,结合相关文献记载,本书最早有三个刻本,均在康熙时代刻于广东,对岭南医学的发展产生了重要影响:

(1)康熙三十九年(1700)会稽鲁超刻本:此为最早刻本,即署名"外孫林日蔚跋"的"全書紀署"中所言:"歲庚辰,攜走粵東,告方伯魯公……捐俸付剞劂,閱數月工竣。"其时鲁超任广东布政使("方伯"为明清时对布政使的尊称),故该书首刻于广州。该版本可能现已不存完整版,王大淳[①]研究认为,仅在中国科学院图书馆善本书室见到一帙,原标作"明刊本",竹纸印刷,扉页闕如,仅有林日蔚所跋"全書紀略"。板高6.3寸,宽4.2寸,每板13行,行24字。于卷首标明为会稽鲁超谦庵订。书中有济胜山馆所藏印记。既然标为鲁超所刻,当然不会是明刊。如果它有可能是原刊本的话,那么这就是我们唯一见到的康熙39年庚辰(1700)鲁超在广东布政使任上所刻的本子。

(2)清康熙四十九年(1710)瀛海贾棠刻本:鲁超于该书刊行的次年即辞世,此书印行不多,贾序曰:"(魯公)捐貲付梓,板成北去,得其書者,視為肘後之珍,世罕見之。""惜其流傳不廣,出俸翻刻,公諸宇内。"故康熙四十九年,时任两广运使的贾棠又加以翻刻,这就是"贾棠刻本"或称"两广运使署刻本"。此本范时崇序亦曰:"是書為謙菴魯方伯任粵時所刻。紙貴五都,求者不易,轉運使賈君……重登梨棗。予于庚寅孟冬奉天子命,带星就道,未獲觀其告竣。閱兩月,賈君以札見示,《景岳全書》重刻已成,命予作序。"故刻成于康熙四十九年十二月,贾棠紧接着于次年一月作序发行。

---

① 王大淳.《景岳全书》刊行年代考实[J]. 中医杂志, 1984, 25 (11):54.

（3）清康熙五十二年（1713）查礼南刻本：据查序（末署"癸巳科廣東典試正主考翰林院編修查嗣瑮撰"）："後其板（指鲁超刻板）浸失，賈青南都運復刊之，尋挟以北歸，其行未廣。余族子禮南客粵……倡其同志諸君，釀金以授梓人，鋟板摹發。會余奉命典試事竟……"可知，贾棠重刻此书不久，即携板北归，致此本亦未能广为流布。故再由查礼南牵头集款重刻此书，此后大行于世。1959 年上海科学技术出版社影印岳峙楼藏板本即为查礼南刻本。

综上可知，《总目》对于该书的著录，如明刻本、鲁超刻本的时间、贾棠与两广运使本、康熙时期十多种版本等，宜进一步优化合并，明刻本应改订。

本馆所藏清康熙五十二年（1713）查礼南刻本（索书号 R2-52/m1-3），基本特征为（以《传忠录》为例）：

正文每半叶十一行，行二十四字，小字双行同，四周单边，白口，单黑鱼尾，版框 12.9×10.2 ㎝，开本 17.1×11.5 ㎝；

版心上方刻"序""全書卷一 // 三"，鱼尾下方刻"總目"、"傳忠錄"及篇名（个别鱼尾下无刻字），版心下方刻页码。首页版心最末有黑口，内刻"人"字（本书此后各集首页版心最末均以此种方式刻有该集字号）；

原刻无句读；

无圈点，无批校题跋；

品相良好，无修复，无补配；

四眼线装；全书三十二册（二函，分别为十五册、十七册，樟木夹板）；

各册书衣右上角分别印有序号"壹"至"叁拾贰"；

各册均有馆藏 3A 章，并分别有财产登录号 023606，023467~023497。

此部为 2010 年笔者参与在皖南购得。

本馆所藏清乾隆刻本黎照楼藏板（索书号 R2-52/m1-9），基本特征为（以《传忠录》为例）：

首为书名页，以界行分三列，中列刻大字"景岳全書"，右列上首双行小字"會稽張介賓先生手輯"仁和張獻輝先生校閱"，左列下首小字"吳郡黎照樓藏板"（其中"吳"字为墨笔描补），书首小字横署"乾隆二十三年重鎸"（其中"二十三年"原字褪色，为墨笔描补）；

正文每半叶十三行，行二十四字，小字双行同，四周单边间左右双边，白口，单黑鱼尾，版框 20.5×14.9 ㎝，开本 25.0×16.0 ㎝；

版心上方刻"序""景岳全書"，鱼尾下方刻"卷之一總目""卷之一 // 三"，版心下方刻页码；

　　原刻无句读；

　　无圈点，无批校题跋；

　　品相良好，无修复，无补配；

　　四眼线装；全书三十二册（一函，樟木夹板）；

　　各册书衣右上角分别印有序号"壹"至"叁贰"；

　　各册均有馆藏 5A 章，并分别有财产登录号 02810~02841。

　　此本所据底本为该书最早的鲁超刻本。经与上海中医药大学图书馆所藏相同版本比对，本馆此本书名页原描补有误，即"吴郡"应为"越郡"，"二十三年"应为"三十三年"。

　　本馆另藏有清刻本（残）、民国上海广益书局石印本、民国毗陵章氏石印本、民国上海锦章书局石印本。

　　《上海中医药大学中医药古籍善本提要目录》载该馆所藏清康熙五十年（1711）年两广运使署刻本和翻刻本，行款均为"9 行 24 字"，半框尺寸分别为"20.5 × 13.5 ㎝"与"20.5 × 14 ㎝"。

　　《总目》另载有《景岳全书发挥》，原题清·叶桂撰。据刘光华[①]等人考证，此书或为叶氏同时代上海名医沈璠所著。

　　张介宾所撰《类经》，本书另有著录。

---

① 刘光华，吴振起．《景岳全书发挥》著者考证 [J]．中医文献杂志，2016，34（1）：5-8.

## 1108 冯氏锦囊秘录八种

清康熙四十一年（1702）刻本三槐堂重印本　索书号 R2-51/m25-1

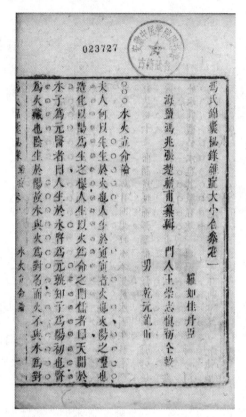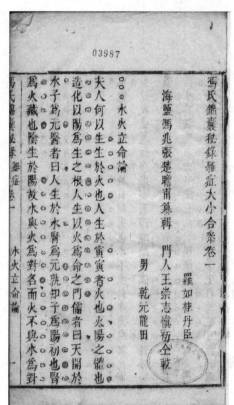

## 一、分册（卷）版本叙录

1 册：书衣题签处自来水笔书"馮氏錦囊杂病廿册"；

首为书名页，以界行分三列，中列刻大字双行"馮氏錦囊秘 / 錄"，其左侧大字下刻小字三行"内經纂要　雜症大小合参　女科精要 / 脉訣纂要　外科精要　脩養靜功 / 痘疹全集　雜症痘疹藥性合参"，右列上首刻"浙江馮楚瞻纂輯"，左列下首刻"本衙藏板"，书首小字横署"醫書第一善夲"，钤有朱文长方印（无框）"三槐堂發兑"；

次为"序"，五行行八至十字不等，行书，末署"康熙歲次辛未孟夏渠梁老人杜立德書於学古堂昔年八十有一"，并有摹刻方形篆字原印三枚，一为阳文"杜立德印"，一为阴文"纯□氏"，一为阴文"大學士印"；

次为"序",五行行十一字,行书,末署"康熙歲次壬午十月旣望年家眷弟王儒拜撰",并有摹刻方形篆字原印二枚,一为阴文"王儒之印",一为阳文"公符";

次为"序",五行行十至十二字不等,行书,末署"寒松老人魏象樞撰並書",并有摹刻篆字原印二枚,一为长方形阳文"欽賜/寒松堂",一为方形阴文"魏象樞印";

次为"序",五行行十字,行书,末署"康熙歲次丙寅中秋書扵燕臺邸舍」潞河張士甄",并有摹刻方形篆字原印二枚,一为阳文"張玉甄印",一为阴文"繡紫";

次为"錦囊秘錄雜症大小合糸凡例 小引",末署"甲戌六月旣望後學馮兆張載白",并有摹刻方形篆字原印二枚,一为阴文"馮兆張印",一为阳文"楚瞻";

次为"自序",末署"峕」康熙歲次甲戌夏六月旣望後學馮兆張謹識",并有摹刻方形篆字原印二枚,一为阴文"馮兆張印",一为阳文"楚瞻";

次为"馮氏錦囊秘錄雜症大小合糸凡例";

次为"採集古今醫學諸書";

次为"雜錄附誌 小引",末署"武原馮兆張謹識";

次为杂录附志;

次为"樂善捐資助刻諸公姓氏";

次为"馮氏錦囊秘錄雜症大小合糸目錄",包括"卷一"至"卷二十"各篇目,末有"馮氏錦囊秘錄雜症大小合糸目錄終"。

2册:首为"馮氏錦囊秘錄雜症大小合糸卷首目錄",为"卷首上」内經纂要"各篇目;

次为"馮氏錦囊秘錄雜症大小合糸卷首上"(首行),三行上部"海鹽馮兆張楚瞻甫纂輯",二至四行下部"(門人) 羅如桂丹臣」王崇志愼初」男 乾元龍田 (仝較)",五行"内經纂要";

次为"馮氏錦囊秘錄雜症大小合糸卷首下",内容属"内經纂要",末有"馮氏錦囊秘錄雜症大小合糸卷首下終"。

3册:为正文,首页首行"馮氏錦囊秘錄雜症大小合糸卷一",三行上部"海鹽馮兆張楚瞻甫纂輯",二至四行下部"(門人) 羅如桂丹臣」王崇志愼初」男 乾元龍田 (仝較)",五行"水火立命論"。

4册:为"馮氏錦囊秘錄雜症大小合糸卷二"(以下至卷十五,各卷正文卷端分别有"馮氏錦囊秘錄雜症大小合糸卷三//十五"),内容包括"太極圖說"等。

5册:为卷三,内容包括"敬陳纂集大小合糸意"等,卷末有"馮氏錦囊秘錄雜症大小合糸卷三終"。

6册:为卷四,内容包括"幼科發熱證論"等。

7册:为卷五,内容包括"小兒急慢驚風"等。

8 册：为卷六，内容包括"頭痛頭風大小總論合粲"等。

9 册：为卷七，内容包括"方脉心脾病合粲"等。

10 册：为卷八，内容包括"風門"等。

11 册：为卷九，内容包括"寒門"等。

12 册：为卷十，内容包括"傷寒大小總論合粲"等。

13 册：为卷十一，内容包括"吐血"等。

14 册：为卷十二，内容包括"論咳敕（按，此为坏字，应为'嗽'）"等，卷末有"馮氏錦囊秘錄雜症大小合粲卷十二終"。

15 册：为卷十三，内容包括"瘧疾大小總論合粲"等。

16 册：为卷十四，内容包括"兒科腫脹"等。

17 册：首为卷十五，内容包括"脉位法天論"等；

次为"馮氏錦囊秘錄女科精要卷十六"，内容包括"月經門"等。

18 册：为"馮氏錦囊秘錄女科精要卷十七"，内容包括"嗣育門"等，卷末有"馮氏錦囊秘錄女科精要卷十七終"。

19 册：首为"馮氏錦囊秘錄女科精要卷十八"，内容包括"胎產門"等；

次为"馮氏錦囊秘錄外科大小合粲卷十九"，内容包括"論丹毒"等，卷末有"馮氏錦囊秘錄外科大小合粲卷十九終"。

20 册：为"馮氏錦囊秘錄雜症大小合粲卷二十"，内容包括"錦囊治療方論"等，卷末有"馮氏錦囊秘錄雜症大小合粲卷二十終"。

21 册：首为"馮氏錦囊秘錄雜症痘疹藥性主治合粲凡例"；

次为"馮氏錦囊秘錄雜症痘疹藥性主治合粲目錄"，包括"卷首"、"卷一"至"卷十二"各篇目，末有"馮氏錦囊秘錄雜症痘疹藥性主治合粲目錄終"；

次为"馮氏錦囊秘錄雜症痘疹藥性主治合粲卷首"，内容为"總論諸要"，卷末有"馮氏錦囊秘錄雜症痘疹藥性主治合粲卷首終"；

次为正文，首頁首行"馮氏錦囊秘錄雜症痘疹藥性主治合粲卷一"，三行上部"海鹽馮兆張楚瞻甫纂輯"，二至四行下部"男　乾元龍田」門人羅如桂丹臣」男　乾亨禮齋　（仝較）"，五行"草部"；

次为"馮氏錦囊秘錄雜症痘疹藥性主治合粲卷二"（以下至卷十二，各卷正文卷端分别有"馮氏錦囊秘錄雜症痘疹藥性主治合粲卷三∥十二"），内容属"草部"。

22 册：首为卷三，内容属"草部"，卷末有"馮氏錦囊秘錄雜症痘疹藥性主治合粲卷三終"；

次为卷四，内容属"木部"；

次为卷五,内容属“石部”(最末缺半页);

次为卷六,内容属“穀部”(最末缺半页)。

23册:首为卷七,内容属“菜部”,卷末有“馮氏錦囊秘錄雜症痘疹藥性主治合糸卷七終”;

次为卷八,内容属“菓部”;

次为卷九,内容属“獸部”,卷末有“馮氏錦囊秘錄雜症痘疹藥性主治合糸卷九終”;

次为卷十,内容属“禽部”,卷末有“馮氏錦囊秘錄雜症痘疹藥性主治合糸卷十終”;

次为卷十一,内容属“蟲魚部”;

次为卷十二,内容属“人部”,卷末有“馮氏錦囊秘錄雜症痘疹藥性主治合糸卷十二終”。

24册:书衣题签处自来水笔书“馮氏錦囊痘疹六册”;

首为书名页,以界行分三列,中列刻大字“痘疹全集”,右列上首小字“浙江馮楚瞻纂輯”,左列下首小字“本衙藏板”,书首小字横署“保赤善本”;

次为“序”,五行行十字,行书,末署“康熙四十一年十月廿八日……蔣弘道簒”,并有摹刻方形篆字原印二枚,一为阳文“蔣弘道印”,一为阴文“御史大夫章”;

次为“序”,五行行十一字,行书,末署“康熙壬午冬十二月年家眷弟南苕胡會恩拜譔”;

次为“序”,六行行十四至十五字不等,行书,末署“康熙壬午春正月」賜進士出身大理寺左评事湖廣典試巴海拜譔”,并有摹刻方形篆字原印二枚,一为阴文“巴海之印”,一为阳文“紫瀾”;

次为“自序”,末署“康熙歲次壬午立春日書於燕臺邸舍」後學馮兆張謹識”,并有摹刻方形篆字原印二枚,一为阴文“馮兆張印”,一为阳文“楚瞻”;

次为“馮氏錦囊秘錄痘疹全集目錄”,包括“卷一”至“卷十五”各篇目,末有“馮氏錦囊秘錄痘疹全集目錄終”;

次为“馮氏錦囊秘錄痘疹全集凡例”,末有“馮氏錦囊秘錄痘疹全集凡例終”;

次为正文,首页首行“馮氏錦囊秘錄痘疹全集卷一　痘門槩論”,三行上部“海鹽馮兆張楚瞻甫纂輯”,二至四行下部“男　乾元龍田」門人羅如桂丹臣」男　乾亨禮齋(仝較)”,五行“痘原”。

25册:为“馮氏錦囊秘錄痘疹全集卷二　總論痘要”(以下至卷十五,各卷正文卷端分别有“馮氏錦囊秘錄痘疹全集卷三 // 十五”),内容包括“玉函金鎖賦”等。

26册:为卷三“總論痘要夾瘢門”,内容包括“夾瘢”等。

27册:首为卷四“看法諸驗”,内容包括“論顏色輕重”等;

次为卷五"發熱門",内容包括"發熱諸論"等;

次为卷六"見點門",内容包括"見點諸論"等,卷末有"馮氏錦囊秘錄痘疹全集卷六終";

次为卷七"起脹門",内容包括"起脹諸論"等。

28 册:首为卷八"貫膿門",内容包括"貫膿諸論"等;

次为卷九"收靨門",内容包括"收靨諸論"等,卷末有"馮氏錦囊秘錄痘疹全集卷九終";

次为卷十"落痂門",内容包括"落痂諸論"等;

次为卷十一"餘毒門",内容包括"餘毒諸論"等,卷末有"□□錦囊秘錄痘疹全集卷十一終";

次为卷十二"婦人科痘瘡",内容包括"論女人出痘經至"等。

29 册:首为卷十三"麻疹門",内容包括"麻疹碎金賦"等;

次为卷十四,内容包括"彙集古哲治痘諸方"等;

末为卷十五"痘疹補遺",内容包括"驗痘吉凶諸候"等,卷末有"馮氏錦囊秘錄痘疹全集卷十五終"。

## 二、版本特征描述

1 (内经纂要)正文每半叶九行,行二十二字,小字双行同,左右双边,无行格线,白口,无鱼尾,版框 20.6 × 14.3 cm,开本 25.9 × 16.6 cm(以下各书开本同);

版心上方分别刻"杜序""王序""魏序""張序""小引""自序""馮氏錦囊秘錄雜症凡例""採集古今醫學書目""雜錄附誌""樂善捐資助刻姓氏""馮氏錦囊秘錄雜症""馮氏錦囊秘錄内經",版心中部刻"目錄""卷首上 / 下",版心下方刻篇名,版心最末刻页码。

2 (杂症大小合参)正文每半叶九行,行二十二字,小字双行同,左右双边,无行格线,白口,无鱼尾,版框 20.2 × 14.3 cm;

版心上方刻"馮氏錦囊秘錄雜症",版心中部分别刻"卷一 // 十四",版心下方刻篇名,版心最末刻页码。

3 (脉诀纂要)正文每半叶九行,行二十二字,小字双行同,左右双边,无行格线,白口,无鱼尾,版框 20.1 × 14.3 cm;

版心上方刻"馮氏錦囊秘錄脉訣",版心中部刻"卷十五",版心下方刻篇名,版心最末刻页码。

有图如"時日診候之圖"。

4（女科精要）正文每半叶九行，行二十二字，小字双行同，左右双边，无行格线，白口，无鱼尾，版框 20.6×14.2 cm；

版心上方刻"馮氏錦囊秘錄女科"，版心中部刻"卷十六∥十八"，版心下方刻各门及篇名，版心最末刻页码。

5（外科精要）正文每半叶九行，行二十二字，小字双行同，左右双边，无行格线，白口，无鱼尾，版框 20.4×14.3 cm；

版心上方刻"馮氏錦囊秘錄外科"，版心中部刻"卷十九"，版心下方刻篇名，版心最末刻页码。

6（药按）正文每半叶九行，行二十二字，小字双行同，左右双边，无行格线，白口，无鱼尾，版框 20.4×14.2 cm；

版心上方刻"馮氏錦囊秘錄藥按"，版心中部刻"卷二十"，版心下方刻篇名，版心最末刻页码。

7（杂症痘疹药性主治合参）正文每半叶九行，行二十二字，小字双行同，左右双边，无行格线，白口，无鱼尾，版框 20.3×14.3 cm；

版心上方刻"馮氏錦囊秘錄藥性凡例""馮氏錦囊秘錄藥性目錄""馮氏錦囊秘錄總論諸要""馮氏錦囊秘錄藥性草部"等，版心中部分别刻"卷首""卷一∥十二"，版心下方刻篇名或药名，版心最末刻页码；

天头有朱批如"鰻鱺"；

有少部分虫蛀现象。

8（痘疹全集）正文每半叶九行，行二十二字，小字双行同，左右双边，无行格线，白口，无鱼尾，版框 20.0×14.3 cm；

版心上方分别刻"蔣序""胡序""巴序""自序""馮氏錦囊秘錄痘疹""馮氏錦囊秘錄女科痘疹""馮氏錦囊秘錄麻疹"，版心中部分别刻"目錄""凡例""卷一∥十一""卷十二"（对应：女科痘疹）、"卷十三"（对应：麻疹）、"卷十四∥十五"，版心下方刻篇名，版心最末刻页码；

正文有图如"小儿面部之圖"；

天头有少量虫蛀。

（全书）原刻有圈点及其他标记符号；有朱笔圈点，无批校题跋；品相较好，无修复，无补配；四眼线装；二十九册（两函，分别为二十册、九册，樟木夹板）；各册书根分别有墨书"一"至"卅二"，第一册书根并有墨书"馮氏錦囊共三十二本"（第21~23册均为两册合订）；各册均有馆藏 3A 章，并分别有财产登记号 023725~023753。

### 三、版本特色及考证说明

冯氏八种可合为三个系列,其中前六种合为一个系列,通称"杂症大小合参"(含卷首"内经","杂症大小合参",以及后五卷之"女科精要""脉诀纂要""外科精要""修养静功"),"痘疹全集""杂症痘疹药性主治合参"各成一个系列。

此本为据初刻本修版重印本。

此部为 2009 年笔者参与在皖南购得。

本馆另藏有清康熙四十一年初刻本、清嘉庆大文堂刻本等。

馆藏清康熙四十一年壬午(1702)初刻本本衙藏板(索书号 R2–51/m25–1),基本特征(以《杂症大小合参》为例)为:

书名页以界行分四列,中间两列刻大字"馮氏錦囊秘 / 錄",右列上首小字"浙江馮楚瞻纂輯",左列下首小字"本衙藏板翻刻必究",书首小字横署"康熙壬午歲新鐫";

正文每半叶九行,行二十二字,小字双行同,左右双边或四周单边,无行格线,白口,无鱼尾,版框 20.1 × 14.2 ㎝,开本 25.4 × 15.3 ㎝;

版心上方分别刻"杜序""王序""魏序""張序""採集古今醫學諸書""馮氏錦囊秘錄雜症凡例""自序""雜錄附誌""小引""樂善捐資助刻姓氏""馮氏錦囊秘錄雜症",相当于鱼尾位置下方刻"目錄"、"卷一 // 十四"(无"卷二")及篇名,版心最末刻页码;

原刻有句读及其他标记符号;

有朱笔与墨笔圈点,天头有墨批如"百骸之外皆備矣",天头有墨批并朱笔圈点如"瘰疬由来非一端",天头有朱批如"掣音此",文内有朱笔夹批如"方脉大小合叅";

品相较好,有轻微虫蛀,并有修复,缺"卷二";

四眼线装;全书二十六册(二函,分别为十二与十四册,蓝皮硬纸板书盒);

各册书衣右上角分别有序号"壹"至"贰拾陆"册,后书衣均有日期印(壹玖伍柒年拾贰月贰拾伍日);

各册均有馆藏 2 号章,并分别有财产登录号 03986~04011。

此部内无《内经纂要》,并缺"雜症大小合叅卷二",书店原出售时即缺失该卷(序列号是连续的)。

《上海中医药大学中医药古籍善本提要目录》载该馆所藏清康熙四十一年刻本,行款与版框尺寸为"9 行 22 字;半框 20.5 × 13.5 ㎝"。

## 1109　徐氏医书六种

清雍正五年（1727）至清乾隆二十九年（1764）刻本半松斋藏板　索书号 R2-51/m1

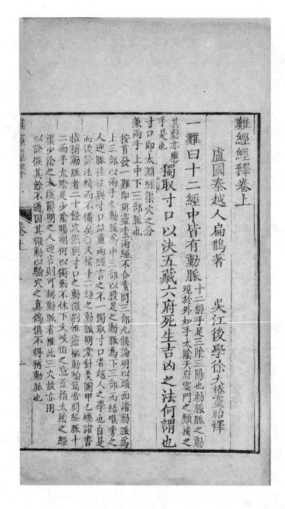

### 一、分册（卷）版本叙录

1册：首为书名页，以界行分三列，中列刻大字"醫書六種"，右列上首刻"吳江徐靈胎著"，左列上首刻三行小字"難經經釋　醫論」神農本草　醫貫砭」傷寒類方　蘭臺軌範"，左列下首刻"半松齋藏板"；

首为"叙"，八行行十八字，楷体，末署"雍正五年三月既望松陵徐大椿叙"；

次为"叙"，九行行十八字，楷体，末署"乾隆六年二月既望洄溪徐大椿題"；

次为"難經經釋」凡例"；

次为正文，首页首行"難經經釋卷上"，二行"盧國秦越人扁鵲著　吳江後學徐大椿靈胎釋"，三行"一難曰十二經中皆有動脈"等，卷末有"難經經釋卷上終"；

次为"難經經釋卷下"，内容包括"三十難"及其后各"難"，卷末有"難經經釋卷下終"；

后书衣内侧贴有售书标签"書名徐氏醫書六种 册數 10 版別　紙 議價 5.00 編號前字第 1641 號」北京市圖書出版業同業公會印製"。

2册：首为"自叙"，九行行二十二字，末署"乾隆丁丑秋七月洄溪徐大椿書於吳山之半松書屋"；

次为"醫學源流論卷上目錄"，包括"經絡臟腑""脈""病""方藥"及所属篇目；

次为正文，首页首行"醫學源流論卷上"，二行"吳江徐靈胎洄溪著　男　燨禹和校",三行"元氣存亡論";本卷内"内傷外感論"篇(为一整页),版式与全书不同(软体字,无行格线),但页码连续(第二十页),版框尺寸及用纸均与全书相同。

3 册:首为"醫學源流論下卷目錄",包括"治法""書論　附科""古今"及所属篇目;

次为"醫學源流論卷下",内容包括"司天運氣論"等。

4 册:首为"序",九行行十七至十八字不等,楷体,末署"乾隆元年歲在柔兆執徐余月上弦(按,此字缺末笔)松陵徐大椿題扵揚子江舟次";

次为"神農本草經百種錄凡例";

次为"神農本草經百種錄目次",包括"上品""中品""下品"及所属药名,末有"神農本草經百種錄目次終";

次为正文,首页首行"神農本草經百種錄",二行"吳江徐靈胎洄溪著　男　爔禹和校",三行"上品",卷末有"神農本草經百種錄終"。

5 册:首为正文,首页首行"醫貫砭卷上",二行"吳江徐靈胎洄溪著　男　爔禹和校",三行"十二官論",卷末有"醫貫砭卷上終";

次为"醫貫砭卷下",内容包括"論血證"等,卷末有"醫貫砭卷下終"。

6 册:首为"序",半叶九行行二十二字,末署"乾隆二十四年歲在屠維單閼陽月上浣洄溪徐大椿序";

次为"傷寒論類方目錄",末有"以上共一百十三方";

次为正文,首页首行"傷寒論類方",二行"吳江徐大椿靈胎編釋　男　爔禹和校",三行"桂枝湯類一",卷末有"傷寒論類方終"。

7 册:首为"序",九行行二十二字,末署"乾隆二十九年四月洄溪徐靈胎書於吳山之半松書屋";

次为"儿(按,此为坏字,应为'凡')例";

次为"總目",包括"卷一"至"卷八"各篇目;

次为"卷一湯方目";

次为正文,首页首行"蘭臺軌範卷一",二行"吳江徐靈胎洄溪著　男爔鼎和校",三行"通治方"等;

次为"卷二湯方目";

次为"蘭臺軌範卷二"(以下各卷正文卷端分别有"蘭臺軌範卷三 // 八"),内容包括"風"等,卷末有"蘭臺軌範卷二　終"(以下除卷三、六外,各卷末分别有"蘭臺軌範卷四 // 八　終")。

8 册:首为"卷三湯方目";次为卷三,内容包括"傷寒"等;

次为"卷四湯方目";次为卷四,内容包括"濕"等。

9 册：首为"卷五湯方目"；次为卷五，内容包括"喘"等；

次为"卷六湯方目"；次为卷六，内容包括"积聚癥痞"等。

10 册：首为"卷七湯方目"；次为卷七，内容包括"疫癘鬼疰"等；

次为"卷八湯方目"；末为卷八，内容包括"婦人"等。

## 二、版本特征描述

1（难经经释）正文每半叶九行，行二十二字，小字双行二十九至三十字不等，左右双边，白口，单黑鱼尾，版框 17.2×12.5 ㎝，开本 23.7×15.1 ㎝；

版心上方刻"序""難經經釋"，鱼尾下方刻"序""凡例""卷上／下"，版心下方刻页码；

原刻无句读；软体字刻印。

2（医学源流论）正文每半叶九行，行二十二字，无小字，左右双边，白口，单黑鱼尾，版框 16.6×12.2 ㎝，开本 23.7×15.1 ㎝；

版心上方刻"醫學源流論"，鱼尾下方刻"目錄""卷上／下"，版心下方刻页码；

原刻有圈点。

3（神农本草经百种录）正文每半叶九行，行二十二字，小字双行同，四周双边，白口，单黑鱼尾，版框 16.6×12.3 ㎝，开本 23.7×15.1 ㎝；

版心上方刻"序""凡例""目次""神農本草經百種錄"，鱼尾下方无刻字，版心下方刻页码；

原刻无句读；软体字刻印。

4（医贯砭）正文每半叶八行，行二十二字，小字双行同，左右双边，白口，单黑鱼尾，版框 17.1×12.3 ㎝，开本 23.7×15.1 ㎝；

版心上方刻"醫貫砭"，鱼尾下方刻"卷上""卷下"，版心下方刻页码；

原刻无句读，有附图。

5（伤寒论类方）正文每半叶九行，行二十二字，小字双行同，左右双边，白口，单黑鱼尾，版框 17.7×12.9 ㎝，开本 23.7×15.1 ㎝；

版心上方刻"傷寒類方"，鱼尾下方分别刻"類方序""目錄"、篇名，版心下方刻页码；

原刻有圈点（无句读）。

6（兰台轨范）正文每半叶九行，行二十二字，小字双行同，左右双边，白口，单黑鱼尾，版框 17.2×13.0 ㎝，开本 23.7×15.1 ㎝；

版心上方分别刻"蘭臺軌範序""蘭臺軌範凡例""蘭臺軌範總目""蘭臺軌範湯方"、

"蘭臺軌範"及篇名,鱼尾下方分别刻"卷一//八",版心下方刻页码;

原刻有圈点(无句读)。

(全书)无圈点,无批校题跋;品相良好,无修复,无补配;四眼线装;十册(一函,樟木夹板);各册书衣右上角分别印有序号"壹"至"拾";各册均有馆藏 5A 章,并分别有财产登录号 00496~00505。

## 三、版本特色及考证说明

此本为最早刻本。

宋大仁《清代伟大医学家徐灵胎的一生》一文(该文排印不精且繁简夹杂)称:"徐氏医书六种,子目:①《难经經釋》二卷,②《神农本草经百种錄》一卷,③《医貫砭》二卷,④《医学源流論》二卷,⑤《伤寒类方》一卷,⑥《蘭台軌范》八卷。清乾隆間半松齋刻本(其中蘭台軌范作洄溪草堂藏板,又一至二两种是精刻本)①。"宋氏说《徐氏医学六种》中的《兰台轨范》作洄溪草堂藏板,但本馆的《兰台轨范》仍为半松斋藏板,并非洄溪草堂藏板。又,本馆藏书中的《难经经释》和《神农本草经百种录》为软体字,余下四种为硬体字。宋氏说《难经经释》和《神农本草经百种录》为精刻本,其实是指软体字刊板。

本馆另藏有"清同治 12 年癸酉(1873)湖北崇文书局刻本"(索书号 R2-51/m1-2),基本特征为:

书名页前半叶版框内刻大字双行"徐氏醫」書六種",以及小字双行"難經經釋　醫論　神農本草/醫貫砭　傷寒類方　蘭臺軌範",内无界行分隔;后半叶版框内刻文字两行"同治十二年夏湖/北崇文書局重雕";

各书正文每半叶九行,行二十五字,小字双行同,左右双边,白口,单黑鱼尾,版框分别为 18.0×12.4 ㎝(难经经释),18.3×12.5 ㎝(医论),18.2×12.4 ㎝(伤寒类方,有墨条),18.0×12.3 ㎝(医贯砭),18.2×12.4 ㎝(神农本草),17.9×12.4 ㎝(兰台轨范,有图),开本 25.7×15.2 ㎝;

版心上方刻书名,鱼尾下方刻卷次,版心下方刻页码;

四眼线装;十册(一函,樟木夹板);

各册均有馆藏 2 号章及 3B 章,并分别有财产登录号 015498~015507。

---

① 宋大仁. 清代伟大医学家徐灵胎的一生 [J]. 江苏中医, 1963, (11):33.

## 1110 徐氏医书八种

清雍正五年（1727）至清光绪元年（1875）刻本　索书号 R2-51/m65

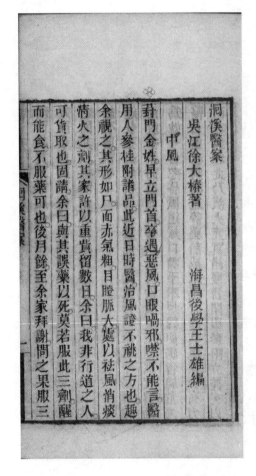

### 一、分册（卷）版本叙录

1册：书衣内侧有墨书"原板八種十弍册　英洋一元四角"；

扉页钤有朱文方印"王念祖印"；

首为书名页，有钤印二枚，一同印1，一为朱文方印"潤基"；

次为"叙"，首页钤印二枚，即朱文方印"少峰鑑藏"、朱文方印（无框）"云峰"（印2）；

次为"難經經釋」凡例"，末有自来水笔书"王仲衡讀本"；

次为"難經經釋卷上"；次为"難經經釋卷下"。

2册：首为"自叙"；次为"醫學源流論卷上目錄"；次为"醫學源流論卷上"。

3册：首为"醫學源流論下卷目錄"；次为"醫學源流論卷下"。

4册：首为"序"；次为"神農本草經百種錄凡例"；次为"神農本草經百種錄目次"；

次为"神農本草經百種錄"。

5册：首为"序"，九行行十八字，楷体，末署"乾隆六年二月既望洄溪徐大椿題"；（此序《徐氏医书六种》置于《难经经释》前）

次为"醫貫砭卷上"；次为"醫貫砭卷下"。

6册：首为"序"；次为"傷寒論類方目錄"；次为"傷寒論類方"。

7册：首为"序"；次为"凡例"；次为"總目"；

次为"卷一湯方目"，首页另钤有朱文方印"少峯"；次为"蘭臺軌範卷一"；

次为"卷二湯方目"；次为"蘭臺軌範卷二"。

8 册：首为"卷三湯方目"；次为"蘭臺軌範卷三"；

次为"卷四湯方目"；次为"蘭臺軌範卷四"。

9 册：首为"卷五湯方目"；次为"蘭臺軌範卷五"；

次为"卷六湯方目"；次为"蘭臺軌範卷六"。

10 册：首为"卷七湯方目"；次为"蘭臺軌範卷七"；

次为"卷八湯方目"；次为"蘭臺軌範卷八"；

次为跋，无标题，末署"大椿又識"；(此跋为《徐氏医书六种》所无)

已上除另作说明者外，均与《徐氏医书六种》相同。

11 册：首为书名页，前半叶版框内刻隶书双行大字"洄溪醫案／一卷"，左行下并有小字"論醫枇杌"；后半叶版框内刻有篆字三行"咸豐七年海／昌蔣氏衍芬／艸堂校梓"；

次为"洄溪醫案序"，末署"咸豐五年歲次乙卯十月海昌後學王士雄"；

次为"洄溪醫案目次"；

次为正文，首页首行"洄溪醫案"，二行"吳江徐大椿著　海昌後學王士雄編"，三行"中風"；

末为"附刻許辛木農部札"。

12 册：首为"慎疾芻言引"，末署"乾隆丁亥秋七月巧日洄溪徐靈胎識"，并有"光緒元年乙亥春二月烏程汪曰楨重校刊于會稽學署"；

次为正文，首页首行"慎疾芻言"，二行"吳江　徐靈胎　洄溪　著"，三行"補劑"；

末为"隨山宇方鈔"(首页首行)，二行"菰城　荔牆蹇士　編校"，三行"甲編"，此后为正文；末页末行有"隨山宇方鈔"，其下并有双行小字"此卷諸方或平時試效，或他處流傳，隨／得隨鈔，故雜編無次，光緒元年二月識"。

## 二、版本特征描述

前六种基本版式同《徐氏医书六种》相应各书，开本均为 23.7 × 14.8 ㎝；各书品相良好(无修复，无补配)，均为四眼线装，均有朱笔(色)圈点；其中：《难经经释》天头有朱批与墨批如"圖註難經無始字"，正文有墨笔夹批如"此句下圖註難經有三焦之氣通于喉，喉和則声鳴矣"，并有朱笔校改字；《伤寒类方》天头有朱批如"柯韻伯云此湯治自汗盗汗……"。

(洄溪医案)正文每半叶九行，行二十一字，无小字，左右双边，(上下均为)阔黑口，单黑鱼尾，版框 17.2 × 11.7 ㎝，开本 23.7 × 14.8 ㎝；

版心鱼尾下方刻"洄溪醫案序""洄溪醫案目次""洄溪醫案"，版心下方刻页码。

(慎疾刍言)正文每半叶十行，行二十二字，小字双行同，左右双边，(上下均为)阔

黑口,对黑鱼尾,版框 17.9×13.1 cm,开本 23.7×14.8 cm;

版心上鱼尾下刻"刍言引""刍言",下鱼尾上方刻页码。

(随山宇方钞)正文每半叶十行,行二十二字,小字双行同,左右双边,(上下均为)阔黑口,对黑鱼尾,版框 17.8×13.3 cm,开本 23.7×14.8 cm;

版心上鱼尾下方刻"方甲",下鱼尾上方刻页码。

(全书)原刻无句读;有朱色圈点("随山宇方钞"无),无批校题跋;品相良好,无修复,无补配;四眼线装;十二册(一函,樟木夹板);各册书衣题签处分别有墨书(第六册贴有题签)"徐氏八種一"至"徐氏八種十二終",各册书衣右上分别有墨书本册书名;各册书根均有墨书"徐氏八種",并分别有"元"至"十二",书衣均钤有(第六册无)朱文方印"王少峰印"(印 1),书衣右上角分别印有序号"壹"至"拾贰";各册均有馆藏3A 章,并分别有财产登录号 023758~023769。

## 三、版本特色及考证说明

此书前六种为《徐氏医书六种》(清雍正五年至清乾隆二十九年刻本半松斋藏板,本书另有著录)的重印本。《洄溪醫案》为清咸丰七年(1875)海昌蒋氏衍芬草堂刻本,《慎疾刍言》为清光绪元年乌程汪曰桢重刻本。

此部为 2010 年笔者参与在皖南购得。

宋大仁认为,"医书六种是徐氏自刊(雍正五年至乾隆二十九年),乾隆三十二年又将慎疾刍言定稿,至咸丰七年(1857)海昌蒋氏衍芬草堂更校梓洄溪医案,合上七种计为八种。后来翻刻的八种,有的并翻刻其原有扉页而仍称六种的[①]。"

《随山宇方钞》(汪曰桢编)并非《徐氏医书八种》之一,因光绪年间与《慎疾刍言》(又名《医砭》)同为乌程汪曰桢刊刻,且篇幅较小,故与后者合订。

汪曰桢辑有《荔墙丛刻》,有清光绪四年(1878)乌程汪氏刻本,该丛书内医书子目有四种:(1)叶氏眼科方一卷,(2)慎疾刍言一卷,(3)随山宇方钞一卷,(4)温热经纬五卷。其中,《随山宇方钞》署为汪曰桢撰。《总目》又载有"随山宇方抄 汪曰桢(刚本、谢城)编"。其中"方抄"或"方钞",汪氏"编"或"撰",需确定并保持一致。笔者以为,均应为前者。

本馆另藏有清光绪刻本、光绪石印本、光绪铅印本。

---

① 宋大仁. 清代伟大医学家徐灵胎的一生 [J]. 江苏中医, 1963, (11): 33.

## 1111 六醴斋医书十种

清乾隆五十九年（1794）修敬堂刻本 索书号 R2-51/m9-1

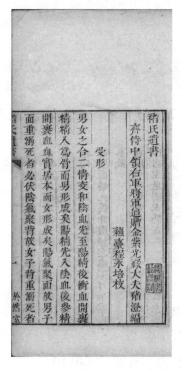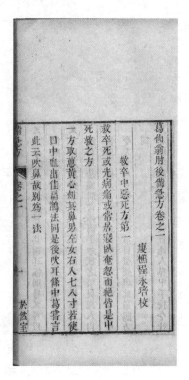

## 一、分册（卷）版本叙录

1 册：首为（总）书名页，以界行分三列，中列刻大字"六醴斋醫書"，左右列无刻字；钤有朱文长方印"嘉郡東門内上/岸第十三家博/古堂書坊藏板"（印 2）；

次为书名页，以界行分三列，中列刻大字"褚氏遺書"，左列下首刻"修敬堂藏板"，右列下首有摹刻长方形篆字阳文原印"修敬堂"（印 3；以下另外九种书名页相应位置均有此摹印，但《元和纪用经》为摹画，《痘疹传心录》在左列下首）；

次为"褚氏遗书原敍"，末署"二年结制前五日衛國釋義堪書"；

次为"褚氏遗书原敍"，末署"清泰二年五月十九日古楊蕭淵敍"；

次为正文，首页首行"褚氏遺書"，二行"齊侍中領右軍將軍追贈金紫光禄大夫褚澄編"，三行"蕅臺程永培校"，四行"受形"，卷末有"褚氏遺書　終"；首页首行下有摹刻长方形篆字阳文原印"瘦樵書籍印記"（印 4；以下《苏沈内翰良方》《十药神书》《加减灵秘十八方》《韩氏医通》《慎柔五书》正文首页相应位置均有此摹印）；

次为"褚氏遺書後序",末署"嘉泰元年日南至甘泉寄士丁介跋";

次为"褚氏遺書後序",末署"正德元年歲在丙寅春丁後二日賜進士第中憲大夫知直隸廬州府事西充馬金致齋南壇謹序";

次为"跋",末署"後十有八日金識",并有摹刻方形篆字原印二枚,一为阳文"於然山房"(印5),一为阴文"讀十年書天下无不可醫之病"(印6);

次为跋,无标题,末署"瘦樵程永培跋",并有摹刻方形篆字原印二枚,一为阴文"永培私印"(印7),一为阳文"瘦樵"(印8);

次为书名页,以界行分三列,中列刻大字"肘後備急方",右列上首刻小字"葛仙翁著",左列下首刻"修敬堂藏板";

次为"刻葛仙翁肘後備急方序",末署"萬歷二年甲戌秋仲巡按湖廣監察御史劍江李栻書";

次为"葛仙翁肘後備急方序",末署"至元丙子季秋稷亭段成已(按,应为'己')題";

次为"葛仙翁肘後備急方序 亦名肘後卒救方/隱居又名百一方",无署名;

次为"華陽隱居補闕肘後百一方序",无署名;

次为"葛仙翁肘後備急方目錄",包括"卷之一"至"卷之八"各篇目,末有"葛仙翁肘後備急方目錄終";

次为"第一册」卷一"(目录);

次为正文,首页首行"葛仙翁肘後備急方卷之一",二行"瘦樵程永培校",三行"救卒中惡死方第一",卷末有"葛仙翁肘後備急方卷之一",并有摹刻方形与长方形篆字阳文原印各一枚,即"千人所指無病而死"(印9)、"心導樓印"(印10)。(以下卷四、五、六、八末均有此二摹印)

2册:首为"第二册」卷二"(目录);

次为"葛仙翁肘後備急方卷之二"(以下肘后方至卷八,各卷正文卷端分别有"葛仙翁肘後備急方卷之三//八"),内容包括"治卒霍亂諸急方第十二"等,卷末有"葛仙翁肘後備急方卷之二終"(以下肘后方至卷七,各卷末分别有"葛仙翁肘後備急方卷之三//七",其中卷五末并有"終"字),并有摹刻方形篆字阳文原印二枚,一为"清风明月两入井"(印11),一同印10;(以下卷三、七末均有此二摹印)

次为"第三册」卷三"(目录);次为卷三,内容包括"治寒熱諸瘧方第十六"等。

3册:首为"第四册」卷四"(目录);次为卷四,内容包括"治卒大腹水病方第二十五"等。

4册:首为"第五册」卷五"(目录);次为卷五,内容包括"治癰疽妬乳諸毒腫方第三十六"等;

次为"第六册」卷六"（目录）；次为卷六（首页首行末刻有"陛六"），内容包括"治目赤痛暗昧刺諸病方第四十三"等。

5册：首为"第七册」卷七"（目录）；次为卷七（首页首行末刻有"陛七"），内容包括"治為熊虎爪牙所傷毒痛方第五十三"等；

次为"第八册」卷八"（目录）；次为卷八，内容包括"治百病備急丸散膏諸要方第七十二"等，卷末有"葛仙翁肘後備急仙方卷之八終"；

次为"鹿鳴山續古序"，末无署名；

次为"附廣肘後方序"，末署"皇統四年十月戊子儒林郎汴京國子監博士楊用道謹序"；

次为"重刻備急方序"，末署"萬曆三年仲夏吉旦崑山裕所陳嘉猷書於壽康堂"。

6册：首为书名页，以界行分三列，中列刻大字"蘇沈内翰良方"，左列下首刻"修敬堂藏板"；

首为"蘇沈内翰良方序"，末署"永嘉金門羽客林靈素序"；

次为"蘇沈内翰良方序"，无署名；

次为"原序"，末署"沈括序"；

次为"蘇沈内翰良方總目"，包括"第一卷"至"第十卷"各篇目，末有"蘇沈内翰良方目錄終"；

次为正文，首页首行"蘇沈内翰良方卷第一"，二行"瘦樵程永培校"，三行"脉說"，卷末有"蘇沈内翰良方卷第一"；

次为"蘇沈内翰良方卷第二"（以下苏沈良方至卷十，各卷正文卷端分别有"蘇沈内翰良方卷第三∥十"），内容包括"論風病"等，卷末有"蘇沈内翰良方卷第二"（以下苏沈良方至卷十，除卷三外，各卷末分别有"蘇沈内翰良方卷第四∥十"，其中卷十末并有"終"字）；

次为卷三，内容包括"論聖散子"等，卷末有"卷三／終"；

次为卷四，内容包括"服茯苓說"等。

7册：首为卷五，内容包括"與翟東玉求地黄"等；

次为卷六，内容包括"問養生"等；

次为卷七，内容包括"治眼齒"等；

次为卷八，内容包括"治水氣腫滿法"等；

次为卷九，内容包括"治癰瘡瘍久不合"等；

次为卷十，内容包括"治婦人產乳百疾澤蘭散"等，卷末并有摹刻原印二枚，一同印5，一为方形篆字阴文"藥苗香洁備常餐"（印12）；

次为跋,无标题,末署"瘦樵程永培跋",并有摹刻原印二枚,一为圆形篆字阳文"瘦樵"(印 13),一为方形篆字阴阳文"臣墧"(印 14)。

8 册:首为书名页,以界行分三列,中列刻大字"十藥神書",左列下首刻"修敬堂藏板";

次为"葛氏自敘",末署"峕至正戊子春正月三陽日可久書於蘇之春先堂";

次为正文,首页首行"十藥神書",二行"葛可久編　瘦樵程永培校",三行"甲字石灰散",卷末有"十藥神書終";

次为跋,无标题,末署"瘦樵程永培跋",并有摹刻原印二枚,分别同印 13 印 14;

次为书名页,以界行分三列,中列刻大字"加減靈秘十八方",左列下首刻"修敬堂藏板";

次为正文,首页首行"加減靈秘十八方",二行"胡嗣廉纂　瘦樵程永培校",三行"防風通聖散",末有"加減靈秘十八方終",并有摹刻原印二枚分别同印 5 印 12。

9 册:首为书名页,以界行分三列,中列刻大字"韓氏醫通",左列下首刻"修敬堂藏板";

次为"韓氏醫通序",末署"嘉靖壬辰歲季冬十日瀛洲錦屏山人黎顯書于一甌橋右秀芝亭";

次为"韓氏醫通自敘",末署"嘉靖改元壬午六月朔飛霞子韓悉天爵自序";

次为"韓氏醫通目錄",包括"卷上""卷下"各章篇目,末有"韓氏醫通目錄　畢";

次为正文,首页首行"韓氏醫通卷上",二行"瘦樵程永培校",三行"緒論章第一",卷末有"韓氏醫通卷上　終";

次为"韓氏醫通卷下",内容包括"懸壺醫案章第六"等,卷末有"卷下終";

次为"醫通後跋",末有"嘉靖壬辰秋九月吉濡濱李坦謹識";

次为"韓氏醫通跋",末署"乾隆歲在彊圉作噩橘余月瘦樵程永培跋于綠參差樓",并有摹刻方形篆字原印三枚,一为阴文"培"(印 15),一为阳文"心裁"(印 16),一为阳文"綠參差樓"(印 17)。

10 册:首为书名页,以界行分三列,中列刻大字(楷体)"痘疹傳心錄",左右列无刻字;

次为墨书(行书)题跋一页,末署"光緒庚寅孟夏上澣吳門董楨幹卿氏謹誌",并钤印二枚,即白文方印"董楨"(印 18)、朱文方印"幹卿"(印 19);

次为序,无标题,六行行十五字,楷体,末署"瘦樵程永培漫識",并有摹刻原印二枚,一同印 7,一为方形篆字阳文"心裁氏"(印 20);

次为"痘疹傳心錄序",七行行十六字,末署"峕」萬歷甲午菊月……潘季馴撰";

次为"傳心錄序",七行行十六字,末署"賜進士第……族弟朱鳳翔頓首拜撰";

次为"题朱濟川痘疹傳心錄",七行行十六字,末署"萬歷乙未上元日……沈子木撰";

次为"朱濟川小傳",七行行十六字,末署"賜進士出身兵部觀政臧懋中誤",最末行下部刻有"吳郡王鳳儀刻";

次为"痘疹傳心錄目錄",包括"第一卷"至"第十九卷"各篇目,末有"痘疹傳心錄目錄終";

次为正文,首页首行"痘疹傳心錄卷之一",二行"西吳朱惠明 著",三行"原痘",卷末有"痘疹傳心錄卷一終";首页首行下有摹刻长方形篆字阳文原印"瘦樵校正"(印21;以下痘疹传心录至卷十六,各卷首页相应位置均有此摹印);

次为"痘疹傳心錄卷之二"(以下痘疹传心录至卷十八,各卷正文卷端分别有"痘疹傳心錄卷之三 // 十八"),内容包括"春夏為順秋冬為逆辨"等,卷末有"痘疹傳心錄卷之二終"(以下痘疹传心录至卷十九,各卷末分别有"痘疹傳心錄卷之三 // 十九終",但卷十五、十九无"之"字)。

11 册:首为卷三,内容包括"看法治法提綱"等;

次为卷四,内容包括"看痘總提圖目說"等;

次为卷五,内容包括"發熱口訣"等;

次为卷六,内容包括"報點口訣"等;

次为卷七,内容为"起脹口訣";

次为卷八,内容包括"養漿口訣"等。

12 册:首为卷九,内容为"收靨口訣";

次为卷十,内容包括"靨後餘症口訣"等;

次为卷十一,内容包括"痘後禁忌"等;

次为卷十二,内容为"婦人痘疹";

次为卷十三,内容包括"疹"等。

13 册:为卷十四,内容包括"諸藥性口訣"等。

14 册:首为卷十五,内容为"古今信効諸方";

次为卷十六,内容包括"醫不執方"等;

次为卷十七,内容包括"慈幼心傳說"等。

15 册:首为卷十八,内容包括"脾胃"等;

次为"痘疹傳心錄卷之十九 附種痘"(首行),二行"朱純嘏輯 瘦樵程永培校",三行"痘疹原於胎毒";

次为跋,无标题,末署"乾隆丙午仲春瘦樵程永培志",并有摹刻原印二枚,一同印13,另一为长方形篆字阳文"安定永培心栽氏印"(印24)。

16 册：首为书名页，以界行分三列，中列刻大字"折肱漫録"，右列上首刻小字"黄承昊著"，左列下首刻"修敬堂藏板"；

次为"折肱漫録序"，末署"西陵後學陸圻景宣氏拜譔"；

次为正文，首页首行"折肱漫録卷之一"，二行"檇李黄承昊履素撰"，三行"古吴程永培瘦樵校"，四行"醫藥篇一"等，卷末有"折肱漫録卷之一"；

次为"折肱漫録卷之二"（以下折肱漫録至卷七，各卷正文卷端分别有"折肱漫録卷之三∥七"），内容为"醫藥篇二"，卷末有"折肱漫録卷之二"（以下折肱漫录至卷七，除卷三外，各卷末分别有"折肱漫録卷之四∥七"，其中卷七末并有"終"字）。

17 册（此册均系原摹抄补配）：首为卷三，内容为"醫藥篇三"，卷末有"卷之三／終"；

次为卷四，内容为"養形篇上"；

次为卷五，内容为"養形篇下"；

次为卷六，内容为"續養形篇上""續養形篇下"；

次为卷七，内容为"續醫藥篇"，卷末并有"九齡童子抄録"。

18 册（此册均系原摹抄补配）：首为书名页，以界行分三列，中列为墨书大字"元和紀用經"，左列下首墨书小字"修敬堂藏板"；

次为"元和紀用經序"（首页首行），二行"唐工部尚書致仕許寂撰"；

次为许寂传，无标题；

次为正文，首页首行"元和紀用經"，二行"啓元子王氷著　瘦樵程永培校"，卷末有"啟元子元和紀用經　終"，并有摹画原印二枚，一同印 5，一为方形篆字阴文"徼福反成災藥誤者多矣"（印 25）；

次为跋，无标题，末署"瘦樵程永培跋"。

19 册：首为书名页，以界行分三列，中列刻大字"慎柔五書"，左列下首刻"修敬堂藏板"；

次为"序"，末署"甥尹顧元交書"；

次为"慎柔師小傳　石震撰"；

次为"師訓題辭　石震"；

次为正文，首页首行"慎柔五書卷之一"，二、三行上部"石　震瑞章父訂正」顧元交甥尹父編次"，二、三行下部（合为一行）"瘦樵程永培校"，四行"師訓第一"，卷末有"慎柔五書卷一終"；

次为"歷例題辭"；

次为"慎柔五書卷之二"（以下各卷正文卷端分别有"慎柔五書卷之三∥五"），内容为"醫勞歷例第二"，卷末有"慎柔五書卷二終"（以下除卷三外，各卷末分别有"慎柔五書卷之四／五"終）；

次为"虛損門題辭";次为"慎柔五書卷之三",内容为"虛損第三";

次为"癆瘵門題辭";次为"慎柔五書卷之四",内容为"癆瘵第四"。

20 册:首为"醫案題辭";次为"慎柔五書卷之五",内容为"醫案第五";

末为跋,无标题,末署"乾隆丙午秋七月後學王陳梁識　時年六十／有五"。

## 二、版本特征描述

1（褚氏遗书）正文每半叶八行,行十九字,正文无小字,左右双边,白口,单黑鱼尾,版框 14.9×11.0 cm,开本 24.1×15.6 cm;

版心上方刻"褚氏遺書",鱼尾下方刻"後序""跋"（正文版心下无刻字）,版心下方刻页码,版心最末刻"於然室"。

2（肘后备急方）正文每半叶八行,行十九字,小字双行同,左右双边,白口,单黑鱼尾,版框 14.7×11.0 cm,开本 24.1×15.6 cm;

版心上方刻"備急方",鱼尾下方分别刻"序""目錄""卷一目錄""卷之一／八",版心下方刻页码,版心最末刻"於然室"。

3（苏沈内翰良方）正文每半叶八行,行十九字,小字双行同,左右双边,白口,单黑鱼尾,版框 14.6×11.0 cm,开本 24.1×15.6 cm;

版心上方刻"内翰良方""蘇沈良方",鱼尾下方分别刻"序""原序""目錄""卷一／十""跋",版心下方刻页码,版心最末刻"於然室"。

4（十药神书）正文每半叶八行,行十九字,小字双行同,左右双边,白口,单黑鱼尾,版框 14.8×11.0 cm,开本 24.1×15.6 cm;

版心上方刻"十藥神書",鱼尾下方刻"自敍""跋"（正文鱼尾下无刻字）,版心下方刻页码,版心最末刻"於然室"。

5（加减灵秘十八方）正文每半叶八行,行十九字,小字双行同,左右双边,白口,单黑鱼尾,版框 14.8×11.0 cm,开本 24.1×15.6 cm;

版心上方刻"加減靈秘方",鱼尾下方无刻字,版心下方刻页码,版心最末刻"於然室"。

6（韩氏医通）正文每半叶八行,行十九字,小字双行同,左右双边,白口,单黑鱼尾,版框 14.8×11.0 cm,开本 24.1×15.6 cm;

版心上方刻"韓氏醫通序""韓氏醫通自序""韓氏醫通""韓氏醫通後跋",鱼尾下方分别刻"目錄""卷上／下""跋",版心下方刻页码,版心最末刻"於然室";

有图。

7（痘疹传心录）正文每半叶十行，行二十字，小字双行同，左右双边，白口，单黑鱼尾，版框 15.4×9.8 ㎝，开本 24.1×15.6 ㎝；

版心上方刻"痘疹傳心錄""序"，鱼尾下方分别刻"序""目錄""卷一∥十六"、"卷十七／十八"及篇名、"卷十九""跋"，版心下方刻页码，版心最末刻"脩（或'修'）敬堂"；

有图如"板痘形圖"；

有较多夹签，其上有墨书批校题跋并注明卷次与所在页码，署名为"恒山識""幹錄"（或"幹卿錄"）、"吳門幹卿氏寫"，并钤有朱文长方印"寸心千里"（印22），或朱文方印"董氏幹卿"（印23），部分飞签并有篇名如"補痘後禁忌論"。

8（折肱漫录）正文每半叶八行，行十九字，小字双行同，左右双边（卷三至卷七为四周单边，无行格线），白口，单黑鱼尾，版框 14.9×10.9 ㎝（卷三至卷七版框略有差异），开本 24.1×15.6 ㎝（卷三至卷七 23.3×15.7 ㎝）；

版心上方刻（或抄）"折肱漫錄"，鱼尾下方分别刻（或抄）"陸序""卷之一∥七"，版心下方刻（或抄）页码，版心最末刻"心導樓"（卷三至卷七无刻字）。

9（元和纪用经）正文每半叶八行，行十九字，小字双行同，四周单边，无行格线，白口，单黑鱼尾，版框 14.7×11.3 ㎝，开本 23.3×15.7 ㎝；

版心上方抄"序""元和紀用經"，鱼尾下方抄"傳"（正文版心下无字），版心下方抄页码。

10（慎柔五书）正文每半叶八行，行十九字，小字双行同，左右双边，白口，单黑鱼尾，版框 14.8×11.0 ㎝，开本 24.1×15.6 ㎝；

版心上方刻"序""慎柔五書"，鱼尾下方分别刻"傳""卷之一∥五""後跋"，版心下方刻页码，版心最末刻"於然室"；

有图。

（全书）原刻（抄）无句读；无圈点，无批校题跋；品相良好，无修复，除《折肱漫录》（卷三至卷七）、《元和纪用经》外，其他无补配；四眼线装；二十册（二函，函各十册），有原装夹板，夹板正面中部刻书名（大字、隶书）"六醴垒醫書"，书名右下刻小字"乙丑夏／五月"，书名左下刻小字"俊賢刊"并摹刻有小印章一枚（不清晰）（见本书彩插）；原书各册（不含抄配的第十七与十八册）均有绫绢包角，现多已脱落；第一至十六册、第十九至第二十册书衣均贴有题签（并墨书）"六醴齋醫書　葆泉署"，题签右下分别有墨书"第壹册"至"第拾捌册"，题签上钤有方形篆字阴文朱印"□氏"（印1）；第十七至十八册书衣均贴有题签（并墨书）"六醴齋醫書　文卿署　補缺"；各册书衣右上角分别墨书"藥雖進於醫手，方多傳于古人，不必皆從是家己出"中依次各一字；各册书衣右上角分别有序号"壹"至"貳拾"；第一至十六册书根分别墨书"一"至"十六"，第十七至十八册书根无字(开本亦不同,为后抄补),第十九册书根墨书"十七"(应为"十九"),第二十册书根无字;各册均有馆藏 7 号章及 3B 章,并分别有财产登记号 014959~014978。

## 三、版本特色及考证说明

此书名之"六醴",犹六气。中医术语"六气",或指寒、热、燥、湿、风、火六种症候,或指人体内的精、气、津、液、血、脉。张灿玾认为,此书"以编辑者命名",六醴斋为"程永培室名[1]"。

此本为现存最早刻本。

此丛书书口(版心最末)所刻堂号分为四种情况:於然室(多数)、修敬堂(《痘疹传心录》;且其行款不同于他书,并有"吴郡王鳳儀刻")、心导楼(《折肱漫录》;行款同多数,后半部分为抄配)、无标识(《元和纪用经》;此书均为抄配),故全套非一时一地之刻本。

《中国医学书目》载:"《六醴齋醫書》六十一卷,二十四册,八行,十九字(横一五·〇,縱二三·五),程永培校,修敬堂藏板。叙,顾元交。《六醴齋醫書》總目:《褚氏遺書》一卷,《肘後備急方》八卷,合六合(按,应为'合六册')。《元和紀用經》一卷,一册。《蘇沈内翰良方》十卷,四册。《十藥神書》一卷,《加減靈秘十八方》一卷,合一册。《韓氏醫通》二卷,一册。《痘疹傳心錄》十九卷,七册。《折肱漫録》七卷,二册。《慎柔五書》五卷,二册[2]。"书中还给出了子目的具体责任人、序跋名称及作者,文长,此不录。

本馆所藏《六醴斋医书》与《中国医学书目》有差异:馆藏此部共二十册,合计五十五卷,而《中国医学书目》所载是二十四册六十一卷。行款上除《痘疹传心录》为半叶十行,行二十字外,其余九种医书均为半叶八行,行十九字,并非均为半叶八行,行十九字。版框尺寸,与《中国医学书目》所记有不同。书板所有,也并非全是修敬堂。

《中国医学书目》记述《六醴斋医书》有顾元交总叙,此叙实为《慎柔五书》的叙,并非全书总序。

本馆另藏有民国石印本。

中国科学家屠呦呦获得 2015 年"诺贝尔生理学或医学奖",她在瑞典卡罗林斯卡学院发表的演讲中所总结的"关键的文献启示",即在本丛书第二种《(葛仙翁)肘后备急方》内,其卷三首篇为"治寒热諸瘧方第十六",此篇首页即载有青蒿治疟全文:"又方,青蒿一握,以水二升漬,絞取汁,盡服之。"(见本书彩插)

---

[1] 张灿玾. 中医古籍文献学 [M]. 北京:人民卫生出版社,1998:386.
[2] 黑田源次. 中国医学书目 [M]. 台北:文海出版社,1971:920.

## 1112 聿修堂医学丛书十三种

清光绪十年（1884）杨守敬据日本文化三年至天保十年刻本汇印本　索书号 R2-51/m58

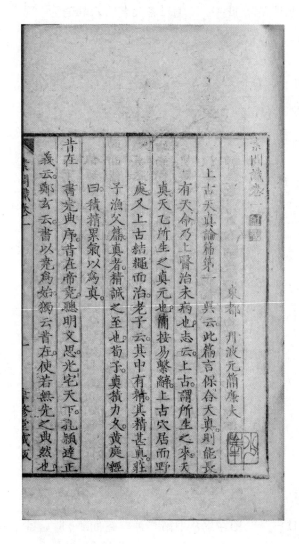

### 一、分册（卷）版本叙录

1册：首为总书名页，内刻双行大字"聿脩堂醫/學叢書"及单行小字（在左下首）"飛青閣藏板"，有钤印二枚，即白文方印"王潏之印"、（大）朱文方印"少峯"（印1）；

次为另一书名页，以界行分三列，中列刻大字"素問識"，右列上首小字"櫟窓多紀先生著"，左列小字"東都書林　青雲堂版"；

次为"聿修堂醫學叢書序"，首页钤有朱文方印"王少峰印"，末署"光緒甲申秋八月初吉宜都楊守敬記於黃岡學舍"；

次为"聿脩堂醫學叢書"（书目），列有子目十三种书名及卷次；

次为序，无标题，末署"文化三年丙寅歲秋九月十有一日書于柳原新築丹波元簡廉夫"；

次为"素問解題"（首行），二行"東都　丹波元簡廉夫　著"，首页钤印二枚，即白文方印"王睿"（印2）、（小）朱文方印"少峯"（印3）；

次为"素問彙攷"；次为"素問諸家註解書目"；次为"附全元起本卷目"；

次为正文，首页首行"素問識卷一"，二行"東都　丹波元簡廉夫　學"，三行"上古天真論篇第一"等，首页有钤印三枚分别同印1印2印3。

2 册：为"素問識卷二"（以下素问识各卷正文卷端分别有"素問識卷三∥八"），内容包括"陰陽離合論篇第六"等，卷末有"素問識卷二"（以下素问识各卷末分别有"素問識卷三∥八"）。

3 册：为卷三，内容包括"玉機真藏論篇第十九"等，首页另钤有朱文长方印"拓開萬古心胷"。

4 册：为卷四，内容包括"熱論篇第三十一"等。

5 册：为卷五，内容包括"舉痛論篇第三十九"等。

6 册：为卷六，内容包括"病能論篇第四十六"等。

7 册：为卷七，内容包括"皮部論篇第五十六"等。

8 册：为卷八，内容包括"繆刺論篇第六十三"等；

次为跋，无标题，末署"天保八年歲在强圉作噩十月戊午不肖男元堅稽首謹跋"；

最末有牌记："天保八年歲在」丁酉冬十一月刻成""東都書肆」本石町十軒店」萬笈堂英大助"。

9 册：首为书名页，以界行分三列，中列刻大字"難經疏證"，右列上首小字"多紀柳沜先生著"，左列小字"東都書林 青雲堂版"；

次为正文，首页首行"黃帝八十一難經疏證卷上"，二行"東都 丹波元胤紹翁 學"，首页天头有墨书"王濬少峰增註"并钤有朱文长方印"岐伯典醫"，卷末有"黃帝八十一難經疏證卷上 男元昕兆燾校"。

10 册：为"黃帝八十一難經疏證卷下"，内容自第三十难起。

11 册：首为书名页，以界行分三列，中列刻大字"傷寒論輯義"，右列上首小字"櫟窓多紀先生著"，左列小字"文政壬午初夏新刊"；

次为"傷寒論輯義序"，首页钤有朱文方印"少峰鑑藏"，末署"旹享和紀元春二月望直舍書丹波元簡廉夫"；

次为"傷寒論輯義」凡例"；

次为"傷寒論綜概"，末署"寬政辛酉正月之望元簡譔"；

次为"傷寒卒病論集"（序）；

次为正文，首页首行"傷寒論輯義卷一"（下有小字"原文一依宋版"），二行"東都 丹波元簡廉夫 學"，三行"辨太陽病脉證并治上"，卷末有"傷寒論輯義卷一"。

12 册：为"傷寒論輯義卷二"（以下伤寒论辑义各卷正文卷端分别有"傷寒論輯義卷三∥七"），内容为"辨太陽病脉證并治中"。

13 册：接上册内容，仍为卷二。

14 册：接上册内容，仍为卷二，卷末有"傷寒論輯義卷二"。

15册:为卷三,内容为"辨太陽病脉證并治下",卷末有"傷寒論輯義卷三"。

16册:为卷四,内容为"辨陽明病脉證并治"等,卷末有"卷四"。

17册:为卷五,内容为"辨太陰病脉證并治"等。

18册:首为卷六,内容为"辨厥陰病脉證并治",卷末有"傷寒論輯義卷六";

次为卷七,内容为"辨霍亂病脉證并治"等,卷末有"傷寒論輯義卷七";

次为跋,无标题,末署"文政五年歲在壬午夏四月六日不肖孤元堅謹跋"。

19册:首为书名页,以界行分三列,中列刻大字"傷寒論述義",右列上首小字"多紀茝庭先生著",左列上首小字"江戶書肆",左列下首小字"青雲堂版",均为隶书;

次为"傷寒論述義題辭",末署"文政丁亥嘉平月丹波元堅篹";

次为"傷寒論述義目錄",包括"卷第一"至"卷第五"各篇目,末有"傷寒論述義目錄　終"及"天保戊戌歲審正癸卯歲開雕";

次为"傷寒論述義補",末有"傷寒論述義補　終";

次为正文,首页首行"傷寒論述義卷第一",二行"丹波元堅　學",三行"敘述",卷末有"傷寒論述義卷第一　終";

次为"傷寒論述義卷第二"(以下伤寒论述义各卷正文卷端分别有"傷寒論述義卷第三∥五"),内容包括"述太陽病"等,卷末有"傷寒論述義卷第二　終"(以下伤寒论述义各卷末分别有"傷寒論述義卷第三∥五　終");

次为卷三,内容包括"述合病併病"等。

20册:首为卷四,内容包括"述壞病"等;

次为卷五,内容包括"述霍亂"等;

末为跋,无标题,末署"嘉永四年辛亥六月筑前稻葉元熙謹識",另钤有白文方印"王氏少峰"。

21册:首为书名页,以界行分三列,中列刻大字"傷寒廣要",右列上首小字"文政丁亥鐫",左列小字"存誠藥室叢書",均为行书;

次为"傷寒廣要序",首页另钤有朱文长方印"仁壽",末署"文政丁亥仲夏胞兄元胤紹翁識于蒼雪山房之南軒";

次为"傷寒廣要凡例";

次为"傷寒廣要採摭書目";

次为"傷寒廣要目錄",包括"卷第一"至"卷第十二"各篇目,末有"傷寒廣要目錄　終",并有"弟子上野瀉本德潛」远江大竹　馨挍";

次为正文,首页首行"傷寒廣要卷第一",二行"東都丹波元堅亦柔撰",三行"綱領",卷末有"傷寒廣要卷第一　終";

次为"傷寒廣要卷第二"(以下伤寒广要各卷正文卷端分别有"傷寒廣要卷第三∥十二"),内容包括"診察"等,卷末有"傷寒廣要卷第二　終"(以下伤寒广要各卷末分别有"傷寒廣要卷第三∥十二　終")。

22 册:首为卷三,内容包括"辨證"等;

次为卷四,内容包括"太陽病"等。

23 册:首为卷五,内容为"陽明病";

次为卷六,内容包括"太陰病"等;

次为卷七,内容为"兼變諸證　上"。

24 册:首为卷八,内容为"兼變諸證　中";

次为卷九,内容为"兼變諸證　下"。

25 册:首为卷十,内容为"餘證";

次为卷十一,内容为"別證";

次为卷十二,内容包括"婦兒"等。

26 册:首为书名页,以界行分三列,中列刻大字"金匱要略輯義",右列上首小字"櫟窻多紀先生著",左列上首"聿脩堂蔵板",左列下首小字"東都 / 書林　青雲堂板";

次为"金匱玉函要略綜槩",末署"櫟蔭拙者元簡識"并有"(男)　元胤 / 元堅　(對讀)";

次为"金匱玉函要略方論序",无署名;

次为"金匱要略序(出趙 / 本)",末署"萬曆戊戌孟夏吉日匿迹市隱逸人謹識";

次为正文,首页首行"金匱玉函要略方論輯義卷一"(下有小字"原文一依徐鎔本"),二行"東都　丹波元簡廉夫　著",三行"臟腑經絡先後病脈證第一"。

27 册:为"金匱玉函要署輯義卷二"(以下金匮玉函要略辑义除卷五外,各卷正文卷端分别有"金匱玉函要署輯義卷三∥六"),内容包括"血痺虛勞病脈證并治第六"等,卷末有"金匱玉函要署輯義卷二"(以下金匮玉函要略辑义除卷四、六外,各卷末分别有"金匱玉函要署輯義卷三 / 五")。

28 册:为卷三,内容包括"五臟風寒積聚病脈證并治第十一"等,卷末并钤有朱文方印"潤基"。

29 册:为卷四,内容包括"黃疸病脈證并治第十五"等,卷末有"金匱玉函要略方論輯義卷四"。

30 册:为"金匱玉函要略方論輯義卷五",内容包括"婦人妊娠病脈證并治第二十"等。

31 册:为卷六,内容包括"雜療方第二十二"("二十二"应为"二十三")等,卷末

有"金匱玉函要略輯義卷六";

末有跋,无标题,末署"文化辛未春三月　不肖男元胤奕祺拜撰";

最末有牌记:"文化八年歲在」辛未春三月刻成""東都書肆」本石町十軒店」萬笈堂英大助"。

32 册:首为书名页,以界行分三列,中列刻大字"金匱述義",右列上首小字"嘉永甲寅鐫",左列下首小字"存誠藥室叢書",均为行书;

次为"金匱玉函要略述義題辭";

次为正文,首页首行"金匱玉函要略述義卷上",二行"丹波元堅　學",七行"臟腑經絡先後病脈證第一"等,卷末有"金匱玉函要略述義卷上終"。

33 册:首为"金匱玉函要略述義卷中",内容包括"五臟風寒積聚病脈證并治第十一"等,卷末有"金匱玉函要略述義卷中　終";

次为"金匱玉函要略述義卷下",内容包括"婦人妊娠病脈證并治第二十"等,卷末有"金匱玉函要略述義卷下　終",后有跋,末署"元堅跋",并有"男　元琰校勘」弟子堀川濟覆審";

次为跋,无标题,末署"嘉永七年歲在甲寅八月望　受業江户堀川濟撰"。

34 册:首为书名页,以界行分三列,中列刻大字"藥治通義",右列上首小字"天保己亥鐫",左列下首小字"存誠藥室叢書",均为行书;

次为"藥治通義序",首页钤有白文方印"王濬少峰",末署"天保丙申正陽之月東都醫官丹波元堅亦柔一字茝庭撰";

次为"藥治通義目錄",包括"卷第一"至"卷第十二"各篇目,末有"藥治通義目錄終";

次为正文,首页首行"藥治通義卷第一",二行"丹波元堅亦柔撰",三行"用藥勿偏執",卷末有"藥治通義卷第一　終";

次为"藥治通義卷第二"(以下药治通义各卷正文卷端分别有"藥治通義卷第三∥十二"),内容包括"治病求本"等,卷末有"藥治通義卷第二　終"(以下药治通义各卷末分别有"藥治通義卷第三∥十二　終");

次为卷三,内容包括"方法大綱"等。

35 册:首为卷四,内容包括"汗吐下總說"等,首页钤有白文方印"休甯王少峯診";

次为卷五,内容包括"下法大旨"等;

次为卷六,内容包括"吐法"等;

次为卷七,内容包括"補法大旨"等。

36 册:首为卷八,内容包括"清法"等;

次为卷九,内容包括"諸劑概略"等;

次为卷十,内容包括"方藥離合"等。

37 册:首为卷十一,内容包括"藥分三品"等;

次为卷十二,内容包括"衮藥總說"等,卷末署有"弟子來里醫員堀川濟舟菴校"。

38 册:首为"脈學輯要序",末署"寬政七年乙卯歲春正月二十有七日丹波元簡書";

次为"脈學輯要目錄",包括"卷上""卷中""卷下"各篇目;

次为正文,首页首行"脈學輯要卷上",二行"東都 丹波元簡廉夫 著",三行"總說",卷末有"脈學輯要卷上";

次为"脈學輯要卷中",内容包括"浮"等,卷末有"脈學輯要卷中";

次为"脈學輯要卷下",内容包括"婦人"等,卷末有"(男) 元胤紹翁 / 元堅茝庭(對讀)",并有"脈學輯要卷下"。

39 册:首为书名页,以界行分三列,中列刻大字"救急選方",右列小字"櫟窓多紀先生著",左列小字"江户 青雲堂版";

次为"救急選方序",末署"享和紀元冬十一月望丹波元簡廉夫撰";

次为"凡例",末署"丹波元簡識";

次为"救急選方目錄",包括"上卷""下卷"各篇目,末有"目錄 終";

次为正文,首页首行"救急選方上卷",二行"諸卒死門",卷末有"救急選方上卷 終"。

40 册:为"救急選方下卷",内容包括"疗瘡急證門"等,卷末有"懸川門人 山本太玄校刊」沼津門人 軒村熙 覆校",并有"救急選方下卷 終";

次为跋,无标题,末署"癸亥正月初九日胞弟湯川元傝安道跋";

末为跋,无标题,末署"文化庚午孟冬既望不肖男元胤奕祺謹題"。

41 册:首为"醫賸"(目录),包括"卷上""卷中""卷下""附錄"各篇目;

次为正文,首页首行"醫賸卷上",二行"櫟蔭拙者 著",三行"神農嘗藥",卷末有"醫賸卷上";

次为"醫賸卷中",内容包括"病分左右"等,卷末有"醫賸卷中"。

42 册:书衣题签处墨书"醫賸下 / (醫)略抄";

首为"醫賸卷下",内容包括"紫色"等,卷末有"醫賸下卷";

次为"醫賸附錄",内容包括"募原考"等,卷末有"醫賸附錄";

(以下为另一书)

次为"刊醫略抄序",七行行十三字,行书,末署"寬政七年五月望日」丹波元簡謹書",并有摹刻方形篆字阴文原印二枚,一为"東都侍醫",一为"丹波元簡";

次为"國史丹波雅忠傳";

次为正文,首页首行"醫略抄",末有"醫略抄　終　（弟）　元俀 / 元芳　（覆校）";

后有跋,无标题,末署"元簡識"。

43 册:首为书名页,以界行分三列,中列刻大字"經穴籑要",右列小字双行"東都侍醫法眼多紀先生閲」龜山侍醫小坂元祐先生著",左列中下首小字"東都下谷御成道　青雲堂板";

次为"經穴籑要序",七行行十二至十六字不等,行书,末署"文化庚午歲中秋前一日」丹波元簡廉夫譔",有摹刻方形篆字原印二枚,一为阴文"丹波元簡",一为阳文"廉夫",并署"三順憲書"及摹刻方形篆字原印"古旌";

次为"自序",七行行十二至十五字不等,行书,末署"文化庚午秋七月」小阪營昇元祐識",有摹刻方形篆字原印二枚,一为阴文"營昇之印",一为阳文"字子进",并署"西邨鏡書",且有摹刻方形篆字原印二枚,一为阴文"西邨鏡印",一为阳文"照卿";

次为"凡例";

次为目录,包括"第一卷"至"第五卷"各篇目;

次为"引書";

次为"骨度";

次为正文,首页首行"經穴籑要卷之一",二行"丹州龜山　醫官　小阪營昇元祐　纂輯",四至六行"（門人）　水府　醫官　大橋德泉」西村元春」土浦　醫官　松田貞庵　（仝校）",七行"手太陰肺經"等,卷末有"經穴籑要卷之一　終";

次为"經穴籑要卷之二"（以下经穴籑要各卷正文卷端分别有"經穴籑要卷之三 // 五"）,内容包括"手太陽小腸經"等,卷末有"經穴籑要卷之二　終"（以下经穴籑要各卷末分别有"經穴籑要卷之三 // 五　終"）。

44 册:首为卷三,内容包括"足少陽膽經"等;

次为卷四,内容包括"内景"等;

末为卷五,内容包括"周身名位骨"等。

## 二、版本特征描述

1（素问识）正文每半叶十行,行二十三字,小字双行同,四周单边,白口,单黑鱼尾,版框 18.7 × 13.8 ㎝,开本 26.7 × 16.6 ㎝（以下各书开本同）;

鱼尾（在版心上端）下方分别刻"聿修堂醫學叢書序""素問識序""素問解題""素問彙攷""素問書目""素問全目""素問識卷一 // 八""素問識跋",版心下方刻页码,版心最末刻"聿修堂藏版";

无圈点,无批校题跋。

2(难经疏证)正文每半叶十行,行二十四字,小字双行同,四周单边,白口,单黑鱼尾,版框 18.6×13.9 cm;

鱼尾(在版心上端)下方刻"難經疏證卷上/下",版心下方刻页码,版心最末刻"聿修堂藏版";

无圈点;天头有墨批如"徐云十二經手足三陰三陽也",文中有墨笔夹批如"王濬按:古人诊法以偏求一身之動脉也"(全书为王少峰批校)。

3(伤寒论辑义)正文每半叶十行,行二十三字,小字双行同,四周单边,白口,单黑鱼尾,版框 18.7×13.9 cm;

鱼尾(在版心上端)下方分别刻"傷寒論輯義序""傷寒論輯義凡例""傷寒論輯義綜概""傷寒論輯義原序""傷寒論輯義卷一 // 七""傷寒論輯義跋",版心下方刻页码,版心最末刻"聿修堂藏版";

有朱笔圈点,无批校题跋。

4(伤寒论述义)正文每半叶九行,行二十字,小字双行同,四周单边,白口,单黑鱼尾,版框 17.9×13.4 cm;

鱼尾(在版心上端)下方分别刻"傷寒論述義卷""傷寒論述義目錄""傷寒論述義補""傷寒論述義卷第一 // 五""傷寒論述義跋",版心下方刻页码,版心最末刻"存誠藥室叢書";

有朱笔圈点,无批校题跋。

5(伤寒广要)正文每半叶十行,行二十四字,小字双行同,四周单边,白口,单黑鱼尾,版框 18.6×13.8 cm;

鱼尾(在版心上端)下方分别刻"傷寒廣要序""傷寒廣要凡例""傷寒廣要書目""傷寒廣要目錄""傷寒廣要卷一 // 十二",版心下方刻页码,版心最末刻"聿修堂藏版";

无圈点,天头有墨批如"附錄陸氏潤字丸方"。

6(金匮辑义)正文每半叶十行,行二十三字,小字双行同,四周单边,白口,单黑鱼尾,版框 18.6×14.1 cm;

鱼尾(在版心上端)下方分别刻"金匱輯義綜槩""金匱輯義序""金匱輯義卷一 // 六""金匱輯義卷跋",版心下方刻页码,版心最末刻"聿修堂藏版";

有朱笔圈点,无批校题跋。

7(金匮述义)正文每半叶十行,行二十四字,小字双行同,四周单边,白口,单黑鱼尾,版框 18.1×13.6 cm;

鱼尾(在版心上端)下方分别刻"金匱述義題辭""金匱述義卷上 // 下""金匱述義

卷跋",版心下方刻页码,版心最末刻"存誠藥室叢書";

无圈点,无批校题跋。

8（药治通义）正文每半叶十行,行二十四字,小字双行同,四周单边,白口,单黑鱼尾,版框 18.1×13.6 ㎝;

鱼尾（在版心上端）下方分别刻"藥治通義序""藥治通義目錄""藥治通義卷一∥十二",版心下方刻页码,版心最末刻"存誠藥室叢書";

有朱笔圈点,无批校题跋。

9（脉学辑要）正文每半叶十行,行二十三字,小字双行同,四周单边,白口,单黑鱼尾,版框 18.6×14.1 ㎝;

鱼尾（在版心上端）下方分别刻"脈學輯要序""脈學輯要目錄""脈學輯要卷上∥下",版心下方刻页码,版心最末刻"聿修堂藏版";

有朱笔圈点,无批校题跋。

10（救急选方）正文每半叶九行,行十八字,小字双行同,左右双边,白口,单黑鱼尾（正常位置,即不同于多数）,版框 13.6×10.5 ㎝;

版心上方分别刻"救急選方序""救急選方""救急選方目錄""救急選方跋"（在下册）,鱼尾下方刻"凡例""卷上""卷下",版心下方刻页码,版心最末刻"聿修堂藏板";

无圈点,有朱笔夹批如"徐靈胎註傷寒類方"。

11（医賸）正文每半叶十行,行二十二字,小字双行同,四周单边,（版心上方）阔黑口,单花鱼尾,版框 18.4×13.9 ㎝;

鱼尾下方分别刻"醫賸目次""醫賸卷上∥下""醫賸附錄",版心下方刻页码,版心最末刻"聿修堂藏版";

无圈点,天头有朱批如"葉桂云温熱之邪都從口鼻襲入"。

12（医略抄）正文每半叶九行,行二十字,小字双行同,四周单边,白口,无鱼尾,版框 19.2×13.5 ㎝;

版心上方刻"醫略抄序""醫略抄傳""醫略抄",版心下方刻页码,版心最末刻"聿修堂藏板";

有缺字以方围代之,部分字迹模糊;

无圈点,有朱笔夹批如"水銀豈可入腹,古方难用"。

13（经穴纂要）正文每半叶十行,行二十字,小字双行不等（如 31,34 字）,左右单边或上下双边,白口,单黑鱼尾,版框 20.5×13.8 ㎝;

鱼尾上方无刻字,鱼尾下方分别刻"序""自序""凡例""目錄""引書""骨度""卷之一∥五"（下册）,版心下方刻页码;

附图若干如"手少陰心經圖";

有朱笔圈点,无批校题跋。

(全书)原刻有句读(最末两种无句读);品相良好,无修复,无补配;有剜去钤印现象;四眼线装;四十四册(四函,分别为十册、十五册、十三册、六册,樟木夹板);各册书衣题签处分别墨书"素問識一//八""難經疏證上/下"、"傷寒論輯義一"至"傷寒論輯義八終"、"傷寒述義上/下"、"傷寒廣要一"至"傷寒廣要五終"、"金匱要略輯義一//六"、"金匱述義上/下""藥治通義一//四""脈學輯要 全""救急選方上/下""醫賸上""醫賸下(醫)略抄""經穴纂要上/下";各册书根分别墨书"素问識一"至"素问識八終"、"難經疏證上/下"、"傷寒輯義一"至"傷寒輯義八止"、"傷寒述義上/下""傷寒广要一//五"、"金匱輯義一"至"金匱輯義六止"、"金匱述義上""傷寒述義下止"、"藥治通義一"至"藥治通義四止"、"脉學輯要全""救急選方上/下""醫賸上""醫賸下醫略抄""經穴纂要上/下";各册书脊下部分别有墨书"一"至"四十四",各册书衣均钤有朱文方印"愛我廬藏書記";各册均有馆藏 3A 章,并分别有财产登录号 023841~023855,023770~023798。

## 三、版本特色及考证说明

本书又名《聿修堂丛书》("聿修堂"为多纪元简的堂号),为日本丹波(又称多纪)父子两代三人所辑注的中国医药学著作,共十三种,其中最末一种《经穴纂要》为小阪元祐撰。

《中国中医药学术语集成·中医文献》与《中国医籍大辞典》皆载丛书为十四种,与十三种相比,无小阪元祐《经穴纂要》,而另有丹波元简《灵枢识》《观聚方要补》。

丹波元简(1755—1810),字廉夫,号桂山,别号栎窗,又称多纪元简、刘简、刘桂山,曾任江户医学馆教谕,为日本江户时代汉方医学代表人物。三子元胤(1789—1827),字奕禧,又字绍翁,号柳沜,五子元坚(1795—1857),字亦柔,号茝庭,别号三松居。

此本属最早汇印本。此书由杨守敬自日本购得原版(杨氏认为聿修堂医书有"二善",详下),编辑汇印而成。杨氏重印时,铲去了原文字旁注的日文假名。

此套丛书内容齐全,保存十分完整,为 2010 年笔者参与在皖南购得。

本馆另藏有此书的民国铅印本,并藏有该丛书内部分原版(单行)本,如《素问识》《脉学辑要》《医賸》《伤寒论本义》《伤寒论辑义》等,其中部分本书另有著录。

《聿修堂医书》主要包括日本汉方医学家丹波父子三人的医学著作,约二十种。1983 年人民卫生出版社"聿修堂医书选"选印了其中十五种(素问识、素问绍识、灵枢识、难经疏证、伤寒论辑义、伤寒论述义、金匮玉函要略辑义、金匮玉函要略述义、杂病广要、伤寒广要、药治通义、救急选方、脉学辑要、医賸、中国医籍考）。

关于"三善"，楊序曰："多紀父子兄弟提唱醫學，為東瀛泰斗，所撰聿修堂諸書，浩博無津涯，綜其所得有三善焉：宋元以來儒與醫分途，業岐黃者不問經史，多紀則胸羅四部，一字不假，此一善也；《素》《難》《傷寒》傳自秦漢，古言古義，謬解實繁，多紀則旁稽蒼雅，疑滯皆通，此二善也；又，病情萬狀，昔無今有，拘者泥古，食焉不化，多紀則有善必錄，不棄時賢，此三善也。"

# 12. 医史综合

## 1201　医说 十卷目录一卷

明嘉靖二十三年（1544）上海顾定芳刻本　索书号 R-092/m1

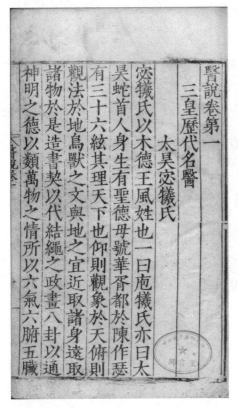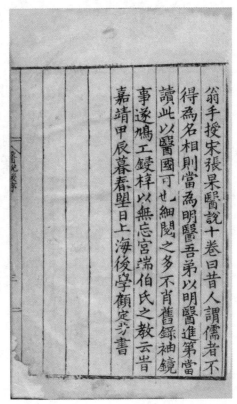

## 一、分册（卷）版本叙录

1 册：首为书名页（抄补），墨框内为大字（篆字）"醫說"；

次为"醫說序"（楷体墨笔抄补），末署"己酉嵗十月六日朝奉大夫權發遣郢州罗

項序";

次为目录,无标题,包括"醫說卷第一"至"醫說卷第十"各篇目,末有"醫說目録 終"。

2 册:为正文,首页首行"醫說卷第一",二行"三皇歷代名醫",卷末有"醫說卷第 一 終"。

3 册:为"醫說卷第二"(以下各卷正文卷端分别有"醫說卷第三 // 十"),内容包括 "醫書"等,卷末有"醫說卷第二"(以下各卷末分别有"醫說卷第三 // 十",但第四卷无 "第"字)。

4 册:为卷三,内容包括"神方"等。

5 册:为卷四,内容包括"勞瘵"等。

6 册:为卷五,内容包括"心疾健忘"等。

7 册:为卷六,内容包括"臟腑泄痢"等。

8 册:为卷七,内容包括"積"等。

9 册:接上册,内容包括"蠱咬"等。

10 册:为卷八,内容包括"服餌幷藥忌"等。

11 册:为卷九,内容包括"養生脩養調攝"等。

12 册:首为卷十,内容包括"小兒"等;

次为跋,无标题,末署"嘉定甲申春三月中澣星江彭方書于古歙歲寒堂";

次为跋,无标题,末署"嘉定甲申首夏末澣四明李以制書";

次为跋,无标题,末署"開禧丁卯七夕建安江疇跋";

次为跋,无标题,末署"寶慶丁亥十二月望日東陽徐昺書";

次为跋,无标题,末署"紹定改元孟夏望日門下士山陰諸葛興謹書";

末为跋,无标题,末署"旹嘉靖甲辰暮春望日上海後學顧定芳書";

后书衣贴有售书标签"杭州 / 新中國書店 / 經售」地址:解放街 588—590 號 350.00"。

## 二、版本特征描述

正文每半叶九行,行十八字,小字双行同,左右双边,白口,单白鱼尾,版框 21.3 × 14.8 cm,开本 26.1 × 17.1 cm;

版心上方无刻字,鱼尾下方分别刻(写)"序""醫說目録""醫說卷一 // 十""醫說 後""醫說後序",版心下方刻页码;

原刻无句读;

无圈点,无批校题跋;

品相良好,无修复,无补配;

四眼线装;十二册(一函,全樟木抽屉式定制书匣);

各册书根末端分别有墨书本册序号"1"至"12";各册首页钤有白文方印"李雁乾氏",目录与卷十末页钤有白文方印"鑑庭审定";各册书衣右上角分别印有序号"壹"至"拾贰",后书衣均有日期印(壹玖伍柒年捌月壹拾捌日);

各册均有馆藏 5A 章及 2 号章,并分别有财产登录号 00001~00012。

## 三、版本特色及考证说明

《医说》为现存最早的新安医籍,也是我国现存最早的一部医史专著,书中引文多标明出处,保存了南宋以前的多家文献中或自身亲历的有关医学故实约一千条。

《四库全书》收录《医说》十卷。

2008 年 4 月此部入选第一批《国家珍贵古籍名录》:"经国务院批准,安徽中医学院图书馆藏明嘉靖二十三年顾定芳刻本《医说十卷》,入选第一批《国家珍贵古籍名录》(编号 01805)。"(见本书彩插)

此部与他本相较,多出最末顾定芳跋一篇。此书售价人民币 350 元,在 20 世纪 50 年代是相当高的,这也与该书独有此跋有关。

此书曾经当年中医研究院(后更名为中国中医科学院)图书馆首任馆长耿鉴庭鉴定。

该书现存两部宋本,分别收藏于北京大学图书馆、南京图书馆。前者所藏缺第二卷,后者所藏第二卷完整。两部宋本内的其他卷,抑或有阙失。

对比中国中医科学院图书馆藏顾定芳刊本,此本卷首缺冯彬序、顾定芳序(该序末有"吴门許勘刊"),但卷首补抄了不见于顾定芳本的罗项序。

顾定芳刊本版刻精美,行款一依宋本,最接近宋本面貌。日本学者森立之在《经籍访古志·补遗》中评价顾定芳本说:"又十卷,嘉靖甲辰顧定芳刊本,福井榕亭藏本。首有嘉靖甲辰馮彬及顧定芳序,末有彭方等四跋(與宋本同)及紹定改元諸葛興跋。按此本行欵字數一同宋槧,而稍為縮小,但宋本卷九'茭能養生'條有'良方'二字,第十'小兒初生不飲乳'條有'集驗方'三字,而此本俱刪之,以縮行數,蓋餘卷亦必有此類,然要祖宋槧者,於今行中此為最善。又按,鄧初正及張堯直本載羅頌(按,當為'項'字之誤)序,此本脱之[①]。"

因为顾定芳本与宋本行款一致,因此江苏省立国学图书馆陶风楼盍山精舍影残宋

① 贾贵荣. 日本藏汉籍善本书志书目集成 [M]. 北京:北京图书馆出版社, 2003:573-574.

刊本《医说》时,残宋刊本的阙页部分,即以明顾定芳刊本配补,此影印本1933年出版。该本为线装,一函八册,第一册内有牌记"癸酉夏五陶风楼印"。版框宽一二〇毫米,高一七〇毫米。

《总目》另载有明·俞弁撰《续医说》十卷及明·周恭撰《医说续编》十八卷。

## 1202 扁鹊仓公传四种

日本嘉永二年（1849，清道光二十九年）存诚药室刻本　索书号 R-092/m2

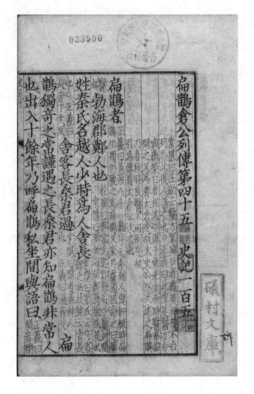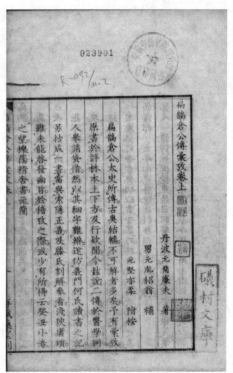

## 一、分册（卷）版本叙录

1 册：书衣贴有题签（隶书）"扁倉傳考異并備攷"；

首为书名页，以界行分三列，中列刻大字（篆字）"扁鵲倉公傳"，右列上首小字"嘉永乙酉影宋牟"，左列下首小字"存誠藥室刊"，版框外左下角盖印有红字"第　號"并在其中墨书"拾"字；有钤印四枚，即朱文方印"愛我廬藏書記"（印 1）、朱文方印"王少峰印"、白文方印"王濬之印"、朱文方印（大字）"少峯"；

次为正文，首页首行"扁鵲倉公列傳第四十五　史記一百五"，首页有钤印五枚，其中版框内自下而上为白文方印"姚氏藏書"、朱文方印"寿芷"、朱文方印（小字）"少峯"、白文方印"王睿"，版框外为朱文长方印"礦村文庫"，卷末有"扁鵲倉公列傳第四十五　史記一百五"；

次为"太史公自序第七十　史記一百三十";

末有跋(接上页),无标题,末署"嘉永二年九月江户丹波元堅識",并另钤印二枚,即朱文方印"潤基"、朱文方印"少峰鑑藏"(印2)。

2册:书衣题签上印有"扁鵲倉公傳彙考　上";

首为书名页,以界行分三列,中列刻大字(隶书)"扁鵲倉公傳彙攷",右列上首小字"嘉永乙酉開雕",左列上首行书小字"附考異」俻叁(按,应为"参")",左列下首小字"存誠藥室藏",版框外左下角有墨书"東洋板」英洋八角正";

次为正文,首页首行"扁鵲倉公傳彙攷卷上",二行"丹波元簡廉夫　著",三、四行"(男)　元胤紹翁　補」元堅亦柔　附桉",首页钤印五枚(同《列传》正文首页),卷末有"扁鵲倉公傳彙攷卷上　終"。

3册:书衣贴有题签"扁鵲倉公傳彙考　下";

首为"扁鵲倉公傳彙攷卷下",卷末有"扁鵲倉公傳彙攷卷下　終";

次为"影宋本扁鵲倉公傳考異"(首行),二至五行为序文,五行末署"乙酉九月江户堀川濟謹識",六行起为正文,末有"影宋本扁鵲倉公傳攷異　終";

次为"扁鵲傳備参"(首行),二至四行为序文,四行末署"乙酉九月堀川濟謹識",次为正文,末有"扁鵲傳備参　終";

最末为跋三篇,均无标题,末分别署"文化庚午歲八月重訂簡記""嘉永乙酉九月既望江户丹波元堅茝庭跋"及"元堅又跋",末页钤有白文方印"休甯王少峯診";

后书衣内侧为牌记:中列刻"江都書肆",右列上首为"嘉永三年庚戌開彫",左列下首为"本石町十軒店"(小字)及"萬笈堂英大助"。

## 二、版本特征描述

(扁鹊仓公列传)正文每半叶十行,行十八字,小字双行二十三字,左右双边,白口,对黑鱼尾,版框 20.1 × 12.9 cm,开本 25.7 × 17.9 cm;

版心上方刻有字数(大小字分别计数)等,上鱼尾下方刻"史記列傳(或'史記列传')四十五""史列(或'史傳')四十五""史記自序七十",下鱼尾上方刻页码;

版框外左上角(相当于书耳位置)刻"扁鵲倉公傳"。

(扁鹊仓公传汇考)正文每半叶十行,行二十四字,小字双行同,四周单边,白口,单黑鱼尾(在版心最上端),版框 18.0 × 13.5 cm,开本 25.7 × 17.9 cm;

鱼尾下方刻"扁鵲倉公傳彙攷卷上/下""扁鵲倉公傳彙攷跋",版心下方刻页码,版心最末刻"存誠藥室刊"。

(扁鹊仓公传考异)正文每半叶十行,行二十四字,小字双行同,四周单边,白口,单

黑鱼尾(在版心最上端),版框 18.0×13.5 ㎝,开本 25.7×17.9 ㎝;

鱼尾下方刻"影宋本扁鹊仓公傳考異",版心下方刻页码,版心最末刻"存誠藥室刊"。

(扁鹊传备参)正文每半叶十行,行二十四字,小字双行同,四周单边,白口,单黑鱼尾(在版心最上端),版框 18.1×13.5 ㎝,开本 25.7×17.9 ㎝;

鱼尾下方刻"扁鹊傳備参",版心下方刻页码,版心最末刻"存誠藥室刊"。

(全书)原刻有句读(但《扁鹊仓公传》无),文字旁注有日文假名(但《扁鹊仓公传》无);无圈点(但《扁鹊仓公传》有朱笔圈点),无批校题跋;品相良好,无修复,需重新订线,无补配;四眼线装;三册(一函,樟木夹板);各册书根分别墨书"扁仓中""扁彙上""扁彙下";各册书衣均有钤印一枚同印 1,书衣题签上均有钤印一枚同印 2;各册首页或末页有剜去钤印现象;各册均有馆藏 3A 章,并分别有财产登录号 023900~023902。

## 三、版本特色及考证说明

《扁鹊仓公列传》是《史记》列传中的第四十五篇,记叙古代名医事迹的合传。一位是战国时期的扁鹊,另一位是西汉初年的淳于意。此部中《扁鹊仓公列传》内的史记正文为大字,注释为双行小字;其余三种是日本学者以《扁鹊仓公列传》为基础所作的考证著作。

此本为日本刻本(东洋本),也是该书唯一刻本。

此部第一、三册书衣题签与该册相应内容不符,即第一册题签所对应的内容在第三册的后半部分,而第一册实际内容为《扁鹊仓公列传》;第三册除本题签所对应的内容外,还包括第一册题签所对应的内容。由于题签造成混乱,加之书根墨书简名不全及顺序亦误,致曾被误著录为残本(缺《扁鹊仓公传考异》与《扁鹊传备参》)。实际上该书四种五卷(即列传一卷、汇考二卷、考异与备参各一卷)完整无缺,但需更换题签并重新装订。

本馆藏有另一部相同版本(开本 25.6×17.5 ㎝),各部分内容完全一致,且各册书衣题签与相应内容均无误(题签分别为"扁鹊倉公傳""扁鹊倉公傳彙考　上""扁鹊倉公傳彙考　下""扁倉傳考異并備叅"),基本特征与上书不同之处为:

天头有墨笔批语或校语(如"正義所引八十一難序出楊玄操序""未一作夹")与朱笔注释或校语(如"經卷也"),有朱笔圈点与画线,有蓝笔圈点,有朱笔夹批如"正義引素問今無所攷";

四眼线装;全书四册(一函,樟本夹板);

　　各册书根分别有墨书"扁倉傳　全""扁倉傳彙攷　上""扁倉傳彙攷　下""扁倉傳考異",书衣右上角分别印有序号"壹"至"肆",后书衣均有日期印(壹玖伍柒年柒月叁拾壹日);

　　各册均有馆藏 2 号章,并分别有财产登录号 00791,00793,00794,00789。

　　《总目》所著录该丛书子目之一及其单行本,书名均作《扁鹊传备考》,有误,应为《扁鹊传备参》。《总目》所载该丛书子目之一及该单行本《扁鹊仓公传汇考》,均未标明卷数,应于书名后增加著录"二卷"。

　　《总目》另著录有该书各单行本及类似内容各书,如《扁鹊传正解》《扁鹊仓公传考证》《扁鹊传解》《扁鹊仓公列传割解》等。

## 1203 **东医宝鉴**二十三卷目录二卷

清代朝鲜刻本 索书号 R2-52/m2

### 一、分册（卷）版本叙录

　　1 册：为"東醫寶鑑目錄上"（首页首行），二行"御醫忠勤貞亮扈 聖功臣崇椂大夫陽平君 臣許浚奉 教撰"，包括"内景篇卷之一 // 四""外形篇卷之一 // 四""雜病篇卷之一 / 二"，末有"東醫寶鑑目錄上"。

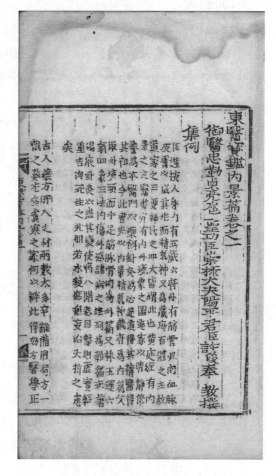

　　2 册：为"東醫寶鑑目錄下"，包括"雜病篇卷之三 // 十一""湯液篇卷之一 // 三""鍼灸篇"，卷末有"東醫寶鑑目錄 終"。

　　3 册：首为"東醫寶鑑總目"，包括"内景篇一 // 四""外形篇一 // 四""雜病篇一 // 十一""湯液篇一 // 三""鍼灸篇"各目次，卷末有"東醫寶鑑總目 終"；

　　次为正文，首页首行"東醫寶鑑内景篇卷之一"，二行"御醫忠勤貞亮扈 聖功臣崇椂大夫陽平君（臣）許（浚）奉 教撰"，三行"集例"；

　　次为"歷代醫方"；

　　次为"身形藏府圖"（一页，前半叶为图，后半叶为文）；

　　次为"身形"等，卷末有"東醫寶鑑内景篇卷之一"。

　　4 册：为"東醫寶鑑内景篇卷之二"（以下至卷四，各卷正文卷端分别有"東醫寶鑑内景篇卷之三 / 四"），内容包括"血"等，卷末有"東醫寶鑑内景篇卷之二"（以下至卷四，各卷末分别有"東醫寶鑑内景篇卷之三 / 四"）。

　　5 册：为卷三，内容包括"五臟六腑"等。

　　6 册：为卷四，内容包括"小便"等。

7 册：为"東醫寶鑑外形篇卷之一"（以下至卷四，各卷正文卷端分别有"東醫寶鑑外形篇卷之二∥四"），内容包括"頭"等，卷末有"東醫寶鑑外形篇卷之一"（以下至卷四，各卷末分别有"東醫寶鑑外形篇卷之二∥四"）。

8 册：为卷二，内容包括"耳"等。

9 册：为卷三，内容包括"胷"等。

10 册：为卷四，内容包括"手"等。

11 册：为"東醫寶鑑雜病篇卷之一"（以下至卷十一，除卷二外，各卷正文卷端分别有"東醫寶鑑雜病篇卷之三∥十一"），内容包括"天地運氣"等，卷末有"東醫寶鑑雜病篇卷之一"（以下至卷十一，除卷二外，各卷末分别有"東醫寶鑑雜病篇卷之三∥十一"）。

12 册：为"東醫寶鑑雜病篇卷□□"（后二字脱落，应为"之二"），内容包括"風"等，卷末有"病篇"（其余字脱落）。

13 册：为卷三，内容包括"寒　下"等。

14 册：为卷四，内容包括"内傷"等。

15 册：为卷五，内容包括"霍亂"等。

16 册：为卷六，内容包括"積聚"等。

17 册：为卷七，内容包括"痎瘧"等。

18 册：为卷八，内容包括"癰疽　下"等。

19 册：为卷九，内容包括"諸傷"等。

20 册：为卷十，内容为"婦人"。

21 册：为卷十一，内容为"小兒"。

22 册：为"東醫寶鑑湯液篇卷之一"（以下至卷三，各卷正文卷端分别有"東醫寶鑑湯液篇卷之二／三"），内容包括"湯液序例"等，卷末有"東醫寶鑑湯液篇卷之一"（以下至卷三，各卷末分别有"東醫寶鑑湯液篇卷之二／三"）。

23 册：为卷二，内容包括"魚部"等。

24 册：为卷三，内容包括"草部"等。

25 册：为"東醫寶鑑鍼灸篇"，内容为"鍼灸"，卷末有"東醫寶鑑鍼灸篇"。

## 二、版本特征描述

正文每半叶十行，行二十一字，小字双行同，四周双边间四周单边，白口，对花鱼尾，版框（第 3 册卷一）23.7×17.9 cm，版框（第 19 册杂病卷九）25.8×18.1 cm，开本（第 1~18 册）33.4×20.9 cm；开本（第 19~25 册）34.4×21.7 cm；

版心上方无刻字,上鱼尾下方分别刻"東醫寶鑑目錄上 / 下""東醫寶鑑總目""東醫寶鑑內景篇一 // 四""東醫寶鑑外形篇一 // 四""東醫寶鑑雜病篇一 // 十一""東醫寶鑑湯液篇一 // 三""東醫寶鑑鍼灸篇",下鱼尾上方刻页码;

原刻无句读;正文有图如"肝臟圖",少数天头有刻字如"唐";有极小字(即小字四行);个别版面印刷模糊;

无圈点,天头有墨批如"五臟六腑";

品相较好,有少量修复;有少部分虫蛀,少部分文字脱落(纸张表层脱落),极个别页面破损较严重,均待修复;无补配;

四眼线装;二十五册(二函,分别为十三册、十二册,全樟木抽屉式定制书匣);

各册书衣题签处均有墨书"東醫寶鑑",并分别有墨书"目錄上""目錄下""一"至"二十三";部分书衣分别有朱笔书写"内景""外形""湯液";各册书脑中部均有墨书"共二十五",书脑上部分别有墨书"内""外""雜""湯""針"等;各册首页均钤有朱文长方印"寶勤堂書畫印";各册首末页版框外靠装订线处均有椭圆墨章"韓陽";各册书衣右上角分别印有序号"壹"至"貳伍",后书衣均有日期印(壹玖伍柒年柒月叁拾壹日);

各册均有馆藏 2 号章,并分别有登录号 00711~00735。

## 三、版本特色及考证说明

"东医"一般认为是韩国传统医学的专用名。此书在朝鲜医学家所撰汉方医书著作中最负盛名。2009 年 7 月,韩国申报的《东医宝鉴》初刊本被列入世界记忆遗产名录。

本馆此部缺李廷龟序。

崔秀汉《〈东医宝鉴〉版本考》认为,《东医宝鉴》于光海君 2 年 8 月撰成,光海君 5 年(1613)11 月刊成,为木活字本。46 年后以此为母本,分别于岭营与完营木刻刊行,但完营本并未见。此后有甲戌岭营本(1754)、纯祖岭营改刊(1820)、纯祖完营重刊本(1820),均为官刻本。"二百余年来虽然屡次刊行,但其内容、字体、排列、始终保持初刊本原貌,未见增删或修改,此乃异于他书之处[①]"。

全世玉《〈东医宝鉴〉版本传承新考[②]》认为,该书初刊于万历四十一年(1613),此本今存于首尔大学奎章阁图书馆。《总目》著录国内多家图书馆均藏有《东医宝鉴》的初刊本,其调查过的各馆均无,多是甲戌(1814 年)完营重刊本,偶尔可见甲戌岭营开刊本(发现天津中医药大学图书馆有藏)。中国最早的刊本为清乾隆二十八年(1763)

① 崔秀汉.《东医宝鉴》版本考 [J]. 延边医学院学报,1991,14(3):229-232,215.
② 全世玉.《东医宝鉴》版本传承新考 [J]. 中国中医药信息杂志,2008,15(增刊):163-164.

璧鱼堂沃根园刻本。

初刊本特征,据奎章阁书目记载为:"东医宝鉴 许浚奉教撰 光海君5年 (1613)23卷 目录 合25卷.图.(内医院活字)36.7×22cm.四周双边.半页匡廓: 26.6×16.5cm.10行21字.注双行.版心:上下花纹鱼尾。"

综上,此书明代仅存初刊木活字本且现已不完整,则《总目》所著录国内约四十馆 所藏三种明代刻本均存疑。《总目》著录本馆藏本为"朝鲜刻本",则是无疑。本馆此部 全书版框与开本尺寸相差较大(详上),虽无书名页与牌记,亦无刊刻时间与地点的相 关记载,但具有高丽本(或称"朝鲜本")的典型特征,如软体大字,书品宽大,皮纸精印 等,且版面状况与纸张、墨色等均显示出较长的历史痕迹,故可断定为清代朝鲜刻本。

本馆另藏有清光绪与民国石印本。

《上海中医药大学中医药古籍善本提要目录》载该馆所藏年代不详的朝鲜刻本 两部,行款均为"10行21字",半框尺寸分别为"25×16.5㎝"(朝鲜皮纸刻本)及 "24.5×16.5㎝"(存目录卷上)。

## 1204  医学汇函 十三卷卷首一卷目录一卷

明带月楼刻本　索书号 R2-51/m51

### 一、分册（卷）版本叙录

1 册：首为书名页，以界行分三列，中列刻大字"醫學彙函"，右列上首小字"聶久吾先生原本"，左列下首小字"带月樓藏板"；

次为"醫學彙函序"，四行行十字，行草，末署"白嶽逸人程達書扵尊生館"，并有摹刻方形篆字原印二枚，一为阴文"程達"，一为阳文"丁丑進士"；

次为"新刻聶久吾先生醫學彙函目次"，包括"首卷"、"一卷"至"十三卷"各篇目；

后书衣盖有售书印"中国书店定价签」册畈 16　定价 20.00"。

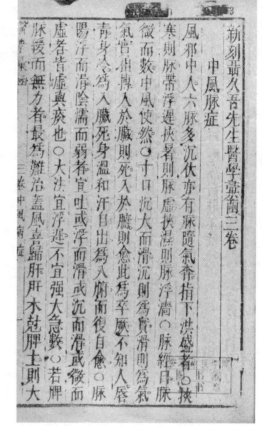

2 册：为卷首，首页首行"新刻醫學脈訣"，内容包括"先天圖"等图及"天地人物氣候相應說"等。

3 册：接上册，仍属首卷，内容包括"陰火論"等，卷末有"醫學彙函首卷　終"。

4 册：为正文，首页首行"新刻醫學脈訣卷之一"，二、三行间"西晉　王叔和　譔"，四行"脉賦"，卷末有"脉訣一卷終"。

5 册：为"新刻八十一難經圖解二卷　扁鵲泰越（按，'泰'应为'秦'，'越'后缺'人'字）著"，内容包括一难至八十一难"經解"。

6 册：首为"新刻聶久吾先生醫學彙函三卷"（以下各卷正文卷端分别有"新刻聶久吾先生醫學彙函三∥十三卷"，但卷四、五、十一、十二"彙"作"函"），内容包括"中風脉症"等，卷末有"中風類三卷　終"；

次为卷四，内容包括"傷寒脉證"等，卷末有"醫學彙函四卷　終"。

7 册:为卷五,内容包括"中暑脉法"等,卷末有"醫學彙函五卷終"。

8 册:为卷六,内容包括"瘧疾脉法"等,卷末有"六卷終"。

9 册:为卷七,内容包括"補益脉法"等,卷末有"新刻醫學彙函七卷終"。

10 册:为卷八,内容包括"頭痛脉法"等,卷末有"醫學彙函八卷終"。

11 册:为卷九,内容包括"婦人科脉法"等。

12 册:为卷十,内容包括"幼兒科"等,卷末有"醫學彙函十卷終"。

13 册:为卷十一,内容包括"癰疽脉法"等,卷末有"恠疾終"。

14 册:为卷十二,内容包括"本草總括"等,卷末有"十二卷終"。

15 册:为卷十三,内容包括"治寒門"等。

16 册:接上册,内容包括"食治門"等。

## 二、版本特征描述

(卷首:医学脉诀)正文每半叶十行,行二十二字,四周单边,白口,无鱼尾,版框 22.8×13.8 cm,开本 24.3×15.8 cm;

版心上方刻"醫學彙函""醫學",鱼尾位置下方分别刻"目次"、"首卷"及篇名,版心下方刻页码;

文中有图如"明堂仰圖"。

(卷一:脉诀)正文每半叶十行,行二十二字,四周单边,白口,无鱼尾,版框 21.9×13.6 cm,开本 24.3×15.8 cm;

版心上方刻"醫學"(或"医学"),鱼尾位置下方刻"一卷脉訣",版心下方刻页码;

文中有图如"九道脉賦圖"。

(卷二:八十一难经图解)正文每半叶十行,行二十二字,四周单边,白口,无鱼尾,版框 22.6×13.7 cm,开本 24.3×15.8 cm;

版心上方刻"醫學"(或"医学"),鱼尾位置下方刻"二卷八十一難經解",版心下方刻页码;

文中有图如"四十二難藏府形狀之圖"。

(医学汇函)正文每半叶十行,行二十二字,四周单边,白口,无鱼尾,版框 22.4×13.3 cm,开本 24.3×15.8 cm;

版心上方刻"醫學彙函",鱼尾位置下方分别刻"三 // 十三卷"及篇名,版心下方刻页码;

文中有图。

(全书)原刻有句读(但《难经图解》无);有墨笔圈点(但《脉诀》《难经图解》无),

无批校题跋;品相较好,无修复,无补配;四眼线装;十六册(一函,樟木夹板);各册书衣左下角分别有圆珠笔书序号"目次""首一""首二""一"至"十二""十三(一)""十三(二)";各册均有馆藏 5B 章及 3B 章,并分别有财产登录号 013597~013612。

## 三、版本特色及考证说明

《医学汇函》又称《聂尚恒医学汇函》《医学类函》。

此本首卷、第一、二卷均与第三卷及其后各卷卷端名称不同。

该书现存数量较少。

《中国本草全书》第 66 卷收录有该书的第十二、十三卷,其提要称据明带月楼本影印。经比对,与本馆此部版本相同。

傅海燕等《〈医学汇函〉考略[1]》一文认为,崇祯元年(1628)是《医学汇函》成书及首刻年代,此年所刻"跃剑山房本 3 函,13 卷,另有序目及首卷,25 册,版高 24 cm,宽 13 cm,半页 10 行,行 22 字,白口,无鱼尾,左右单边",现存于中国医学科学院协和医学院图书馆。之后跃剑山房又原版翻刻一次,但是具体刻印时间不详,现存于上海中医药大学图书馆。

《中国古籍善本总目》载"新刻聂久吾先生醫學匯函十三卷首一卷　明聂尚恒撰　明崇祯躍劍山房刻本　十行,二十二字,白口,四周單邊[2]"。

《上海中医药大学中医药古籍善本提要目录》载该馆所藏《新刻聂久吾先生医学汇函》明跃剑山房刻本,行款与版框尺寸为"10 行 22 字;半框 22.5×13 cm"。

---

① 傅海燕,李君,史焱.《医学汇函》考略[J]. 南京中医药大学学报(社会科学版),2016,17(2):74-78.

② 翁连溪. 中国古籍善本总目[M]. 北京:线装书局,2005:867.

## 1205　证治合参十八卷

清雍正七年（1729）刻本　索书号 R24/m7

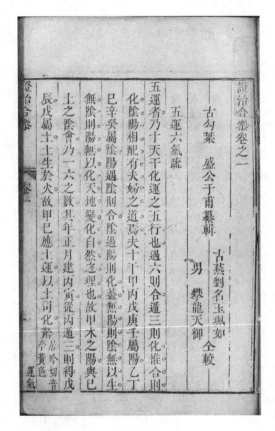

### 一、分册（卷）版本叙录

1 册：首为"證治合叅自序"，五行行十一至十三字不等，行书，末署"峕」雍正己酉仲春之吉慈水浚学葉盛謹序"，并有摹刻方形篆字原印二枚，一为阴文"葉盛之印"，一为阳文"公于氏"；

次为"證治合叅凡例"；

次为"證治合叅目錄"，包括"卷一"至"卷十八"各篇目，末有"證治合叅目錄終"；

次为正文，首页首行"證治合叅卷之一"，二、三行间上部"古勾葉　盛公于甫纂輯"，二、三行下部"古燕劉名玉珮如」男　攀龍天御　（仝較）"，四行"五運六氣疏"，首页有图章"曾廣成號"，卷末有"證治合叅卷之一終"；

次为"證治合叅卷之二"（以下各卷正文卷端分别有"證治合叅卷之三//十八"），内容包括"脉訣"等，卷末有"證治合叅卷之二終"（以下至十六卷，除卷三、十一外，各卷末分别有"證治合叅卷之四//十六終"）。

2 册：首为卷三，内容包括"内科"等；

次为卷四，内容包括"中寒"等，卷末并有钤印二枚，一为白文方印"程愚字小□又白云臺士印信"，一为朱文方印"忠壯後裔"。

3 册：扉页有墨书三列（相当于书名页）：中为大字"證治合参"，右上"葉公于先生纂輯"，左下"養和主人藏"；

首为卷五，内容包括"瘟疫"等；次为卷六，内容包括"發喘"等；

第二后书衣有墨书"證治合参　竹"。

4册:首为卷七,内容包括"泄瀉"等;次为卷八,内容包括"消渴"等。

5册:扉页有墨书三列:中列为大字"證治合粲",右列上首小字"葉公于先生纂輯",左列下首小字"養和主人俗覽";

首为卷九,内容包括"瘘"等;次为卷十,内容包括"補益"等。

6册:首为卷十一,内容包括"頭痛"等;次为卷十二,内容包括"眼目"等;

次为卷十三,内容包括"婦人科"等;次为卷十四,内容包括"求子"等。

7册:扉页钤满各式朱印,计有方形、长方形、圆形共二十三枚,如白文方印"快活神仙"、朱文方印"忠壮后裔"等;

首为卷十五,内容包括"幼科"等;次为卷十六,内容包括"痘疹"等。

8册:首为卷十七,内容包括"外科"等,卷末有"證治合粲卷之十"(此下页面破损缺字);

末为卷十八,内容包括"古今治驗食物單方"等。(末页正文满页满行,故无尾题)

## 二、版本特征描述

正文每半叶十行,行二十四字,小字双行同,左右双边,白口,单黑鱼尾,版框 19.9×15.2 cm,开本 25.1×16.7 cm;

版心上方刻"序""證治合粲",鱼尾下方分别刻"凡例""目錄""卷一//十八"(个别鱼尾模糊且下无刻字),版心下方刻页码,版心最末刻有各篇名;

原刻有圈点;

有朱笔圈点;有朱笔校字如"經滯"改"壅滯";有墨笔夹批并朱笔改字如"真珠母即石决明"(其中墨书"真"字以朱笔在其原字上直接改为"珍"字),有朱笔夹批如"中誠",部分版心卷次下有墨书(补充)篇目名;

品相良好,无修复,无补配;

四眼线装;八册(一函,樟木夹板);

各册书衣右上角分别印有序号"壹"至"捌",第五、七册第二书衣均有墨书"證治合粲"并分别墨书"匏""革";各册书根分别墨书"一"至"八"并分别有"金""石""丝""竹""匏""土""革""木";各册末页(或后书衣,或第二后书衣)均有日期印(壹玖伍柒年拾壹月貳拾伍日);

各册均有馆藏1号章及2号章,并分别有财产登录号00356~00363。

## 三、版本特色及考证说明

关于书名,自序曰:"取古今之合於《內經》者,畧彼所短,取其所長,不繁不簡,無执无偏,以證合方,因脉施治,枲考互订,共计一十八卷,刊为四科,而祝由、推拏不预焉。乃扵内外男婦大小疾疴莫不畢俻,命其名曰《證治合枲》,此其大畧也"。凡例又云:"是刻先列證、次列治、次列脉、次列方,蓋有證然後有治,有脉然後有方,井井有條,一目了然,使學者易扵領畧也。"

据《总目》著录,此书仅有雍正七年刻本,分别为"姜问歧秋农田藏板"本(藏于中国中医科学院图书馆)、"一经楼藏板"本(藏于宁波市图书馆),以及未注明具体藏板本(含本馆此本在内)。

本馆此部,经馆方与上海中医药大学图书馆藏"清雍正7年己酉(1729)刻本一经楼藏板"比对,结果一致。

## 1206　罗氏会约医镜 二十卷

清乾隆五十四年（1789年）大成堂刻本　索书号 R2/m2

### 一、分册（卷）版本叙录

1 册：首为书名页，以界行分三列，中列刻双行大字"羅氏會約醫 / 鏡"，左行大字下并有双行小字"脉法　治法　傷寒　瘟疫　雜證"婦科　本草　兒方　瘡方　痘方"，右列上首小字"湖南羅國綱著輯"，左列下首小字"大成堂梓行"，书首小字横署"乾隆五十四年鐫"，并钤印二枚，即白文圆印（印 1，印文模糊，无法辨识）、朱文方印"開卷長益"（印 2）；

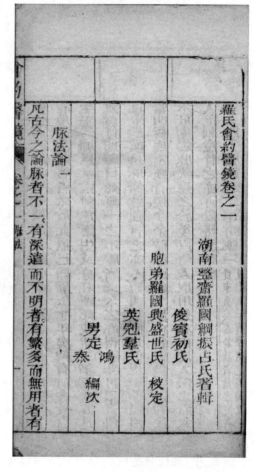

次为"自序"，八行行二十字，楷体，末署"峕 "乾隆五十四年己酉歲孟冬月"勑封承德郎翰林院檢討加三級楚南上湘羅國綱振占氏自序"；

次为"羅氏會約醫鏡總目錄"，包括"第一卷"至"第二十卷"纲目；

次为"凡例"；

次为"羅氏會約醫鏡卷之一"脉法目錄"；

次为正文，首页首行"羅氏會約醫鏡卷之一"，二行"湖南整齋羅國綱振占氏著輯"，三至五行"（胞弟羅國） 俊賓初氏」興盛世氏」英冠羣氏 （校定）"，六、七行"（男定） 鴻」泰 （編次）"，八行"脉法論　一"；

次为"羅氏會約醫鏡卷之二」治法精要目錄"；

次为"羅氏會約醫鏡卷之二"（以下至卷十五，各卷正文卷端分别有"羅氏會約醫鏡卷之三 // 十五"，但卷十一至十五前无"之"字），内容包括"治法精要"等。

2 册：首为"羅氏會約醫鏡卷之三」傷寒目錄"，包括"卷上""卷下"各篇目；

次为卷三,内容包括"傷寒總論"等;

次为卷四,内容包括"傷寒變證引言"等。

3册:首为"羅氏會約醫鏡卷之五」瘟疫目錄";

次为卷五,内容包括"論瘟疫與傷寒不同治法亦異"等;

次为卷六,内容包括"雜證"各篇。

4册:首为卷七,内容包括"論齒牙"等;

次为卷八,内容包括"論反胃噎膈"等。

5册:首为卷九,内容包括"論欬嗽"等;

次为卷十,内容包括"論痢疾"等。

6册:首为卷十一,内容包括"論黄疸"等;

次为卷十二,内容包括"論痔漏"等。

7册:首为卷十三,内容包括"論疝癀"等;

次为"羅氏會約醫鏡婦科目錄",包括"上卷""下卷"各门篇目。(此目录应调至下一册最前部)

8册:为卷十四,内容包括"經脉門"等。

9册:为卷十五,内容包括"胎產門"等。

10册:首为"羅氏會約醫鏡本草目錄三卷",包括"草部　上卷""竹木部　中卷""穀部""菓部""菜部""金石部　下卷""禽獸部""鱗介魚蟲部""人部"各药目;

次为"羅氏會約醫鏡本草凡例";

次为"羅氏會約醫鏡本草卷十六",内容包括"草部"各药。

11册:为"羅氏會約醫鏡本草卷十七",内容包括"竹木部"至"菜部"各药。

12册:为"羅氏會約醫鏡本草卷十八",内容包括"金石水土部"至"人部"各药。

13册:首为"羅氏會約醫鏡目錄」兒科";

次为"羅氏會約醫鏡目錄」瘡科";

次为"羅氏會約醫鏡卷十九",内容包括"兒科"与"瘡科"各篇。

14册:首为"羅氏會約醫鏡」痘科目錄";

末为"羅氏會約醫鏡卷二十",内容包括"痘科"与"麻疹"各篇。

## 二、版本特征描述

正文每半叶九行,行二十四字,小字双行同,四周单边,上下双栏,白口,单黑鱼尾,版框 20.4(其中上框为 2.5)× 12.8 cm,开本 24.6 × 15.1 cm;

版心上方刻"會約醫鏡",鱼尾下方分别刻"自序""卷之一總目""卷之一凡例"、"卷

之一 // 十"及卷简名（或目录）、"卷十一 // 二十"及卷简名（或目录），版心下方刻页码；

原刻有圈点，上栏（眉栏）刻有批语如"論下指宜因人"；

有墨笔圈点，天头有墨批如"牡是雄，恐是牝字之误"；

品相较好，有个别修复，无补配；

四眼线装；十四册（一函，樟本夹板）；

各册书衣题签处均有墨书"會約醫鏡"，并分别墨书"卷一"至"卷十四"；各册书衣右上角分别印有序号"壹"至"拾肆"，后书衣均有日期印（壹玖伍柒年捌月叁拾壹日）；

各册均有馆藏 2 号章及 3A 章，并分别有财产登录号 016671~016684。

## 三、版本特色及考证说明

关于编撰缘起与书名，"凡例"曰："是書之作，因古來醫書最多，且有用詩詞歌賦體者，在初學固難遍閱，而淺學亦難會悟。"故罗氏"（綱）本《内經》，兼集名言，著為是書，名之曰《會約醫鏡》，蓋會羣籍之精蘊，約千百言為一二言云"。

据《总目》著录，该书仅此一种版本。

《总目》著录此书为"（清）罗国纲（振召）编"，但本书自序及各卷端页均刻为"羅國綱振占氏"，《总目》误。

同治《湘乡县志》卷十八《人物志二·文苑》载："羅國綱，字振古（原文如此），號整齋。少穎慧，工詩文，以童試第一人泮，鄉試屢薦未售。嘗偕弟國俊讀書九峯山寺，及國俊入詞垣，貤封承德郎。綱兼精岐黃術，著有詩文集及醫書，均見藝文[1]。"

《湘人著述表》云：罗国纲"字振召，号整斋，清湘乡人。少治举子业，即好读医书，朝夕研求，意欲于世稍效一得于病患者。《罗氏会约医镜》二十卷，清乾隆五年（1740）大成堂刻本；清乾隆五十四年（1789）翰林第刻本；清抄本，藏湖南图书馆[2]。"考罗氏作序时间为乾隆五十四年，因此不大可能出现乾隆五年大成堂刻本。笔者登录湖南省图书馆网站，也未检索到该馆藏有清乾隆五年（1740）大成堂刻本《罗氏会约医镜》。但笔者确实检索到湖南图书馆藏有清乾隆五十四年（1789）"翰林第刻本"，12 册，索书号"371.2/23"。此本未见文献记载，待考。

---

① 黄楷盛. 同治湘乡县志：二 [M]. 南京：江苏古籍出版社，2002：289.

② 寻霖，龚笃清. 湘人著述表：二 [M]. 长沙：岳麓书社，2010：694.

# 书名音序索引

## C

## D

## J

# 著者音序索引

# 分类索引

# 安徽中医药大学图书馆古籍相关藏书章

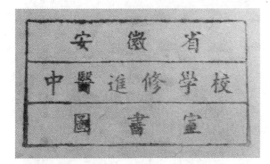

馆藏 1 号章：
"安徽省 / 中醫進修學校 / 圖書室"

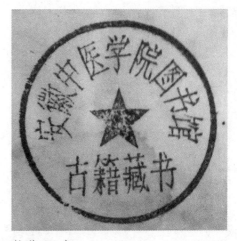

馆藏 3A 章：
"安徽中医学院图书馆 / 古籍藏书"

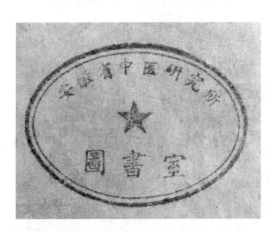

馆藏 2 号章：
"安徽省中医研究所 / 圖書室"

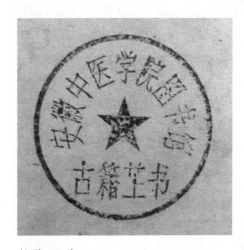

馆藏 3B 章：
"安徽中医学院图书馆 / 古籍芷书"

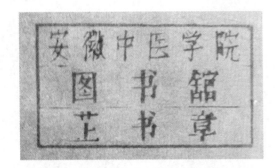

馆藏 4 号章：
"安徽中医学院图书馆"

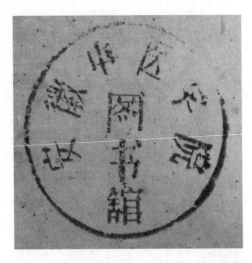

馆藏 5A 章：
"安徽中医学院 / 图书馆 / 芷书章"

馆藏 6 号章：
"安徽中医学院 / 图书馆"

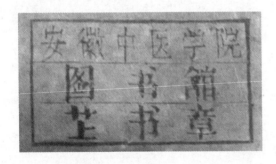

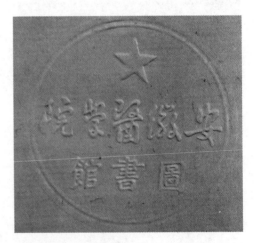

馆藏 5B 章：
"安徽中医学院 / 图书馆 / 芷书章"

馆藏 7 号章（钢印）：
"安徽醫學院 / 圖书馆"

馆藏各章按启用时间排序（由远及近）如下：

1 号章——2 号章——6 号章——5A 章——5B 章——7 号章——4 号章——3B 章——3A 章。

安徽中医药大学前身为 1952 年创立的安徽省中医进修班（校址在芜湖），1953 年扩建为"安徽中医进修学校"，1956 年迁至合肥。1959 年安徽省政府正式批准成立安徽中医学院（同年图书馆建立），1970 年并入安徽医学院，1975 年恢复独立建制。2000 年安徽省医药学校并入，2013 年教育部同意更名为安徽中医药大学。

# 主要参考文献

因引用的参考文献较多，此处仅列出本书常用的主要参考著作与工具书，其他参考文献详见本书正文及脚注。

1. 北京大学图书馆学系，武汉大学图书馆学系. 图书馆古籍编目 [M]. 北京：中华书局，1985.

2. 中国国家标准化管理委员会. 古籍著录规则：GB/T 3792.7—2008[S]. 北京：中国标准出版社，2009.

3. 国家古籍保护中心. 全国古籍普查登记手册（暂行）. 2012

4. 薛清录. 中国中医古籍总目 [M]. 上海：上海辞书出版社，2007.

5. 翁连溪. 中国古籍善本总目 [M]. 北京：线装书局，2005.

6. 永瑢，纪昀. 四库全书总目 [M]. 台北：商务印书馆，1986.

7. 傅景华，高兆孚. 景印文渊阁四库全书：目录索引 医家类 [M]. 北京：中医古籍出版社，1986.

8. 黑田源次. 中国医学书目 [M]. 台北：文海出版社，1971.

9. 陈振孙. 直斋书录解题 [M]. 上海：上海古籍出版社，1987.

10. 孙殿起. 贩书偶记续编：12 卷 [M]. 上海：上海古籍出版社，1980.

11. 王重民. 中国善本书提要 [M]. 上海：上海古籍出版社，1983.

12. 丁福保，周云青. 四部总录医药编：第 3 册 [M]. 北京：文物出版社，1984.

13. 曹炳章. 中国医学大成终集 点校本 总目提要 32[M]. 上海：上海科学技术出版社，2013.

14. 陈荣，熊墨年，何晓晖. 中国中医药学术语集成 中医文献 [M]. 北京：中医古籍出版社，2007.

15. 贾维诚，贾一江. 中国医籍志 [M]. 北京：中国医院管理杂志社，1983.

16. 贾维诚. 三百种医籍录 [M]. 哈尔滨：黑龙江科学技术出版社，1982.

17. 刘时觉. 四库及续修四库医书总目 [M]. 北京：中国中医药出版社，2005.

18. 沈津. 美国哈佛大学哈佛燕京图书馆中文善本书志 [M]. 上海：上海辞书出版社，1999.

19. 陶湘. 书目丛刊 [M]. 窦水勇, 校点. 沈阳: 辽宁教育出版社, 2000.

20. 寻霖, 龚笃清. 湘人著述表 [M]. 长沙: 岳麓书社, 2010.

21. 马继兴. 经典医籍版本考 [M]. 北京: 中医古籍出版社, 1987.

22. 余瀛鳌, 傅景华. 中医古籍珍本提要 [M]. 北京: 中医古籍出版社, 1992.

23. 顾宁一. 中医古籍善本书目提要 [M]. 南京: 江苏科学技术出版社, 2012.

24. 王式通, 王孝鱼, 王重民, 等. 续修四库全书总目提要（稿本）[M]. 中国科学院图书馆, 整理. 济南: 齐鲁书社, 1996.

25. 中华再造善本工程编纂出版委员会. 中华再造善本总目提要　金元编 [M]. 北京: 国家图书馆出版社, 2013.

26. 安徽通志馆. 安徽通志稿: 艺文考 [M]. 台北: 成文出版社有限公司, 1985.

27. 贾贵荣. 日本藏汉籍善本书志书目集成 [M]. 北京: 北京图书馆出版社, 2003.

28. 丹波元胤. 医籍考 [M]. 郭秀梅, 冈田研吉, 校译. 北京: 学苑出版社, 2007.

29. 严世芸. 中国医籍通考（第 1—3 卷）[M]. 上海: 上海中医学院出版社, 1990—1992.

30. 崔秀汉. 朝鲜医籍通考 [M]. 北京: 中国中医药出版社, 1996.

31. 高日阳, 刘小斌. 岭南医籍考 [M]. 广州: 广东科技出版社, 2011.

32. 王乐匋. 新安医籍考 [M]. 合肥: 安徽科学技术出版社, 1999.

33. 刘时觉. 浙江医籍考 [M]. 北京: 人民卫生出版社, 2008.

34. 郭霭春. 中国分省医籍考 [M]. 天津: 天津科学技术出版社, 1984—1987.

35. 山东省图书馆. 山东省图书馆馆藏海源阁书目 [M]. 济南: 齐鲁书社, 1999.

36. 范邦甸, 司马懋敏. 天一阁书目　天一阁碑目 [M]. 江曦, 李婧, 点校. 上海: 上海古籍出版社, 2010.

37. 周士琴, 马茹人. 上海中医药大学中医药古籍善本提要目录 [M]. 上海: 上海中医药大学图书馆印, 2006.

38. 赵传仁, 鲍延毅, 葛增福. 中国书名释义大辞典 [M]. 济南: 山东友谊出版社, 2007.

39. 杜信孚. 同书异名通检: 增订本: [M]. 南京: 江苏人民出版社, 1982.

40. 邓翀, 陈守鹏. 中医药文献检索: 修订版 [M]. 上海: 上海科学技术出版社, 2013.

41. 裘沛然. 中国医籍大辞典 [M]. 上海: 上海科学技术出版社, 2002.

42. 赵法新，胡永信，雷新强，等. 中医文献学辞典 [M]. 北京：中医古籍出版社，2000.

43. 余瀛鳌，李经纬. 中医文献辞典 [M]. 北京：北京科学技术出版社，2000.

44. 丘德文，李铁君，胡滨，等. 中医学重要著作选介 [M]. 贵阳：贵州人民出版社，1984.

45. 李经纬. 中医人物词典 [M]. 上海：上海辞书出版社，1988.

46. 陈邦贤，严菱舟. 中国医学人名志 [M]. 北京：人民卫生出版社，1955.

47. 陈梦赉. 中国历代名医传 [M]. 北京：科学普及出版社，1987.

48. 张志远. 中国历代名医百家传 [M]. 北京：人民卫生出版社，1988.

49. 李济仁. 新安名医及学术源流考 [M]. 北京：中国医药科技出版社，2014.

50. 毛德华. 万全生平著述考 [M]. 武汉：华中师范大学出版社，1997.

51. 胡荣希. 医圣万密斋传 [M]. 武汉：华中科技大学出版社，2012.

52. 中国中医研究院，广州中医学院. 中医大辞典 [M]. 北京：人民卫生出版社，1995.

53. 谢观. 中华医学大辞典 [M]. 沈阳：辽宁科学技术出版社，1994.

54. 罗竹风. 汉语大词典 [M]. 上海：汉语大词典出版社，1986—1995.

55. 冷玉龙，韦一心. 中华字海 [M]. 北京：中国友谊出版公司，2000.

56. 瞿冕良. 中国古籍版刻辞典：增订本 [M]. 苏州：苏州大学出版社，2009.

57. 李毅峰. 中国篆刻大辞典 [M]. 郑州：河南美术出版社，1997.

58. 钱仲联，傅璇琮，王运熙，等. 中国文学大辞典 [M]. 上海：上海辞书出版社，1997.

59. 《中国医学百科全书》编辑委员会. 中国医学百科全书 76 医学史 [M]. 上海：上海科学技术出版社，1987.

60. 《中国历史大辞典·科技史卷》编纂委员会. 中国历史大辞典：科技史 [M]. 上海：上海辞书出版社，2000.

61. 赵洪联. 中国方技史 [M]. 上海：上海人民出版社，2013.

62. 姚伟钧，刘朴兵，鞠明库. 中国饮食典籍史 [M]. 上海：上海古籍出版社，2011.

63. 黄孝周，黄熙. 杏林第一枝：新安医学绽奇葩 [M]. 合肥：黄山书社，2001.

64. 江苏古籍出版社. 中国地方志集成　江苏府县志辑 [M]. 南京：江苏古籍出版社，1991.

65. 江苏古籍出版社. 中国地方志集成　安徽府县志辑 [M]. 南京：江苏古籍出版社，

1998.

66. 江苏古籍出版社. 中国地方志集成 湖南府县志辑 [M]. 南京：江苏古籍出版社，2002.

67. 崔建英. 崔建英版本目录学文集 [M]. 南京：凤凰出版社，2012.

68. 马继兴. 中医文献学 [M]. 上海：上海科学技术出版社，1990.

69. 张灿玾. 中医古籍文献学 [M]. 北京：人民卫生出版社，1998.

70. 马继兴. 马继兴医学文集：1943—2009[M]. 北京：中医古籍出版社，2009.

71. 尚志钧. 本草人生：尚志钧本草论文集 [M]. 北京：中国中医药出版社，2010.

72. 史常永. 本味集：史常永医学杂文 [M]. 北京：中国中医药出版社，2007.

73. 范行准. 范行准医学论文集 [M]. 王咪咪，编纂. 北京：学苑出版社，2011.

74. 陆以湉. 冷庐医话 [M]. 上海：上海卫生出版社，1958.

75. 邹毅. 证验千年活版印刷术 [M]. 北京：中国社会科学出版社，2010.

76. 张健. 清代徽州藏书家与文化传播研究 [M]. 芜湖：安徽师范大学出版社，2015.

77. 朱德明. 元明清时期浙江医药的变迁 [M]. 北京：中医古籍出版社，2007.

78. 钱超尘，温长路. 李时珍研究集成 [M]. 北京：中医古籍出版社，2003.

79. 周学海. 周氏医学丛书 [M]. 刻本. 池阳：周氏福慧双修馆，1891（清光绪十七年）—1911（清宣统三年）.

80. 中国文化研究会. 中国本草全书 [M]. 北京：华夏出版社，1999.

81. 商务印书馆《四库全书》出版工作委员会. 文津阁四库全书医书集成[M]. 北京：商务印书馆，2006.

82.《四库提要著录丛书》编纂委员会. 四库提要著录丛书 [M]. 北京：北京出版社，2010.

83.《四库全书存目丛书》编纂委员会. 四库全书存目丛书 [M]. 济南：齐鲁书社，1995.

84.《四库全书存目丛书补编》编纂委员会. 四库全书存目丛书补编 [M]. 济南：齐鲁书社，2001.

85.《四库禁毁书丛刊》编纂委员会. 四库禁毁书丛刊 [M]. 北京：北京出版社，1998.

86.《续修四库全书》编纂委员会. 续修四库全书 [M]. 上海：上海古籍出版社，2002.

87. 中华再造善本工程编纂出版委员会. 中华再造善本（唐宋编与金元编）[M]. 北京：北京图书馆出版社，2002—2007.

88. 虞舜，王旭光，张玉才. 续修四库全书伤寒类医著集成 [M]. 南京：江苏科学技术出版社，2010.

89. 周仲瑛，于文明. 中医古籍珍本集成 [M]. 长沙：湖南科学技术出版社，2013—2015.

90. 郑金生. 海外中医珍善本古籍丛刊 [M]. 北京：中华书局，2016.

91. 高文铸. 医经病源诊法名著集成 [M]. 北京：华夏出版社，1997.

92. 陈士铎. 陈士铎医学全书 [M]. 柳长华，主编. 北京：中国中医药出版社，1999.

93. 朱锦善. 儿科心鉴 [M]. 北京：中国中医药出版社，2007.

94. 王世贞. 皇家藏书：艳异编 [M]. 北京：中国戏剧出版社，2000.

95. 苏州市传统文化研究会. 传统文化研究：第 18 辑 [M]. 北京：群言出版社，2011.

96. 张文玲. 我国古籍之最 [M]. 福州：福建人民出版社，1983.

97. 傅增湘. 藏园群书经眼录 [M]. 北京：中华书局，1983.

98. 余嘉锡. 四库提要辨证：全四册 [M]. 北京：中华书局，1980.

99. 阮元. 十三经注疏 [M]. 北京：中华书局，1980.

100. 徐珂. 清稗类钞：第六册 [M]. 北京：中华书局，2010.

# 后　记

　　本书的撰写从全面启动至完成定稿共计三十个月，尽管动笔之前已有一定积累和心理准备，但在实际写作中遇到的问题和困难仍远远超出预期，其间数易其稿，印象极为深刻，仅举数例加以说明。

　　探索新体例：本书的撰著构想源于实际工作与研究中，拟将古籍整理实践、古籍工作研究与图书馆古籍整理专业三者结合起来，将古籍保护、古籍利用与文化传承结合起来，将古籍文献、中医古籍与传统文化结合起来，以版本为中心组织各项内容，形成一个有机整体，在继承前贤的基础上，形成一种新的古籍整理与版本研究著述体例。由于没有现成模式可资参考，故在撰写过程中经过反复斟酌，多次大的修改与调整，最终形成此稿，虽仍有较大改进余地，但也在不同程度上体现了上述目标。

　　古籍个性化：每种（部）古籍，无论卷次、篇目名称、内容，还是刻印过程中的各种特征；无论是装订、保存，还是流传过程中的各种印记，每一部都是完全个性化的（如《医门法律》的第一与第二部），既无规律可循，亦不能进行类比（如《二如亭群芳谱》尾题即有刻作"四如亭"甚至"一如亭"者），稍有疏忽，极易出错。有些看似简单，如版心文字、图表墨钉、批校题跋、装订倒序、内容缺漏等，但需要仔细翻遍全书，乃至与他本比对方可确定（如《外科理例》之"附方"，按目录缺最末4方，亦即卷末缺一页。但经查阅与本馆版本相同的《四库提要著录丛书》内影印本，知"枯药"一方原未刊刻，故本馆此书实际所缺为三方）。有的古籍原刻或印制时即模糊不清，更有流传中的信息不确或有意修改者。

　　原文照录：此四字看似很轻松，实则绝非易事，加上兼顾原有版式，增加的工作量不啻数倍。古籍在不同时期所用字形不相同，不同的刻工或写手在同一书内对同一字的刻写也不尽一致，何况还有所谓写刻与影刻，还有抄本与写本，乃至朝鲜与日本刻本等，有些甚至到了"变态"的程度。如，被称为日本国宝的《医心方》三十卷，引录了中国隋唐以前的大量文献（其中部分在中国早已失传），是中日医学交流史上的一座丰碑。本馆藏有此书的最早刻本（内有日本森立之钤印），即《总目》所著录的"日本安政6年己未（1859）医学馆影刻本"（此本实际刊成于日本万延元年）。此本由多纪元坚及小岛尚真、高岛久贯、澁江全善、森立之、佐藤莼等名家校定（森立之等撰有目录学名作《经籍访古志》），但因属影刻本，正如高文铸在校注《医心方》"前言"所云，其"结体笔迹，行草杂糅；俗字异写，诡僻纷繁"，虽经三次努力，仍难达到"原文照录"的满意效果，本着宁缺毋滥的原则，在定稿前忍痛放弃。

困难与问题远不止以上三方面，如版本鉴定与考证，涉及面广，不仅要有相当的学识与经验，还要尽可能比对其他藏本，不放过每个细节或疑点，甚至要找出作伪的蛛丝马迹；又如，书内摹刻原印与钤印的识别亦非易事，需要多方面的知识及耐心；再如，查阅古籍的时间与条件均有限制，馆外所藏古籍有时难以看到原书或无暇仔细阅读；即使本书所收录各书的选取也是经过多次考量、一再精简而成。同时，在整个过程中还要特别注重对古籍原典的保护，例如，馆藏清乾隆四十六年（1781）三乐堂刻本《活幼心法大全（附麻科）》九卷（明·聂尚恒撰，书名页作"重订痘症心法"并刻有"三樂堂梓"，正文卷端页为"活幼心法大全"），该版本《总目》无载，仅见本馆有藏，但由于纸张酸化较为严重，订线脱落，不便翻阅，故未选取。

两个著录规则的比较：《古籍著录规则》（简称前者）与《汉文古籍著录规则》（简称后者）是本书著录的最主要两个依据。前者作为国家标准，颁布近十年来，古籍整理和古籍保护工作获得快速发展；后者更加新颖、详细，可操作性更强，且正在全国古籍普查登记中作为统一规范广泛使用，可视为前者的实施细则甚至是网络平台下的新标准。总体来看，二者著录大项有较明显不同：前者原题名与责任者项被（后者）分作两个单独大项，原版本项、出版发行项被合并为一个大项，原载体形态项更名并调整内容，原丛编项合并不再作为大项，（后者）新增版式大项，原附注项名称不变但著录具体内容有所不同。具体区别主要体现在：（1）著录用文字的规定；（2）对原书未标明卷次的著录；（3）版式项及其内容；（4）出版者；（5）出版年界定；（6）丛编项（归属）及其内容；（7）载体形态项或稽核项；（8）版框与开本尺寸。此外，二者均未明确提及鱼尾。

关于《总目》：由中国中医科学院薛清录教授主编、上海辞书出版社 2007 年出版的《中国中医古籍总目》是在 1958 年《中医图书联合目录》和 1991 年《全国中医图书联合目录》的基础上，包括中医药高校在内的全国 150 家图书馆（博物馆）共同参与形成的，汇集了 1949 年以前出版的中医药图书 13455 种。该书搜罗广泛全面，条目编排合理，内容比较完备，为了解现存中医药古籍基本状况、查找相关文献线索提供了极大便利，成为研究中医药古籍文献必备且首选的工具书。笔者此书的撰著，包括分类编年排列、版本鉴定、存藏状况等，也因此多以《总目》为据。然而，由于《总目》汇集众多馆藏，参编各馆古籍编目质量参差不齐，提供的数据标准不一，各书版本复杂，编纂人员限于条件无法全面仔细核对原书，故虽已是经过反复修订的第三版，仍难免白璧微瑕。

本馆古籍藏书质量是好的，由于特别细致（笔者小心翼翼地翻遍了所著录古籍的几乎每一页）才发现部分古籍有破损、缺页、装订错乱、文字模糊等问题，这并非属于藏书质量或管理问题，严格按此标准，各馆所藏古籍均不同程度存在此类情况。本馆古籍整理与保护工作质量是高的，作为"全国古籍重点保护单位"，工作人员业务能力强，且认真负责，但由于古籍整理的复杂性及任务繁重、条件所限、历史因素等，尤其是版本鉴定难度较大，细察深究仍可发现有待改进之处。

本书名为"版本叙录"，故以版本为中心，作为主要内容的三个版块分别为版本叙录之基础、版本特征之归纳、版本之考证与补充。从全书各篇看，又着重于叙、录、考三个层面，总体目标是：

（1）"叙"得全面且完整：①全面：自第一册书衣至最末册后书衣，卷前与卷后附录附刻等均包括在内；②完整：包括各卷首末名称及内容，版心所有文字，原刻印特征与流传中的各种印记，乃至存藏状况等均作记录。

（2）"录"得准确且真实：①准确：采用原文原字乃至原版式著录，以最大程度与原本保持一致；②真实：包括本馆藏书的残缺修复乃至问题、错误等，实事求是，原原本本。

（3）"考"得有据且有益：①有据：以古籍实物为主要依据，参考相关研究成果与文献记载，必要时辅以少量合理推断；②有益：还原历史与文献真实，为进一步研究提供可靠资料。

古籍整理是有效利用与保护古籍的基础工作，版本鉴别是其中的重点，可以说，版本决定着一部古籍的综合价值。前人有云，校书如扫落叶，旋扫旋生。其实古籍整理的其他工作亦如此，既要劳心又要劳力，不仅无止境，而且极易出现错漏。窦水勇校点陶湘《书目丛刊》云："前人往往慨叹'书囊无底'，一个人跟浩瀚无垠的古籍打交道，无论如何勤奋，如何专注，如何博闻强识，也是绠短汲深。"诚哉斯言！

二〇一七年六月

**图书在版编目（ＣＩＰ）数据**

珍本古医籍版本叙录 / 程新著 . —— 合肥：合肥工业大学出版社，2017.7
ISBN 978-7-5650-3472-5

Ⅰ . ①珍… Ⅱ . ①程… Ⅲ . ①中国医药学—古籍—版本学 Ⅳ . ① R2 ② G256.22

中国版本图书馆 CIP 数据核字 (2017) 第 175749 号

# 珍本古医籍版本叙录

程 新 著

| | | |
|---|---|---|
| **责任编辑** | 张择瑞　袁　媛 | |
| **出版发行** | 合肥工业大学出版社 | |
| **地　址** | （230009）合肥市屯溪路 193 号 | |
| **网　址** | www.hfutpress.com.cn | |
| **电　话** | 编 辑 部：0551-62903204 | |
| | 市场营销部：0551-62903198 | |
| **开　本** | 787 毫米 × 1092 毫米　1/16 | |
| **印　张** | 42.25 | |
| **字　数** | 842 千字 | |
| **版　次** | 2017 年 7 月第 1 版 | |
| **印　次** | 2017 年 7 月第 1 次印刷 | |
| **印　刷** | 安徽联众印刷有限公司 | |
| **书　号** | ISBN978-7-5650-3472-5 | |
| **定　价** | 120.00 元 | |

如果有影响阅读的印装质量问题，请与出版社市场营销部联系调换。